高等医药院校教材

医药相关专业改革试验创新教材

供社会医学、眼视光、医学检验技术、医学影像技术、生物制药、卫生检验与检疫、智能医学工程、
健康服务与管理、护理学、医事法学、医疗保险、病理技术等专业使用

人体形态与病理学概论

主　编　阮永华　邹智荣

副主编　李娟娟　钟加滕　李　莎

编　者（以姓氏笔画为序）

王秀丽	大连医科大学	邹智荣	昆明医科大学
阮永华	昆明医科大学	张　潜	遵义医科大学
李　莎	河北医科大学	张朝霞	山西医科大学汾阳学院
李建忠	长治医学院	孟宏学	哈尔滨医科大学
李春梅	大连医科大学	赵冬梅	滨州医学院
李娟娟	昆明医科大学	钟加滕	新乡医学院
李雅娜	滨州医学院	姜文霞	上海健康医学院
李筱贺	内蒙古医科大学	葛　丽	山东第一医科大学
杨丽娟	昆明医科大学	曾洪艳	昆明医科大学海源学院

人民卫生出版社

·北　京·

图书在版编目（CIP）数据

人体形态与病理学概论/阮永华，邹智荣主编. —
北京：人民卫生出版社，2022.7
ISBN 978-7-117-33200-2

Ⅰ.①人… Ⅱ.①阮…②邹… Ⅲ.①人体形态学-
医学院校-教材②病理学-医学院校-教材 Ⅳ.①R32
②R36

中国版本图书馆 CIP 数据核字（2022）第 102415 号

| 人卫智网 | www.ipmph.com | 医学教育、学术、考试、健康，购书智慧智能综合服务平台 |
| 人卫官网 | www.pmph.com | 人卫官方资讯发布平台 |

人体形态与病理学概论
Renti Xingtai yu Binglixue Gailun

主　　编：阮永华　邹智荣
出版发行：人民卫生出版社（中继线 010-59780011）
地　　址：北京市朝阳区潘家园南里 19 号
邮　　编：100021
E - mail：pmph @ pmph.com
购书热线：010-59787592　010-59787584　010-65264830
印　　刷：北京顶佳世纪印刷有限公司
经　　销：新华书店
开　　本：889×1194　1/16　　印张：27
字　　数：855 千字
版　　次：2022 年 7 月第 1 版
印　　次：2022 年 8 月第 1 次印刷
标准书号：ISBN 978-7-117-33200-2
定　　价：129.00 元

打击盗版举报电话：010-59787491　E-mail：WQ @ pmph.com
质量问题联系电话：010-59787234　E-mail：zhiliang @ pmph.com
数字融合服务电话：4001118166　E-mail：zengzhi @ pmph.com

前　言

近年来,全国高等医药院校医药相关专业的招生门类和招生规模发展迅猛,非临床专业学生的培养目标、课程设置及课程质量标准等与临床专业学生的培养存在差异,为顺应时代需求,培养学生既具有医疗卫生领域的基础知识、基础理论和基本技能,又具备医药相关专业的技术专长,实现医疗保健和健康服务的多元化及现代化,本着以学生为本位,打破传统“以学科为主”的模式,促进学科之间的高度融合,走课程综合化发展方向,为新兴专业复合型人才提供最优化、最匹配的教材的原则,特组织全国高等医药院校工作在教学第一线、有影响力的专家编写此书。

本教材紧扣高等医药院校医药相关专业的人才培养目标,遵循教育教学规律,针对医药相关专业学生服务需求性、职业要求性和模式多样性的特点编写。教材编写的原则是“内容适用,特色突出,着眼教学,删繁就简”。编写中坚持三基(基本理论、基本知识、基本技能)、五性(思想性、科学性、先进性、启发性、适用性)、三特定(特定的对象、特定的要求、特定的限制)的原则,同时强调内容要安排合理,深浅适宜,适应医药相关专业教育教学的需求,体现专业培养目标和专业特点,全面提高学生的实践能力和应用能力,确保教育教学质量和人才培养质量,力求论述严谨,语言流畅,层次分明,图文并茂。

教材将人体解剖学、组织学与胚胎学和病理学三门课程进行有机整合,提供学习人体基本结构及常见疾病的必要理论,体现从正常到异常、从宏观到微观的认知规律。全书共三篇,第一篇人体解剖学分为7章,第二篇组织学与胚胎学分为10章,第三篇病理学概论分为8章。教材将三门形态学课程整合,相对独立、整体协调,有效处理好交叉重复及知识的衔接,突出基础知识、新知识、实用性知识的整合,明确要点,突出重点,讲清难点。每章设有学习目标与小结,章后附有复习题和病案分析题,培养学生发现问题、分析问题和解决问题的能力,学以致用,树立“大健康”理念。编写注重条目化,避免大段内容的叙述,层次分明,易学好用,力求成为教师好教、学生好学、实践好用的“三好”教材。

本教材18位编者来自全国13所高等医药院校,对当今国内、外医学教育动态及改革趋势有深入的了解,他们身兼教学、科研、诊疗和管理等各项工作,在时间紧、任务重的情况下,殚精竭虑,不遗余力地完成了编写工作,同时,编者所在院校给予了大力支持,保证了教材按计划圆满完成,在此表示诚挚的敬意和衷心的感谢!

由于我们的学术水平和编写能力有限,难免有纰缪之处,恳请使用本教材的老师、同学和读者不吝赐教,提出宝贵意见,以利于本书日臻完善。

阮永华

2022 年 3 月

目　　录

第二篇　组织学与胚胎学

第三篇　病理学概论

第一篇　人体解剖学

第一章　人体解剖学绪论

一、人体解剖学的定义和地位

人体解剖学(human anatomy)是研究正常人体形态结构的科学,属于形态学的范畴。学习人体解剖学的目的在于认识人体各器官系统的形态结构、位置与毗邻、生长发育规律及其相关功能,为其他医学课程的学习奠定坚实的基础。

人体是一个神奇而又奥妙无穷的整体,人体解剖学就是探索和解开人体奥秘的科学,解剖学与医学各学科之间联系密切,是医学科学中一门重要的必修课。医学名词中有大量的术语来源于解剖学。唯有正确认识人体的形态结构,才能对人体的正常生理功能和异常的病理发展过程作出正确的理解和判断,从而进一步对人体可能存在的疾病实施正确的预防、诊断和治疗。

二、人体解剖学的分科

"解剖"一词的原意指用刀切割剖开以探索生物体内部的奥秘,直到现在这种用刀解剖的方法仍然是研究人体形态结构的基本方法之一。随着科学技术的发展,研究方法的改进,同时医学的发展也不断向解剖学提出了更高更新的要求,解剖学的研究范围不断扩大和加深,解剖学的理论知识和技术日渐丰富深广,逐步分化形成许多新的分支学科。人体解剖学通常被分为系统解剖学和局部解剖学。

系统解剖学(systematic anatomy)是按人体器官功能系统阐述各系统器官的正常形态结构、生理功能及其生长发育规律的科学。局部解剖学(regional anatomy)是在系统解剖学的基础上,以人体的某一局部或某一器官,描述人体器官的配布、位置与毗邻关系及层次结构的科学。系统解剖学和局部解剖学主要通过肉眼观察来描述人体的形态结构,又称巨视解剖学;以显微镜观察为学习手段的组织学、细胞学、胚胎学,又称微视解剖学;从临床应用角度研究人体形态结构的称临床解剖学;随着 X 线计算机断层成像、超声或磁共振成像等技术的应用,研究不同层面上的器官形态结构、毗邻关系的学科称断层解剖学;研究人体外形轮廓和结构比例,为绘画造型打基础的解剖学为艺术解剖学。随着人体奥秘不断被揭示和破译,会有相应的新兴边缘学科不断从解剖学中脱颖而出。

三、人体的结构与分部

构成人体最基本的形态和功能的单位是细胞,细胞和细胞间质构成组织。人体的基本组织包括上皮组织、结缔组织、肌组织和神经组织 4 种。几种不同的组织构成具有一定形态并执行一定生理功能的结构称器官;人体的诸多器官按功能不同,分别组成 9 大系统:运动系统、消化系统、呼吸系统、泌尿系统、生殖系统、脉管系统、感觉器、神经系统和内分泌系统。各系统在神经体液调节下,彼此联系,相互协调,互相影响,共同构成一个完整的机体。

人体从外形上可分为 10 个局部,每个局部又可分为若干个小部分。人体的局部主要有:头部、颈部、胸部、背部、腹部、盆会阴部(后四部合称躯干部)和左、右上肢与左、右下肢。

四、人体解剖学的基本术语

自然界中物体的空间方位(包括人体各部与器官位置关系)不是恒定不变的。为了能正确地描述人体各器官的形态结构和位置关系,需要有公认的统一标准和规范化的语言,以便统一认识,避免混淆与误解,这在临床医生书写患者的检查记录和病历上尤为重要。因此,确定了人体的标准解剖学姿势和方位术语,这是学习解剖学必须遵循的基本原则。

(一)人体的标准解剖学姿势

人体的标准解剖学姿势(anatomical position)亦称解剖学姿势,是指身体直立,面向前方,两眼平视正前方,两足并拢,足尖向前,双上肢自然下垂于躯干的两侧,掌心向前。描述人体任何结构时,不管被观察的对象处于何种位置,均应以此姿势为标准来进行描述。

(二)方位术语

按照人体的标准解剖学姿势,又规定了一些表示方位的术语。

1. **上(superior)和下(inferior)**　是描述器官或结构距颅顶或足底的相对远近关系的术语,近颅者为上,近足者为下。在比较解剖学则称为颅侧(cranial)和尾侧(caudal)。

2. **前(anterior)和后(posterior)**　是指距身体前、后面距离相对远近的名词,近腹者为前,又称腹侧(ventral);近背者为后,又称背侧(dorsal)。

3. **内侧(medial)和外侧(lateral)**　是描述人体各局部或器官、结构与人体正中矢状面相对距离远近的术语,以人体正中矢状面为准,靠近正中矢状面者为内侧,反之则为外侧。上肢的尺侧(ulnar)与桡侧(radial)、下肢的胫侧(tibial)与腓侧(fibular)分别与内侧和外侧相对应。

4. **内(internal)和外(external)**　是描述空腔器官相互位置关系的术语,近内腔者为内,离内腔远者为外。

5. **浅(superficial)和深(profundal)**　是指与皮肤表面相对距离关系的术语,近皮肤者为浅,远离皮肤而距人体内部中心近者为深。

在四肢,距肢体根部较近者为上又称为近侧(proximal);反之为远侧(distal)。

(三)人体的轴与面

轴和面是描述人体器官的形态,特别是叙述关节运动时常用的术语。在人体的标准解剖学姿势上可设计互相垂直的 3 个轴,即垂直轴、矢状轴和冠状轴;依据上述 3 个轴,还可设计出人体互相垂直的 3 个面,即矢状面、冠状面和水平面(图 1-1-1)。

1. **轴**

(1)垂直轴(vertical axis):为上下方向,垂直于水平面(地平面)的轴。

(2)矢状轴(sagittal axis):为前后方向的水平轴,与垂直轴呈直角相交。

(3)冠状轴(frontal axis):为左右方向的水平轴,与

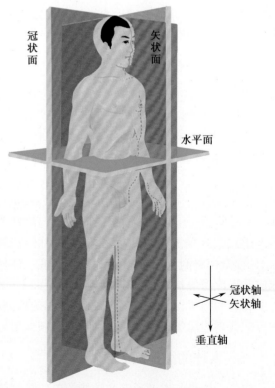

图 1-1-1　人体的轴与面

上述两轴互相垂直。

2. 面

（1）矢状面（sagittal plane）：是指前后方向，将人体分成左、右两部分的剖面，该切面与地平面垂直。将人体分为左、右相等两半的矢状面称为正中矢状面。

（2）冠状面（frontal plane）：是指左右方向，将人体分为前、后两部分的剖面，该切面与水平面及矢状面互相垂直。

（3）水平面（horizon plane）：又称横切面，是指与地平面平行，与矢状面和冠状面互相垂直，将人体分为上、下两部的平面。

在描述器官的切面时，常以器官自身的长轴为准，沿其长轴所作的切面为纵切面；与长轴垂直的切面为横切面。

<hr>

【学习小结】

人体解剖学是研究正常人体形态结构的科学，属生物学科中形态学范畴。人体解剖学分为主要通过肉眼观察人体的宏观结构的巨视解剖学和主要以显微镜为观察手段的微视解剖学。巨视解剖学又分为系统解剖学和局部解剖学等；微视解剖学包括细胞学、组织学、胚胎学等。同时还可依据研究的角度和目的的不同分为若干门类，如临床解剖学、断层解剖学、艺术解剖学等。

人体形态和功能的基本单位是细胞，细胞和细胞间质构成组织，几种不同的组织构成器官，若干个器官联合在一起构成完成某种共同生理功能的系统。人体有运动、消化、呼吸、泌尿、生殖、脉管、感觉器、神经和内分泌九大系统。

为了能正确地描述人体的形态结构和位置，必须使用统一标准——人体的标准解剖学姿势和方位术语。为了描述关节的运动方式，在人体设计了相互垂直的三个轴，即矢状轴、冠状轴、垂直轴，以及在标准解剖学姿势下，分割人体时所作的相互垂直的三个切面，矢状面、冠状面、水平面。

局部与整体相统一，结构与功能相联系，理论与实际相结合及进化发展的观点是学习人体解剖学的基本观点和方法。

【复习题】

在学习人体解剖学的过程中，如何正确使用解剖学的方位术语？

（邹智荣）

第二章 运动系统

【学习目标】

一、掌握

1. 颅骨的组成；脑颅骨和面颅骨的名称。
2. 关节的基本结构。
3. 椎骨间的连结及脊柱生理性的弯曲。
4. 肩关节、肘关节、腕关节、髋关节、膝关节、踝关节的组成和运动。
5. 咀嚼肌的名称、位置和作用；胸锁乳突肌的起止及作用。
6. 三角肌、肱二头肌、肱三头肌、臀大肌、股四头肌、股二头肌、小腿三头肌、胸大肌、胸小肌、前锯肌、肋间肌、斜方肌、背阔肌、竖脊肌的位置和作用；膈肌的位置、形态、结构特点。

二、熟悉

1. 肋骨的分类。
2. 脑颅和面颅各骨的形态结构；新生儿颅的特征。
3. 颞下颌关节、胸锁关节、肩锁关节的结构。
4. 骨骼肌的形态、构造与起止点；肌群配布与关节运动轴的关系；肌的辅助装置。
5. 腹前外侧肌群的层次、名称和作用。

三、了解

1. 腕骨、掌骨的位置、组成及形态。
2. 跗骨、跖骨和趾骨的位置及排列。
3. 肌的种类和命名。
4. 表情肌的分布特点和功能意义。
5. 舌骨上、下肌群的位置和名称。
6. 前臂肌前、后群的分层；手肌的分群。

运动系统由骨、骨连结和骨骼肌组成，在神经系统的支配和其他系统的密切配合下，对人体起着支持体重、保护内脏和运动的作用。运动系统的器官约占成人体重的60%。

全身骨借骨连结相连形成骨骼，构成了人体的力学支架。骨骼肌多附着于骨，收缩时以关节为支点牵引骨产生运动。在运动中，骨起杠杆作用，关节是运动的枢纽，而骨骼肌为运动的动力器官。故骨和关节是运动的被动部分，而骨骼肌则是运动的主动部分。

第一节 骨 学

一、总论

骨（bone）主要由骨组织构成，具有一定的形态和构造，坚硬而富有弹性，有丰富的血管、神经及淋巴管，能不断地进行新陈代谢和生长发育，并具有改建、修复和再生能力。

（一）骨的分类

成人骨共有 206 块（其中的 6 块听小骨位于前庭蜗器），按部位可分为颅骨、躯干骨和附肢骨（图 1-2-1），前两者合称为中轴骨。按形态，可分为长骨、短骨、扁骨和不规则骨 4 类。

1. **长骨**（long bone） 呈长管状，分布于四肢，分为一体两端。体又称骨干，骨质致密，内有髓腔，内含骨髓。长骨的两端膨大称骺，具有光滑的关节面，覆有关节软骨。幼年时，骨干与骺之间夹有透明软骨，称骺软骨。成年后，骺软骨骨化，融合后遗留下的痕迹，称骺线。长骨在运动中起杠杆作用（图 1-2-2）。

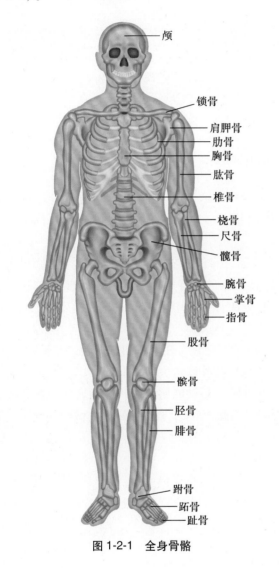

图 1-2-1 全身骨骼

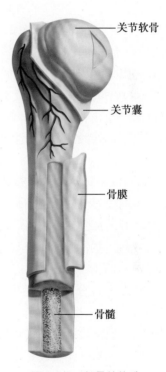

图 1-2-2 长骨的构造

2. **短骨**（short bone） 一般多呈立方形，大多成群分布于承受重量较多且运动灵活的部位，如腕骨和跗骨。

3. **扁骨**（flat bone） 多呈板状，分布于头颅、胸部，常围成腔，对腔内的器官有保护作用。如颅骨围成颅腔保护脑。

4. **不规则骨**（irregular bone） 形状不规则，功能多样，如椎骨。有些不规则骨内具有含气的腔，称为含气骨（pneumatic bone），如上颌骨，发音时能起共鸣作用，并能减轻骨的重量。

此外，存在于某些肌腱内的扁圆形小骨称籽骨（sesamoid bone），髌骨是人体最大的籽骨。

（二）骨的构造

骨由骨质、骨膜和骨髓及营养骨的神经和血管构成（图 1-2-3）。

1. **骨质** 骨质是骨的主要组成部分，分为骨密质和骨松质两部分。骨密质（compact bone）致密坚硬，

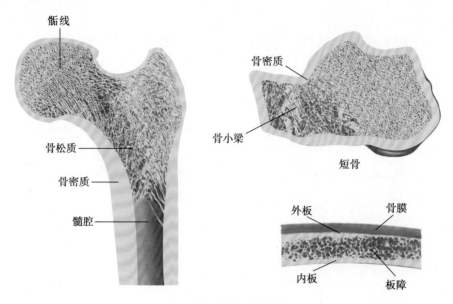

图1-2-3 骨的内部构造

耐压性较大,分布于骨的表面,长骨的骨干处较厚。骨松质(spongy bone)由许多片状的骨小梁交织成海绵状。骨松质分布于骺和其他类型骨的内部。颅盖骨内、外面的骨密质分别称为内板(inner plate)和外板(outer plate)。内、外板间的骨松质称为板障(diploë)。

2. **骨膜**(periosteum) 是被覆于关节面以外的骨表面,由纤维结缔组织构成的膜。骨膜可分为内、外两层。外层致密,含有许多胶原纤维束穿入骨质内;内层较疏松,有成骨细胞和破骨细胞。骨膜富有血管、神经和淋巴管,对骨的营养、再生和感觉有重要作用,故在骨手术中应尽量保留骨膜,以免发生骨的坏死或延迟愈合。

3. **骨髓**(bone marrow) 是充满于髓腔和松质内的腔隙中,分为红骨髓和黄骨髓。红骨髓有造血功能,含有大量不同发育阶段的红细胞和某些白细胞,呈红色。黄骨髓含大量脂肪组织,呈黄色。胎儿和幼儿的骨内全部为红骨髓,在5岁以后,长骨骨髓腔内的红骨髓逐渐被脂肪组织代替而转化为黄骨髓,失去造血功能。在椎骨、髂骨等的骨松质内,终生都为红骨髓。因此,临床上常在髂嵴等处做骨髓穿刺,检查骨髓象以诊断某些血液疾病。

（三）骨的化学成分和物理性质

骨由有机物和无机物组成。有机物主要包含骨胶原纤维和糖胺聚糖蛋白,使骨具有韧性和弹性。无机物主要是磷酸钙和碳酸钙,使骨具有硬度。幼儿的骨有机物含量较多,因此较柔软,易发生变形;老年人的骨则与此相反,无机物含量较有机物多,因此较脆,易发生骨折。

二、躯干骨

躯干骨包括26块椎骨(含骶骨和尾骨)、1块胸骨和12对肋。

（一）椎骨

成人椎骨包括颈椎7块、胸椎12块、腰椎5块、骶骨1块和尾骨1块。

1. **椎骨的一般形态** 椎骨(vertebra)由前方的椎体和后方的椎弓组成(图1-2-4)。椎体与椎弓共同围成椎孔,所有椎骨的椎孔连接成容纳脊髓的椎管。

（1）椎体(vertebral body):呈短圆柱形,是椎骨负重的主要部分,内部为骨松质,表面为骨密质。

（2）椎弓(vertebral arch):呈弓形的骨板,由椎弓根和椎弓板构成。椎弓根(pedicle of vertebral arch)是椎弓与椎体相接的缩窄部分,其上下缘各有一切迹,分别称椎上切迹和椎下切迹。相邻椎骨的椎上、下切迹共同围成椎间孔,有脊神经和血管通过。两侧的椎弓根向后内扩展变宽,称椎弓板。由椎弓发出7个

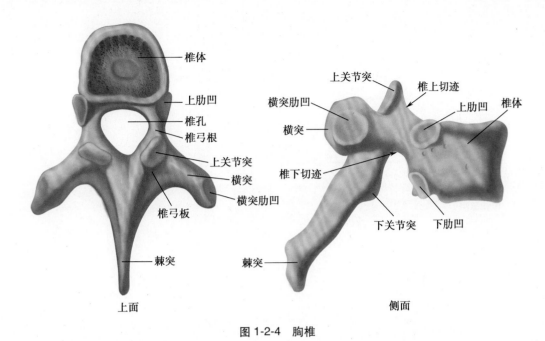

上面　　　　　　　　　　　　　　侧面

图 1-2-4　胸椎

突起:即向后或后下方发出 1 个突起,称棘突(spinous process);向两侧各发出 1 个突起,称横突;向上下方各发出 1 对突起,分别称上关节突和下关节突;各关节突上均有光滑的关节面。

2. 各部椎骨的特征

（1）颈椎(cervical vertebrate):椎体较小,横切面呈椭圆形(图 1-2-5)。椎孔较大,多呈三角形。横突根部有孔,称横突孔,其中有椎血管通过。第 2~6 颈椎的棘突短而分叉。

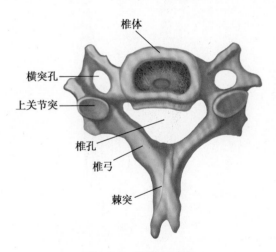

图 1-2-5　颈椎(上面)

第 1 颈椎又称寰椎(atlas),呈环状,由前弓、后弓和一对侧块构成(图 1-2-6)。侧块连接前、后弓,上面有上关节面,与枕髁相关节;下面有下关节面,与第 2 颈椎的上关节面相关节。

第 2 颈椎又称枢椎(axis),在椎体的上方伸出突起,称齿突(dens),与寰椎的齿突凹相关节(图 1-2-7)。

第 7 颈椎又称隆椎(vertebra prominens),棘突特别长,末端不分叉,皮下易于触及,常作为计数椎骨序数的标志(图 1-2-8)。

（2）胸椎(thoracic vertebra):椎体的横切面呈心形(图 1-2-4)。在椎体侧面后份上下缘处,各有一浅凹,分别称上肋凹和下肋凹,与肋头相关节。在横突末端的前面,有呈圆形的横突肋凹,一般与肋结节相关节。胸椎棘突较长,伸向后下方,呈叠瓦状排列。

（3）腰椎(lumb lumbar vertebra ar vertebra):椎体最大,横切面呈肾形。椎孔较大近似三角形(图 1-2-9)。棘突呈板状,以矢状位伸向后方。

（4）骶骨(sacrum):由 5 块骶椎融合而成,呈三角形,底向上,尖朝下(图 1-2-10)。骶骨底中部有粗糙的椭圆形面,向前突出,称岬。盆面光滑凹陷,有 4 对骶前孔。背侧面正中线上有骶正中嵴,其外侧有 4 对骶后孔。骶管(sacral canal)向上与椎管连续,向下开口于骶管裂孔(sacral hiatus),在裂孔两侧有向下突出的骶角(sacral cornu)。临床上进行骶管麻醉时,常以骶角作为确定骶管裂孔的标志。骶骨侧部的上份有耳状面,与髋骨的耳状面相关节。

（5）尾骨(coccyx):由 3~4 块退化的尾椎融合而成,上接骶骨,下端游离(图 1-2-10)。

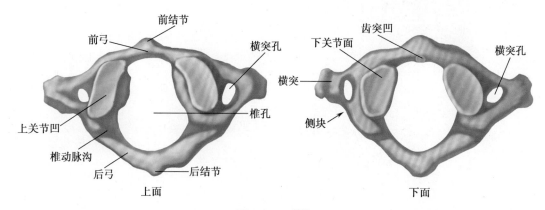

图 1-2-6　寰椎

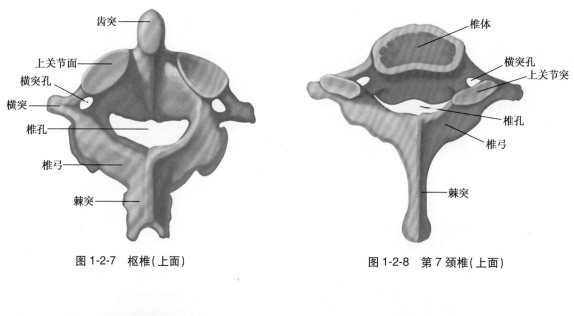

图 1-2-7　枢椎（上面）　　　　　　　　图 1-2-8　第 7 颈椎（上面）

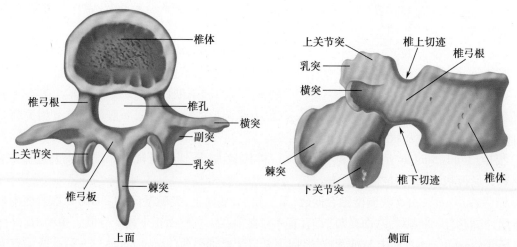

图 1-2-9　腰椎

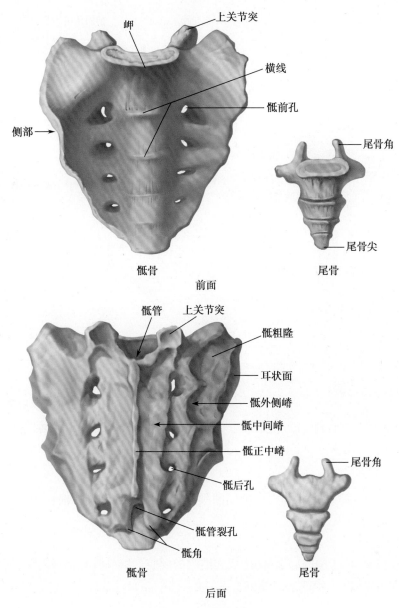

图 1-2-10　骶骨和尾骨

（二）胸骨

胸骨（sternum）位于胸前壁正中的扁骨，从上而下可分为胸骨柄、胸骨体和剑突 3 部分（图 1-2-11）。胸骨柄上缘的中份为颈静脉切迹（jugular notch）。柄与体连结处形成突向前方的隆起，称为胸骨角（sternal angle），可在体表触知，两侧平对第 2 肋，作为计数肋的重要标志。胸骨体是长方形的骨板，其侧缘接第 2~7 肋软骨。剑突（xiphoid process）接于胸骨体的下端，形状变化较大，末端游离。

（三）肋

肋（ribs）包括肋骨和肋软骨两部分。

1. 肋骨（costal bone）　肋骨是细长而呈弓状的扁骨，共 12 对（图 1-2-12）。每一肋骨可分为中部的体和前、后两端。后端膨大，称肋头（costal head）。有关节面与胸椎的上、下肋凹相关节。肋头外侧较细部为肋颈（costal neck），其外侧多数有突出的肋结节（costal tubercle），有关节面与胸椎横突肋凹相关节。肋体（shaft of rib）扁而长，有内、外两面及上、下两缘。内面近下缘处有肋沟（costal groove），肋间神经和肋间血管多沿此沟走行。肋体的后份急转处称肋角（costal angle）。肋骨的前端接肋软骨。

2. 肋软骨（costal cartilage）　为透明软骨，终生不骨化，接于各肋骨的前端。

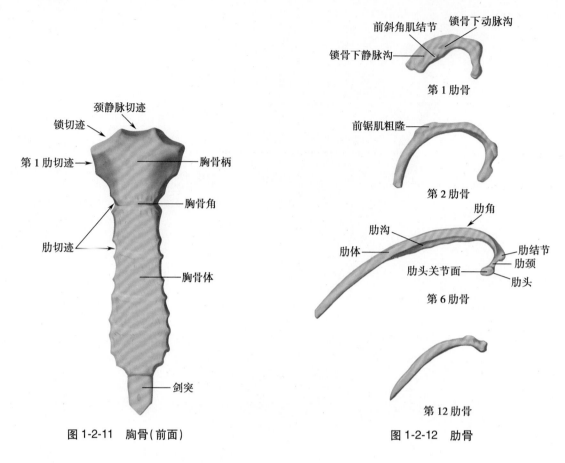

图 1-2-11　胸骨（前面）

图 1-2-12　肋骨

三、颅骨

颅位于脊柱的上方，由 23 块形状和大小不同的颅骨相互连结而形成。根据颅骨所在位置，可分为脑颅骨和面颅骨两部分。

（一）脑颅骨

脑颅骨由 8 块骨组成，位于颅的后上部，围成容纳脑的颅腔。脑颅骨包括成对的颞骨和顶骨及不成对的额骨、枕骨、蝶骨和筛骨（图 1-2-13、图 1-2-14）。

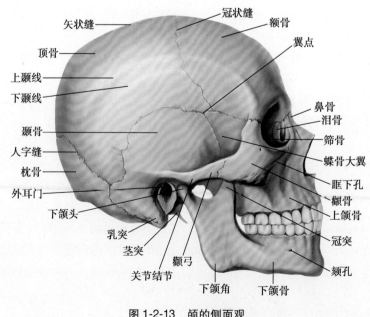

图 1-2-13　颅的侧面观

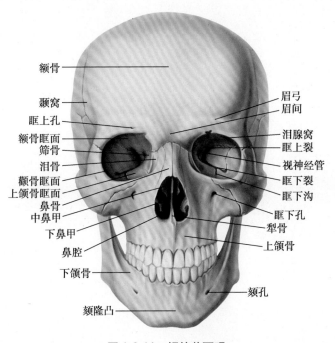

图1-2-14 颅的前面观

额骨、颞窝、眶上孔、额骨眶面、筛骨、泪骨、颧骨眶面、上颌骨眶面、鼻骨、中鼻甲、下鼻甲、鼻腔、下颌骨、额隆凸、眉弓、眉间、泪腺窝、眶上裂、视神经管、眶下裂、眶下沟、眶下孔、犁骨、上颌骨、颏孔

1. **额骨**(frontal bone) 位于颅的前上,构成颅盖和颅底的前部。额骨前下部内有含气腔,称额窦(frontal sinus)。

2. **枕骨**(occipital bone) 位于颅的后下部,呈勺状,其前下部有枕骨大孔。

3. **顶骨**(parietal bone) 位于颅盖的中部,多呈四边形,为外凸内凹的扁骨。

4. **颞骨**(temporal bone) 属于不规则骨,构成颅腔的侧壁,介于顶骨、蝶骨和枕骨之间。后下方的向下突起,称乳突。

5. **蝶骨**(sphenoid bone) 呈展翅的蝴蝶状,位于颅底的中央,嵌于颅底诸骨之间。分为体、大翼、小翼和翼突4部。蝶骨的体居中央,内含一对含气腔称蝶窦。大翼为左右起自体的两侧并向外平伸略翘向上方的骨片。小翼是从体的前上方向外侧突出的一对三角形骨片。

6. **筛骨**(ethmoid bone) 从前面观呈"巾"字形,位居蝶骨的前方和两眶之间。水平位的中间骨板为筛板,分隔颅腔与鼻腔,其上有许多筛孔。筛骨迷路位于垂直板两侧,由菲薄的骨片围成许多含气小腔为筛小房,又称筛窦。迷路内侧壁上的上、下两个弯曲的骨片,分别称上鼻甲和中鼻甲。

(二)面颅骨

面颅骨有15块,居颅的前下部,构成面部的支架。其中有成对的上颌骨、腭骨、颧骨、鼻骨、泪骨和下鼻甲及不成对的下颌骨、舌骨和犁骨(图1-2-13、图1-2-14)。

1. **上颌骨**(maxilla) 属于不规则骨,位于面颅中央,左右各一,参与构成鼻腔外侧壁、口腔顶和眶下壁的大部分。上颌骨的中部为上颌体(body of maxilla),内含较大的空腔,称为上颌窦(maxillary sinus)。

2. **鼻骨**(nasal bone) 位于鼻背,为长条形的小骨片,构成鼻背的基础。

3. **泪骨**(lacrimal bone) 居眶内侧壁的前部,为菲薄的小骨片。

4. **腭骨**(palatine bone) 呈L形,位于上颌骨的后方,分为水平板和垂直板,分别构成骨腭的后份与骨性鼻腔外侧壁的后份(图1-2-15)。

5. **下鼻甲**(inferior nasal concha) 为薄而卷曲的小骨片,附着于骨性鼻腔下部的外侧壁上。

6. **颧骨**(zygomatic bone) 位于眶的外下方,形成面颊部的骨性突起。

7. **下颌骨**(mandible) 位于面部前下份,呈马蹄形,可分一体两支。下颌体呈弓形凸向前,其上缘为牙槽弓,有容纳下颌各牙根的牙槽。由体向后上方伸出的一对方形骨板为下颌支。支的末端有两个突起,前方称冠突,后方为髁突,两突之间的凹陷为下颌切迹。髁突的上端膨大成下颌头,与颞骨的下颌窝构成颞下颌关节。下颌支的后缘与下颌底相交成下颌角。

8. **犁骨**(vomer) 为斜方形骨板,组成鼻中隔的后下份。

9. **舌骨**(hyoid bone) 位于下颌骨的下后方,喉的上方,呈马蹄形。

(三)颅的整体观

1. **颅的顶面观** 颅顶呈卵圆形,前窄后宽。各骨间以缝相互连结,形成三条缝。前方的额骨与两侧顶骨之间为冠状缝(coronal suture),顶骨间的缝为矢状缝(sagittal suture),左右顶骨与枕骨之间称人字缝(lambdoid suture)(图1-2-13)。

2. **颅底内面观** 由于居颅腔内的脑底面位置高低不平,致使颅底内面形成阶梯状的3个窝,包括颅前窝、颅中窝和颅后窝(图1-2-16)。

(1)颅前窝(anterior cranial fossa):由额骨、筛骨的筛板和蝶骨小翼构成,以蝶骨小翼后缘与颅中窝分

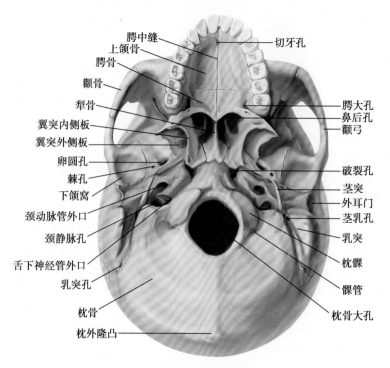

腭中缝
上颌骨
腭骨
颧骨
犁骨
翼突内侧板
翼突外侧板
卵圆孔
棘孔
下颌窝
颈动脉管外口
颈静脉孔
舌下神经管外口
乳突孔
枕骨
枕外隆凸

切牙孔
腭大孔
鼻后孔
颧弓
破裂孔
茎突
外耳门
茎乳孔
乳突
枕髁
髁管
枕骨大孔

图 1-2-15　颅底外面观

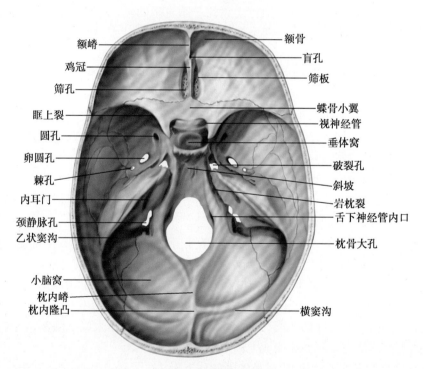

额嵴
鸡冠
筛孔
眶上裂
圆孔
卵圆孔
棘孔
内耳门
颈静脉孔
乙状窦沟
小脑窝
枕内嵴
枕内隆凸

额骨
盲孔
筛板
蝶骨小翼
视神经管
垂体窝
破裂孔
斜坡
岩枕裂
舌下神经管内口
枕骨大孔
横窦沟

图 1-2-16　颅底内面观

界。筛板的正中有呈矢状位的鸡冠(crista galli)。筛板上的筛孔,为嗅神经通过之处。由于此窝的额骨部分和筛板的骨质菲薄,故易发生骨折。

(2) 颅中窝(middle cranial fossa):由蝶骨、颞骨及顶骨的前下部构成。蝶骨体上面正中有一容纳垂体的凹陷,称垂体窝,借视神经管(optic canal)通入眶。垂体窝后方有破裂孔处续于颈动脉管内口。颈动脉沟的前外侧有蝶骨大、小翼之间的眶上裂,向前入眶。蝶鞍两侧,由前内侧向后外侧依次可见圆孔、卵圆孔和棘孔。在颞骨岩部尖端处的一指状压迹,称三叉神经压迹。

(3) 颅后窝(posterior cranial fossa):以枕骨和颞骨岩部后面为主构成的最深最大的窝。中央有枕骨大孔,孔的前外侧部有舌下神经管。枕骨大孔的后上方十字形隆起称为枕内隆凸。由此向上延续为上矢状窦沟,向外侧延伸形成横窦沟,继而向下前内弯曲为乙状窦沟,末端续于颈静脉孔。颞骨岩部后面中央处的一较大的孔,称内耳门。

3. **颅底外面观** 颅底外面高低不平,有较多神经和血管通过的孔裂(图1-2-15)。前部中央有上颌骨的腭突和腭骨水平板构成的骨腭,其后方被犁骨分成左右各一的鼻后孔。骨腭周缘向下的弓状隆起形成牙槽弓,前部正中有切牙孔。颅底外面后部正中有枕骨大孔,其两侧隆起的椭圆形关节面为枕髁,其前外侧大而不规则的孔为颈静脉孔。在此孔前方有呈卵圆形的颈动脉管外口。在乳突前内侧有一伸向下方的细长突起,称茎突。茎突根部与乳突间的孔为茎乳孔,有面神经由此出颅腔。茎突前外侧的深窝称下颌窝,与下颌头形成关节,其前缘隆起形成关节结节。

4. **颅的前面观** 颅的前面中部有呈梨形的梨状孔向后通骨性鼻腔,其上外方为容纳视器的眶,下方为由上颌骨、腭骨和下颌骨围成的骨性口腔(图1-2-14)。

(1) 骨性鼻腔(bony nasal cavity):介于左右眶和上颌骨之间。其顶借筛板与颅腔相邻,底以骨腭与口腔相隔,向前开口于梨状孔,向后通鼻后孔。骨性鼻腔的内侧壁为由犁骨和筛骨垂直板构成的骨性鼻中隔,将腔分为左右二部。外侧壁上的上、中、下3个向下卷曲的骨片分别称为上鼻甲、中鼻甲和下鼻甲,在各鼻甲的下方有相应的鼻道分别称上鼻道、中鼻道和下鼻道。上鼻甲后上方与蝶骨体之间的浅窝为蝶筛隐窝(图1-2-17)。

(2) 鼻旁窦(paranasal sinus):是上颌骨、额骨、蝶骨和筛骨内的骨腔,位于鼻腔周围并开口于鼻腔,具有减轻颅骨重量和发音共鸣的作用(图1-2-17、图1-2-18)。额窦居额骨眉弓深方,开

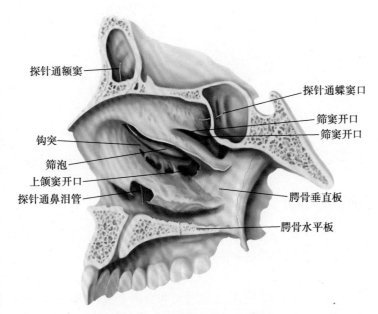

图1-2-17 鼻腔外侧壁(切除部分鼻甲)

口于中鼻道;蝶窦位于蝶骨体内,开口于蝶筛隐窝;筛窦为筛骨迷路内的蜂窝状小间隙,前、中筛窦开口于中鼻道,后筛窦开口于上鼻道;上颌窦最大,位居上颌骨体内,开口于中鼻道,窦口高于窦底。

(3) 眶(orbit):亦称眶腔,呈尖向后内、低朝前外的四面锥体形。尖附近有视神经管,与颅中窝相通。底的上、下缘分别称为眶上缘和眶下缘。在眶上缘内中1/3交界处有眶上切迹或眶上孔,眶下缘中份下方为眶下孔。上壁与外侧壁之间的后方裂隙为眶上裂。下壁与外侧壁间的交界处后份有眶下裂(图1-2-14)。

5. **颅的侧面观** 在此面可见颞骨乳突前方的外耳门。外耳门的前上方有颞骨伸向颧骨的突起与颧骨朝向颞骨的突起间形成的一骨梁,称颧弓。以颧弓为界,分其上方的颞窝和下方的颞下窝。在颞窝底的前下部,有额、顶、颞、蝶四骨会合处呈H形的缝,称翼点(pterion)(图1-2-13),内面紧邻脑膜中动脉前支。若此处骨折,易使血管受损,引起颅内出血。颞下窝内侧向内通入深部的翼腭窝。此窝经裂孔或骨性管道分别与颅腔、眶腔、鼻腔和口腔相

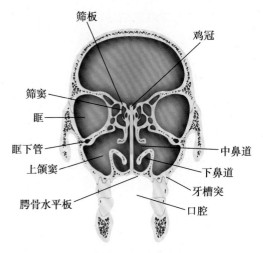

图1-2-18 颅的冠状切面(通过第3磨牙)

交通。

（四）新生儿颅的特征

胎儿时期由于脑和感觉器官发育早，而咀嚼和呼吸器官，尤其是鼻旁窦尚不发达，因此新生儿的脑颅明显大于面颅（图1-2-19），其比例约为8∶1，而成年人约为4∶1。脑颅骨尚未完全发育，骨与骨之间的间隙较大，被结缔组织膜所封闭，称颅囟。最大的囟位居矢状缝与冠状缝相交处，呈菱形，称前囟，于生后1~2岁期间闭合。在矢状缝与人字缝相接处呈三角形的颅囟，称为后囟，于生后不久闭合。

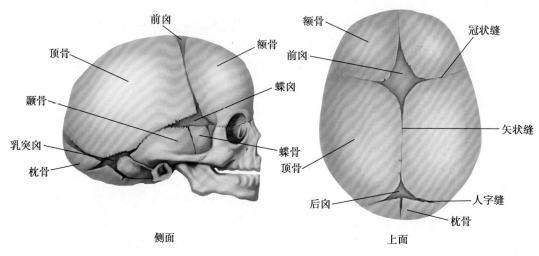

图 1-2-19　新生儿颅

四、附肢骨

附肢骨包括上肢骨和下肢骨。上、下肢骨皆由与躯干骨相连结的肢带骨和能够自由活动的自由肢骨组成。上、下肢骨的数目和排列方式基本相同。

（一）上肢骨

上肢骨每侧有32块，由上肢带骨和自由上肢骨两部分组成。

1. 上肢带骨　包括锁骨和肩胛骨。

（1）锁骨（clavicle）：略呈横位S形弯曲，横架于胸廓的前上方（图1-2-20）。内侧2/3凸向前，呈三棱形；外侧1/3凸向后，扁平状。由于锁骨的外、中1/3交界处较细，故此处易发生骨折。锁骨内侧端粗大称为胸骨端，与胸骨柄的锁切迹形成胸锁关节。外侧端扁平称肩峰端（acromial end）。

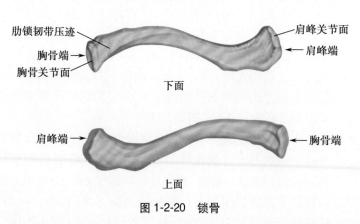

图 1-2-20　锁骨

（2）肩胛骨（scapula）：呈三角形的扁骨，贴附于胸廓后外侧上份的第2到第7肋骨间，分为两面、三缘和三个角（图1-2-21、图1-2-22）。

肩胛骨的上缘薄而最短，靠近外侧有一小切迹，称肩胛切迹。自切迹外侧有一向前弯曲的突起，称为喙突。外侧缘肥厚。内侧缘锐薄。

外侧角（lateral angle）肥厚，是外侧缘与上缘之间的会合处。将朝向外侧的梨形关节面，称关节盂（glenoid cavity），与肱骨头相关节。肩胛骨的上角平对第2肋。下角平对第7肋或第7肋间隙。

肩胛骨的前面称肩胛下窝。后面有一横列的骨嵴，称肩胛冈。肩胛冈上、下方的窝，分别称为冈上窝和冈下窝。肩胛冈的外侧端向前外伸展扩大，形成肩峰，为肩部最高点。

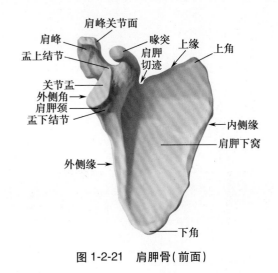

图 1-2-21　肩胛骨(前面)

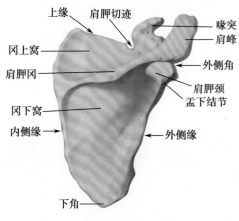

图 1-2-22　肩胛骨(后面)

2. 自由上肢骨

(1) 肱骨(humerus):位于臂部,为长骨,分为上端、体和下端(图 1-2-23)。肱骨的上端膨大呈球形,称为肱骨头,与肩胛骨的关节盂形成肩关节。头周围形成稍缩窄的环形沟,称解剖颈(anatomical neck)。在肱骨头的外侧和前方各有一突起,分别称为大结节(greater tubercle)和小结节(lesser tubercle)。肱骨的上端与体交界处较细,称外科颈(surgical neck),为骨折好发部位。

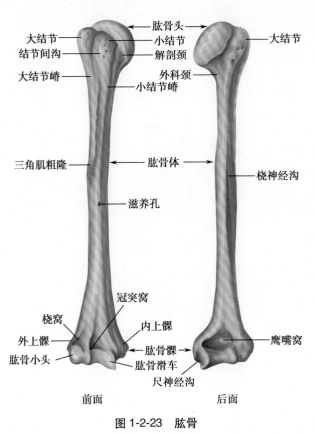

图 1-2-23　肱骨

肱骨体的上部呈圆柱状,下部为三棱形。体的后面中份有一由内上斜向外下方的略呈螺旋状的浅沟,称为桡神经沟(sulcus for radial nerve),桡神经等紧贴此沟经过,故此段骨折,易伤及此神经。

下端外侧份有呈小半球形的肱骨小头,与桡骨头相关节;内侧份有形如滑车的肱骨滑车,与尺骨的滑车切迹相关节。肱骨小头与滑车上方各有一窝,分别称桡窝和冠突窝;滑车后面上方的深窝为鹰嘴窝。在肱骨下端内、外两侧各有一个突起,分别称为内上髁和外上髁。内上髁后下方有尺神经通过的浅沟,称尺神经沟。

(2) 桡骨(radius):居前臂的外侧,分一体两端(图 1-2-24)。其顶端稍膨大,称桡骨头,头上面有关节凹,周围有环状关节面与尺骨相关节。头下方缩细称桡骨颈。下端外侧的向下突出部分,称桡骨茎突。下端内侧面的关节面,称为尺切迹;下面有腕关节面与腕骨相关节。

(3) 尺骨(ulna):位于前臂的内侧,分为上端、体和下端(图 1-2-24)。上端的前面有滑车切迹。在切迹的前下方和后上方有冠突和鹰嘴。下端为尺骨头,其后内侧有一突起,称尺骨茎突。

在冠突外侧面有一小关节面为桡切迹,与桡骨头相关节。

(4) 手骨:包括腕骨 8 块、掌骨 5 块和指骨 14 块(图 1-2-25)。

腕骨(carpal bone)属于短骨,排成近侧、远侧两列,由桡侧向尺侧,近侧列依次为手舟骨、月骨、三角骨和豌豆骨;远侧列为大多角骨、小多角骨、头状骨和钩骨。

掌骨(metacarpal bone)属长骨,从桡侧向尺侧排列依次为第 1~5 掌骨,掌骨的近端为底、中部为体、远

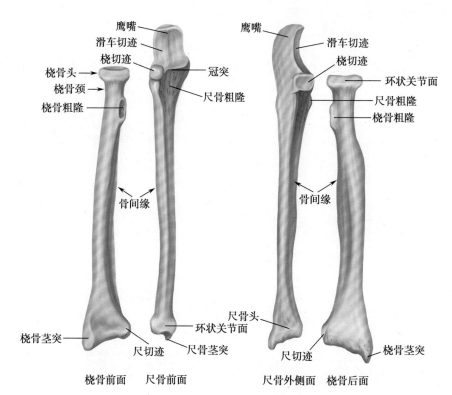

鹰嘴
滑车切迹
桡切迹
桡骨头
桡骨颈
桡骨粗隆
冠突
尺骨粗隆
骨间缘
鹰嘴
滑车切迹
桡切迹
环状关节面
尺骨粗隆
桡骨粗隆
骨间缘
桡骨茎突
尺切迹
尺骨茎突
尺骨头
环状关节面
尺切迹
桡骨茎突

桡骨前面　尺骨前面　　　　尺骨外侧面　桡骨后面

图 1-2-24　桡骨和尺骨

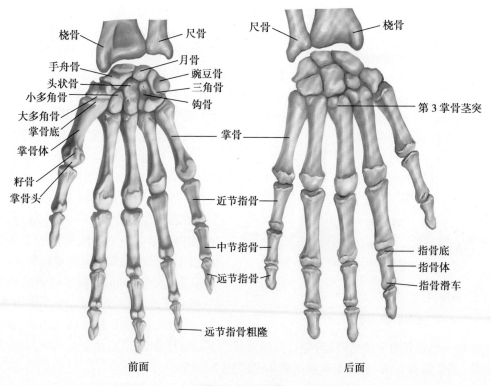

桡骨
尺骨
手舟骨
月骨
头状骨
豌豆骨
小多角骨
三角骨
大多角骨
钩骨
掌骨底
掌骨
掌骨体
籽骨
掌骨头
近节指骨
中节指骨
远节指骨
远节指骨粗隆

尺骨
桡骨
第 3 掌骨茎突
指骨底
指骨体
指骨滑车

前面　　　　　　　　　　后面

图 1-2-25　手骨

端为头。

指骨（phalanges of finger）属长骨，拇指有 2 节指骨，分为近节和远节指骨，余各指皆为 3 节。依次为近节指骨、中节指骨和远节指骨。

（二）下肢骨

下肢骨每侧有 31 块，包括下肢带骨和自由下肢骨两部分。

1. **下肢带骨**　髋骨（hip bone）（图 1-2-26、图 1-2-27）为不规则骨，由髂骨、坐骨和耻骨组成。髋骨外面中央的圆形深窝，称髋臼，为 3 块骨的体会合之处。窝内半月形的关节面为月状面；窝中央的凹陷部分称髋臼窝（acetabular fossa），其下缘缺口处称髋臼切迹。髋臼下方有一大孔，称闭孔，由耻骨与坐骨围成。

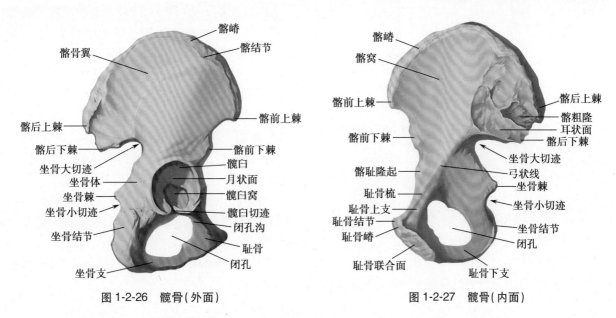

图 1-2-26　髋骨（外面）　　　　　　图 1-2-27　髋骨（内面）

（1）髂骨（ilium）：居髋骨的后上部，分为髂骨体和髂骨翼两部分。髂骨体占髋臼的上 2/5。髂骨翼位于体的上方，上缘肥厚，形成弓形的髂嵴，两侧髂嵴最高点的连线约平第 4 腰椎棘突，是计数椎骨的标志。髂嵴的前后两端分别称为髂前上棘和髂后上棘，二者下方各有一突起，分别称髂前下棘和髂后下棘。髂前上棘后方 5~7cm 处，髂嵴向外突起为髂结节。髂骨翼内面前部光滑稍凹陷，称为髂窝；髂窝下界隆起的骨嵴，称弓状线。髂骨翼后下方为粗糙的耳状面，与骶骨耳状面相关节。

（2）坐骨（ischium）：位于髋骨的后下部，分为坐骨体和坐骨支。坐骨体构成髋臼的后下 2/5，由体向后下伸出的突起为坐骨支。坐骨体与坐骨支移行处的后部粗糙隆起，称坐骨结节，为坐骨最低处。在髂后下棘与坐骨结节之间有两个切迹和一个突起。上方大而深的切迹，称坐骨大切迹；下方小而浅的切迹，则称为坐骨小切迹；二者间的三角形突起为坐骨棘（ischial spine）。

（3）耻骨（pubis）：构成髋骨的前下部，分为耻骨体、耻骨上支和耻骨下支。耻骨上支上缘锐薄为耻骨梳（pecten pubis），向后移行于弓状线，向前终于耻骨结节（pubic tubercle）。上下支移行处的内侧椭圆形粗糙面，称耻骨联合面。

2. **自由下肢骨**

（1）股骨（femur）：为全身最长最粗壮的长骨，全长约占身高的 1/4，可分为上、下两端和一体（图 1-2-28）。

上端有一朝向内前上方的半球形的股骨头。头中央稍下方有一小凹，称股骨头凹；头的外下方缩细部分为股骨颈，颈与体之间形成约 130° 的颈干角。在颈与体交界处上外侧的粗糙方形隆起为大转子，内下方的突起称小转子；大小转子之间，在股骨后方的隆起称转子间嵴，前方的为转子间线。股骨体呈弓状略凸向前，在体后方呈纵行的骨嵴称粗线。下端略向后弯曲成两个向下后方的膨大，分别称为内侧髁和外侧髁，二者间的深窝为髁间窝，两髁的关节面在前面会合成髌面。内外侧髁的侧面最突起处，分别称为内上髁和外上髁。

（2）髌骨（patella）：位于股四头肌腱内，是全身最大的籽骨。髌骨略呈三角形，后面为与股骨髌面相

17

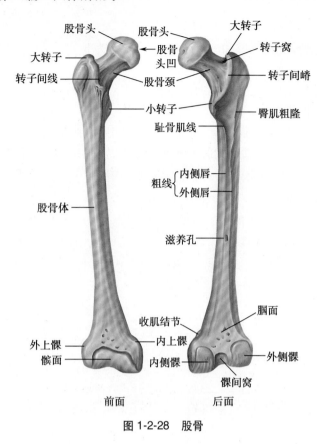

图 1-2-28 股骨

（3）胫骨（tibia）：居小腿的内侧，呈三棱柱状，对支撑体重起重要作用。胫骨分为一体两端（图 1-2-29）。上端膨大，向两侧突出，形成内侧髁和外侧髁，二者上面各有一上关节面，两个面之间有向上的髁间隆起。胫骨体前缘上端的隆起，称胫骨粗隆。下端内侧的突起，称内踝。

（4）腓骨（fibula）：位于小腿外侧，外形细长，可分两端一体（图 1-2-29）。上端稍膨大称腓骨头，其前内侧的关节面与胫骨相关节；下方缩窄为腓骨颈（neck of fibula）。下端膨大称外踝。

（5）足骨（bone of foot）：包括 7 块跗骨、5 块跖骨和 14 块趾骨（图 1-2-30）。

跗骨（tarsal bone）属于短骨，主要起支持体重的作用。跗骨按近、远侧排成两列。近侧列有跟骨、距骨和足舟骨。远侧列由内侧向外侧依次为内侧楔骨、中间楔骨、外侧楔骨和骰骨。

跖骨（metatarsal bone）由内侧向外侧依次排列为第 1~5 跖骨。每块跖骨近端为底，与跗骨相接，中部为体，远端为头，与近节趾骨相接。

趾骨（phalange of toe）除蹬趾为 2 节外，其余各趾均为 3 节，分别命名为近节趾骨、中节趾骨和远节趾骨。

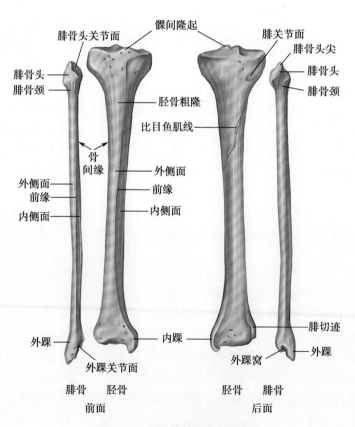

图 1-2-29 胫骨和腓骨（右侧）

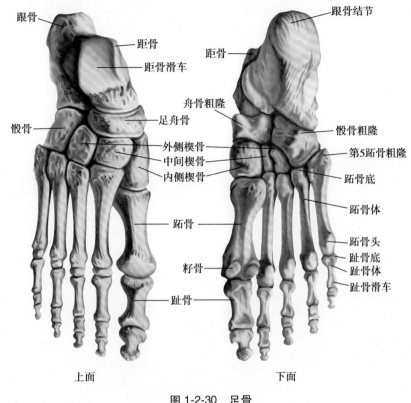

图 1-2-30　足骨

第二节　骨　连　结

一、总论

骨与骨之间借纤维结缔组织、软骨或骨相连,形成骨连结。按骨连结的不同方式,可分为直接连结和间接连结两大类(图 1-2-31)。

(一) 直接连结

直接连结较牢固,不活动或少许活动,可分为纤维连结、软骨连结和骨性结合三类。

1. **纤维连结(fibrous joint)**　两骨之间以纤维结缔组织相连结,可分为两种。

(1) 韧带连结(syndesmosis):连接两骨的纤维结缔组织呈条索状或膜板状,如椎骨棘突之间的棘间韧带等。

(2) 缝(suture):两骨间借少量纤维结缔组织相连,如颅的矢状缝和冠状缝等。如果缝骨化,则成为骨性结合。

2. **软骨连结(cartilaginous joint)**　两骨之间借软骨相连结,可分为两种。

(1) 透明软骨结合(synchondrosis):如长骨骨干与骺之间的骺软骨、蝶骨与枕骨的结合等,多见于幼年发育时期,随着年龄增长,可骨化形成骨性结合。

(2) 纤维软骨联合(symphysis):如椎骨的椎体之间的椎间盘及耻骨联合等。

3. **骨性结合(synostosis)**　两骨间以骨组织连结,常由纤维连结或透明软骨骨化而成,如髂、耻、坐骨之间在髋臼处的骨性结合等。

(二) 间接连结

间接连结又称为关节(articulation)或滑膜关节(synovial joint),是骨连结的最高分化形式。为相对骨面间互相分离,充以滑液的腔隙,仅借其周围的结缔组织相连结,因而一般具有较大的活动性。

1. **关节的基本构造**

(1) 关节面(articular surface):是参与组成关节的各相关骨的接触面。每一关节至少包括两个关节

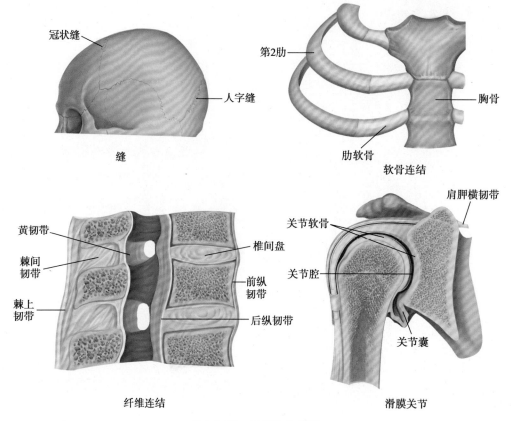

冠状缝

人字缝

缝

第2肋

胸骨

肋软骨

软骨连结

黄韧带

棘间韧带

棘上韧带

椎间盘

前纵韧带

后纵韧带

纤维连结

肩胛横韧带

关节软骨

关节腔

关节囊

滑膜关节

图 1-2-31　骨连结的分类

面,一般为一凸一凹,凸者称为关节头,凹者称为关节窝。关节面上被覆关节软骨(articular cartilage),关节软骨不仅使粗糙不平的关节面变为光滑,同时可减少关节面的摩擦,缓冲震荡和冲击。

（2）关节囊(articular capsule):是由纤维结缔组织膜构成的囊,附着于关节的周围,并与骨膜融合续连,它包围关节,封闭关节腔。可分为内外两层。外层为纤维膜,厚而坚韧,由致密结缔组织构成,含有丰富的血管和神经。内层为滑膜,由薄而柔润的疏松结缔组织膜构成,衬贴于纤维膜的内面。滑膜能产生滑液,增加润滑。

（3）关节腔(articular cavity):为关节囊滑膜层和关节面共同围成的密闭腔隙,腔内含有少量滑液,关节腔内呈负压,维持关节的稳固(图 1-2-32)。

2. 关节的辅助结构　关节为适应其功能还形成了特殊的辅助结构,这些辅助结构对于增加关节的灵活性或稳固性都有重要作用。

（1）韧带(ligament):是连于相邻两骨之间的致密纤维结缔组织束,有加强关节稳固或限制其过度运动的作用。

（2）关节盘(articular disc)和关节唇(articular labrum):是关节腔内两种不同形态的纤维软骨。关节盘多呈圆盘状,中部稍薄,周缘略厚,可调整关节面,使之更为适配,减少外力对关节的冲击和震荡;关节唇是附着于关节窝周缘的纤维软骨环,可加深关节窝,增大关节面,增加关节的稳固性。

（3）滑膜襞(synovial fold)和滑膜囊(synovial bur-

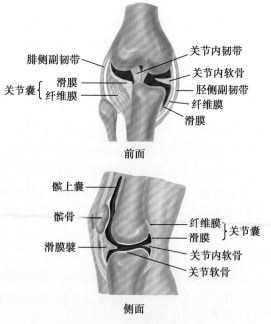

腓侧副韧带

滑膜
纤维膜

关节囊

关节内韧带

关节内软骨

胫侧副韧带

纤维膜

滑膜

前面

髌上囊

髌骨

滑膜襞

纤维膜

滑膜

关节囊

关节内软骨

关节软骨

侧面

图 1-2-32　滑膜关节构造

sa):有些关节囊的滑膜表面积大于纤维层,滑膜重叠卷折并突入关节腔形成滑膜襞,可起调节或填充关节腔的作用。有时滑膜也可从关节囊纤维膜的薄弱或缺如处呈囊状膨出,形成滑膜囊,可减少肌肉活动时与骨面之间的摩擦。

3. 关节的运动 滑膜关节的运动基本上是沿三个互相垂直的轴所做的运动。

(1)屈(flexion)和伸(extension):通常是指关节沿冠状轴进行的运动。运动时,相关节的两骨之间的角度变小称为屈,反之,角度增大称为伸。

(2)收(adduction)和展(abduction):是关节沿矢状轴进行的运动。运动时,骨向正中矢状面靠拢称为收,反之,远离正中矢状面称为展。

(3)旋转(rotation):是关节沿垂直轴进行的运动。

(4)环转(circumduction):运动骨的近端在原位转动,远端则做圆周运动,运动时全骨描绘出一圆锥形的轨迹。

4. 关节的分类 常用的关节分类按关节运动轴的数目和关节面的形态可分为以下三类(图1-2-33):

(1)单轴关节:关节只能绕一个运动轴作一组运动,包括屈戌关节(滑车关节)和车轴关节。

(2)双轴关节:关节能绕两个互相垂直的运动轴进行两组运动,也可进行环转运动,包括椭圆关节和鞍状关节。

(3)多轴关节:关节具有两个以上的运动轴,可做多方向的运动,包括球窝关节和平面关节。

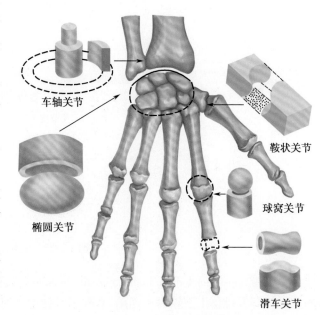

图 1-2-33 滑膜关节的分类

二、躯干骨的连结

躯干骨的连结包括椎骨间的连结形成的脊柱和由 12 块胸椎、12 对肋和 1 块胸骨连结构成的胸廓。脊柱(vertebral column)由 24 块椎骨、1 块骶骨和 1 块尾骨借骨连结形成,构成人体的中轴。

(一)脊柱

1. 椎骨间的连结 各椎骨之间借韧带、软骨和滑膜关节相连,可分为椎体间的连结和椎弓间的连结。

(1)椎体间的连结:椎体之间借椎间盘及前、后纵韧带相连。

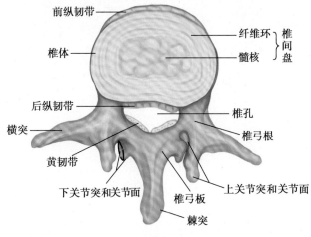

图 1-2-34 椎间盘和关节突(腰椎上面)

椎间盘(intervertebral disc)是连结相邻两个椎体的纤维软骨盘(第 1 和第 2 颈椎之间除外),成人有 23 个椎间盘。椎间盘由两部分构成,中央部为髓核(nucleus pulposus),是柔软而富有弹性的胶状物质。周围部为纤维环(annulus fibrosus),由多层纤维软骨环按同心圆排列组成,牢固连结各椎体上、下面,保护并限制髓核向周围膨出。椎间盘既坚韧,又富弹性,可缓冲外力对脊柱的震动,椎间盘的厚薄各不同,以中胸部较薄,颈部较厚,腰部最厚。当纤维环破裂时,髓核容易向后外侧脱出,突入椎管或椎间孔,压迫相邻的脊髓或神经根引起腰腿痛,临床称为椎间盘突出症(图 1-2-34)。

前纵韧带（anterior longitudinal ligament）宽而坚韧，位于椎体前面延伸的纤维束，上自枕骨大孔前缘，下达第 1 或第 2 骶椎椎体。有防止脊柱过度后伸和椎间盘向前脱出的作用（图 1-2-35）。

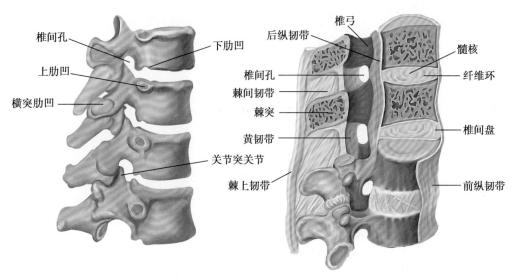

图 1-2-35　椎骨间的连接

后纵韧带（posterior longitudinal ligament）窄而坚韧，位于椎管内椎体的后面。起于枢椎，下达骶骨。与椎间盘纤维环及椎体上下缘紧密连结，有限制脊柱过度前屈的作用。

（2）椎弓间的连结：包括椎弓板、棘突、横突间的韧带连结和上、下关节突间的滑膜关节连结。

黄韧带（ligamenta flava）位于椎管内，连结相邻两椎弓板间的韧带，由黄色的弹性纤维构成。黄韧带协助围成椎管，并有限制脊柱过度前屈的作用。

棘间韧带（interspinal ligament）为连结相邻棘突间的较薄纤维，附着于棘突根部到棘突尖。向前与黄韧带、向后与棘上韧带相移行。

棘上韧带（supraspinal ligament）和项韧带（ligamentum nuchae）：棘上韧带是连结胸、腰、骶椎各棘突尖的纵行韧带，前方与棘间韧带相融合，都有限制脊柱前屈的作用。在颈部，从颈椎棘突尖向后扩展为三角形板状的弹性膜层，称为项韧带。

横突间韧带（intertransverse ligament）位于相邻椎骨横突间的纤维索，部分与横突间肌混合。

关节突关节（zygapophysial joint）由相邻椎骨的上、下关节突的关节面构成。

2. 脊柱的整体观及其运动

（1）脊柱的整体观（图 1-2-36）：脊柱的功能是支持躯干和保护脊髓。成年男性脊柱长约 70cm，女性的约 60cm。

脊柱前面观：自第 2 颈椎到第 3 腰椎的椎体宽度，自上而下随负载增加而逐渐加宽。由骶骨耳状面以下，由于重力经髂骨传到下肢骨，椎体体积也逐渐缩小。从前面观察脊柱，正常人的脊柱有轻度侧屈。

脊柱后面观：可见所有椎骨棘突连贯形成纵嵴，位于背部正中。颈椎棘突短而分叉，胸椎棘突细长，

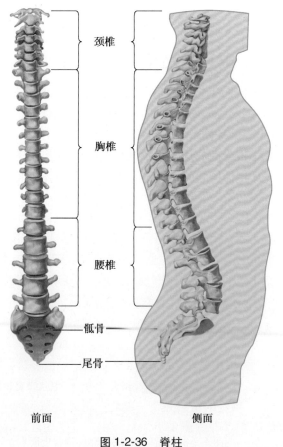

图 1-2-36　脊柱

呈叠瓦状,腰椎棘突呈板状,水平伸向后方。

脊柱侧面观:可见成人脊柱有颈、胸、腰、骶 4 个生理性弯曲。其中,颈曲和腰曲凸向前,胸曲和骶曲凸向后。脊柱的这些弯曲增大了脊柱的弹性,对维持人体的重心稳定和减轻震荡有重要意义。

(2) 脊柱的运动:脊柱的运动在相邻两椎骨之间是有限的,但整个脊柱的活动范围较大,可做屈、伸、侧屈、旋转和环转运动。由于颈、腰部运动灵活,故损伤较多见。

(二) 胸廓

胸廓(thoracic cage)(图 1-2-37)由 12 块胸椎、12 对肋、1 块胸骨和它们之间的连结共同构成。其上窄下宽,前后扁平。构成胸廓的主要关节有肋椎关节和胸肋关节。

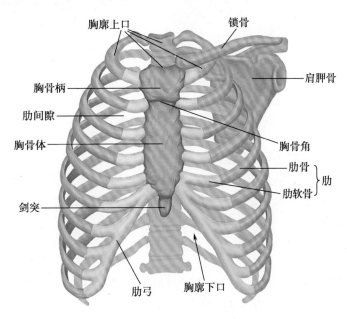

图 1-2-37　胸廓(前面)

(1) 肋椎关节(costovertebral joint):是由肋头关节和肋横突关节构成的联合关节。

肋头关节(joint of costal head):由肋头的关节面与相邻胸椎椎体边缘的肋凹构成。

肋横突关节(costotransverse joint):由肋结节关节面与相应椎骨的横突肋凹构成。

(2) 胸肋关节(sternocostal joint):由第 2~7 肋软骨与胸骨相应的肋切迹构成,第 8~10 肋软骨的前端依次与上位肋软骨形成软骨连结,在两侧各形成一个肋弓,第 11 和第 12 肋的前端游离于腹壁肌肉之中。

成人胸廓近似圆锥形,容纳胸腔脏器。胸廓有上、下两口和前、后、外侧壁。胸廓上口较小,由胸骨柄上缘、第 1 肋和第 1 胸椎椎体围成,是胸腔与颈部的通道。胸廓下口宽而不整,由第 12 胸椎、第 11 及第 12 对肋前端、肋弓和剑突围成,膈肌封闭胸腔底。两侧肋弓在中线构成向下开放的胸骨下角,剑突又将胸骨下角分成了左、右剑肋角。胸廓前壁最短,由胸骨、肋软骨及肋骨前端构成;后壁较长,由胸椎和肋角内侧的部分肋骨构成;外侧壁最长,由肋骨体构成。相邻两肋之间称肋间隙。胸廓除保护、支持功能外,主要参与呼吸运动。

三、颅骨的连结

颅骨的连结可分为纤维连结、软骨连结和滑膜关节三种。

1. 颅骨的纤维连结和软骨连结　各颅骨之间借缝、软骨和骨相连结,彼此之间结合较为牢固。

2. 颅骨的滑膜关节　颅骨的滑膜关节为颞下颌关节(temporomandibular joint),又称下颌关节,由下颌骨的下颌头与颞骨的下颌窝和关节结节构成。关节囊松弛,关节囊内有纤维软骨构成的关节盘。关节囊的前份较薄弱,下颌关节易向前脱位(图 1-2-38)。

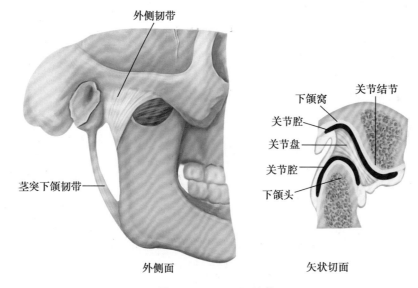

外侧韧带

下颌窝

关节结节

关节腔

关节盘

关节腔

茎突下颌韧带

下颌头

外侧面

矢状切面

图 1-2-38 颞下颌关节

下颌关节属于联合关节,两侧必须同时运动。下颌骨可做上提、下降、前进、后退和侧方运动。张口是下颌骨下降并伴有向前的运动,如果张口过大且关节囊过分松弛时,下颌头可滑至关节结节前方而不能退回关节窝,造成下颌关节脱位。手法复位时,必须先将下颌骨拉向下,超过关节结节,再将下颌骨向后推,才能将下颌头纳回下颌窝内。

四、附肢骨的连结

附肢的主要功能是支持和运动,故附肢骨的连结以滑膜关节为主。人类由于直立,因而上肢关节运动灵活;下肢主要是支持负重作用,关节的运动以稳定为主。

（一）上肢骨的连结

上肢骨的连结包括上肢带骨的连结和自由上肢骨的连结。

1. 上肢带骨的连结

（1）胸锁关节(sternoclavicular joint):是上肢骨与躯干骨连结的唯一关节。由锁骨的胸骨端与胸骨的锁切迹及第一肋软骨的上面构成。关节囊坚韧,胸锁关节的活动度小(图 1-2-39)。

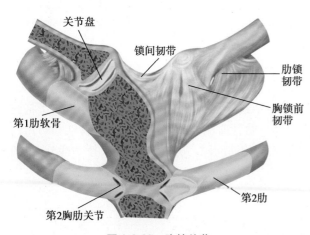

关节盘

锁间韧带

肋锁韧带

第1肋软骨

胸锁前韧带

第2胸肋关节

第2肋

图 1-2-39 胸锁关节

（2）肩锁关节(acromioclavicular joint):由锁骨的肩峰端与肩峰的关节面构成。是肩胛骨活动的支点,关节活动度小。

（3）喙肩韧带(coracoacromial ligament):为三角形的扁韧带,连于肩胛骨的喙突与肩峰之间,它与喙突、肩峰共同构成喙肩弓,有防止肱骨头向上脱位的作用。

2. 自由上肢骨的连结

（1）肩关节(shoulder joint):由肱骨头与肩胛骨关节盂构成(图 1-2-40)。近似圆球的肱骨头和浅而小的关节盂,虽然关节盂周缘有纤维软骨构成的盂唇来加深关节窝,仍仅能容纳关节头的 $1/4 \sim 1/3$。肩关节囊薄而松弛,囊的上壁有喙肱韧带,囊的下壁相对最为薄弱,故肩关节脱位时,肱骨头常发生前下方脱位。

肩关节为全身最灵活的关节,可做三轴运动,即冠状轴上的屈和伸,矢状轴上的收和展,垂直轴上的旋内、旋外及环转运动。

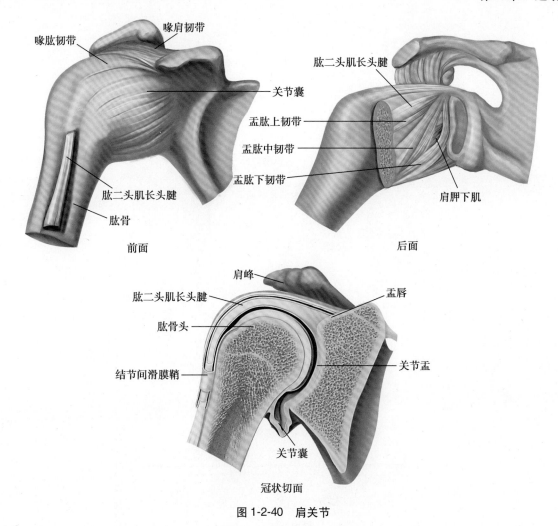

图 1-2-40　肩关节

（2）肘关节（elbow joint）：是由肱骨下端与尺骨和桡骨上端构成的复关节（图 1-2-41），包括 3 个关节：

肱尺关节（humeroulnar joint）：由肱骨滑车和尺骨滑车切迹构成。

肱桡关节（humeroradial joint）：由肱骨小头和桡骨关节凹构成。

桡尺近侧关节（proximal radioulnar joint）：由桡骨环状关节面和尺骨桡切迹构成。

上述 3 个关节包在一个关节囊内，肘关节囊前、后壁薄而松弛，两侧壁厚而紧张，并有韧带加强。囊的后壁最薄弱，故常见桡、尺两骨向后脱位，移向肱骨的后上方。

肘关节的韧带有桡侧副韧带、尺侧副韧带和桡骨环状韧带等。桡骨环状韧带位于桡骨环状关节面的周围，两端附着于尺骨桡切迹的前、后缘，容纳桡骨头，防止桡骨头脱出。幼儿 4 岁以前，环状韧带松弛，直位猛力牵拉前臂时，可发生桡骨小头半脱位。

肘关节的运动以肱尺关节为主，允许做屈、伸运动。肱骨内、外上髁和尺骨鹰嘴都易在体表扣及。当肘关节伸直时，此三点位于一条直线上，当肘关节屈至 90° 时，此三点的连线构成一尖端朝下的等腰三角形。肘关节发生脱位时，鹰嘴移位，三点位置关系发生改变。而肱骨髁上骨折时，三点位置关系不变。

（3）桡尺连结：桡、尺骨借桡尺近侧关节、桡尺远侧关节和前臂骨间膜相连（图 1-2-42）。

前臂骨间膜为连结尺骨和桡骨的骨间缘之间的坚韧纤维膜。当前臂处于旋前或旋后位时，骨间膜松弛。前臂处于半旋前位时，骨间膜最紧张，这也是骨间膜的最大宽度。

桡尺近侧关节：见肘关节。

桡尺远侧关节（distal radioulnar joint）：由尺骨头环状关节面构成关节头，由桡骨的尺切迹及自下缘至尺骨茎突根部的关节盘共同构成关节窝，关节囊松弛。

（4）手关节（joint of hand）：包括桡腕关节、腕骨间关节、腕掌关节、掌骨间关节、掌指关节和指骨间关节（图 1-2-43）。

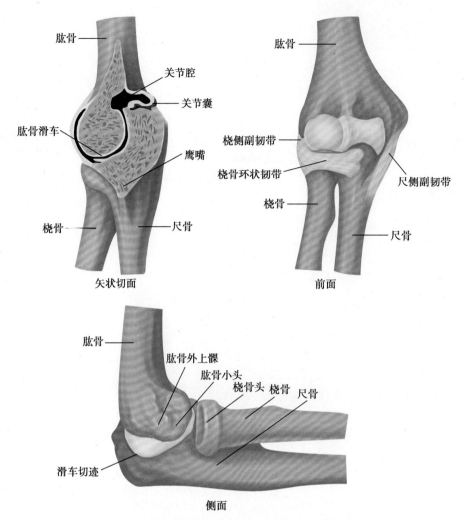

图 1-2-41　肘关节

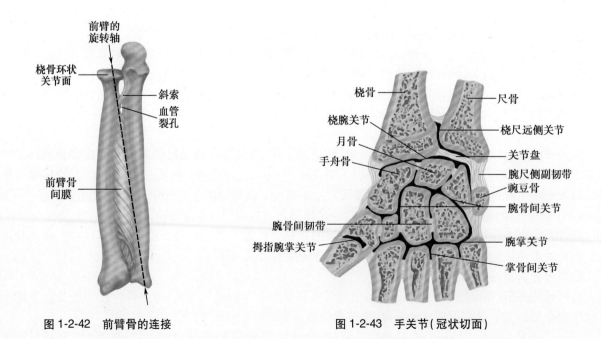

图 1-2-42　前臂骨的连接　　　　图 1-2-43　手关节(冠状切面)

桡腕关节(radiocarpal joint)又称腕关节,由手舟骨、月骨和三角骨的近侧关节面作为关节头,桡骨的腕关节面和尺骨头下方的关节盘作为关节窝而构成。关节囊松弛,关节的前、后和两侧均有韧带加强,其中掌侧韧带最为坚韧,所以腕的后伸运动受限。桡腕关节可作屈、伸、展、收及环转运动。

腕骨间关节(intercarpal joint)为相邻各腕骨之间构成的关节,可分为近侧列腕骨间关节、远侧列腕骨间关节和两列腕骨之间的腕中关节。

腕掌关节(carpometacarpal joint)由远侧列腕骨与5个掌骨底构成。除拇指和小指的腕掌关节外,其余各指的腕掌关节运动范围极小。

掌骨间关节(intermetacarpal joint)是第2~5掌骨底相互之间的平面关节。

掌指关节(metacarpophalangeal joint)共5个,由掌骨头与近节指骨底构成。手指的收、展是以通过中指的正中线为准的,向中线靠拢是收,远离中线是展。

指骨间关节(interphalangeal joint of hand)共9个,由各指相邻两节指骨的底和滑车构成。关节囊松弛,两侧有韧带加强,只能做屈、伸运动。

（二）下肢骨的连结

下肢的主要功能是支持体重和运动,以及维持身体的直立姿势。下肢骨的形态结构为适应功能需要而变得更粗大强壮,下肢关节在结构上也较为牢固。下肢骨的连结包括下肢带骨的连结和自由下肢骨的连结。

1. 下肢带骨的连结

（1）骶髂关节(sacroiliac joint):由骶骨和髂骨的耳状面构成,关节面凸凹不平,结合紧密。关节囊紧张有骶髂前、后韧带加强。骶髂关节稳固性大,以适应支持体重的功能。

（2）髋骨与脊柱间的韧带连结:包括髂腰韧带、骶结节韧带和骶棘韧带等(图1-2-44)。骶棘韧带与坐骨大切迹围成坐骨大孔,骶棘韧带、骶结节韧带和坐骨小切迹围成坐骨小孔,有肌、血管和神经等从盆腔经两孔达臀部和会阴。

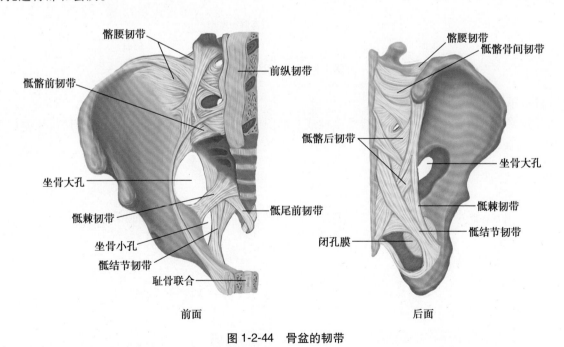

图1-2-44 骨盆的韧带

（3）耻骨联合(pubic symphysis):由两侧耻骨联合面借纤维软骨构成的耻骨间盘连结构成(图1-2-45)。耻骨间盘中通常出现一矢状位的裂隙,女性较男性的厚,裂隙也较大。耻骨联合的活动度较小,但在分娩过程中,耻骨间盘中的裂隙增宽,以增大骨盆的径线。

（4）骨盆(pelvis):由左右髋骨和骶、尾骨以及其间的骨连结构成(图1-2-46)。人体直立时,骨盆向前倾斜,骨盆可由骶骨岬向两侧经弓状线、耻骨梳、耻骨结节至耻骨联合上缘构成的环形界线,分为上方的大

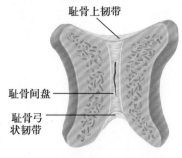

图 1-2-45 耻骨联合（冠状切面）

骨盆（假骨盆）和下方的小骨盆（真骨盆）。大骨盆由界线上方的髂骨翼和骶骨构成。小骨盆是大骨盆向下延伸的骨性狭窄部，可分为骨盆上口、骨盆下口和骨盆腔。骨盆上口由界线围成，骨盆下口由尾骨尖、骶结节韧带、坐骨结节、坐骨支、耻骨支和耻骨联合下缘围成，呈菱形。两侧坐骨支与耻骨下支连成耻骨弓，它们之间的夹角称为耻骨下角。骨盆上、下口之间的腔称为骨盆腔。小骨盆腔也称为固有盆腔，该腔内有直肠、膀胱和部分生殖器官。小骨盆腔是一前壁短，侧壁和后壁较长的弯曲通道，其中轴为骨盆轴，分娩时，胎儿循此轴娩出。

骨盆是躯干与自由下肢骨之间的骨性成分，起着传导重力和支持、保护盆腔脏器的作用。骨盆在性别间有差异，女性骨盆外形短而宽，骨盆上口近似圆形，较宽大，骨盆下口和耻骨下角较大，女性耻骨下角可达 90°~100°，男性则为 70°~75°。

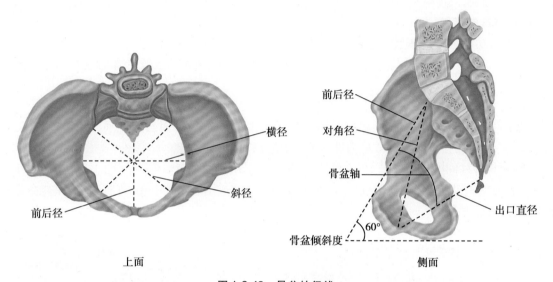

图 1-2-46 骨盆的径线

2. 自由下肢骨的连结

（1）髋关节（hip joint）：由髋臼与股骨头构成。髋臼的周缘附有纤维软骨构成的髋臼唇，从而增加髋臼的深度。髋臼切迹被髋臼横韧带封闭，髋臼窝内充填有脂肪组织（图 1-2-47）。

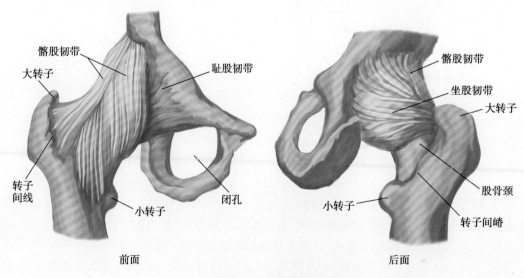

图 1-2-47 髋关节

髋关节的关节囊坚韧致密,向上附着于髋臼周缘及横韧带,向下附着于股骨颈,关节囊周围有多条韧带加强,主要的韧带有髂股韧带、股骨头韧带、耻股韧带、坐股韧带和轮匝带。

髋关节可作三轴的屈、伸、展、收、旋内、旋外及环转运动。股骨头深藏于髋臼窝内,关节囊紧张而坚韧,其运动幅度远不及肩关节,具有较大的稳固性。髋关节囊的后下部相对较薄弱,股骨头易向下方脱出(图1-2-48)。

(2)膝关节(knee joint):由股骨下端、胫骨上端和髌骨构成,是人体最大最复杂的关节。髌骨与股骨的髌面相接,股骨的内、外侧髁分别与胫骨的内、外侧髁相对。

膝关节的关节囊薄而松弛,附着于各关节面的周缘,周围有韧带加固,以增加关节的稳定性。主要韧带有髌韧带、腓侧副韧带、胫侧副韧带、腘斜韧带和位于关节腔内的前交叉韧带与后交叉韧带(posterior cruciate ligament)(图1-2-49)。

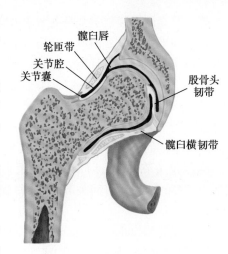

图1-2-48 髋关节(冠状切面)

前交叉韧带在伸膝时最紧张,能防止胫骨前移。后交叉韧带在屈膝时最紧张,可防止胫骨后移。

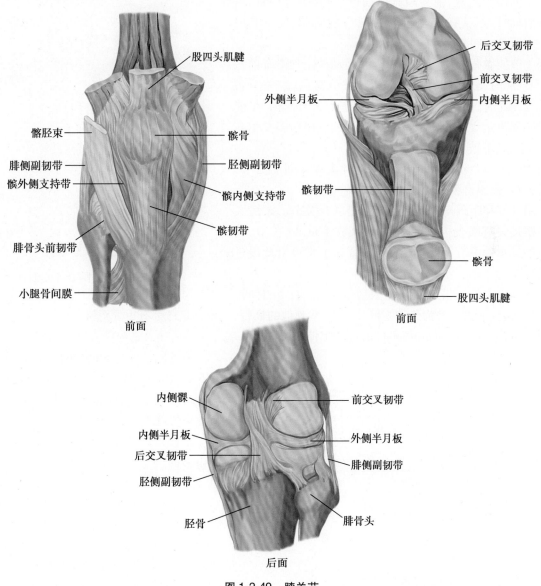

图1-2-49 膝关节

膝关节囊的滑膜层是全身关节中最宽阔最复杂的,附着于该关节各骨的关节面周缘,覆盖关节内除了关节软骨和半月板以外的所有结构。半月板(meniscus)是垫在股骨内、外侧髁与胫骨内、外侧髁关节面之间的两块半月形纤维软骨板,分别称为内、外侧半月板。

内侧半月板(medial meniscus)较大,呈 C 形,前端窄后端宽。外侧半月板(lateral meniscus)较小,近似O 形,外缘亦与关节囊相连。

(3) 胫腓连结:胫、腓两骨之间的连结紧密,上端由胫骨外侧髁与腓骨头构成微动的胫腓关节,两骨干之间有坚韧的小腿骨间膜相连,下端借胫腓前、后韧带构成坚强的韧带连结。

(4) 足关节(joint of foot):包括距小腿(踝)关节、跗骨间关节、跗跖关节、跖骨间关节、跖趾关节和趾骨间关节(图1-2-50)。

距小腿关节(talocrural joint)亦称踝关节(ankle joint),由胫、腓骨的下端与距骨滑车构成。踝关节的关节囊前、后壁薄而松弛,两侧有韧带增厚加强。内侧有内侧韧带(medial ligament)(或称三角韧带),起自内踝尖,向下呈扇形展开,止于足舟骨、距骨和跟骨。外侧韧带(lateral ligament)由三条独立的韧带组成,前为距腓前韧带,中为跟腓韧带,后为距腓后韧带,三条韧带均起自外踝,分别向前、向下和向后内止于距骨及跟骨,均较薄弱。

踝关节能做背屈(伸)和跖屈(屈)运动。距骨滑车前宽后窄,当背屈时,较宽的滑车前部嵌入关节窝内,踝关节较稳定。当跖屈时,由于较窄的滑车后部进入关节窝内,足能做轻微的侧方运动,关节不够稳定,故踝关节扭伤多发生在跖屈(如下山、下坡、下楼梯)的情况。

跗骨间关节(tarsotarsal joint)是跗骨诸骨之间的关节,以距跟关节、距跟舟关节和跟骰关节较为重要。

距跟关节和距跟舟关节在功能上是联合关节。跟骰关节和距跟舟关节联合构成跗横关节,又称 Chopart 关节,其关节线横过跗骨中份,呈横位的 S 形,临床上常可沿此线进行足的离断。

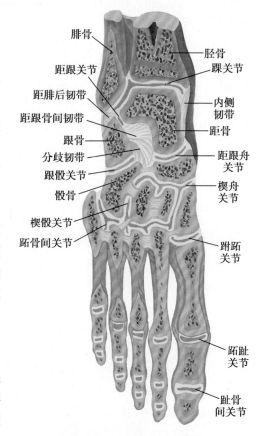

图 1-2-50　足关节(水平切面)

跗骨各骨之间还借许多坚强的韧带连结,主要的韧带为跟舟足底韧带,另一条为分歧韧带,还有一些其他的韧带,对维持足弓都有重要意义。

跗跖关节(tarsometatarsal joint)由 3 块楔骨和骰骨的前端与 5 块跖骨的底构成。

跖骨间关节(intermetatarsal joint)由第 2~5 跖骨底的毗邻面借韧带连结构成。

跖趾关节(metatarsophalangeal joint)由跖骨头与近节趾骨底构成。

趾骨间关节(interphalangeal joint)由各趾相邻的两节趾骨的底与滑车构成,可做屈、伸运动。

足弓是跗骨和跖骨借其连结形成的凸向上的弓。只有人类的足是基于骨骼的形态而形成明显的弓形。足弓可分为前后方向的内、外侧纵弓和内外方向的一个横弓(图 1-2-51)。

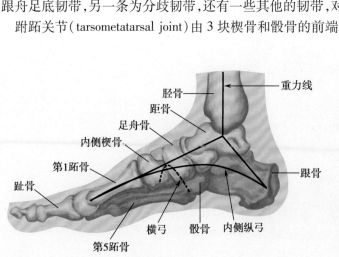

图 1-2-51　足弓

足弓增加了足的弹性,使足成为具有弹性的"三脚架",在行走和跳跃时发挥弹性和缓冲震荡的作用,足弓韧带一旦被拉长或受损,足弓便有可能塌陷,成为扁平足。

第三节 肌 学

一、总论

肌(muscle)根据组织结构和功能不同可分为平滑肌、心肌和骨骼肌。平滑肌主要分布于内脏的中空性器官及血管壁;心肌为构成心壁的主要部分;心肌与平滑肌受内脏神经调节,不直接受意识的支配,属于不随意肌。

本节叙述的骨骼肌,是运动系统的动力部分,多数附着于骨骼,主要存在于躯干和四肢,由躯体神经支配,受人的意识控制,又称为随意肌。骨骼肌在人体内分布极为广泛,有 600 多块,约占体重的 40%。每块骨骼肌都具有一定的形态、结构、位置和辅助装置,执行一定的功能,有丰富的血管和淋巴管分布,并接受神经的支配,所以每块肌都可视为一个器官。

(一) 肌的形态和构造

骨骼肌一般由肌腹(muscle belly)和肌腱(muscle tendon)两部分组成。肌腹主要由肌纤维(即肌细胞)组成,色红而柔软,有收缩能力。肌腱主要由平行致密的胶原纤维束构成,色白、强韧而无收缩功能,位于肌腹的两端。肌多借肌腱附着于骨骼。

肌的形态多样,按其外形大致可分为长肌、短肌、扁(阔)肌和轮匝肌四种(图 1-2-52)。长肌(long muscle)的肌束通常与肌的长轴平行,收缩时肌显著缩短,多见于四肢。有些长肌的起端有两个以上的头,以后聚成一个肌腹,称为二头肌、三头肌或四头肌;有些长肌肌腹被中间腱划分成两个肌腹,称二腹肌。短肌(short muscle)小而短,具有明显的节段性,收缩幅度较小,多见于躯干深层。扁肌(flat muscle)宽扁呈薄片状,多见于胸腹壁。轮匝肌(orbicular muscle)主要由环形的肌纤维构成,位于孔裂的周围,收缩时可关闭孔裂。

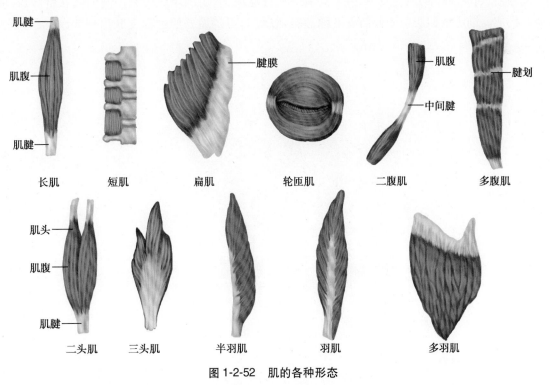

图 1-2-52 肌的各种形态

（二）肌的起止、配布和作用

骨骼肌通常是以两端附着于两块或两块以上的骨面上，中间跨过一个或多个关节。肌收缩时使两骨彼此靠近而产生运动，通常将肌在固定骨上的附着点，称为起点或定点；在移动骨上的附着点称为止点或动点（图1-2-53）。

肌在关节周围配布的方式与关节的运动轴密切相关。在一个运动轴的相对侧至少配布有两组作用相反的肌或肌群，这些在作用上相互对抗的肌或肌群称为拮抗肌（antagonist）；位于关节运动轴同侧并具有相同作用的两块肌或肌群，称为协同肌（synergist）。

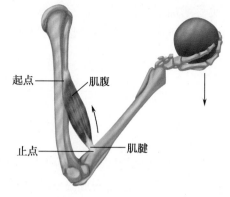

图 1-2-53　肌的起、止点

（三）肌的命名

骨骼肌通常按其形态、大小、位置、起止点、作用或肌束走行方向等命名。如斜方肌、三角肌等是按其形态命名；冈上肌、冈下肌、骨间肌等是按位置命名；肱二头肌、股四头肌等是按肌的形态结构和部位综合命名。

（四）肌的辅助装置

在骨骼肌的周围有辅助装置协助肌的活动，具有保持肌的位置、减少运动时的摩擦和保护等功能，包括筋膜、滑膜囊、腱鞘和籽骨等。

二. 头肌

头肌可分为面肌和咀嚼肌两部分。

（一）面肌

面肌也称表情肌，为扁薄的皮肌，位置浅表，大多起自颅骨的不同部位，止于面部皮肤，主要分布于面部的口、眼、鼻等孔裂周围，可分为环形肌和辐射肌两种，有闭合或开大上述孔裂的作用，同时牵动面部皮肤显示喜、怒、哀、乐等各种表情（图1-2-54）。

1. **颅顶肌（epicranius）**　阔而薄，左右各有一块枕额肌，它由两个肌腹和中间的帽状腱膜（galea aponeurotica）构成。前方的肌腹位于额部皮下称额腹，收缩时可提眉并使额部皮肤出现皱纹；后方的肌腹位

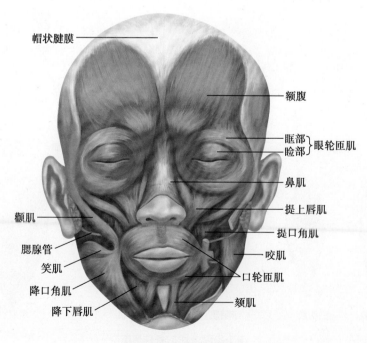

图 1-2-54　面肌（前面）

于枕部皮下称枕腹,收缩时可向后牵拉帽状腱膜。

2. **眼轮匝肌**(orbicularis oculi) 位于眼裂周围,呈扁椭圆形,睑部纤维可眨眼,与眶部纤维共同收缩使眼裂闭合。泪囊部纤维可扩大泪囊,使囊内产生负压,以利泪液的引流。

3. **口周围肌** 人类口周围肌在结构上高度分化,包括辐射状肌和环形肌。辐射状肌分别位于口唇的上、下方,能上提上唇、降下唇或拉口角向上、向下或向外。环绕口裂的环形肌称口轮匝肌(orbicularis oris),收缩时闭口,并使上、下唇与牙贴紧。

(二)咀嚼肌

咀嚼肌包括咬肌、颞肌、翼内肌和翼外肌,配布于下颌关节周围,参加咀嚼运动。

1. **咬肌**(masseter) 起自颧弓的下缘和内面,纤维斜向后下止于咬肌粗隆,收缩时上提下颌骨(图 1-2-54)。

2. **颞肌**(temporalis) 起自颞窝,肌束如扇形向下会聚,通过颧弓的深面,止于下颌骨的冠突,收缩时使上颌骨上提,并可使下颌骨向后。

3. **翼内肌**(medial pterygoid) 起自翼窝,纤维方向同咬肌,止于下颌角内面的翼肌粗隆(图 1-2-55),收缩时上提下颌骨,并使其向前运动。

4. **翼外肌**(lateral pterygoid) 在颞下窝内,起自蝶骨大翼的下面和翼突的外侧,向后外止于下颌颈。两侧翼外肌同时收缩,使下颌头连同关节盘向前至关节结节的下方,做张口运动,一侧作用时使下颌移向对侧。

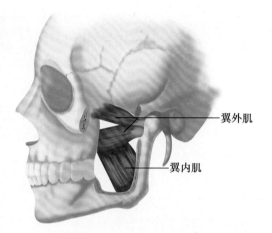

图 1-2-55 翼内、外肌

三、颈肌

颈肌可依其所在位置分为颈浅肌与颈外侧肌、颈前肌和颈深肌三群。

(一)颈浅肌与颈外侧肌

1. **颈阔肌**(platysma) 位于颈部浅筋膜中,为一皮肌,薄而宽阔,起自胸大肌和三角肌表面的筋膜,向上内止于口角、下颌骨下缘及面部皮肤。收缩时拉口角及下颌向下,并使颈部皮肤出现皱褶(图 1-2-56)。

2. **胸锁乳突肌**(sternocleidomastoid) 在颈部两侧,大部分为颈阔肌所覆盖,起自胸骨柄前面和锁骨的胸骨端,二头汇合斜向后上方,止于颞骨的乳突。一侧收缩使头向同侧倾斜,脸转向对侧;两侧同时收缩可使头后仰。一侧病变使肌挛缩时,可引起斜颈(图 1-2-56)。

(二)颈前肌

颈前肌包括舌骨上肌群和舌骨下肌群。

1. **舌骨上肌群** 在舌骨与下颌骨之间,每侧有 4 块肌,即二腹肌、下颌舌骨肌、茎突舌骨肌和颏舌骨肌(图 1-2-57)。舌骨上肌群的作用是上提舌骨,使舌升高;当舌骨固定时,可拉下颌骨向下而张口。

2. **舌骨下肌群** 位于颈前部,在舌骨下方正中线的两旁,居喉、气管、甲状腺的前方,每侧也有 4 块肌,分浅、深两层排列,各肌均依起止点命名,即胸骨舌骨肌、肩胛舌骨肌、胸骨甲状肌和甲状舌骨肌(图 1-2-57)。舌骨

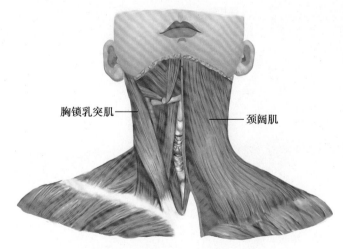

图 1-2-56 颈浅肌与颈外侧肌(前面)

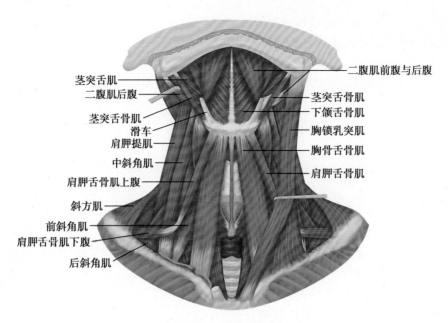

图 1-2-57　颈肌(前面)

下肌群的作用是下降舌骨和喉。

(三) 颈深肌

颈深肌可分为内、外侧两群。

1. **外侧群**　位于脊柱颈段的两侧,有前斜角肌(scalenus anterior)、中斜角肌(scalenus medius)和后斜角肌(scalenus posterior)。各肌均起自颈椎横突,前、中斜角肌止于第 1 肋,后斜角肌止于第 2 肋。前、中斜角肌与第 1 肋之间的间隙为斜角肌间隙(scalene fissure),有锁骨下动脉和臂丛通过(图 1-2-58)。

2. **内侧群**　位于脊柱颈段前面、正中线的两侧,包括头长肌、颈长肌、头前直肌和头外侧肌(图 1-2-58)。

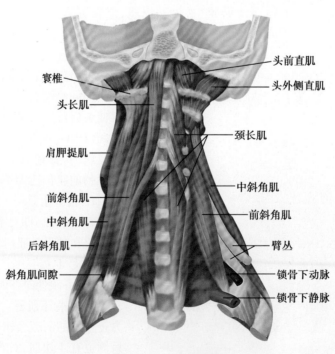

图 1-2-58　颈深肌群

四、躯干肌

躯干肌可分为背肌、胸肌、膈、腹肌和会阴肌。

(一) 背肌

1. **背浅肌** 背浅肌分为两层,均起自脊柱的不同部位,止于上肢带骨或肱骨。浅层有斜方肌和背阔肌,浅层深面有肩胛提肌和菱形肌(图 1-2-59)。

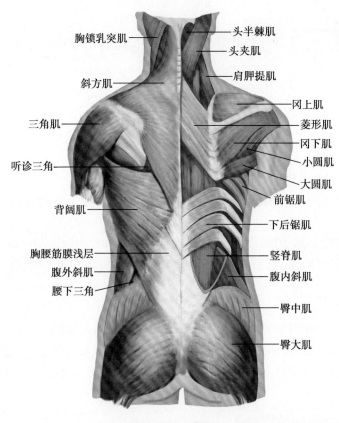

图 1-2-59 背肌

(1) 斜方肌(trapezius):位于项部和背上部的浅层,为三角形的阔肌,左右两侧合在一起呈斜方形。该肌起自上项线、枕外隆凸、项韧带、第 7 颈椎和全部胸椎的棘突,止于锁骨的外侧 1/3 部分、肩峰和肩胛冈。作用为拉肩胛骨向脊柱靠拢,上部肌束可上提肩胛骨,下部肌束使肩胛骨下降。

(2) 背阔肌(latissimus dorsi):为全身最大的扁肌,位于背的下半部及胸的后外侧,以腱膜起自下 6 个胸椎的棘突、全部腰椎的棘突、骶正中嵴及髂嵴后部等处,肌束向外上方集中,以扁腱止于肱骨小结节嵴。作用是使肩关节内收、旋内和后伸。

(3) 肩胛提肌(levator scapulae):位于项部两侧、斜方肌的深面,起自上 4 个颈椎的横突,止于肩胛骨的上角。作用是上提肩胛骨,如肩胛骨固定,可使颈向同侧屈。

(4) 菱形肌(rhomboideus):位于斜方肌的深面,为菱形的扁肌,起自第 6、7 颈椎和第 1~4 胸椎的棘突,止于肩胛骨的内侧缘。作用是牵引肩胛骨向内上并向脊柱靠拢。

2. **背深肌** 背深肌在脊柱两侧排列,分为长肌和短肌。长肌位置较浅,主要有竖脊肌和夹肌;短肌位于深部,种类较多而复杂,有枕下肌、棘间肌等(图 1-2-59)。背深部的长、短肌对维持人体直立姿势起重要作用。

(二) 胸肌

胸肌可分胸上肢肌和胸固有肌(图 1-2-60)。胸上肢肌为扁肌,起自胸廓,止于上肢带骨或肱骨;胸固有肌参与胸壁的构成。

1. **胸上肢肌**

(1) 胸大肌(pectoralis major):位于胸廓前上部的浅层,宽而厚,呈扇形,起自锁骨的内侧半、胸骨和第 1~6 肋软骨前面,各部肌束聚合向外,以扁腱止于肱骨大结节嵴(图 1-2-60)。收缩时使肩关节内收、旋内和前屈。如上肢固定,可上提躯干,与背阔肌一起完成引体向上的动作,也可提肋助吸气。

(2) 胸小肌(pectoralis minor):位于胸大肌深面,呈三角形,起自第 3~5 肋骨,止于肩胛骨的喙突(图 1-2-60)。收缩时拉肩胛骨向前下方,也可提肋助吸气。

(3) 前锯肌(serratus anterior):为宽大的扁肌,位于胸廓侧壁,以数个肌齿起自上 8 个或 9 个肋骨,肌束斜向后上内,经肩胛骨的前方,止于肩胛骨内侧缘和下角。收缩时拉肩胛骨向前和紧贴胸廓。若此肌瘫痪,则肩胛骨下角离开胸廓而突出于皮下,称为"翼状肩"。

2. **胸固有肌**

(1) 肋间外肌(intercostales externi):共 11 对,位于各肋间隙的浅层,起自上位肋骨下缘,肌束斜向前

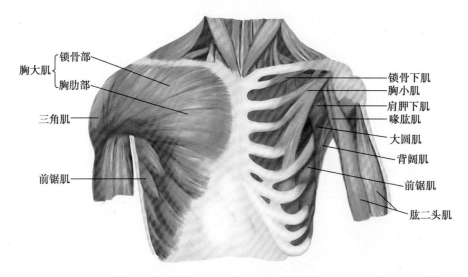

图 1-2-60　胸肌

下,止于下位肋骨的上缘。收缩时提肋,使胸廓纵径及横径皆扩大,助吸气。

（2）肋间内肌(intercostales interni):位于肋间外肌的深面,起自下位肋骨的上缘,止于上位肋骨的下缘。作用是降肋助呼气。

（3）肋间最内肌(intercostales intimi):位于肋间隙中部、肋间内肌深面,肌束方向和作用同肋间内肌。

（4）胸横肌(transversus thoracis):位于胸前壁内面,起于胸骨下部,纤维斜向上外,止于第 2~6 肋的内面。作用为降肋助呼气。

（三）膈

膈(diaphragm)位于胸、腹腔之间,构成腹腔的顶和胸腔的底,为向上膨隆呈穹窿形的扁薄阔肌。膈的肌纤维起自胸廓下口的周缘和腰椎前面,可分为三部:胸骨部起自剑突后面;肋部起自下 6 对肋骨和肋软骨;腰部以左、右两个膈脚起自上 2~3 个腰椎及内、外侧弓状韧带。各部肌纤维向中央止于中心腱(central tendon)(图 1-2-61)。

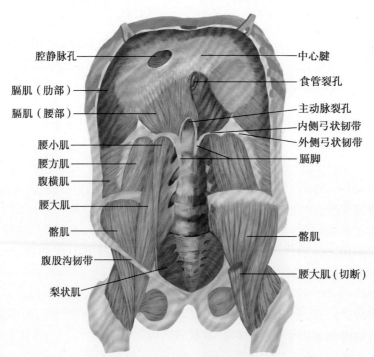

图 1-2-61　膈与腹后壁肌

膈上有三个裂孔:位于第 12 胸椎前方,左、右两个膈脚与脊柱之间的为主动脉裂孔(aortic hiatus),有主动脉和胸导管通过;主动脉裂孔的左前上方,约在第 10 胸椎水平,为食管裂孔(esophageal hiatus),有食管和迷走神经通过;在食管裂孔的右前上方的中心腱内有腔静脉孔(vena caval foramen),约在第 8 胸椎水平,有下腔静脉通过。

膈为主要的呼吸肌,收缩时,膈穹窿下降,胸腔容积扩大,以助吸气;松弛时,膈穹窿上升恢复原位,胸腔容积减小,以助呼气。膈与腹肌同时收缩,则能增加腹压,协助排便、呕吐及分娩等活动。

（四）腹肌

腹肌位于胸廓与骨盆之间,参与腹壁的组成,按其部位可分为前外侧群、后群两部分。

1. 前外侧群　构成腹腔的前外侧壁,包括腹外斜肌、腹内斜肌、腹横肌和腹直肌(图 1-2-62)。

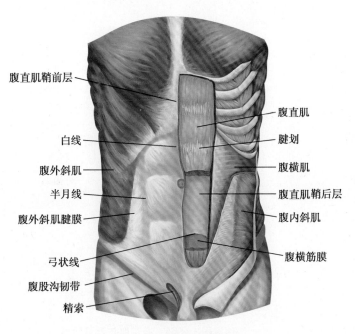

图 1-2-62　腹前外侧壁肌

（1）腹外斜肌(obliquus externus abdominis):为宽阔扁肌,位于腹前外侧部浅层,起自下 8 个肋骨的外面,肌纤维斜向前下,后部肌束向下止于髂嵴前部,其余肌束向内移行为腱膜,经腹直肌前面,参与构成腹直肌鞘的前层,止于白线。腹外斜肌腱膜的下缘卷曲增厚连于髂前上棘与耻骨结节之间,形成腹股沟韧带(inguinal ligament)。腹股沟韧带的内侧端的部分腱纤维向下后方返折至耻骨梳,形成腔隙韧带(陷窝韧带),腔隙韧带延伸并附于耻骨梳的部分称耻骨梳韧带(即 Cooper 韧带)。在耻骨结节外上方,腹外斜肌腱膜形成的三角形裂孔,为腹股沟管浅(皮下)环(superficial inguinal ring)。

（2）腹内斜肌(obliquus internus abdominis):位于腹外斜肌深面,起于胸腰筋膜、髂嵴和腹股沟韧带的外侧 1/2,肌束呈扇形,后部肌束止于下位 3 个肋骨,大部分肌束向前上方延续为腱膜,在腹直肌外侧缘分为前、后两层包裹腹直肌,参与构成腹直肌鞘的前层及后层,腱膜止于白线。腹内斜肌的最下部发出一些细散的肌纤维,与腹横肌最下部的肌束一起包绕精索和睾丸,称为提睾肌,收缩时可上提睾丸。腹内斜肌下部起于腹股沟韧带的肌束行向前下,越过精索或女性子宫圆韧带的前面,延续为腱膜,与腹横肌的腱膜结合形成腹股沟镰或称联合腱,止于耻骨梳的内侧端及耻骨结节附近。

（3）腹横肌(transversus abdominis):位于腹内斜肌深面,起自下 6 个肋软骨的内面、胸腰筋膜、髂嵴和腹股沟韧带的外侧 1/3,肌束横行向前延续为腱膜,腱膜越过腹直肌后面参与组成腹直肌鞘后层,止于白线。

（4）腹直肌(rectus abdominis):位于腹前壁正中线的两旁,被腹直肌鞘包裹,上宽下窄,起自耻骨联合和耻骨嵴,肌束向上止于胸骨剑突和第 5~7 肋软骨的前面。肌的全长被 3~4 条横行的腱划分成几个肌腹,腱划与腹直肌鞘的前层紧密结合。

腹前外侧群肌的作用是构成腹壁,保护腹腔脏器,维持腹内压。收缩时,可增加腹内压,协助排便、分娩、呕吐和咳嗽等生理功能;使脊柱前屈、侧屈与旋转;还可降肋助呼气。

（5）腹直肌鞘(sheath of rectus abdominis):由腹前外侧壁 3 块扁肌的腱膜包绕腹直肌构成。鞘的前层由腹外斜肌腱膜与腹内斜肌腱膜的前层构成;后层由腹内斜肌腱膜的后层与腹横肌腱膜构成。在脐以下 4~5cm 处 3 块扁肌的腱膜全部行于腹直肌的前面构成腹直肌鞘的前层,使后层缺如,因此,腹直肌鞘的后层下部缺如,其下端游离形成一凸向上方的弧形下缘,叫弓状线(半环线)。

图注（图 1-2-62 标注，自上而下、左侧及右侧）：
腹直肌鞘前层　白线　腹外斜肌　半月线　腹外斜肌腱膜　弓状线　腹股沟韧带　精索　腹直肌　腱划　腹横肌　腹直肌鞘后层　腹内斜肌　腹横筋膜

（6）白线（linea alba）：位于腹前壁正中线上，由两侧三层扁肌腱膜的纤维交织而成，上方起自剑突，下方止于耻骨联合。白线上约在中点处有疏松的瘢痕组织区即脐环，是胚胎脐带附着处，为腹壁的一个薄弱点，若腹腔脏器由此处膨出，称为脐疝。

2. **后群**　有腰大肌和腰方肌。

五、上肢肌

上肢肌分为上肢带肌、臂肌、前臂肌和手肌。

（一）上肢带肌

上肢带肌配布于肩关节周围，均起自上肢带骨，止于肱骨，运动肩关节并能增强关节的稳固性（图 1-2-63、图 1-2-64）。

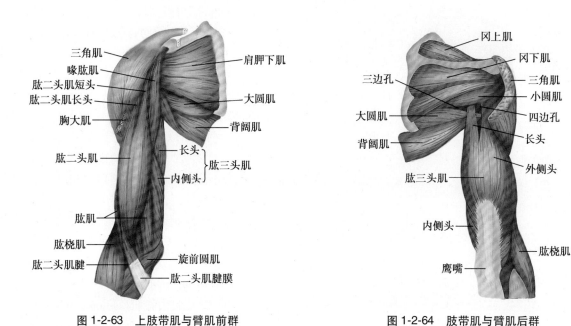

图 1-2-63　上肢带肌与臂肌前群　　　　图 1-2-64　肢带肌与臂肌后群

1. **三角肌**（deltoid）　位于肩部，呈三角形。起自锁骨的外侧段、肩峰和肩胛冈，肌束逐渐向外下方集中，止于肱骨体外侧的三角肌粗隆。由于三角肌的覆盖，使肩部呈圆隆形。腋神经受损可致该肌瘫痪萎缩，使肩峰突出于皮下，使肩部呈方形。主要作用是外展肩关节，前部肌束可使肩关节屈和旋内，后部肌束能使肩关节伸和旋外。

2. **冈上肌**（supraspinatus）　位于斜方肌深面，起自肩胛骨的冈上窝，止于肱骨大结节上部。收缩时使肩关节外展。

3. **冈下肌**（infraspinatus）　位于冈下窝内，起自冈下窝，止于肱骨大结节中部。作用是使肩关节旋外。

4. **小圆肌**（teres minor）　位于冈下肌的下方，起自肩胛骨外侧缘背面，止于肱骨大结节下部。作用是使肩关节旋外。

5. **大圆肌**（teres major）　位于小圆肌的下方，起自肩胛骨下角的背面，止于肱骨小结节嵴。收缩时使肩关节内收和旋内。

6. **肩胛下肌**（subscapularis）　呈三角形，起自肩胛下窝，止于肱骨小结节。作用是使肩关节内收和旋内。

（二）臂肌

臂肌覆盖肱骨，分前、后两群，前群为屈肌，后群为伸肌（图 1-2-63、图 1-2-64）。

1. **前群**　包括浅层的肱二头肌和深层的肱肌和喙肱肌。

（1）肱二头肌（biceps brachii）：呈梭形，起端有两个头，长头以长腱起自肩胛骨盂上结节，短头起自肩胛骨喙突。两头在臂的中部合并成一个肌腹，向下移行为肌腱止于桡骨粗隆。作用是屈肘关节，协助屈肩关节。

（2）喙肱肌（coracobrachialis）：位于肱二头肌短头的后内方，起自肩胛骨喙突，止于肱骨中部的内侧。收缩时使肩关节前屈和内收。

（3）肱肌（brachialis）：位于肱二头肌下半部的深面，起自肱骨体下半部的前面，止于尺骨粗隆。作用是屈肘关节。

2. **后群** 肱三头肌（triceps brachii）起端有三个头，长头以长腱起自肩胛骨盂下结节，向下行经大、小圆肌之间；外侧头与内侧头分别起自肱骨后面桡神经沟的外上方和内下方的骨面，三个头向下以一坚韧的肌腱止于尺骨鹰嘴。收缩时伸肘关节，长头还可使肩关节后伸和内收。

（三）前臂肌

前臂肌位于尺、桡骨的周围，分为前（屈肌）、后（伸肌）两群。前臂肌大多数是长肌，主要运动肘关节、腕关节和手关节。

1. **前群** 共9块肌，分四层排列（图1-2-65、图1-2-66）。

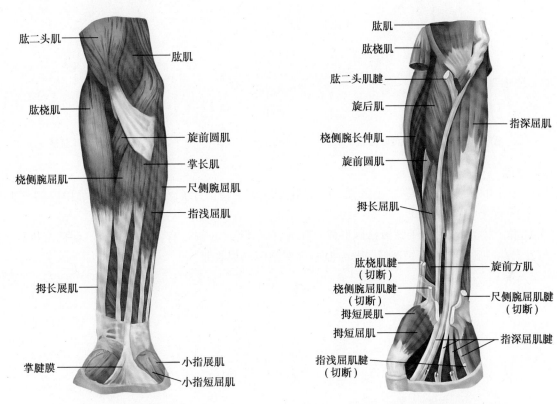

图1-2-65 前臂肌前群（浅层）　　　图1-2-66 前臂肌前群（深层）

（1）浅层（第一层）：有5块肌，自桡侧向尺侧依次为肱桡肌、旋前圆肌、桡侧腕屈肌、掌长肌和尺侧腕屈肌。

（2）第二层：为指浅屈肌。

（3）第三层：有2块肌，即拇长屈肌和指深屈肌。

（4）第四层：为旋前方肌。

2. **后群** 共10块肌，分为浅、深两层排列（图1-2-67、图1-2-68）。

（1）浅层：有5块肌，以一个共同的腱即伸肌总腱起自肱骨外上髁及邻近的深筋膜，自桡侧向尺侧依次为桡侧腕长伸肌、桡侧腕短伸肌、指伸肌、小指伸肌和尺侧腕伸肌。

（2）深层：也有5块肌，从上外往下内依次为旋后肌、拇长展肌、拇短伸肌、拇长伸肌和示指伸肌。

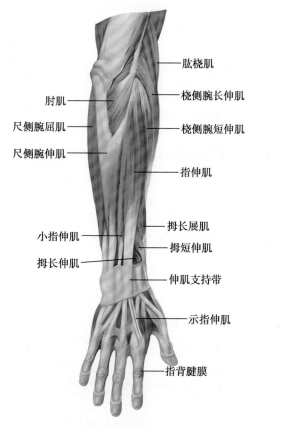

图 1-2-67　前臂肌后群(浅层)

肱桡肌
肘肌
桡侧腕长伸肌
尺侧腕屈肌
桡侧腕短伸肌
尺侧腕伸肌
指伸肌
小指伸肌
拇长展肌
拇短伸肌
拇长伸肌
伸肌支持带
示指伸肌
指背腱膜

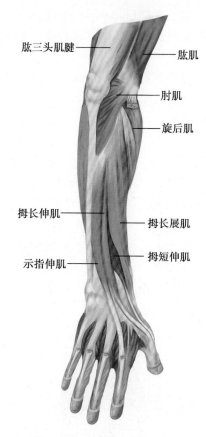

图 1-2-68　前臂肌后群(深层)

肱三头肌腱
肱肌
肘肌
旋后肌
拇长伸肌
拇长展肌
示指伸肌
拇短伸肌

(四) 手肌

手肌位于手的掌侧,是一些短小的肌,其作用为运动手指。手肌分为外侧、中间和内侧三群(图 1-2-69)。

1. 外侧群　较为发达,在手掌拇指侧形成一隆起,称鱼际(thenar),有 4 块肌,分浅、深两层排列,各肌的作用与其名称一致。包括拇短展肌、拇短屈肌、拇对掌肌和拇收肌。

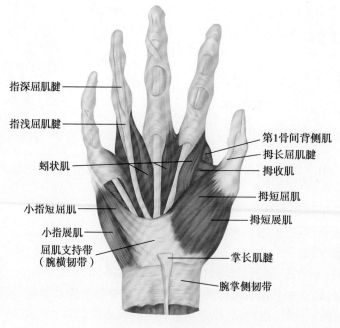

指深屈肌腱
指浅屈肌腱
蚓状肌
小指短屈肌
小指展肌
屈肌支持带
(腕横韧带)
第1骨间背侧肌
拇长屈肌腱
拇收肌
拇短屈肌
拇短展肌
掌长肌腱
腕掌侧韧带

图 1-2-69　手肌(浅层)

2. 内侧群　在手掌小指侧,形成一隆起称小鱼际(hypothenar),有 3 块肌,也分浅、深两层排列,各肌的作用与其名称一致。包括小指展肌、小指短屈肌和小指对掌肌。

3. 中间群　位于掌心,包括蚓状肌 4 块和骨间肌 7 块。

六、下肢肌

下肢肌分为髋肌、大腿肌、小腿肌和足肌。由于下肢功能主要是维持直立姿势、支持体重和行走,故下肢肌比上肢肌粗壮。

(一)髋肌

髋肌又称盆带肌,主要起自骨盆的内面和外面,跨过髋关节,止于股骨上部,主要运动髋关节。按其所在的部位和作用,分为前、后两群。

1. 前群　有 2 块肌(图 1-2-70)。

(1)髂腰肌(iliopsoas):由腰大肌和髂肌组成。腰大肌(psoas major)起自腰椎侧面和横突,位于脊柱腰部两侧;髂肌(iliacus)位于腰大肌的外侧,呈扇形,起自髂窝。两肌向下汇合,经腹股沟韧带深面,止于股骨小转子。作用是使髋关节前屈和旋外;下肢固定时,可使躯干前屈。

(2)阔筋膜张肌(tensor fasciae latae):位于大腿上部前外侧,起自髂前上棘,肌腹在阔筋膜两层之间,向下移行于髂胫束,止于胫骨外侧髁。收缩时紧张阔筋膜和屈髋关节。

2. 后群　主要位于臀部,又称臀肌,有 7 块(图 1-2-71、图 1-2-72)。

(1)臀大肌(gluteus maximus):位于臀部浅层、大而肥厚,形成特有的臀部隆起,起自髂骨翼外面和骶骨背面,肌束斜向下外,止于髂胫束和股骨的臀肌粗隆。作用是使髋关节伸和外旋;下肢固定时,能伸直躯干,防止躯干前倾。

(2)臀中肌(gluteus medius):前上部位于皮下,后下部位于臀大肌的深面。

(3)臀小肌(gluteus minimus):位于臀中肌的深面。两肌都呈扇形,皆起自髂骨翼外面,肌束向下止于股骨大转子。

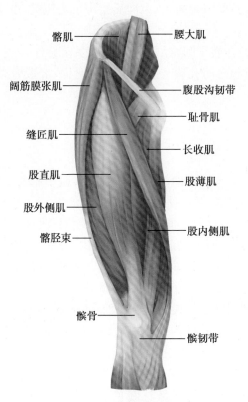

图 1-2-70　髋肌、大腿肌前群及内侧群

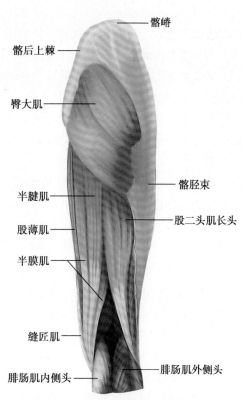

图 1-2-71　髋肌和大腿肌后群(浅层)

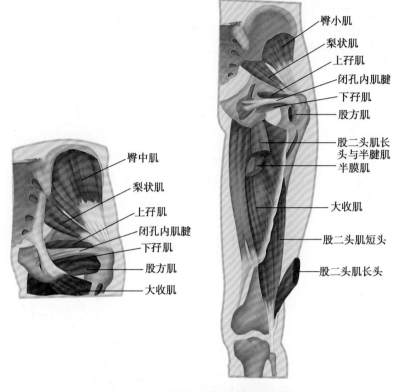

图 1-2-72　髋肌和大腿肌后群（深层）

臀中肌和臀小肌的作用是使髋关节外展,前部肌束能使髋关节旋内,后部肌束可使髋关节旋外。

（4）梨状肌（piriformis）:起自盆内骶骨前面,向外出坐骨大孔达臀部,止于股骨大转子尖端。该肌将坐骨大孔分为梨状肌上孔和梨状肌下孔。收缩时使髋关节外旋和外展。

（5）闭孔内肌（obturator internus）:起自闭孔膜内面及其周围骨面,肌束向后集中成为肌腱,由坐骨小孔出骨盆转折向外,止于转子窝,收缩时使髋关节旋外。

（6）股方肌（quadratus femoris）:起自坐骨结节,向外止于转子间嵴。作用是使髋关节旋外。

（7）闭孔外肌（obturator externus）:位于股方肌深面,起自闭孔膜外面及其周围骨面,经股骨颈的后方,止于转子窝。收缩时使髋关节旋外。

（二）大腿肌

大腿肌分为前群、后群和内侧群。

1. 前群

（1）缝匠肌（sartorius）:是全身最长的肌,位于大腿前面及内侧面浅层,呈扁带状,起于髂前上棘,止于胫骨上端的内侧面（图 1-2-70）。作用是屈髋关节和屈膝关节,并可使已屈的膝关节旋内。

（2）股四头肌（quadriceps femoris）:是全身最大的肌,有四个头,即股直肌、股内侧肌、股外侧肌和股中间肌（图 1-2-70）。股直肌起自髂前下棘;股内侧肌和股外侧肌分别起自股骨粗线内、外侧唇;股中间肌位于股直肌的深面,在股内、外侧肌之间,起自股骨体的前面。四个头向下形成一腱,包绕髌骨的前面和两侧,向下续为髌韧带,止于胫骨粗隆。此肌是膝关节强有力的伸肌,股直肌还可屈髋关节。

2. 内侧群　位于大腿的内侧,共有 5 块肌,包括耻骨肌、长收肌、大收肌、短收肌和股薄肌（图 1-2-70）。均起自耻骨支、坐骨支和坐骨结节等骨面,除股薄肌止于胫骨上端的内侧面以外,其他各肌均止于股骨粗线等,大收肌还有一个腱止于股骨内上髁上方的收肌结节,此腱与股骨之间有一裂孔,称为收肌腱裂孔,有股血管通过。内侧群肌的作用是使髋关节内收和旋外。

3. 后群　有股二头肌、半腱肌、半膜肌,均起自坐骨结节,向下跨越髋关节和膝关节的后面（图 1-2-71）。

（1）股二头肌（biceps femoris）：位于股后部的外侧，长头起自坐骨结节，短头起自股骨粗线，两头会合后，以长腱止于腓骨头。

（2）半腱肌（semitendinosus）：位于股后部的内侧，肌腱细长，几乎占肌的一半，止于胫骨上端的内侧。

（3）半膜肌（semimembranosus）：在半腱肌的深面，上部是扁薄的腱膜，几乎占肌的一半，肌的下端以腱止于胫骨内侧髁的后面。

后群肌的作用是伸髋关节和屈膝关节；屈膝时股二头肌可以使膝关节旋外，而半腱肌和半膜肌使膝关节旋内。

（三）小腿肌

小腿肌可分为前群、后群和外侧群。

1. 前群　有3块肌（图1-2-73）。

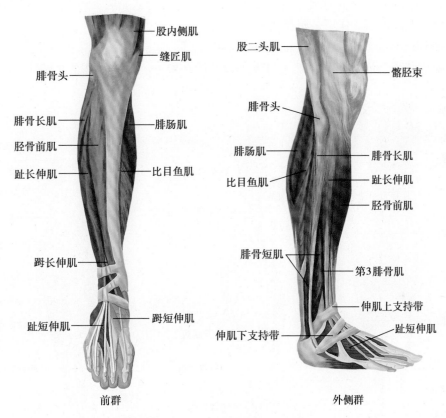

图 1-2-73　小腿肌前群和外侧群

（1）胫骨前肌（tibialis anterior）：起自胫骨上端外侧面，肌腱向下止于内侧楔骨内侧面和第1跖骨底。作用为伸踝关节（背屈）和使足内翻。

（2）趾长伸肌（extensor digitorum longus）：起自腓骨前面、胫骨上端和小腿骨间膜，向下至足背分为四个腱到第2~5趾背，形成趾背腱膜止于中节、远节趾骨底。作用为伸踝关节和伸第2~5趾。

（3）蹈长伸肌（extensor halluces longus）：位于上述两肌之间，起自胫、腓骨上端和骨间膜前面，止于蹈趾远节趾骨底。作用为伸踝关节和伸蹈趾。

2. 外侧群　有腓骨长肌（peroneus longus）和腓骨短肌（peroneus brevis），两肌皆起自腓骨外侧面，两肌的腱经外踝后方转向前，腓骨短肌腱向前止于第5跖骨粗隆；腓骨长肌腱绕至足底，止于内侧楔骨和第1跖骨底（图1-2-73）。

作用是使足外翻和屈踝关节（跖屈）。

3. **后群**　分浅、深两层(图1-2-74)。

(1) 浅层：为一强大的小腿三头肌(triceps surae)，由浅层的腓肠肌(gastrocnemius)和深层的比目鱼肌(soleus)组成。腓肠肌起自股骨内、外上髁的后面，内、外侧头会合，约在小腿中点移行为腱性结构；比目鱼肌起自腓骨后面的上部和胫骨的比目鱼肌线，肌束向下移行为肌腱。两肌的腱合成粗大的跟腱(tendo calcaneus)止于跟骨。小腿三头肌的作用是屈膝关节和屈踝关节；在站立时，能固定踝关节和膝关节，防止身体前倾。

(2) 深层：有4块肌，腘肌在上方，另3块在下方。

腘肌(popliteus)斜位于腘窝底，起自股骨外侧髁的外侧面上缘，止于胫骨的比目肌线以上的骨面。收缩时屈膝关节并使小腿旋内。

趾长屈肌(flexor digitorum longus)位于胫侧，起自胫骨后面，它的长腱经内踝后方、屈肌支持带深面至足底，然后分为4条肌腱，止于第2～5趾的远节趾骨底。作用是屈踝关节和屈第2～5趾。

踇长屈肌(flexor hallucis longus)起自腓骨后面，长腱经内踝之后、屈肌支持带深面至足底，与趾长屈肌腱交叉，止于踇趾远节趾骨底。作用是屈踝关节和屈踇趾。

胫骨后肌(tibialis posterior)位于趾长屈肌和踇长屈肌之间，起自胫骨、腓骨和小腿骨间膜的后面，长腱经内踝后方、屈肌支持带深面到足底内侧，止于足舟骨粗隆和楔骨。作用是屈踝关节和使足内翻。

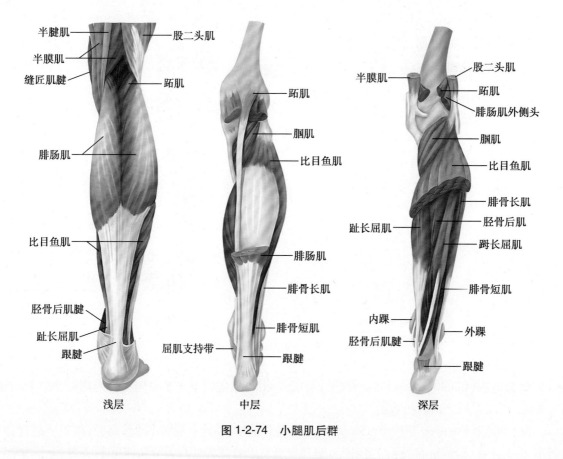

图1-2-74　小腿肌后群

(四) 足肌

足肌可分为足背肌(图1-2-73)和足底肌(图1-2-75)。足背肌较薄弱，为伸踇趾的踇短伸肌和伸第2～4趾的趾短伸肌。足底肌的配布情况和作用与手掌肌相似，也分为内侧群、外侧群和中间群，但没有与踇趾和小趾相当的对掌肌。各肌的作用同其名，主要作用是维持足弓。

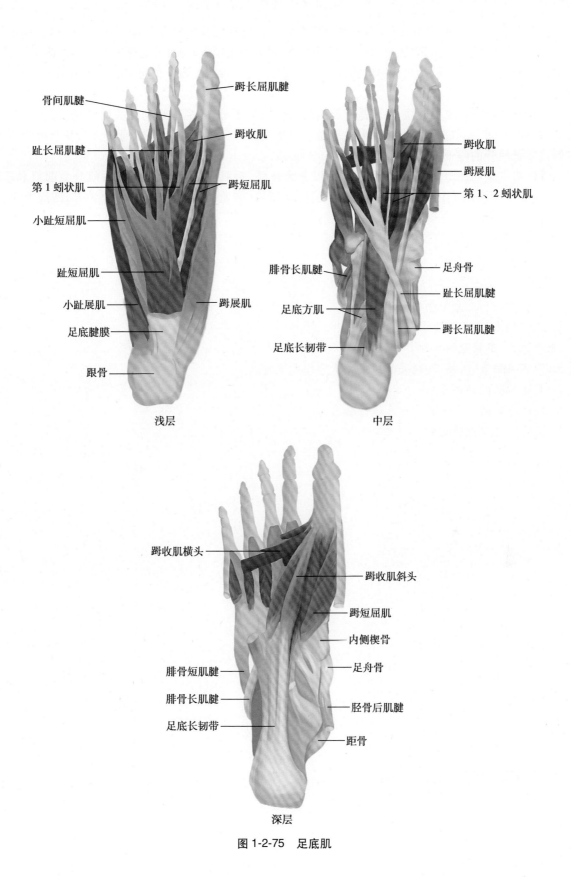

骨间肌腱

踇长屈肌腱

趾长屈肌腱

踇收肌

第 1 蚓状肌

踇短屈肌

小趾短屈肌

趾短屈肌

小趾展肌

踇展肌

足底腱膜

跟骨

浅层

踇收肌

踇展肌

第 1、2 蚓状肌

腓骨长肌腱

足舟骨

足底方肌

趾长屈肌腱

足底长韧带

踇长屈肌腱

中层

踇收肌横头

踇收肌斜头

踇短屈肌

内侧楔骨

腓骨短肌腱

足舟骨

腓骨长肌腱

胫骨后肌腱

足底长韧带

距骨

深层

图 1-2-75　足底肌

【学习小结】

　　全身共有206块骨,分为颅骨、躯干骨及四肢骨。依据形态骨可分为长骨、短骨、扁骨和不规则骨。骨由骨质、骨膜、骨髓和血管神经构成。颅骨包括脑颅骨和面颅骨,颅底分为颅前窝、颅中窝和颅后窝,各窝内均有沟、孔、管、裂,供血管神经出入。躯干骨主要包括椎骨、胸骨和肋。四肢骨包括上肢骨和下肢骨。

　　骨连结是运动的重要枢纽,关节是骨连结的重要组成部分,是完成运动的关键结构。关节的基本结构包括关节面、关节囊和关节腔。肩关节是全身最灵活的关节,膝关节是全身最大最复杂的关节,颞下颌关节是颅骨的唯一关节。

　　骨骼肌是运动的动力来源,按照形态可以分为长肌、短肌、扁肌和轮匝肌。头肌分为面肌和咀嚼肌,颈肌分为颈浅肌、颈前肌和颈深肌,躯干肌分为背肌、胸肌、膈,腹肌,膈有三个裂孔,四肢有上、下肢肌。

【复习题】

1. 简述骨的形态分型和构造。
2. 比较颈椎、胸椎和腰椎形态的特点。
3. 简述上、下肢骨的名称。
4. 简述肩关节、肘关节、髋关节和膝关节的构成及特点。
5. 简述椎骨间的连接。
6. 简述膈肌的三个裂孔名称及通行结构。
7. 简述腹直肌鞘的构成。

(李筱贺)

第三章 内 脏 学

【学习目标】

一、掌握

1. 内脏学的定义和组成。

2. 消化系统的组成和功能；上、下消化道的定义；口腔的分部；大唾液腺的位置及其开口；咽的位置、分部；食管的位置、分部及狭窄部位；胃的位置、形态及分部；十二指肠的形态及分部；小肠、大肠的分部；阑尾的位置,阑尾根部的体表投影。

3. 肝脏的位置及形态；肝外胆道系统。

4. 呼吸系统的组成及功能；鼻腔的分部；鼻旁窦的位置及开口；左、右主支气管的形态差别；喉的软骨；喉腔的分部与形态结构；肺的位置、形态、分叶；胸膜与胸膜腔的概念；胸膜的分部及胸膜隐窝的位置。

5. 泌尿系统的组成及主要功能；肾的形态、位置；肾的被膜与固定装置；输尿管的分部及其狭窄部位；膀胱的形态、位置；膀胱三角的位置与黏膜特点。

6. 男性生殖系统的组成与功能；睾丸及附睾的形态与位置；输精管的形态特征与分部；男性尿道的分部及三个狭窄、三个扩大和两个弯曲。

7. 女性生殖系统的组成与功能；卵巢的形态、位置及固定装置；输卵管的位置、分部及各部的形态特点；子宫的形态、分部、位置及固定装置。

8. 腹膜、腹膜腔的概念；大网膜、小网膜和网膜囊的概念。

二、熟悉

1. 胸部的标志线、腹部的分区。

2. 大、小消化腺的区分；牙的形态、分类、构造；舌乳头分类；结肠和盲肠的特征性结构。

3. 喉的位置,喉连结,喉肌的作用；气管的位置；纵隔的概念、分部及其组成。

4. 肾的体表投影；肾的构造。

5. 精索的组成和位置；射精管的合成、开口部位；阴茎的分部、构成及皮肤特点；前列腺的形态、分叶、位置及年龄变化。

6. 阴道的位置、形态及阴道穹的位置和毗邻；女阴的组成；前庭大腺的位置及开口部位。

7. 腹膜与腹、盆腔脏器的关系；腹膜形成的结构。

三、了解

1. 空肠、回肠的结构区别；直肠、肛管的位置及内部结构；胰的位置及形态。

2. 外鼻的形态结构；肺内支气管和支气管肺段的概念；胸膜和肺下界的体表投影。

3. 女性尿道的形态特点和开口部位。

4. 精囊腺、尿道球腺的形态、位置及腺管的开口部位；阴囊的形态、位置及阴囊壁的构成；阴茎海绵体的构造。

5. 女性乳房的位置、形态和结构特点。

6. 会阴的境界与分区；狭义会阴的概念。

7. 女性腹膜腔的特点。

第一节　内脏学概述

在解剖学上,内脏(viscera)指的是位于胸、腹、盆腔内组成消化系统、呼吸系统、泌尿系统和生殖系统的器官。研究内脏各系统器官的形态结构及位置的科学,称为内脏学(splanchnology)。

在形态结构上,内脏各系统由一套连续的空腔管道和一个或几个实质性器官组成,都通过一定的孔、裂直接或间接与外界相通。

在位置上,内脏器官大部分位于胸腔、腹腔和盆腔内,少部分器官位于头颈部或会阴部。

内脏器官的主要功能是进行物质代谢和繁衍后代。如消化系统的主要功能是消化食物,吸收营养,排出食物残渣;呼吸系统的主要功能是进行气体交换,还有发音和嗅觉等功能;泌尿系统的主要功能是将机体新陈代谢中产生的含氮废物和多余的水、盐等以尿液的形式排出;生殖系统的主要功能是产生生殖细胞和分泌性激素,繁衍后代。此外,部分内脏器官还具有内分泌功能。

内脏各器官虽然各有其特征,但从基本构造上来看,可分为中空性器官和实质性器官两大类。中空性器官呈管状或囊状,内部有空腔,如胃、肠、气管、支气管、输尿管、膀胱、输精管、输卵管、子宫等。这些器官的管壁由数层组织构成。实质性器官内部没有特定的空腔,多属腺组织,表面以结缔组织的被膜或浆膜包裹,如肝、胰、肾及生殖腺等。结缔组织被膜深入器官实质内,将器官实质分割成若干个小单位,称小叶,如肝小叶。分布于实质性器官的血管、神经和淋巴管,以及该器官的导管等出入器官之处常为凹陷,称此处为该器官的门,如肾门和肝门等。

大部分内脏器官在胸、腹、盆腔内相对位置固定,因此为了描述内脏器官的正常位置及其体表投影,通常在胸、腹部体表确定一些标志线。如:①前正中线为经身体前面正中的垂直线;②锁骨中线为经锁骨中点向下所作的垂直线;③胸骨线为沿胸骨最宽处的外侧缘所作的垂直线;④胸骨旁线为经胸骨线与锁骨中线之间连线的中点所作的垂直线;⑤腋前线为沿腋前襞向下所作的垂直线;⑥腋后线为沿腋后襞向下所作的垂直线;⑦腋中线为沿腋前、后线之间连线的中点所作的垂直线;⑧肩胛线为经肩胛骨下角所作的垂直线;⑨后正中线为经身体后面正中线即沿各椎骨棘突所作的垂直线。

为便于描述腹腔脏器的位置,可将腹部分成若干区域,方法较多。临床上常用的简便方法是通过脐各做一水平面和矢状面,将腹部分为左上腹、右上腹,左下腹和右下腹4个区。还有更实用的9区分法,即通过两侧肋弓最低点和两侧髂结节的两个水平面,以及经两侧腹股沟韧带中点所作的两个矢状面,将腹部分成9个区域,包括上腹部的腹上区和左、右季肋区,中腹部的脐区和左右腹外侧(腰)区,下腹部的腹下(耻)区和左、右髂(腹股沟)区(图1-3-1)。

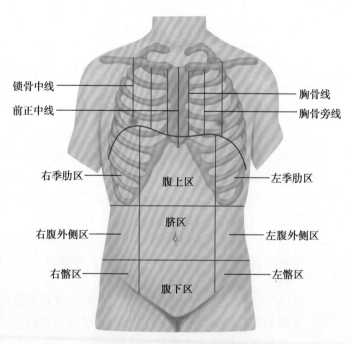

图 1-3-1　胸腹部的标志线及分区

第二节　消 化 系 统

消化系统(alimentary system)包括消化管和消化腺两大部分(图1-3-2)。消化管(alimentary canal)又称消化道,是指从口腔到肛门的通道,包括口腔、咽、食管、胃、小肠(十二指肠、空肠和回肠)和大肠(盲肠、

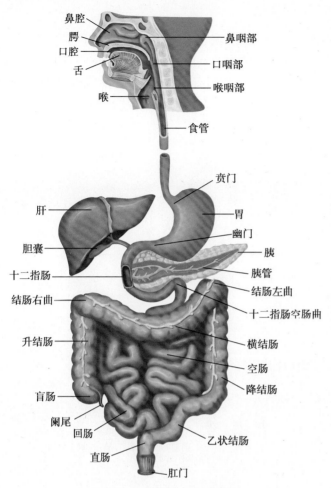

图 1-3-2　消化系统模式图

阑尾、结肠、直肠和肛管）。临床上通常将口腔至十二指肠的部分称为上消化道,空肠以下部分称下消化道。

消化腺（alimentary gland）可分为大消化腺和小消化腺两种。大消化腺位于消化管壁外,所分泌的消化液经导管流入消化管腔内,如大唾液腺、肝、胰等。小消化腺分布于消化管壁内,位于黏膜层或黏膜下层,如唇腺、颊腺、胃腺和肠腺等。

一、口腔

口腔（oral cavity）是消化管的起始部,前为口裂;后经咽峡与咽相通。口腔前壁为上、下唇;侧壁为颊;上壁为腭;下壁为口腔底。口腔借上牙弓、下牙弓和牙龈分为前外侧部的口腔前庭和后内侧部的固有口腔（图1-3-3）。

（一）口唇

口唇（oral lip）分上唇和下唇,上唇、下唇之间的间隙称为口裂,口裂两侧的上唇、下唇结合处为口角。口唇的游离缘是皮肤与黏膜的移行部,称为唇红,唇红是体表毛细血管最丰富的部位之一,呈红色,当缺氧时则呈暗紫色,临床称为发绀。在上唇外面中线处纵行的浅沟称为人中（philtrum）。在上唇外面两侧与颊部交界处的浅沟,称为鼻唇沟（nasolabial sulcus）。在上唇、下唇内面正中线上,分别有上唇系带、下唇系带从口唇连于牙龈基部。

（二）颊

颊（cheek）构成口腔两侧壁,由黏膜、颊肌和皮肤构成。在上颌第 2 磨牙牙冠相对的颊黏膜上有腮腺管乳头（papilla of parotid duct）,其上有腮腺管的开口。

（三）腭

腭（palate）是口腔的顶,分隔鼻腔和口腔,分为硬腭和软腭两部分（图 1-3-3）。硬腭位于腭的前 2/3 处,由骨腭表面覆以黏膜构成。软腭位于腭的后 1/3 处,主要由肌、肌腱和黏膜构成。软腭后方斜向后下,称为腭帆。腭帆后缘游离,中部的向下突起,称为腭垂或悬雍垂。自腭帆两侧向下方分别形成两条黏膜皱襞,前方的称为腭舌弓,后方的称为腭咽弓。两弓间的三角形凹陷称扁桃体窝,容纳腭扁桃体。腭垂、腭帆游离缘、两侧的腭舌弓及舌根共同围成咽峡（isthmus of fauces）,是口腔和咽的分界。

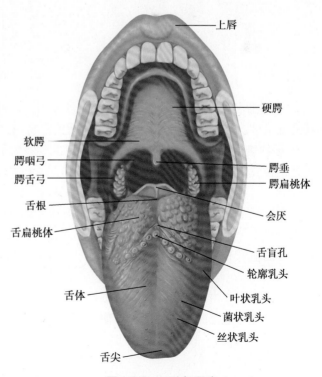

图 1-3-3　口腔与咽峡

（四）牙

牙是人体内最坚硬的器官,具有咀嚼食物和辅助发音等作用,嵌于上颌骨、下颌骨的牙槽内。

1. **牙的发育**　人一生中先后发生2套牙,分别称为乳牙和恒牙。乳牙(deciduous teeth)(图1-3-4)自胎儿出生后6个月时开始萌出,到3岁左右出齐,共20个。6岁左右,乳牙开始逐渐脱落,更换成恒牙(permanent teeth)(图1-3-5)。恒牙中,第一磨牙首先长出,除第三磨牙外,其他各牙在12~14岁出齐。第三磨牙萌出时间较晚,通常到18岁左右萌出,又称为迟牙或智牙。

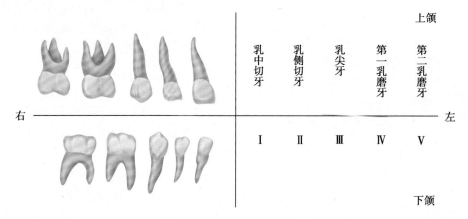

图1-3-4　乳牙的名称及符号

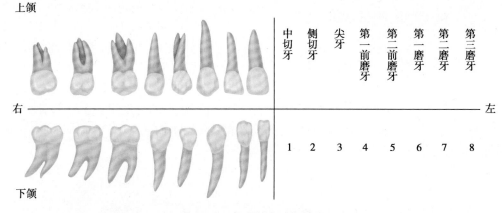

图1-3-5　恒牙的名称及符号

2. **牙的命名及功能**　根据形状和功能,乳牙和恒牙可分切牙、尖牙和磨牙3种。恒牙在尖牙和磨牙之间还有前磨牙。切牙、尖牙分别用以咬切和撕扯食物,磨牙和前磨牙则有研磨和粉碎食物的功能。

3. **牙的表达式**　临床上对牙的描述,以标准姿势为基准,用"+"记号划分四个区来表示上、下颌及左、右侧牙的位置,乳牙以罗马数字表示(图1-3-4),恒牙以阿拉伯数字表示(图1-3-5)。如:Ⅱ|代表左上颌乳侧切牙。

4. **牙的形态和构造**　牙可分为牙冠、牙根和牙颈3部分(图1-3-6)。牙冠暴露于口腔内。嵌入牙槽内的部分称为牙根。牙冠与牙根间的部分称牙颈,被牙龈所包绕。牙冠与牙颈内部的腔隙较宽阔,称为牙冠腔。牙的血管和神经通过牙根尖孔和牙根管进入牙冠腔。牙根管与牙冠腔合称牙腔或髓腔,腔内容纳牙髓。

牙的结构主要由牙质、釉质、牙骨质和牙髓组成(图1-3-6)。牙质构成牙的大部分,呈淡黄色,硬度仅次于釉质。在牙冠部的牙质外面覆有釉质,为人体内最坚硬的组织。在牙根及牙颈的牙质外面包有牙骨质,其结构与骨组织类似,是牙钙化组织中硬度最小的一种。牙髓位于牙腔内,由结缔组织、神经和血管共同组成。

5. **牙周组织**　牙周膜是将牙龈与牙槽骨紧密连接的致密结缔组织,与牙槽骨和牙龈共同构成牙周组

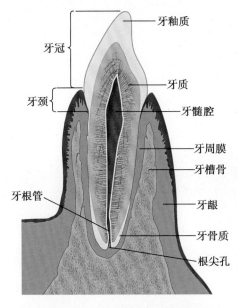

图 1-3-6　下颌切牙矢状切面

织,起保护、固定和支持牙齿的作用(图 1-3-6)。

(五)舌

舌(tongue)位于口腔底,其基本结构是骨骼肌和表面覆盖的黏膜。舌具有协助咀嚼、吞咽,感受味觉及辅助发音等功能。

1. **舌的形态**　舌以界沟(terminal sulcus)为界分为舌体和舌根两部分(图 1-3-7),界沟为舌背向前开放的"∧"形结构,界沟的顶点处有一小凹称舌盲孔,是胚胎时期甲状舌管的遗迹。舌体占舌的前 2/3,为可游离活动的部分,其前端为舌尖(apex of tongue)。舌根占舌的后 1/3,以舌肌固定于舌骨和下颌骨等处。

2. **舌黏膜**　舌体背面的黏膜呈淡红色,表面可见许多小突起,称为舌乳头(图 1-3-7)。舌乳头分为丝状乳头、菌状乳头、叶状乳头和轮廓乳头 4 种。丝状乳头,数目最多,体积最小,呈白色,遍布于舌背前 2/3 处;菌状乳头稍大于丝状乳头,数目较少,呈红色,散在于丝状乳头之间;叶状乳头位于舌侧缘的后部,呈叶片状,在人类不发达;轮廓乳头,体积最大,7~11个,排列于界沟前方。轮廓乳头、菌状乳头、叶状乳头及软腭、会厌等处的黏膜上皮中含有味蕾,为味觉感受器,具有感受酸、甜、苦、咸等味觉的功能。丝状乳头中无味蕾,只有一般感觉,无感受味觉的功能。

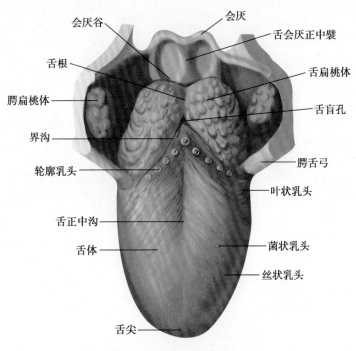

图 1-3-7　舌上面(背侧面)

舌根背面黏膜表面,可见由淋巴组织组成的大小不等的突起,称为舌扁桃体。舌下面黏膜在舌的正中线上,形成一黏膜皱襞,向下连于口腔底前部,称为舌系带(图 1-3-8)。在舌系带根部的两侧各有一小黏膜隆起称为舌下阜(sublingual caruncle),其上有下颌下腺管和舌下腺大管的开口。由舌下阜向后外侧延续的黏膜皱襞称舌下襞,其深面有舌下腺,其表面有舌下腺小管的开口(图 1-3-8)。

3. **舌肌**　舌肌为骨骼肌,包括舌内肌(图 1-3-9)和舌外肌(图 1-3-10)两部分。舌内肌的起点、止点均在舌内,可改变舌的形态。舌外肌起于舌周围各骨,止于舌内,有颏舌肌、舌骨舌肌和茎突舌肌等,收缩时可改变舌的位置。其中,以颏舌肌(genioglossus)在临床上较为重要,是一对强而有力的肌,起自下颌体后

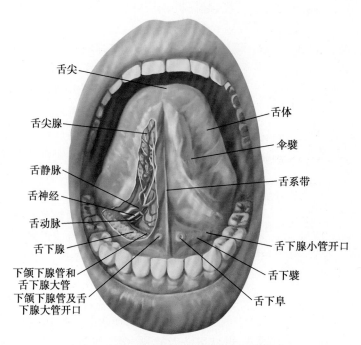

舌尖

舌尖腺

舌静脉

舌神经

舌动脉

舌下腺

下颌下腺管和
舌下腺大管

下颌下腺管及舌
下腺大管开口

舌体

伞襞

舌系带

舌下腺小管开口

舌下襞

舌下阜

图 1-3-8　口腔底和舌下面的黏膜（腹侧面）

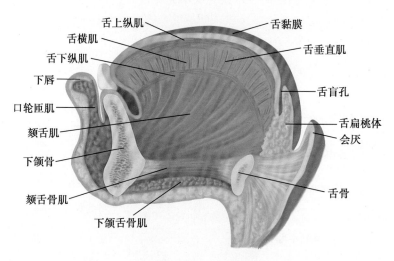

舌上纵肌

舌横肌

舌下纵肌

下唇

口轮匝肌

颏舌肌

下颌骨

颏舌骨肌

下颌舌骨肌

舌黏膜

舌垂直肌

舌盲孔

舌扁桃体

会厌

舌骨

图 1-3-9　舌（矢状切面）

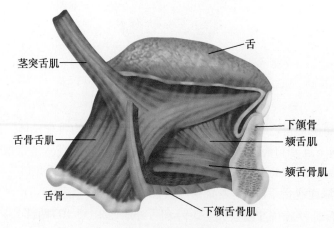

茎突舌肌

舌骨舌肌

舌骨

舌

下颌骨

颏舌肌

颏舌骨肌

下颌舌骨肌

图 1-3-10　舌外肌

面的颏棘,肌纤维呈扇形向后上方分散,止于舌正中线两侧。两侧颏舌肌同时收缩,拉舌向前下方,即伸舌;单侧收缩可使舌尖伸向对侧。如一侧颏舌肌瘫痪,令患者伸舌时,舌尖偏向瘫痪侧。

(六) 口腔腺

唾液腺(salivary gland)位于口腔周围(图1-3-11),能向口腔内分泌、排泄唾液,分大、小两类:小唾液腺位于口腔黏膜内,属黏液腺,如唇腺、颊腺、腭腺和舌腺等。大唾液腺有3对,即腮腺、下颌下腺和舌下腺。

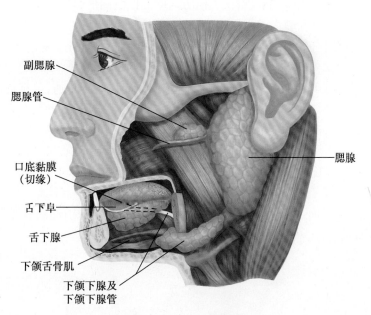

图 1-3-11　唾液腺

1. **腮腺**(parotid gland)　呈不规则的三角形,位于耳郭的前下方,上达颧弓,下至下颌角,前至咬肌后1/3处的浅面。腮腺管自腺体前缘上部发出,于颧弓下一横指,向前横越咬肌表面,至咬肌前缘处弯向内侧,穿颊肌开口于平对上颌第二磨牙牙冠所对的颊黏膜上的腮腺管乳头。

2. **下颌下腺**(submandibular gland)　略呈卵圆形,位于下颌体的内面,其导管开口于舌下阜。

3. **舌下腺**(sublingual gland)　较小,位于舌下襞的深面,舌下腺大管开口于舌下阜,舌下腺小管有数条开口于舌下襞。

二、咽

(一) 咽的位置和形态

咽(pharynx)是消化管上端扩大的部分,是消化道与呼吸道的共同通道。咽呈上宽下窄、前后略扁的漏斗形肌性管道,长约12cm。咽位于第1~6颈椎前方,上端起于颅底,下端约在第6颈椎下缘平面续于食管。咽的前壁不完整,自上而下分别与鼻腔、口腔和喉腔相通;后壁与侧壁完整。咽的两侧壁与颈部大血管和甲状腺侧叶等相毗邻(图1-3-12)。

(二) 咽的分部与交通

咽以腭帆游离缘和会厌上缘平面为界,

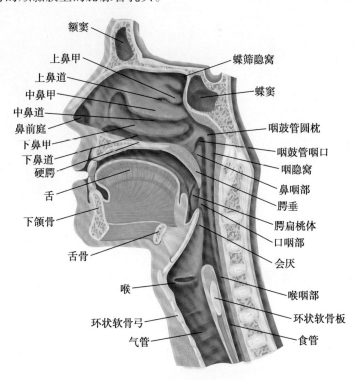

图 1-3-12　头颈部正中矢状切面

53

分为鼻咽、口咽和喉咽3部分(图1-3-12)。

1. **鼻咽** 位于咽的上部,位于鼻腔后方,上达颅底,下至腭帆游离缘平面续口咽,向前经鼻后孔通鼻腔。

鼻咽部的两侧壁约相当于下鼻甲后方1cm处各有一咽鼓管咽口,咽鼓管咽口经咽鼓管与中耳的鼓室相通,咽鼓管咽口平时是关闭的,当吞咽或打哈欠时张开。咽鼓管咽口的前方、上方、后方的弧形隆起称咽鼓管圆枕,是寻找咽鼓管咽口的标志。咽鼓管圆枕后方与咽后壁之间的纵行深窝称为咽隐窝,是鼻咽癌的好发部位。位于咽鼓管咽口附近黏膜内的淋巴组织,称为咽鼓管扁桃体。

鼻咽部上壁后部的黏膜内有丰富的淋巴组织称为咽扁桃体,幼儿时期较发达,6～7岁时开始萎缩,约10岁以后完全退化。

2. **口咽** 位于腭帆游离缘与会厌上缘平面之间,向前经咽峡与口腔相通,上续鼻咽,下通喉咽。口咽的前壁有一矢状位的黏膜皱襞,连在舌根后部正中和会厌之间,称舌会厌正中襞,其两侧为会厌谷,为容易存留异物的部位(图1-3-7);口咽的侧壁上,在腭舌弓与腭咽弓间有三角形凹窝,称扁桃体窝,窝内容纳腭扁桃体。

腭扁桃体、舌扁桃体、咽扁桃体、咽鼓管扁桃体共同围成咽淋巴环(tonsillar ring),对消化道和呼吸道具有防御功能。

3. **喉咽** 上起会厌上缘平面,下至第6颈椎下缘平面与食管相续,向前经喉口通喉腔。喉口两侧各有一深窝,称梨状隐窝(piriform recess)(图1-3-13),为异物常滞留之处。

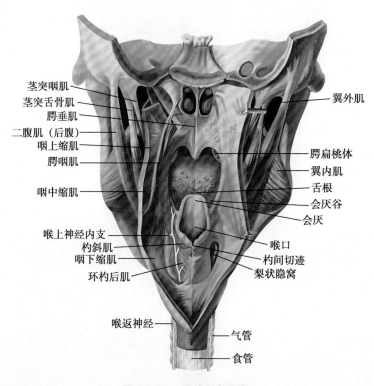

图1-3-13 咽腔(后面观)

三、食管

(一)食管的位置和分部

食管(esophagus)是一前后扁平的肌性管状器官,全长约25cm。食管上端在第6颈椎下缘平面与咽相延续,下端约在第11胸椎左侧与胃的贲门相连。食管可分为颈部、胸部和腹部。颈部长约5cm,自食管起始端至平对胸骨颈静脉切迹平面之间;胸部最长,18～20cm,位于胸骨颈静脉切迹平面至膈的食管裂孔之间;腹部最短,仅1～2cm,自食管裂孔至贲门。

（二）食管的狭窄

在形态上食管最重要的特点是有 3 处生理性狭窄（图 1-3-14）。第一狭窄为食管的起始处，相当于第 6 颈椎下缘水平，距中切牙约 15cm；第二狭窄为食管与左主支气管的交叉处，相当于第 4、5 胸椎之间水平，距中切牙约 25cm；第三狭窄为食管通过膈的食管裂孔处，相当于第 10 胸椎水平，距中切牙约 40cm。上述狭窄部易发生食管异物滞留和食管癌。

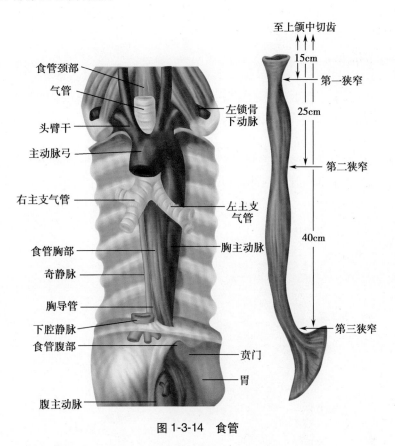

图 1-3-14　食管

四、胃

胃（stomach）是消化管中最为膨大的部分，上连食管，下续十二指肠。成人胃的容量约为 1 500ml，具有收纳食物、分泌胃液和初步消化食物的功能。

（一）胃的形态和分部

胃的形态可受体位、体型、年龄、性别和胃的充盈状态等多种因素的影响。胃在完全空虚时略呈管状，高度充盈时可呈球囊形。胃分前、后壁，大、小弯和出、入口。胃前壁朝向前上方，胃后壁朝向后下方。胃小弯凹向右上方，其最低点弯度明显折转处，称角切迹。胃大弯大部分凸向左下方。胃的近端与食管连接处是胃的入口，称为贲门。胃的远端接续十二指肠处，是胃的出口，称为幽门。

通常将胃分为四部（图 1-3-15）：贲门附近的部分称贲门部；贲门平面以上，向左上方膨出的部分为胃底，临床有时称为胃穹窿；自胃底向下至角切迹处的中间部分，称为胃体；角切迹与幽门之间的部分，称幽门部。幽

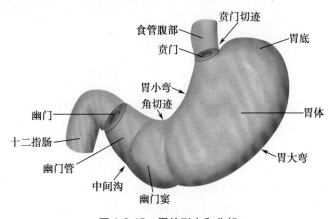

图 1-3-15　胃的形态和分部

门部的大弯侧有一不很明显的浅沟称为中间沟,将幽门部分为右侧的幽门管和左侧的幽门窦。胃溃疡和胃癌多发生于胃的幽门窦近胃小弯处。

(二) 胃的位置和毗邻

胃的位置常因体型、体位和充盈程度不同而发生较大变化。通常,胃在中等程度充盈时,大部分位于左季肋区,小部分位于腹上区。贲门位于第11胸椎左侧,幽门位于第1腰椎右侧。胃前壁右侧部与肝左叶相邻,左侧部与膈相邻,被左肋弓掩盖;中间部分位于剑突下方,直接与腹前壁相贴,是临床上进行胃触诊的部位。胃后壁与胰、左肾、左肾上腺、膈相邻。

五、小肠

小肠(small intestine)是消化管中最长的一段,成人长5~7m,上起自幽门,下续盲肠,分为十二指肠、空肠和回肠三部分。小肠是消化和吸收的主要器官,还具有内分泌作用。

(一) 十二指肠

十二指肠(duodenum)位于胃与空肠之间,呈"C"形包绕胰头,全长约25cm,相当于十二个手指的并列的长度。可分上部、降部、水平部和升部四部分(图1-3-16)。

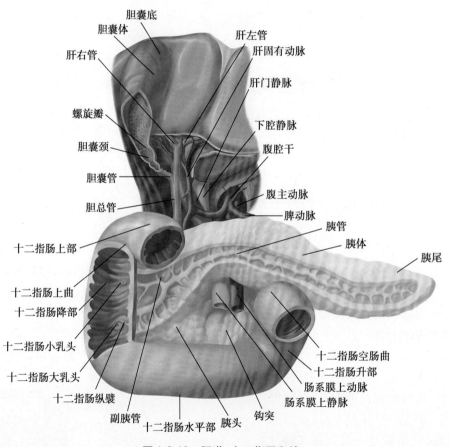

图 1-3-16 胆道、十二指肠和胰

上部近侧与幽门相连接的一段肠管,其肠壁薄,管径大,黏膜面光滑平坦,无环状襞,故临床常称此段为十二指肠球,是十二指肠溃疡及其穿孔的好发部位。降部中份后内侧壁上有一纵行的皱襞称为十二指肠纵襞,其下端的圆形隆起称为十二指肠大乳头,为肝胰壶腹的开口处。在大乳头上方(近侧)1~2cm处,有时可见到十二指肠小乳头,是副胰管的开口。水平部横过下腔静脉和第3腰椎的前方,至腹主动脉前方移行于升部。十二指肠与空肠转折处形成的弯曲,称为十二指肠空肠曲。

十二指肠空肠曲的上后壁被一束由肌纤维和结缔组织构成的十二指肠悬肌固定于右膈脚上。十二指肠悬肌和包绕其下段表面的腹膜皱襞共同构成十二指肠悬韧带,又称为Treitz韧带。在外科手术中,Treitz

韧带可作为确定空肠起始的重要标志。

（二）空肠和回肠

空肠（jejunum）和回肠（ileum）（图 1-3-17）上端起自十二指肠空肠曲，下端续盲肠。

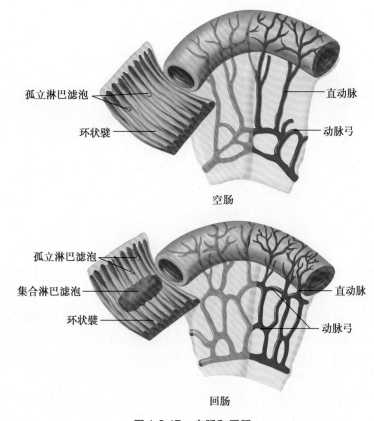

图 1-3-17 空肠和回肠

空肠和回肠的形态结构虽不完全一致，但变化是逐渐发生的，因此两者间无明显界限。一般是将近侧 2/5 称为空肠，远侧 3/5 称为回肠。空肠位于左上腹，管径较粗，管壁较厚，血供丰富，颜色较红，肠系膜内血管弓 1~2 级，黏膜环状皱襞高而密，为散在的孤立淋巴滤泡；回肠位于右下腹，管径较细，管壁较薄，血供较差，颜色较浅，肠系膜内血管弓 4~5 级，黏膜环状皱襞低而疏，有孤立淋巴滤泡和集合淋巴滤泡。伤寒的病变侵犯集合淋巴滤泡，可并发肠穿孔或肠出血。

六、大肠

大肠（large intestine）是消化管的末段，起自回肠末端，止于肛门，全长 1.5m，可分为盲肠、阑尾、结肠、直肠和肛管 5 部分。大肠的主要功能为吸收水分、维生素和无机盐，并将食物残渣形成粪便，排出体外。

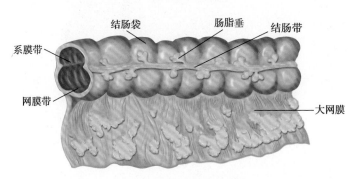

图 1-3-18 结肠的典型特征

除直肠、肛管和阑尾外，结肠和盲肠均具有 3 种特征性结构（图 1-3-18）：即结肠带、结肠袋和肠脂垂。结肠带由肠壁的 3 条纵行平滑肌增厚形成的，沿大肠的纵轴平行排列，汇集于阑尾根部；结肠袋是由横沟隔开向外膨出的囊状突起，是由于结肠带短于肠管的长度使肠管皱缩形成的；肠脂垂是沿结肠带两侧分布的小突起，由浆膜和其所包含的脂肪组织形成。

（一）盲肠和阑尾

盲肠（caecum）是大肠的起始部，位于右髂窝内，盲端起始，上续升结肠，左侧与回肠相连接（图1-3-19）。

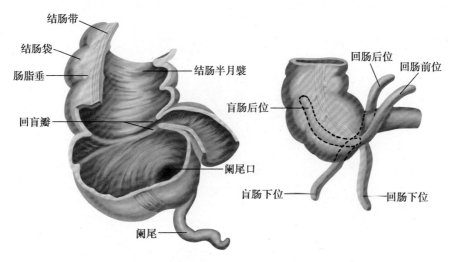

图1-3-19　盲肠和阑尾

回肠末端向盲肠的开口处黏膜形成上、下两片半月形的皱襞称为回盲瓣，此瓣的作用为阻止小肠内容物过快地流入大肠，亦可防止盲肠内容物逆流入小肠。

阑尾（vermiform appendix）是从盲肠下端后内侧壁向外延伸的一条细管状器官，形似蚯蚓。其长度因人而异，一般长6~8cm。阑尾根部位置比较固定（图1-3-19），阑尾根部的体表投影点，通常在右髂前上棘与脐连线的中、外1/3交点处，该点称McBurney点。急性阑尾炎时该处常有压痛。

（二）结肠

结肠（colon）是介于盲肠与直肠之间的一段大肠，整体呈"M"形，包绕于空肠、回肠周围。结肠分为升结肠、横结肠、降结肠和乙状结肠4部分（图1-3-2）。

（三）直肠

直肠（rectum）位于盆腔下部，于第3骶椎平面续乙状结肠，全长10~14cm，在矢状面形成两个生理弯曲，即直肠骶曲和直肠会阴曲。直肠骶曲沿骶骨凸向后，直肠会阴曲绕尾骨尖凸向前。直肠内面有3个直肠横襞，具有承托粪便的作用。中间的直肠横襞大而明显，位置恒定，位于右前侧壁上，可作为直肠镜检时的定位标志（图1-3-20）。

（四）肛管

肛管（anal canal）长3~4cm，上端在盆膈平面接续直肠，下端终于肛门。肛管内面有6~10条纵行的黏膜皱襞称肛柱。各肛柱下端之间的半月形黏膜皱襞，称肛瓣。肛瓣与相邻的两个肛柱下端形成开口向上的隐窝称肛窦，其底部有肛腺的开口。肛窦内往往积存粪屑，易感染而引起肛窦炎（图1-3-20）。

连接各肛柱下端与各肛瓣边缘的锯齿状环形线称为齿状线（dentate line）（肛皮线），齿状线以上为黏膜，齿状线以下为皮肤。在齿状线下方有一宽约1cm的环状区域称肛梳（或称痔环），表面光滑，因其深层有静脉丛，故呈浅蓝色。肛梳下缘有一不甚

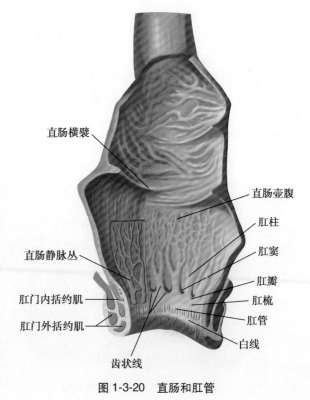

图1-3-20　直肠和肛管

明显的环形线称白线,肛门指检时可触知此白线处有一环形浅沟,是肛门内括约肌、外括约肌的分界处。

七、肝

肝(liver)是人体内最大的腺体,也是体内最大的消化腺。我国成年人肝的重量男性为1 230~1 450g,女性为1 100~1 300g,占体重的1/50~1/40,胎儿和新生儿的肝相对较大,约占体重的5%。肝的血供十分丰富,故活体的肝呈棕红色。肝的质地柔软而脆弱,易受外力冲击而破裂,并引起腹腔内大出血。

肝是机体新陈代谢最活跃的器官,不仅参与蛋白质、脂类、糖类和维生素等物质的合成、转化与分解,而且还参与激素、药物等物质的转化和解毒。肝还具有分泌胆汁,储存糖原,吞噬防御等功能,胚胎时期还具有造血功能。

(一) 肝的形态、分叶

肝呈不规则的楔形,可分为上、下两面,前、后、左、右四缘。肝上面膨隆,与膈相邻,故又称为膈面(图1-3-21)。肝膈面借矢状位的镰状韧带将其分为左、右两叶。肝左叶小而薄,肝右叶大而厚。膈面后部没有腹膜被覆的部分称为肝裸区。肝下面凹凸不平,邻接一些腹腔器官,又称脏面(图1-3-22)。肝脏面中部有略呈"H"形的3条沟。其中横行的沟位于肝脏面正中,有肝左管、右管,肝固有动脉左、右支,肝门静脉左、右支和肝的神经、淋巴管等出入,称肝门。出入肝门的这些结构被结缔组织包绕,构成肝蒂。左侧的纵沟较窄而深,沟的前部内有肝圆韧带通过,称为肝圆韧带裂;后部容纳静脉韧带,称为静脉韧带裂。肝圆韧带由胎儿时期的脐静脉闭锁而成,静脉韧带由胎儿时期的静脉导管闭锁而成。右侧的纵沟较宽而浅,沟的前部为一浅窝,容纳胆囊,故称为胆囊窝;后部为腔静脉沟,容纳下腔静脉。在腔静脉沟的上端处,有肝左静脉、肝中静脉、肝右静脉,其出肝后立即注入下腔静脉,临床上常称此处为第2肝门。

肝的脏面借"H"形沟分为四叶(图1-3-22)即左纵沟左侧为左叶;右纵沟右侧为右叶;横沟前方为方叶;横沟后方为尾状叶。

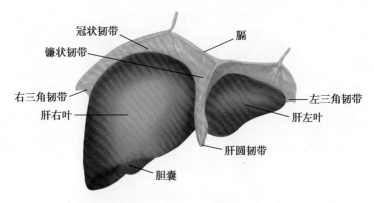

图 1-3-21　肝(膈面)

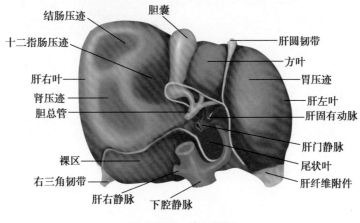

图 1-3-22　肝(脏面)

（二）肝的位置和毗邻

肝大部分位于右季肋区和腹上区，小部分位于左季肋区。肝的膈面绝大部分被肋所掩盖，仅在腹上区有一小部分露出于剑突之下，直接与腹前壁相接触。

肝的上方与膈相接，膈上有右侧胸膜腔、右肺及心等。肝右叶下面，前部与结肠右曲邻接，中部近肝门处邻接十二指肠上曲，后部邻接右肾上腺和右肾。肝左叶下面与胃前壁相邻，后上方邻接食管腹部。

八、肝外胆道系统

肝外胆道系统是指肝门之外的胆道系统，包括胆囊和输胆管道。这些管道与肝内胆道一起，将肝分泌的胆汁输送到十二指肠腔。

（一）胆囊

胆囊（gall bladder）是贮存和浓缩胆汁的囊状器官，外观呈梨形，长 8~12cm，宽 3~5cm，容量 40~60ml。胆囊位于肝脏面的胆囊窝内，其上面借结缔组织与肝相连，易于分离（图 1-3-22）。

胆囊分为胆囊底、胆囊体、胆囊颈和胆囊管四部分，胆囊底是胆囊突向前下方的盲端，胆囊底的体表投影在右锁骨中线与右肋弓交点附近。胆囊发炎时，该处可有压痛。胆囊体是胆囊的主体部分，与底之间无明显界限。胆囊颈是胆囊体向下延续并变细的部分，常以直角向左下弯行，移行于胆囊管。胆囊管比胆囊颈稍细，在肝十二指肠韧带内与其左侧的肝总管汇合，形成胆总管。

胆囊管、肝总管和肝的脏面围成的三角形区域称为胆囊三角（Calot 三角），三角内常有胆囊动脉通过，因此该三角是胆囊手术中寻找胆囊动脉的标志。

（二）输胆管道

输胆管道包括肝左管、肝右管、肝总管和胆总管（图 1-3-23）。

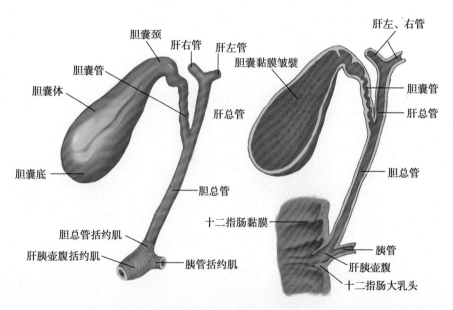

图 1-3-23　输胆管道模式图

1. **肝管与肝总管**　肝左管、肝右管分别由左、右半肝内的毛细胆管逐渐汇合而成，出肝门后汇合成肝总管。肝总管长约 3cm，行于肝十二指肠韧带内，并在韧带内与胆囊管以锐角汇合成胆总管。

2. **胆总管**　由肝总管和胆囊管汇合而成，在肝十二指肠韧带内下行于肝固有动脉的右侧、肝门静脉的前方，向下至十二指肠降部中份，在此处的十二指肠后内侧壁内与胰管汇合，形成一略膨大的共同管道称为肝胰壶腹（Vater 壶腹）（图 1-3-23），开口于十二指肠大乳头。在肝胰壶腹周围有肝胰壶腹括约肌（Oddi 括约肌）包绕。

九、胰

胰(pancreas)是人体第二大消化腺,位于腹后壁的一个狭长腺体,质地柔软,呈灰红色,横向位于腹上区和左季肋区,平对第1~2腰椎。胰的上缘约平脐上10cm,下缘约相当于脐上5cm处(图1-3-24)。

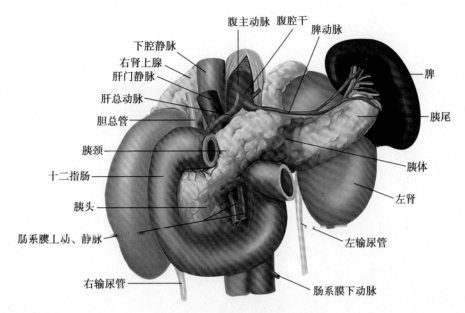

图1-3-24　胆道、十二指肠和胰

胰可分头、颈、体和尾四部分,各部之间无明显界限。胰头为胰右端膨大部分,位于第2腰椎的右前方,其上方、下方和右侧被十二指肠包绕。当胰头肿大压迫胆总管时,可影响胆汁排出,发生阻塞性黄疸。胰颈为位于胰头和胰体之间狭窄扁薄的部分,其后方有肠系膜上静脉和肝门静脉的起始部。胰体位于胰颈与胰尾之间,占胰的大部分,胰体横位于第1腰椎前方。胃后壁癌肿或溃疡穿孔常与胰体粘连。胰尾较细,行向左上方至左季肋区,在脾门下方与脾的脏面相接触。

胰管位于胰实质内,其走行与胰的长轴一致,从胰尾经胰体走向胰头,沿途接受许多小叶间导管,最后于十二指肠降部的壁内与胆总管汇合成肝胰壶腹,开口于十二指肠大乳头(图1-3-16)。

【学习小结】

消化系统由消化管和消化腺两部分组成。消化管包括口腔、咽、食管、胃、小肠(十二指肠、空肠、回肠)和大肠(盲肠、阑尾、结肠、直肠、肛管)。临床上常把口腔到十二指肠的这一段称上消化道,空肠及以下的部分称下消化道。消化腺有小消化腺(散在于消化管各部的管壁内)和大消化腺(大唾液腺、肝、胰)两种。口腔分为口腔前庭和固有口腔两部分,固有口腔通过咽峡与咽相同;颊上有腮腺导管的开口;腭的前2/3是硬腭,后1/3是软腭;人类发育过程中有乳牙和恒牙两类,按照形态可分为切牙、尖牙、磨牙,牙龈、牙周膜、牙槽骨为牙周组织;舌黏膜上有四种舌乳头,除了丝状乳头以外,菌状乳头、叶状乳头、轮廓乳头均有味蕾分部,可感知味觉;腮腺、下颌下腺和舌下腺为大唾液腺,其导管在口腔内有固定的开口位置;咽分为鼻咽、口咽和喉咽三部分,咽隐窝为临床鼻咽癌的好发部位;食管分颈部、胸部和腹部三段,上狭窄为起始处,中狭窄为食管与左主支气管交叉处,下狭窄为穿食管裂孔处;胃的入口为贲门,出口为幽门,胃分为胃底、胃体、贲门部和幽门部四个部分;小肠是消化管中最长的一段,十二指肠悬韧带是辨认空肠起始的标志;大肠围绕于空、回肠的周围,可分为盲肠、阑尾、结肠、直肠和肛管五部分,结肠和盲肠具有三种特征性结构,即结肠带、结肠袋和肠脂垂;McBurney点是阑尾根部体表投影,齿状线是肛管内皮肤和黏膜的分界;肝脏面被"H"形的沟分为左叶、右叶、方叶和尾状叶,肝外胆道系统指肝门之外的胆道系统,包括肝左管、肝右管、肝总管、胆囊和胆总管,胆囊三角是胆囊手术中寻找胆囊动脉的标志;胰分为头、颈、体、尾三部分。

【复习题】

1. 简述咽的分部、各部的形态特点及交通。
2. 简述胃的位置、形态及分部。
3. 简述空肠与回肠结构的主要区别。
4. 简述肝外胆道的组成及胆汁排泄的途径。

第三节　呼 吸 系 统

呼吸系统(respiratory system)由呼吸道和肺组成(图1-3-25)。呼吸道包括鼻、咽、喉、气管和各级支气管等。通常将鼻、咽、喉称为上呼吸道,气管和各级支气管称为下呼吸道。肺由肺实质(肺内各级支气管和肺泡)和肺间质(结缔组织、血管、淋巴管、淋巴结和神经等)组成,表面包有脏胸膜。肺泡是气体交换的场所。呼吸系统的主要功能是进行气体交换,即吸入氧,排出二氧化碳,还兼有发音、嗅觉等功能。

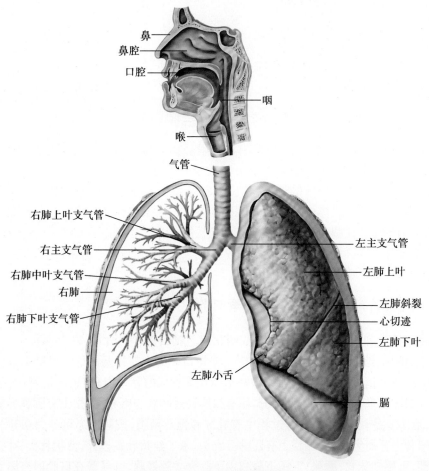

图1-3-25　呼吸系统模式图

一、鼻

鼻是呼吸道的起始部,亦是嗅觉器官,分为外鼻、鼻腔和鼻旁窦。

(一)外鼻

外鼻(external nose)位于面部中央,以鼻骨和鼻软骨为支架,外被皮肤、内覆黏膜。外鼻与额相连的狭窄部称鼻根,向下延续为鼻背,末端突出部为鼻尖,鼻尖两侧弧状隆起称鼻翼,呼吸困难的患者有鼻翼扇动的症状。因鼻翼和鼻尖处皮肤富含皮脂腺和汗腺,故成为痤疮、酒渣鼻和疖肿的好发部位。

（二）鼻腔

鼻腔（nasal cavity）是由骨和软骨及其表面被覆的黏膜和皮肤构成。鼻腔被鼻中隔分为左右两腔，开口称鼻孔，向后通鼻咽处称为鼻后孔。每侧鼻腔又分为鼻前庭和固有鼻腔（图1-3-26），二者以鼻阈为界。鼻阈是鼻前庭处皮肤隆起，其后方为鼻黏膜。鼻前庭处被覆皮肤且生有粗硬的鼻毛，有过滤灰尘，净化空气的作用，由于缺乏皮下组织，皮肤与软骨膜紧密相连，故发生疖肿时疼痛明显。

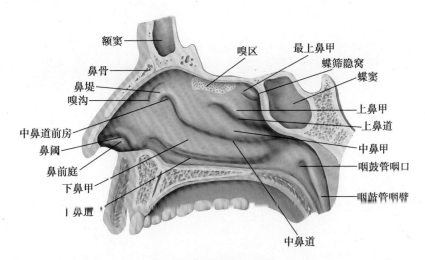

图1-3-26 鼻腔外侧壁

鼻中隔由筛骨垂直板、犁骨和鼻中隔软骨覆以黏膜而成，鼻中隔前下方血管丰富、位置表浅，外伤或干燥刺激均易引起出血。90%左右的鼻出血发生于此区，称为易出血区（Little区）。

固有鼻腔位于鼻阈的后上方，是鼻腔的主要部分。鼻腔外侧壁自上而下为上、中、下三个鼻甲，其下方分别称为上鼻道、中鼻道、下鼻道（图1-3-26）。

鼻黏膜分两部分，位于上鼻甲与其相对的鼻中隔及鼻腔顶部的鼻黏膜区域统称为嗅区，活体呈苍白色或淡黄色，有感受嗅觉刺激的嗅细胞。其余部分黏膜区域称为呼吸区，活体呈淡红色，表面光滑湿润，黏膜内含丰富的血管、黏液腺和纤毛，对吸入的空气有加温、湿润和净化作用。

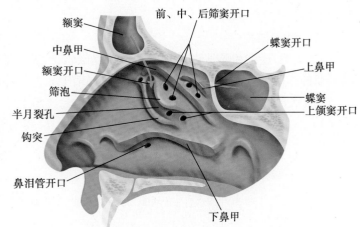

（三）鼻旁窦

鼻旁窦（paranasal sinus）又称副鼻窦，指鼻腔周围颅骨内的含气空腔，有加温、加湿作用，可对发音产生共鸣。鼻旁窦共有4对，包括额窦、筛窦、蝶窦和上颌窦，筛窦又分前、中、后3组。

鼻旁窦均开口于鼻腔：额窦、上颌窦、前筛窦和中筛窦开口于中鼻道；后筛窦开口于上鼻道；蝶窦开口于蝶筛隐窝。由于鼻旁窦的黏膜与鼻腔的黏膜相延续，故鼻腔的炎症可蔓延至鼻旁窦引起鼻窦炎（图1-3-27、图1-3-28）。

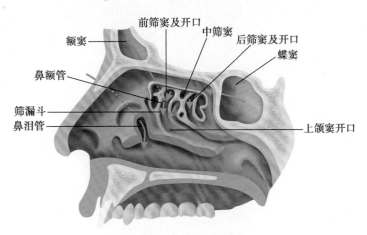

图1-3-27 鼻腔外侧壁

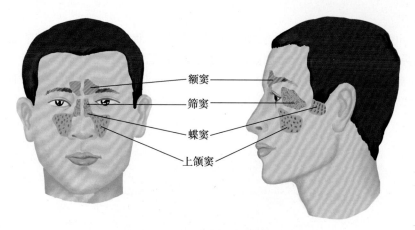

图 1-3-28　鼻旁窦体表投影

二、咽

咽的详细内容参考本章第二节消化系统。

三、喉

喉(larynx)主要由喉软骨和喉肌构成,它既是呼吸的管道,又是发音的器官。

(一)喉的位置和毗邻

喉的上界是会厌上缘,下界为环状软骨下缘,成年人的喉平对第 3~6 颈椎,女性略高于男性。借喉口通喉咽,向下通气管。喉的前方有皮肤、颈筋膜、舌骨下肌群等覆盖;后方为咽;两侧有颈部血管、神经和甲状腺侧叶。

(二)喉的结构

喉由支架、连结和喉肌共同组成,其支架是喉软骨,连结是喉软骨间的连结及舌骨、气管与喉之间的连结,喉肌的作用是紧张或松弛声带,开大或缩小声门裂,并可缩小喉口(图 1-3-29)。

1. 喉软骨

(1) 甲状软骨(thyroid cartilage):是最大的喉软骨,构成喉的前外侧壁,由前缘互相附着的呈四边形

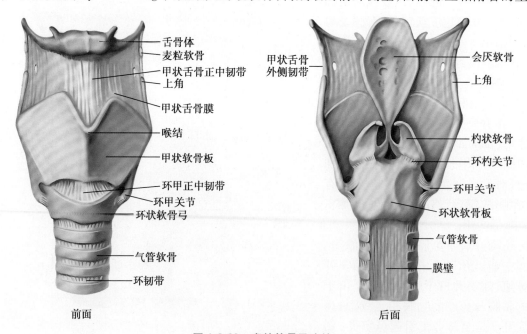

前面　　　　　　　　　　　　后面

图 1-3-29　喉的软骨及连结

的左、右软骨板构成。附着处称为前角,前角上端向前突出,称为喉结,在成年男子尤为明显。左、右软骨板后缘向上、下发出的突起,分别称为上角和下角(图1-3-29)。

(2) 环状软骨(cricoid cartilage):位于甲状软骨的下方,是喉软骨中唯一完整的软骨环。它由前部低窄的环状软骨弓和后部高阔的环状软骨板围成。板上缘两侧各有一杓关节面,弓与板交界处有甲关节面。

(3) 会厌软骨(epiglottic cartilage):位于舌骨体后方,上宽下窄呈叶状,下端借甲状会厌韧带连于甲状软骨前角内面上部。会厌软骨被覆黏膜构成会厌,是喉口的活瓣,吞咽时喉随咽上提并向前移,会厌关闭喉口,以防止食物误入喉腔。

(4) 杓状软骨(arytenoid cartilage):成对,位于环状软骨板上缘两侧,底朝下,与环状软骨板上缘构成关节,尖向上,底向前伸出的突起称为声带突,有声韧带附着;向外侧伸出的突起称为肌突,大部分喉肌附着于此。

2. **喉连结**

(1) 甲状舌骨膜:是位于舌骨与甲状软骨上缘之间的结缔组织膜。

(2) 环甲关节:由环状软骨的甲关节面和甲状软骨下角构成,属联动关节,可使甲状软骨在冠状轴上做前倾和复位运动,使声带紧张或松弛。

(3) 环杓关节:由环状软骨板的杓关节面和杓状软骨底的关节面构成。杓状软骨可沿该关节垂直轴做向内侧、外侧的旋转运动。旋内使声带突互相靠近,缩小声门;旋外则开大声门。

(4) 弹性圆锥:又称环甲膜(图1-3-30),是圆锥形的弹性纤维膜。起自甲状软骨前角后面,呈扇形向后、向下止于杓状软骨声带突和环状软骨上缘。其上缘游离增厚,位于甲状软骨前角至杓状软骨声带突之间,称为声韧带(vocal ligament),是发音的主要结构。声韧带连同声带肌及覆盖于其表面的喉黏膜一起,称为声带。弹性圆锥前份较厚,张于甲状软骨下缘与环状软骨弓上缘之间,称为环甲正中韧带。急性喉阻塞时,为抢救患者生命可在环甲正中韧带处进行穿刺,以建立暂时的呼吸通道。

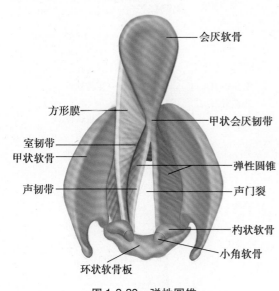

图1-3-30　弹性圆锥

会厌软骨

方形膜

室韧带

甲状软骨

声韧带

甲状会厌韧带

弹性圆锥

声门裂

杓状软骨

小角软骨

环状软骨板

(5) 环状软骨气管韧带:为连接环状软骨下缘和第1气管软骨环的结缔组织膜。

3. **喉肌**　为横纹肌,是发音的动力器官。它具有紧张或松弛声带、缩小或开大声门裂及缩小喉口的功能。按功能可分为两群:一群作用于环甲关节,使声带紧张或松弛;另一群作用于环杓关节,使声门裂、喉口开大或缩小。因此,喉肌的运动可控制发音的强弱和调节音调的高低。

(三) **喉腔**

喉腔(laryngeal cavity)是由喉软骨、韧带、纤维膜、喉肌、喉黏膜等围成的管腔。上起自喉口,与咽相通;下连气管。喉腔侧壁有上下两对黏膜皱襞,上方的黏膜皱襞称为前庭襞,下方的称为声襞。两侧前庭襞间的裂隙称前庭裂;两侧声襞及两侧杓状软骨间的裂隙称为声门裂,声门裂是喉腔中最狭窄的部位。发音时,呼出的气流通过声门裂,引起声带振动,发出声音(图1-3-31)。

喉腔借前庭襞和声襞分为三部分。从喉口至前庭裂之间的部分称为喉前庭;前庭裂和声门裂之间的部分称为喉中间腔,其向侧方突出的隐窝称为喉室;声门裂至环状软骨下缘的部分称为声门下腔,此区黏膜下组织比较疏松,炎症时易引起水肿。

四、气管和主支气管

(一) **气管**

气管(trachea)位于喉与气管杈之间,起于环状软骨下缘约平第6颈椎下缘;向下至胸骨角平面约平第4胸椎下缘处,分叉形成左、右主支气管(图1-3-32)。气管分为颈部和胸部。在气管杈的内面,有一矢状

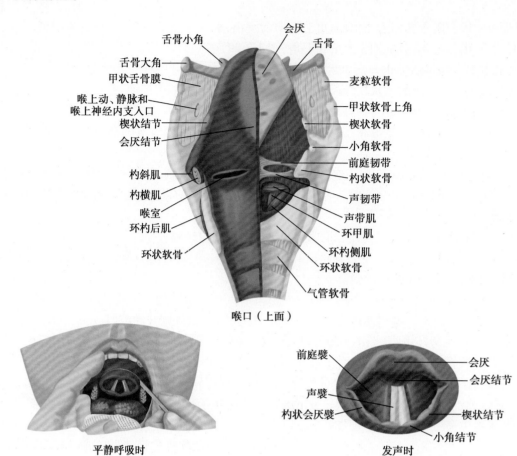

舌骨小角
会厌
舌骨
舌骨大角
甲状舌骨膜
喉上动、静脉和
喉上神经内支入口
楔状结节
会厌结节
杓斜肌
杓横肌
喉室
环杓后肌
环状软骨

麦粒软骨
甲状软骨上角
楔状软骨
小角软骨
前庭韧带
杓状软骨
声韧带
声带肌
环甲肌
环杓侧肌
环状软骨
气管软骨

喉口（上面）

平静呼吸时

前庭襞
声襞
杓状会厌襞
会厌
会厌结节
楔状结节
小角结节

发声时

图 1-3-31 喉

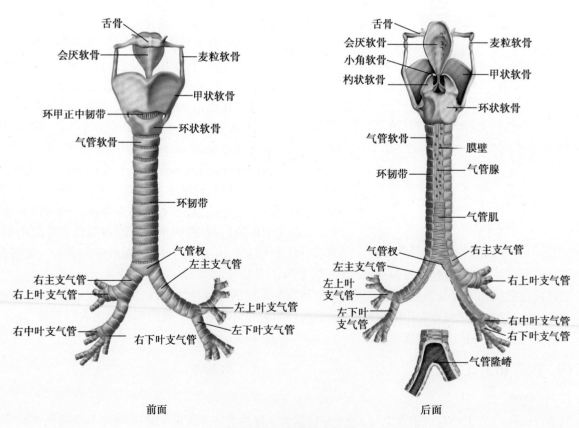

舌骨
会厌软骨
甲状软骨
环甲正中韧带
气管软骨

麦粒软骨

环状软骨

环韧带

气管杈
左主支气管
右主支气管
右上叶支气管
左上叶支气管
右中叶支气管
左下叶支气管
右下叶支气管

前面

舌骨
会厌软骨
小角软骨
杓状软骨
气管软骨
环韧带

麦粒软骨
甲状软骨
环状软骨
膜壁
气管腺
气管肌

气管杈
左主支气管
左上叶
支气管
左下叶
支气管

右主支气管
右上叶支气管
右中叶支气管
右下叶支气管
气管隆嵴

后面

图 1-3-32 气管及支气管

位的向上的半月状嵴称为气管隆嵴,略偏向左侧,是支气管镜检查时判断气管分叉的重要标志。

气管由气管软骨、平滑肌和结缔组织构成。气管软骨由14~17个呈"C"形的透明软骨环构成,气管软骨后壁缺口由气管的膜壁封闭,气管切开术常在第3~5气管软骨环处施行。

(二)主支气管

支气管(bronchi)是气管分出的各级分支,其中一级分支为左、右主支气管。左主支气管细而长,长4~5cm,斜行;右主支气管短而粗,长2~3cm,走行相对直,气管异物多进入右主支气管。

五、肺

肺(lung)位于胸腔内,膈肌的上方、纵隔的两侧。正常肺呈浅红色,质柔软呈海绵状,富有弹性。幼儿肺呈淡红色,随年龄增长,因吸入空气中的灰尘不断沉积于肺,颜色逐渐变为灰暗色,并可呈现蓝黑色斑点。健康男性成人两肺的空气容量为5 000~6 500ml,女性则小于男性。

(一)肺的形态和分叶

两肺外形不同,左肺狭长,右肺宽短。肺呈圆锥形,可分为一尖、一底、三面、三缘。

肺尖钝圆,经胸廓上口伸入颈根部,高出锁骨内侧1/3段上方2~3cm(图1-3-33)。

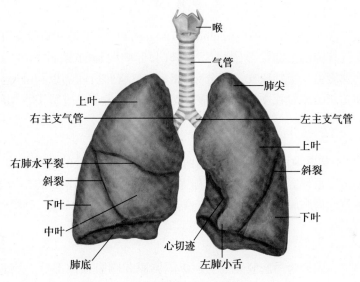

图1-3-33　肺的形态

肺底与膈相邻,向上凹陷;肋面隆凸,与胸壁的内面贴近;纵隔面即内侧面与纵隔相邻,其中央有椭圆形凹陷,称为肺门(hilum of lung)(图1-3-34)。膈面,即肺底,与膈相毗邻。前缘薄而锐,为肋面与纵隔面在前方的移行处,左肺前缘下部有明显的凹陷,称为心切迹,切迹下方有一突起称为左肺小舌。后缘为肋面与纵隔面在后方的移行处,位于脊柱两侧。下缘为膈面与肋面、纵隔面的移行处,较薄锐,其位置随呼吸运动而显著变化。

肺借叶间裂分叶,左肺的叶间裂为斜裂,由后上斜向前下,将左肺分为上、下两叶。右肺的叶间裂包括斜裂和水平裂,将右肺分为上、中、下三叶(图1-3-33)。

肺门内有支气管、血管、神经、淋巴管等出入,它们被结缔组织包裹,统称为肺根(root of lung)(图1-3-34)。

(二)肺内支气管和支气管肺段

1. **肺内支气管**　在肺门处,左主支气管、右主支气管分为次级支气管,进入肺叶,称为肺叶支气管。肺叶支气管进入肺叶后,继续分出肺段支气管。故主支气管称为一级支气管,肺叶支气管为二级支气管,肺段支气管为三级支气管。全部各级支气管在肺叶内如此反复分支形成树枝状,称为支气管树。

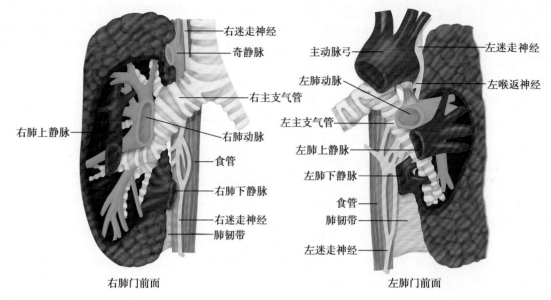

图 1-3-34　肺门

2. 支气管肺段　支气管肺段,简称肺段(pulmonary segment),是指每一肺段支气管及其分支分布区的全部肺组织的总称。支气管肺段呈圆锥形,尖端朝向肺门,底朝向肺的表面,构成肺的形态学和功能学的基本单位。每个支气管肺段由一个肺段支气管分布,相邻支气管肺段间隔以肺静脉属支及疏松结缔组织。由于支气管肺段结构和功能的相对独立性,临床常以支气管肺段为单位进行手术切除。

六、胸膜

胸膜(pleura)是衬覆于胸壁内面、膈上面、纵隔两侧面和肺表面等处的一层浆膜。被覆于胸壁内面、纵隔两侧面和膈上面及突至颈根部等处的胸膜部分称为壁胸膜,覆盖于肺表面的称为脏胸膜,两层胸膜之间密闭、狭窄、呈负压的腔隙称为胸膜腔(pleural cavity)。胸膜腔内有少量浆液,呼吸运动时,可减少两层胸膜之间的摩擦。

(一) 壁胸膜

壁胸膜依其衬覆部位不同分为肋胸膜、膈胸膜、纵隔胸膜和胸膜顶四部分。胸膜顶(cupula of pleura)是肋胸膜和纵隔胸膜向上的延续,呈穹窿状,覆盖于肺尖上方。胸膜顶突至胸廓上口,伸向颈根部,高出锁骨内侧 1/3 上方 2.5cm。

(二) 脏胸膜

脏胸膜贴附于肺表面,并伸入至叶间裂内。因其与肺实质连接紧密故又称肺胸膜。

(三) 胸膜隐窝

壁胸膜返折并相互移行处的胸膜腔,即使在深吸气时,肺缘也达不到其内,故名胸膜隐窝(pleural recesse)。主要包括肋膈隐窝、肋纵隔隐窝等。

1. 肋膈隐窝　左、右各一,由肋胸膜与膈胸膜返折形成,是胸膜腔位置最低、容量最大的部位,胸膜腔积液首先积聚于此处,为临床胸腔穿刺抽液的部位。

2. 肋纵隔隐窝　位于心包处的纵隔胸膜与肋胸膜相互移行处,因左肺前缘有心切迹,所以左侧肋纵隔隐窝较大。

(四) 胸膜与肺的体表投影

胸膜的体表投影是指壁胸膜各部相互移行转折之处形成胸膜的返折线在体表的投影。其中有意义的是胸膜的前界和胸膜下界(图 1-3-35)。肋胸膜与纵隔胸膜前缘的返折线是胸膜前界;而肋胸膜与膈胸膜的返折线则是胸膜下界。

1. 胸膜前界和下界的体表投影　胸膜前界上端起自锁骨中、内 1/3 交界处上方约 2.5cm 的胸膜顶,

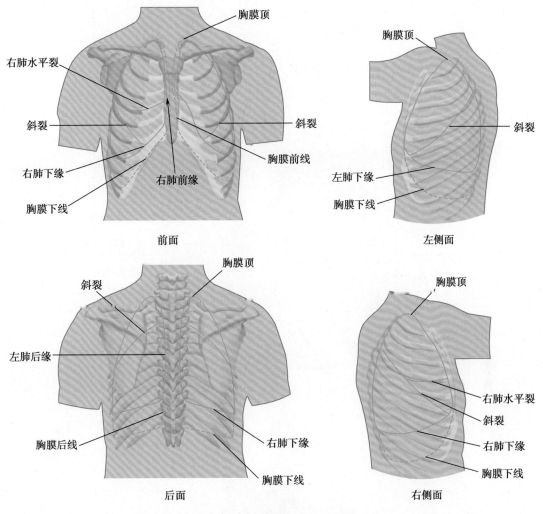

图 1-3-35　胸膜及肺的体表投影

向内下斜行,在第 2 胸肋关节水平,两侧互相靠拢,在正中线附近垂直下行。右侧至第 6 胸肋关节处转向右,移行于下界。左侧在第 4 胸肋关节处转向外下方,沿胸骨的侧缘 2~2.5cm 的距离向下行,于第 6 肋软骨后方与胸膜下界相移行。由于胸膜前界在第 2~4 肋软骨水平两侧靠拢,上、下两端相互分开,所以在胸骨后方各形成一个三角形区域:上方为胸腺区,内有胸腺;下方为心包区或心包裸区。此区心包前方无胸膜遮盖,因此,左剑肋角处是临床进行心包穿刺术的安全区。

右侧的胸膜下界前内侧端起自第 6 胸肋关节的后方,左侧的胸膜下界内侧端起自第 6 肋软骨中点后方。两侧均行向外下方,在锁骨中线与第 8 肋相交,在腋中线与第 10 肋相交,在肩胛线与第 11 肋相交,最终止于第 12 胸椎棘突高度(图 1-3-35)。

2. **肺的体表投影**　肺尖的体表投影与胸膜顶大致相同,肺的前界几乎与胸膜前界一致,两肺下缘的体表投影相同。在相同部位肺下界一般较胸膜下界高出两个肋(图 1-3-35),即在锁骨中线处与第 6 肋相交,腋中线处与第 8 肋相交,肩胛线处与第 10 肋相交,最后在脊柱侧方止于第 10 胸椎棘突高度。

七、纵隔

纵隔(mediastinum)是两侧纵隔胸膜之间全部器官、结构和结缔组织的总称。纵隔稍偏左,为上窄下宽、前短后长。其前界为胸骨,后界为脊柱胸段,两侧为纵隔胸膜,上界是胸廓上口,下界是膈(图 1-3-36、图 1-3-37)。纵隔分区方法较多,通常是在胸骨角平面将纵隔分为上纵隔和下纵隔。下纵隔以心包为界,又分为前纵隔、中纵隔、后纵隔。

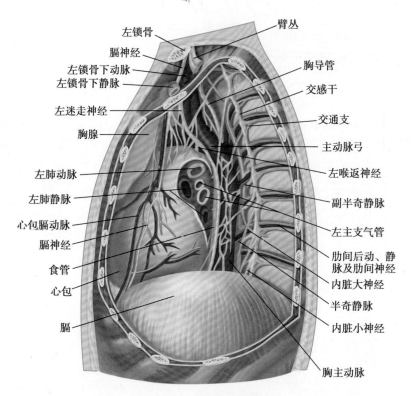

左锁骨
膈神经
左锁骨下动脉
左锁骨下静脉
左迷走神经
胸腺
左肺动脉
左肺静脉
心包膈动脉
膈神经
食管
心包
膈

臂丛
胸导管
交感干
交通支
主动脉弓
左喉返神经
副半奇静脉
左主支气管
肋间后动、静脉及肋间神经
内脏大神经
半奇静脉
内脏小神经
胸主动脉

图 1-3-36　纵隔左侧面观

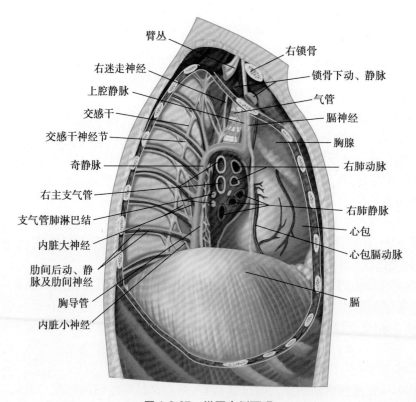

臂丛
右迷走神经
上腔静脉
交感干
交感干神经节
奇静脉
右主支气管
支气管肺淋巴结
内脏大神经
肋间后动、静脉及肋间神经
胸导管
内脏小神经

右锁骨
锁骨下动、静脉
气管
膈神经
胸腺
右肺动脉
右肺静脉
心包
心包膈动脉
膈

图 1-3-37　纵隔右侧面观

【学习小结】

　　呼吸系统由呼吸道和肺组成,主要功能是进行气体交换。通常将鼻、咽、喉称为上呼吸道,气管和各级支气管称为下呼吸道。鼻分为外鼻、鼻腔和鼻旁窦,鼻腔被上中下三个鼻甲分为上中下三个鼻道,额窦、蝶窦、筛窦和上颌窦均开口于鼻道。喉软骨有甲状软骨、环状软骨、杓状软骨和会厌软骨四种;喉的连结有甲状舌骨膜、环甲关节、环杓关节、弹性圆锥、环状软骨气管韧带;喉腔分为喉前庭、喉中间腔和声门下腔三部分;声门裂是喉腔最狭窄之处。左主支气管较细长、较水平,与气管延长线的夹角较大;右主支气管较粗短、较陡直,与气管延长线的夹角较小。肺呈圆锥形,有一尖、一底、两面、三缘,纵隔面中部长圆形凹陷为肺门,出入肺门的结构被结缔组织包裹组成肺根。覆盖于肺表面的浆膜称脏胸膜,覆盖于胸腔内面的称壁胸膜,两层胸膜之间腔隙称胸膜腔;壁胸膜分为肋胸膜、膈胸膜、纵隔胸膜和胸膜顶;肋膈隐窝是位置最低、容量最大的胸膜隐窝;胸膜顶位于锁骨中、内 1/3 交界处上方约 2.5cm。纵隔是两侧纵隔胸膜之间全部器官、结构和结缔组织的总称。

【复习题】

1. 简述鼻旁窦及其开口部位。
2. 简述喉的软骨及其连结。
3. 简述左主支气管、右主支气管的形态区别。
4. 简述肋膈隐窝的构成及临床意义。

第四节　泌尿系统

　　泌尿系统(urinary system)由肾、输尿管、膀胱和尿道四部分组成(图 1-3-38)。其主要功能是排出机体内溶于水的代谢产物。机体在新陈代谢过程中产生的废物(尿素、尿酸及多余的水分和无机盐等),经血液运送至肾,在肾内形成尿液,然后经输尿管流入膀胱暂时贮存,当尿液达到一定量后,再经尿道排出体外。

一、肾

(一)肾的形态

　　肾(kidney)为实质性器官,左右各一,形似蚕豆,新鲜时呈红褐色。肾表面光滑,可分为上、下两端,前、后两面,内侧、外侧两缘(图 1-3-38)。肾上端宽而薄,下端窄而厚。前面较凸,后面较平,紧贴腹后壁。外侧缘隆凸,内侧缘中部凹陷,称为肾门(renal hilum),为肾的血管、肾盂、神经和淋巴管出入的部位。出入肾门的结构被结缔组织包绕称肾蒂。肾蒂内结构从前向后的顺序为:肾静脉、肾动脉和肾盂;肾蒂内结构从上到下的顺序为:肾动脉、肾静脉和肾盂。自肾门向肾实质凹陷的腔称肾窦,窦内含有肾动脉的分支、肾静脉的属支、肾小盏、肾大盏、肾盂、神经、淋巴管和脂肪组织等。

(二)肾的位置和毗邻

　　肾位于脊柱两侧、紧贴腹后壁的上部。两肾的上端

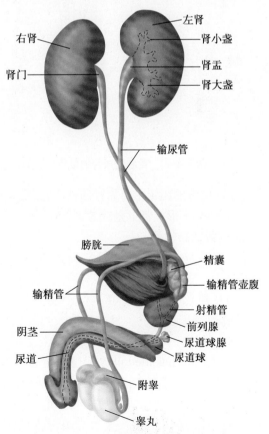

图 1-3-38　男性泌尿生殖系统模式图

较靠近脊柱,下端稍远离,略呈"八"字形排列(图1-3-39、图1-3-40)。右肾因受肝的影响比左肾位置略低。左肾在第11胸椎下缘至第2~3腰椎间盘之间,右肾在第12胸椎上缘至第3腰椎上缘之间。第12肋斜过左肾后面的中部、右肾后面的上部。肾门约平第1腰椎平面,距正中线5cm,肾门在腹后壁的体表投影为竖脊肌外侧缘与第12肋之间形成的夹角区,称为肾区,叩击或触压肾病患者该区可引起疼痛。

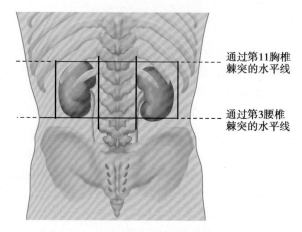

图1-3-39 肾的体表投影

（通过第11胸椎棘突的水平线）

（通过第3腰椎棘突的水平线）

肾的毗邻关系比较复杂(图1-3-40)。两肾上端内侧有肾上腺附着。后面上1/3与膈相贴,下2/3与腰大肌、腰方肌及腹横肌相贴。左肾前面自上而下分别与胃、胰、空肠相邻,外侧缘与脾和结肠左曲相接触;右肾前面近内侧缘邻十二指肠降部,外侧邻接肝右叶和结肠右曲。

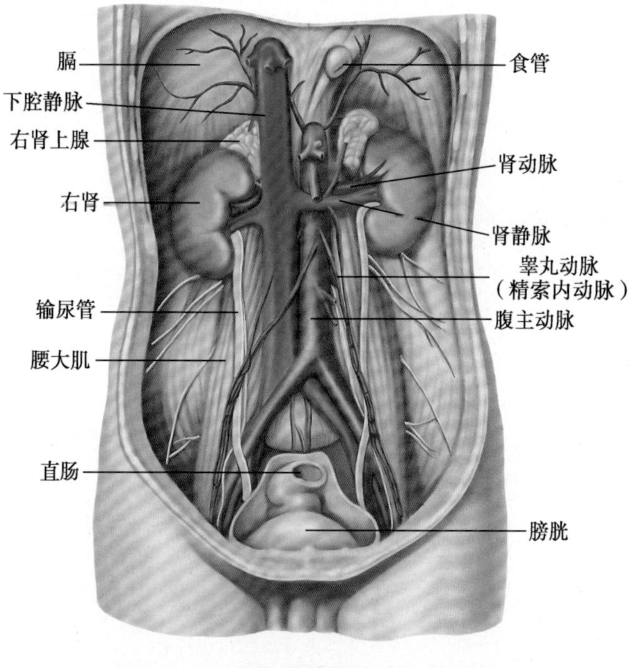

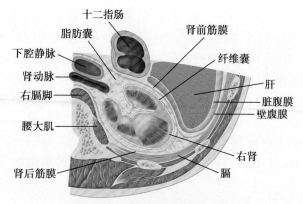

图1-3-40 肾和输尿管的位置(腹后壁)

（膈、下腔静脉、右肾上腺、右肾、输尿管、腰大肌、直肠、食管、肾动脉、肾静脉、睾丸动脉（精索内动脉）、腹主动脉、膀胱）

（三）肾的被膜

肾的表面包有3层被膜,由内向外依次为纤维囊、脂肪囊和肾筋膜(图1-3-41、图1-3-42)。

1. 纤维囊(fibrous capsule) 为紧贴肾表面,薄而坚韧的结缔组织膜。正常情况下,纤维囊易与肾实质分离,但在病理情况下,则与肾实质粘连,不易剥离。

2. 脂肪囊(fatty renal capsule) 又称肾床,为位于纤维囊外面的脂肪组织,并经肾门延伸至肾窦内。脂肪囊对肾起弹性垫样的保护作用。

3. 肾筋膜(renal fascia) 为覆盖在脂肪囊外面的结缔组织膜,分前、后两层包裹肾和肾上腺。前、后两层在肾的外侧和肾上腺上方相互融合,在肾的下方两层分开,输尿管行于两层之间。

肾正常位置的固定主要靠肾的被膜,其次是腹压、肾的血管、腹膜及邻近器官的承托。当肾的固定装置发育不良时,可形成肾下垂或游走肾。

（四）肾的结构

肾的实质包括肾皮质和肾髓质两部分(图1-3-43)。

1. 肾皮质(renal cortex) 位于浅层,富含血管,新鲜标本呈红褐色。肾皮质伸入到肾髓质的部分称为肾柱。

2. 肾髓质(renal medulla) 位于肾皮质的深面,血管较少,色淡,它由15~20个肾锥体组成。肾锥体的基底朝向皮质,尖端钝圆朝向肾窦,2~3个肾锥体的尖端合成一个肾乳头,其顶端有许多小孔,称为乳头孔,肾形成的尿液由乳头孔流

图1-3-41 肾的被膜(水平切)

（十二指肠、脂肪囊、下腔静脉、肾动脉、右膈脚、腰大肌、肾后筋膜、肾前筋膜、纤维囊、肝、脏腹膜、壁腹膜、右肾、膈）

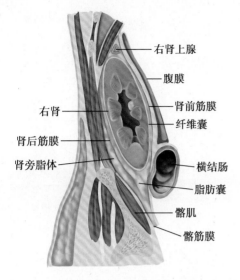

图 1-3-42 肾的被膜（经右肾和肾上腺的纵切面）

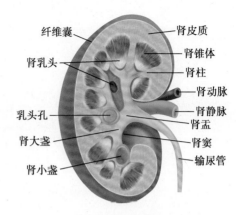

图 1-3-43 肾结构

入漏斗状的肾小盏内。在肾窦内，2~3 个肾小盏汇合成一个肾大盏。再由 2~3 个肾大盏汇合成一个前后扁平漏斗状的肾盂（renal pelvis），肾盂出肾门后，逐渐变细移行为输尿管。肾盂是炎症和结石的好发部位。

二、输尿管

输尿管（ureter）为一对细长的肌性管道，左、右各一，位于腹后壁腹膜后方，起自肾盂，终于膀胱（图 1-3-40）。长 20~30cm，管径为 5~7mm，管壁有较厚的平滑肌层，可做节律性的蠕动，使尿液不断地流入膀胱。输尿管按其行程可分为腹部、盆部和壁内部三部分。

1. **输尿管腹部** 位于腹后壁，起自肾盂，沿腰大肌前方下降，至小骨盆入口处，左侧越过髂总动脉末端前方，右侧越过髂外动脉起始部前方，进入盆腔续为盆段。

2. **输尿管盆部** 自小骨盆入口起，在腹膜后先沿盆腔侧壁行向后下，再转向前内达膀胱底止。在男性有输精管绕过此部末端前方至其内侧。女性输尿管入盆腔后，行经宫颈两侧而达膀胱底，在距宫颈外侧约 2cm 处，有子宫动脉横过其前方。行子宫切除手术结扎子宫动脉时，应注意此关系，以免损伤输尿管。

3. **输尿管壁内部** 是指斜穿膀胱壁的部分，长 1.5~2.0cm，以输尿管口开口于膀胱底内面。当膀胱充盈时，内压增高，此时输尿管壁内部被压扁而闭合，可阻止尿液逆流入输尿管。

输尿管全程有三处生理性狭窄：第一狭窄在肾盂与输尿管移行处；第二狭窄在跨越小骨盆入口处；第三狭窄在斜穿膀胱壁处。这些狭窄处常是结石滞留部位。

三、膀胱

膀胱（urinary bladder）为贮存尿液的肌性囊状器官，其形态、大小、位置和壁的厚薄均因年龄、性别及尿液充盈程度而不同。一般正常成人膀胱容量为 350~500ml，最大容量可达 800ml，女性膀胱容量较男性略小，新生儿容量只有 50ml，正常成年人膀胱有 250ml 的液体充盈时，就会有胀满感。

（一）膀胱的形态和结构特点

空虚的膀胱呈三棱锥体形，膀胱尖细小，朝向前上方，底部膨大，朝向后下方，称为膀胱底，尖与底之间的部分称为膀胱体，膀胱的最下部称为膀胱颈，以尿道内口与尿道相接，膀胱各部之间无明显界限，充盈的膀胱呈卵圆形（图 1-3-44）。膀胱的内面被覆黏膜，空虚时由于肌层的收缩而形成许多皱襞，充盈时皱襞可消失。但在膀胱底内面，两个输尿管口和尿道内口之间形成的三角区，由于缺少黏膜下层，其黏膜平滑无皱襞，称为膀胱三角（trigone of bladder），是肿瘤、结核和炎症的好发部位。两侧输尿管口之间的横行皱襞，称输尿管间襞，呈苍白色，输尿管间襞是膀胱镜检查时寻找输尿管口的标志（图 1-3-45）。

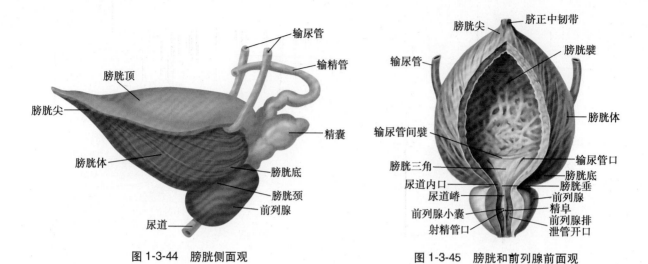

图 1-3-44　膀胱侧面观

图 1-3-45　膀胱和前列腺前面观

（二）膀胱的位置和毗邻

成人膀胱位于盆腔的前部,其前方为耻骨联合,后方在男性为精囊、输精管壶腹和直肠,在女性为子宫和阴道;下方在男性为前列腺,在女性为尿生殖膈(见本章第五节)。膀胱空虚时,膀胱尖不超过耻骨联合上缘;充盈时膀胱尖可高出耻骨联合之上,由腹前壁返折向膀胱的腹膜也随之上移,此时,在耻骨联合上方行膀胱穿刺或手术,不会损伤腹膜和污染腹膜腔。

四、尿道

尿道(urethra)为起于膀胱通向体外的管道。男性尿道除排尿外还兼有排精功能,在男性生殖系统中叙述。女性尿道(图 1-3-46)较男性尿道宽、短而直,长4~5cm,仅有排尿功能。起自膀胱的尿道内口,经耻骨联合与阴道之间下行,穿过尿生殖膈,以尿道外口开口于阴道前庭。在女性尿道下行穿过尿生殖膈处,周围有尿道阴道括约肌环绕,可控制排尿。女性尿道外口位于阴道口的前方。由于女性尿道宽、短而直,且开口于阴道前庭,故易患尿道逆行性感染。

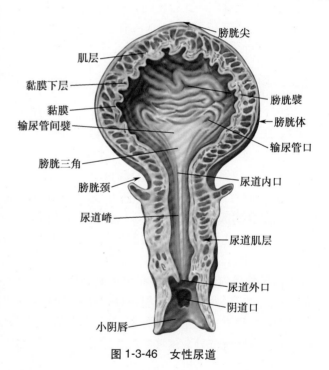

图 1-3-46　女性尿道

【学习小结】

泌尿系统由肾、输尿管、膀胱和尿道组成,主要功能是排出废物和多余的水。肾有两端、两面、两缘,内侧缘中部有肾门,出入肾门的结构被结缔组织包裹称肾蒂,肾门向肾实质内的凹陷为肾窦;左肾在第 11 胸椎下缘至第 2~3 腰椎间盘之间,右肾在第 12 胸椎上缘至第 3 腰椎上缘之间;肾区位于竖脊肌外侧缘与第 12 肋之间形成的夹角区,为肾门在腹后壁的体表投影;肾的被膜由内向外分纤维囊,脂肪囊,肾筋膜。输尿管分为腹部、盆部和壁内部,有三处生理性狭窄。膀胱分尖、体、底和颈四部;两个输尿管口和尿道内口之间的三角区称膀胱三角,是结核、肿瘤和炎症的好发部位;女性尿道较男性尿道短、宽、直,因此临床上女性尿道感染多见。

【复习题】
1. 简述肾的被膜及主要功能。
2. 简述输尿管的行程、分部及狭窄。
3. 简述膀胱三角的位置、结构特点及临床意义。

第五节　男性生殖系统

生殖系统(reproductive system)的主要功能是产生生殖细胞、繁殖后代。男、女性生殖系统均由内生殖器和外生殖器两部分组成。内生殖器多数位于盆腔内,主要包括产生生殖细胞的生殖腺及输送生殖细胞的生殖管道;外生殖器则暴露于体表,主要为性的交接器官。

男性内生殖器包括生殖腺、输精管道和附属腺体。男性生殖腺为睾丸,可产生精子、分泌男性激素。生殖管道即输精管道为贮存精子和运送精子排出体外的一系列管道,包括附睾、输精管、射精管和男性尿道的一部分。附属腺体包括精囊、前列腺和尿道球腺,它们的分泌物参与组成精液。男性外生殖器包括阴囊和阴茎(图1-3-47)。

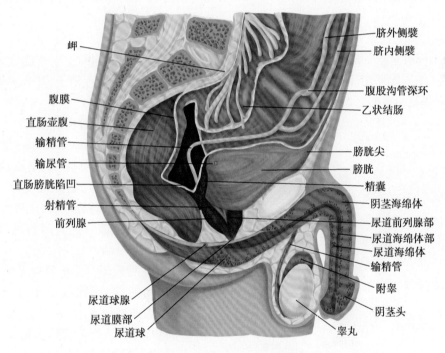

图1-3-47　男性生殖系统概观

一、男性内生殖器

(一) 睾丸

1. **位置和形态**　睾丸(testis)位于阴囊内,左右各一,呈内外侧稍扁的椭圆形,表面光滑,包有一层浆膜,是产生精子和分泌雄性激素的器官。睾丸可分为上下两端,前后两缘,内、外侧两面。前缘游离,后缘有附睾和输精管起始段附着(图1-3-48)。

2. **结构**　睾丸表面有一层坚韧的纤维膜,称为白膜。白膜沿睾丸后缘增厚,并深入睾丸内形成睾丸纵隔。从睾丸纵隔呈放射状发出许多结缔组织小隔,称为睾丸小隔,将睾丸实质分隔成许多睾丸小叶。每个小叶内含2~4条盘曲的生精小管,管的上皮能产生精子。生精小管之间的结缔组织内含有间质细胞,可分泌男性激素,能促进男性附属腺体和第二性征的发育。生精小管在接近睾丸纵隔处,汇合成短而直的

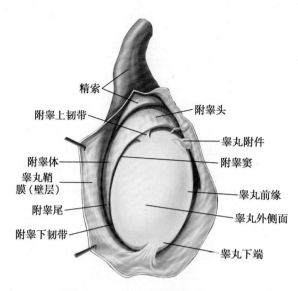

图 1-3-48　睾丸、附睾及被膜（右侧）

精直小管,进入睾丸纵隔内,相互交织成睾丸网。从睾丸网发出 12~15 条睾丸输出小管,出睾丸后缘的上部进入附睾头(图 1-3-49)。

（二）附睾

附睾(epididymis)呈新月形,紧贴于睾丸上端和后缘(图 1-3-48、图 1-3-49)。上端膨大为附睾头,中部为附睾体,下端狭细为附睾尾,附睾尾转向后上方移行为输精管。附睾可贮存精子,其分泌液能营养精子,并促其成熟。附睾是结核的好发部位。

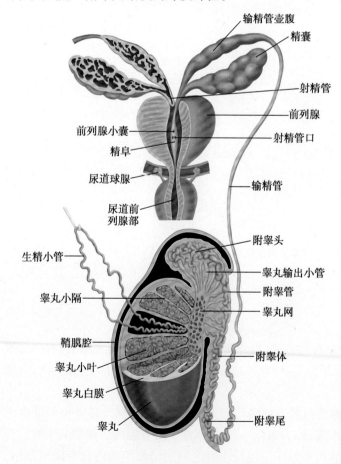

图 1-3-49　睾丸、附睾结构及排精途径

（三）输精管和射精管

输精管(ductus deferens)是附睾管的直接延续,为一对壁厚腔小、全长约 50cm 的肌性管道(图 1-3-49),活体触摸时,呈坚实的圆索状。输精管的行程较长,全程可分为四部分。

1. **睾丸部**　起自附睾尾,沿睾丸后缘上行至睾丸上端。

2. **精索部**　介于睾丸上端与腹股沟管浅环之间的部分,此段位于皮下,又称为皮下部。因此部位置表浅,故临床上男性绝育术常选择此部进行输精管结扎。

3. **腹股沟管部**　为位于腹股沟管内的部分。

4. **盆部**　为输精管最长的一段,自腹股沟管深环处起,沿骨盆侧壁向后下行,经输尿管末端的前上方向内侧至膀胱底的后面。在此处两侧输精管逐渐接近并膨大形成输精管壶腹(图 1-3-50)。输精管壶腹下端逐渐变细,与精囊的排泄管汇合成射精管(ejaculatory duct)。射精管长约 2cm,穿过前列腺实质,开口于尿道的前列腺部。

精索(spermatic cord)为一对柔软的圆索状结构,由睾丸上端延伸至腹股沟管深环。

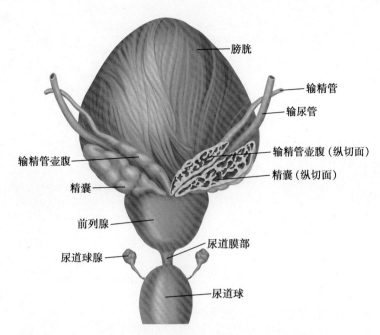

图 1-3-50 膀胱、前列腺、精囊、尿道球腺(后面)

精索主要由 3 层被膜(即由外向内的精索外筋膜、提睾肌和精索内筋膜)包裹输精管、睾丸动脉和蔓状静脉丛、输精管动静脉、神经、淋巴管、腹膜鞘突的残余等构成。

(四) 精囊

精囊又称精囊腺,位于膀胱底的后方、输精管壶腹的外侧。精囊腺是一对长椭圆形的囊状器官,表面凹凸不平,其排泄管与输精管末端合成射精管。精囊分泌的液体参与组成精液,可稀释精液,使精子易于活动(图 1-3-50)。

(五) 前列腺

前列腺(prostate)为不成对的实质性器官,位于膀胱与尿生殖膈之间,包绕尿道起始部,其大小、形态如大栗子。上端宽大,称为前列腺底,下端尖细,称为前列腺尖,尖与底之间的部分称为前列腺体。体的前面隆凸,朝向耻骨联合;体的后面较平坦,与直肠相邻。后面的正中线上有一纵行浅沟,称为前列腺沟。临床行直肠指诊时,可隔着直肠前壁触及前列腺后面和前列腺沟,前列腺肥大时,此沟变浅或消失。前列腺的排泄管开口于尿道前列腺部的后壁,其分泌物是精液的主要成分,并含前列腺素(图 1-3-50)。

前列腺一般可分为 5 叶,即前叶、中叶、后叶和两个侧叶(图 1-3-51)。前叶位于尿道前方;中叶位于尿道前列腺部与射精管之间;两个侧叶紧贴尿道的两侧;后叶位于中叶和侧叶的后方。小儿前列腺较小,性成熟期腺体发育迅速,老年人则腺组织渐萎缩,结缔组织增生而形成前列腺肥大(中叶和侧叶多见),可压迫尿道引起排尿困难。

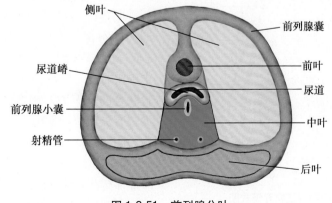

图 1-3-51 前列腺分叶

（六）尿道球腺

尿道球腺（bulbourethral gland）为埋藏于尿生殖膈肌内的一对豌豆大小的腺体，其导管开口于尿道球部。分泌物参与组成精液，并可润滑尿道（图1-3-52）。

精液（seminal fluid）由睾丸产生的精子和各附属腺体及输精管道产生的液体混合而成。精液呈乳白色，含大量精子，弱碱性，适于精子的生存和活动。正常一次排精量为2~5ml，含精子3亿~5亿个。

二、男性外生殖器

（一）阴囊

阴囊（scrotum）为皮肤囊袋，位于阴茎根的后下方。阴囊壁由阴囊皮肤和肉膜组成，是腹壁皮肤及浅筋膜的延续（图1-3-53）。

1. **阴囊皮肤**　薄而柔软，生有少量阴毛，色素沉着明显，富有伸展性。

2. **肉膜**　位于皮肤深面，是阴囊的浅筋膜，内含散在的平滑肌，平滑肌随外界温度的变化反射性地收缩与舒张，以调节阴囊内的温度，有利于精子的生存和发育。肉膜在正中线向深部发出阴囊中隔将阴囊分为左、右两腔，分别容纳两侧的睾丸、附睾及输精管起始段等。

3. **睾丸和精索的被膜**　在阴囊肉膜的深面还有3层被膜包绕睾丸和输精管等，它们均为腹前壁各层结构的延续（图1-3-53），由外向内依次为：①精索外筋膜，为腹外斜肌腱膜的延续；②提睾肌，为来自腹内斜肌和腹横肌的下部肌纤维；③精索内筋膜，为腹横筋膜的延续。在上述3层被膜的深面，睾丸还包有来自腹膜的睾丸鞘膜，睾丸鞘膜分壁层和脏层，壁层紧贴精索内筋膜内面，脏层贴于睾丸和附睾的表面。在睾丸后缘的后方，脏、壁两层相互返折移行，两层之间的潜在腔隙称为鞘膜腔，内有少量浆液。有炎症时液体增多，可形成鞘膜积液。

（二）阴茎

阴茎（penis）是男性的性交器官。

1. **分部**　阴茎可分为阴茎头、阴茎体、阴茎根3部分（图1-3-54）。后端为阴茎根，固定于耻骨下支和坐骨支。中部为阴茎体，呈圆柱形，悬垂于耻骨联合的前下方。阴茎前端膨大为阴茎头，头的尖端有矢状位的尿道外口。头与体的移行部缩细称为阴茎颈。

2. **构成**　阴茎由2条阴茎海绵体和1条尿道海绵体构成（图1-3-54）。3个海绵体分别被致密结缔组织（海绵体白膜）所包绕，外面又共同包有

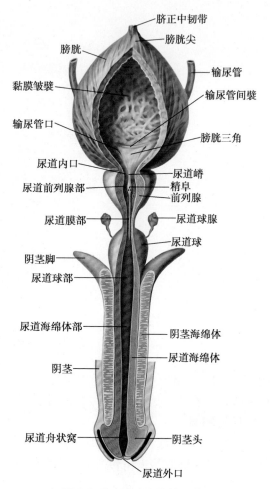

图1-3-52　膀胱和男性尿道

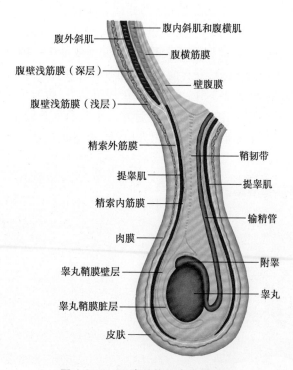

图1-3-53　阴囊结构及内容模式图

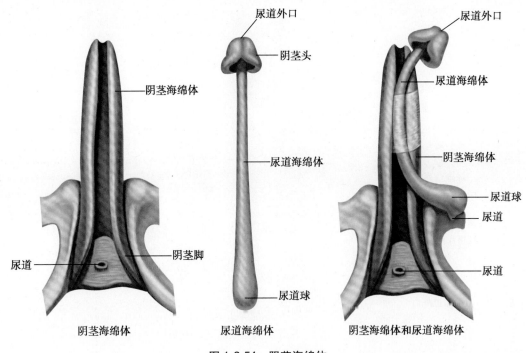

图 1-3-54 阴茎海绵体

阴茎筋膜和皮肤。两个阴茎海绵体并列于阴茎的背侧部,各呈两端尖细的圆柱状,前端嵌入阴茎头后面的凹陷内,后端分离称为阴茎脚,分别附着于两侧的耻骨下支和坐骨支。尿道海绵体亦呈圆柱形,位于阴茎海绵体的腹侧,尿道贯穿其全长。其前端膨大称为阴茎头,后端膨大称为尿道球,尿道球于两阴茎脚之间,固定于尿生殖膈的下面。海绵体为勃起组织,由许多小梁和腔隙组成,这些腔隙直接沟通血管,当腔隙充血时,阴茎则变粗变硬勃起。

阴茎的皮肤薄而柔软,极易活动,富有伸展性。皮肤自阴茎颈游离向前延伸,形成双层皮肤皱襞,包绕阴茎头,称为阴茎包皮,包皮游离缘围成包皮口。在阴茎头下面正中线上尿道外口与包皮移行处,形成一条矢状位的皮肤皱襞,称为包皮系带,包皮系带含丰富的神经末梢,对触摸等刺激十分敏感。幼儿包皮较长,包绕整个阴茎头,随年龄增长,包皮逐渐退缩。成年后包皮仍包绕阴茎头和尿道外口,但能上翻露出阴茎头和尿道外口,称为包皮过长;如果包皮口过小或包皮与阴茎头粘连,使包皮不能上翻露出阴茎头,称为包茎。

（三）男性尿道

男性尿道(male urethra)有排尿和排精的功能,起自膀胱的尿道内口,终于阴茎头的尿道外口。成人长16~22cm,管径平均5~7mm。按其行程可分为前列腺部、膜部和海绵体部,临床上将前列腺部和膜部称为后尿道,海绵体部称为前尿道(图 1-3-52、图 1-3-55)。

1. **前列腺部** 为尿道穿经前列腺的部分,此段后壁有射精管和前列腺排泄管的开口。

2. **膜部** 为尿道穿经尿生殖膈的部分,是尿道全程中最短的一段,周围被尿道膜部括约肌环绕,有控制排尿的作用。

3. **海绵体部** 为尿道纵穿尿道海绵体的部分,行于尿道球内的尿道最宽,称尿道球部,尿道球腺开口于此,在阴茎头处尿道扩大,称为尿道舟状窝。

男性尿道在行程中,三个狭窄分别位于尿道内口、膜部和尿道外口,其中尿道外口最为狭窄,尿道结石常易停留于此。三个膨大分别位于尿道前列腺部、尿道球部和尿道舟状窝。两个弯曲:一个为耻骨下弯,包括前列腺部、膜部和海绵体部的起始段,此弯曲是固定的;另一个弯曲为耻骨前弯,位于耻骨联合的前下方,在阴茎体与根之间,如将阴茎向上提,此弯即消失变直。临床上向尿道插入导管时应注意这些解剖特点,以免损伤尿道。

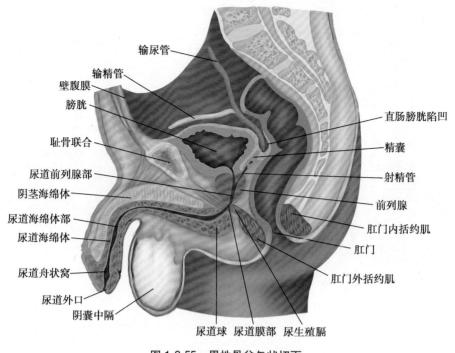

输尿管
输精管
壁腹膜
膀胱
耻骨联合
尿道前列腺部
阴茎海绵体
尿道海绵体部
尿道海绵体
尿道舟状窝
尿道外口
阴囊中隔

直肠膀胱陷凹
精囊
射精管
前列腺
肛门内括约肌
肛门
肛门外括约肌

尿道球　尿道膜部　尿生殖膈

图 1-3-55　男性骨盆矢状切面

【学习小结】

男性内生殖器由生殖腺（睾丸）、输精管道（附睾、输精管、射精管、男性尿道）和附属腺（精囊、前列腺、尿道球腺）组成，男性外生殖器为阴茎和阴囊。睾丸生精小管上皮细胞产生精子；间质细胞产生雄激素。附睾分头、体、尾三部，是精子贮存和进一步成熟的部位。输精管分睾丸部、精索部、腹股沟部和盆部四部。前列腺分底、体、尖三部。男性尿道有三个狭窄（尿道内口、尿道膜部、尿道外口）、三个扩大（尿道前列腺部、尿道球部、尿道舟状窝）、两个弯曲（耻骨下弯、耻骨前弯）。男性外生殖器包括阴囊和阴茎。

【复习题】

1. 简述睾丸的形态和结构。
2. 简述男性尿道的分部、狭窄、膨大和弯曲。
3. 从解剖学特点解释为何女性较易发生尿道炎，而男性易发生尿道外伤。

第六节　女性生殖系统

女性内生殖器由生殖腺（卵巢）、生殖管道（输卵管、子宫和阴道）及附属腺体（前庭大腺）组成。卵巢可产生卵子并能分泌雌性激素；输卵管为输送卵子的管道，同时也是卵子受精的部位；子宫为孕育胎儿的器官；阴道是胎儿产出的通道。外生殖器，即女阴，包括阴阜、大阴唇、小阴唇、阴蒂、阴道前庭和前庭球等。

一、女性内生殖器

（一）卵巢

卵巢（ovary）是成对的实质性器官，呈扁卵圆形，位于盆腔侧壁卵巢窝内（髂内动脉和髂外动脉所形成的夹角）（图 1-3-56）。卵巢上端与输卵管伞靠近，借卵巢悬韧带固定于小盆腔侧壁。卵巢悬韧带内有分布于卵巢的血管、淋巴管、神经等,临床上称此韧带为骨盆漏斗韧带,是寻找卵巢血管的标志。下端借卵巢固有韧带连于子宫底两侧(图1-3-57)。卵巢前缘借卵巢系膜连于子宫阔韧带后层,前缘中部有血管、神经出入,称为卵巢门。

卵巢的大小和形态随年龄而变化。在幼女时期体积较小,表面光滑;性成熟期体积最大,由于多次排卵,其表面出现瘢痕,变得凹凸不平。35~40岁卵巢开始缩小,50岁左右随着月经停止逐渐萎缩。

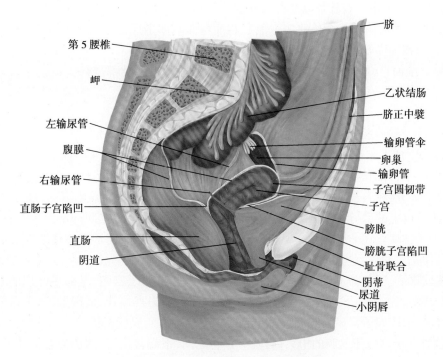

图1-3-56　女性泌尿生殖系统模式图

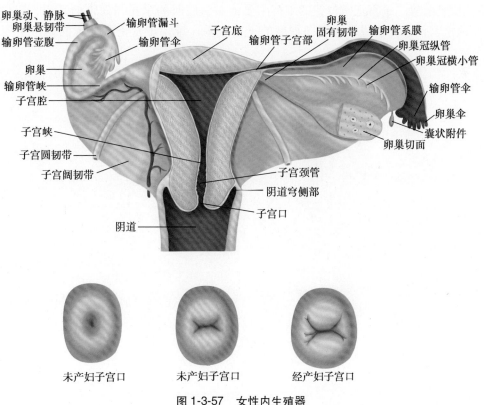

图1-3-57　女性内生殖器

81

（二）输卵管

输卵管（uterine tube）为一长而弯曲呈喇叭状的肌性管道（图1-3-57），是输送卵子和受精的部位，卵巢和输卵管统称为子宫附件。输卵管内侧端开口于子宫腔，外侧端开口于腹膜腔。输卵管全长10~14cm，由外侧向内侧可分为4部分。

1. **输卵管漏斗**　为外侧端的扩大部分，呈漏斗状，口的游离缘有许多指状突起，称为输卵管伞，覆盖于卵巢表面。漏斗末端的中央有输卵管腹腔口与腹膜腔相通。

2. **输卵管壶腹**　约占输卵管全长的2/3，管径粗而弯曲。卵子通常在此部受精，若受精卵由于某种原因未能到达子宫，而在输卵管内或腹膜腔内发育，称为异位妊娠。

3. **输卵管峡**　细而直，呈水平位，壁厚腔窄。输卵管结扎术常在此部进行。

4. **子宫部**　为贯穿子宫壁的一段，经输卵管子宫口开口于子宫腔。

（三）子宫

子宫（uterus）为一壁厚腔小的肌性器官，是孕育胎儿和产生月经的场所。

1. **子宫的形态**　成人未孕子宫呈前后稍扁倒置的梨形，长7~9cm，宽4~5cm，厚2~3cm，重40~50g。子宫可分为子宫底、子宫体和宫颈3部分（图1-3-57），子宫底为两侧输卵管子宫口以上的钝圆部分。宫颈为子宫下端的狭窄部分，成人长2.5~3cm，其下1/3部伸入阴道内，称为宫颈阴道部，是宫颈癌和宫颈糜烂的好发部位；在阴道以上的部分称为宫颈阴道上部。子宫体是指底与颈之间的部分。在宫颈与子宫体交界处稍狭细，称为子宫峡。在非妊娠期子宫峡不明显，长约1cm。妊娠期子宫峡逐渐伸展变长，妊娠末期此部可延至7~11cm，产科常经此处行剖宫产术。

子宫的内腔较狭窄，可分为上、下两部，在子宫体内的部分称为子宫腔，呈前后略扁的三角形裂隙，其基底向上，两侧通输卵管，尖向下通宫颈管。在宫颈内的管腔称为宫颈管，呈梭形，其上口通子宫腔，下口通阴道称为子宫口，未产妇子宫口为圆形，边缘光滑整齐，分娩后变成横裂状。

2. **子宫的位置**　子宫位于盆腔的中央，膀胱与直肠之间，下端接阴道，两侧连有输卵管和卵巢。成人子宫正常位置为前倾前屈位。前倾是指子宫长轴与阴道长轴形成向前开放的钝角；前屈是指子宫体与宫颈之间形成的向前开放的钝角。妊娠期，增大的子宫可压迫膀胱，孕妇常出现尿频现象。

3. **子宫的固定装置**　子宫正常位置的维持主要依靠盆底肌的承托和韧带的牵引，若这些结构薄弱或受损，可导致子宫位置异常或引起不同程度的子宫脱垂。维持子宫正常位置的韧带主要有4对（图1-3-58）。

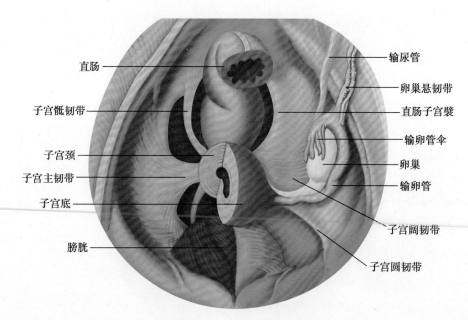

图1-3-58　子宫的固定装置

（1）子宫阔韧带：位于子宫两侧，略呈冠状位，由子宫前面、后面的腹膜自子宫体侧缘向两侧延伸至骨盆侧壁和盆底的双层腹膜构成，其上缘游离，包裹输卵管，其外侧端移行为卵巢悬韧带，子宫阔韧带可限制子宫向两侧移位。

（2）子宫圆韧带：由平滑肌和结缔组织构成的呈圆索状结构，起于子宫体前面的上外侧、输卵管子宫口的下方，在子宫阔韧带前层覆盖下向前外侧弯行，然后通过腹股沟管止于大阴唇皮下。其作用是维持子宫前倾。

（3）子宫主韧带：由子宫阔韧带下部两层间的结缔组织和平滑肌构成，自宫颈两侧连至骨盆侧壁，其作用是维持子宫正常位置和防止子宫向下脱垂。

（4）子宫骶韧带：起自宫颈后面，向后绕过直肠，止于骶骨前面。韧带表面有腹膜覆盖，形成弧形皱襞。该韧带有牵拉宫颈向后上的作用，对维持子宫前屈位起重要作用。

（四）阴道

阴道（vagina）为一前后稍扁的肌性管道，上连子宫，下续外生殖器，是女性的性交器官，也是排出月经和娩出胎儿的通道。阴道位于小骨盆中央，前邻膀胱和尿道，后与直肠相邻，若相邻部位损伤，可发生尿道阴道瘘或直肠阴道瘘。阴道上端较宽阔，环抱宫颈，阴道壁与宫颈之间形成环状的阴道穹，阴道穹分为相互连通的前部、后部和两个侧部，后部最深。阴道穹后部与直肠子宫陷凹之间仅隔以阴道后壁和一层腹膜，当腹膜腔积液时，可经阴道穹后部穿刺或引流。阴道下端以阴道口开口于阴道前庭。处女的阴道口周围有一环形的黏膜皱襞，称为处女膜，处女膜破裂后，阴道口周围留有处女膜痕。个别女性处女膜厚而无孔，称处女膜闭锁或无孔处女膜，此种情况当月经初潮时会造成经血潴留，需进行手术。

（五）前庭大腺

前庭大腺（greater vestibular gland）是位于阴道口两侧的豌豆样腺体，其导管开口于阴道前庭。分泌物有润滑阴道口的作用，如因导管炎症阻塞，可形成前庭大腺囊肿（图1-3-59）。

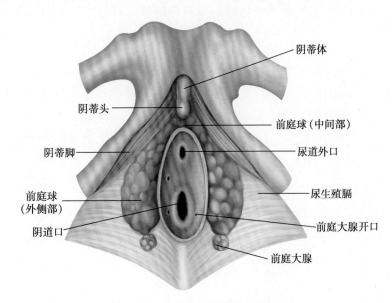

图1-3-59　阴蒂、前庭球及前庭大腺

二、女性外生殖器

女性外生殖器又称女阴（图1-3-60），包括以下结构：

1. **阴阜**　为位于耻骨联合前面的皮肤隆起，皮下富含脂肪，性成熟后此区长有阴毛。

2. **大阴唇**　为一对纵行隆起的皮肤皱襞，含色素，长有阴毛。大阴唇的前端和后端左右互相连合，分别称为唇前连合和唇后连合。

3. **小阴唇**　位于大阴唇的内侧，为一对较薄的皮肤皱襞，表面光滑无阴毛，富有弹性。小阴唇向前包绕阴蒂，形成阴蒂包皮和阴蒂系带，向后汇合成阴唇系带。

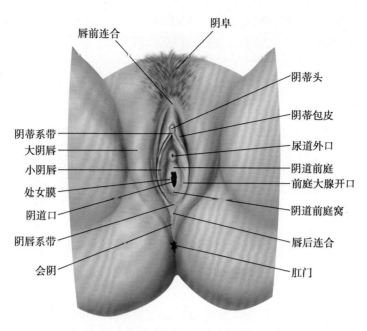

图 1-3-60　女性外生殖器

4. 阴道前庭　为两侧小阴唇之间的裂隙。前部有尿道外口,后部有阴道口。阴道前庭的小阴唇与处女膜之间的沟内有前庭大腺导管的开口。

5. 阴蒂　由两条阴蒂海绵体(相当于男性的阴茎海绵体)构成,表面被有阴蒂包皮。阴蒂头露于表面,富有感觉神经末梢,感觉敏锐。

6. 前庭球　位于大阴唇的皮下,相当于男性的尿道海绵体。可分为一个中间部和两个外侧部,呈马蹄形。

附一　乳房

乳房(mamma)为哺乳动物特有的结构,男性不发达,女性于青春期后受雌激素的影响开始发育,妊娠和哺乳期有分泌活动(图 1-3-61)。

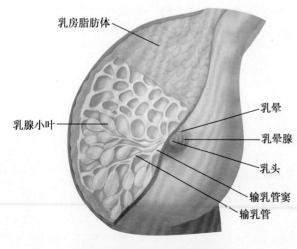

图 1-3-61　女性乳房模式图

乳房位于胸大肌表面、平 2~6 肋高度,内侧至胸骨旁线,外侧可达腋中线。未产妇乳头平对第 4 肋间隙或第 5 肋水平。成年未产妇乳房呈半球形,富有弹性,中央有一突起为乳头。乳头表面有输乳管的开口,称为输乳孔。乳头周围色素较深的皮肤环形区,称为乳晕。乳晕区有许多小圆形突起,其深面有乳晕腺,可分泌脂性物质润滑乳头(图 1-3-62)。

乳房由皮肤、纤维组织、乳腺和脂肪组织构成。乳腺被结缔组织分隔成 15~20 个乳腺叶,以乳头为中心呈放射状排列。每叶有一排泄管,称为输乳管。输乳管在近乳头处扩大为输乳管窦,其末端变细开口于乳头的输乳孔。在乳腺与表面皮肤及深部的胸肌筋膜之间,连有许多结缔组织小束,称为乳房悬韧带或 Cooper 韧带(图 1-3-62),对乳房起固定和支持作用,乳腺癌时,乳房局部皮肤呈“橘皮样变”。

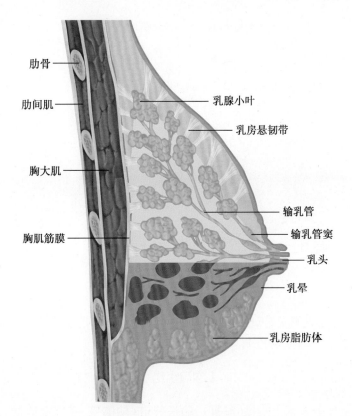

图 1-3-62　女性乳房矢状切面

肋骨
肋间肌
胸大肌
胸肌筋膜
乳腺小叶
乳房悬韧带
输乳管
输乳管窦
乳头
乳晕
乳房脂肪体

附二

会阴(perineum)有广义和狭义之分。广义的会阴指盆膈以下封闭骨盆下口的所有软组织,呈菱形,前为耻骨联合下缘;后为尾骨尖;两侧为耻骨下支、坐骨支、坐骨结节和骶结节韧带。通常以两侧坐骨结节之间的连线为界,将会阴分成前、后两个三角:前为尿生殖三角(urogenital trigone),男性有尿道通过,女性有尿道和阴道通过;后为肛门三角(anal trigone),有肛管通过。临床上常将肛门与外生殖器之间的软组织称为会阴,即为狭义的会阴(图 1-3-63、图 1-3-64)。妇女分娩时,要保护此区,以免造成会阴撕裂。

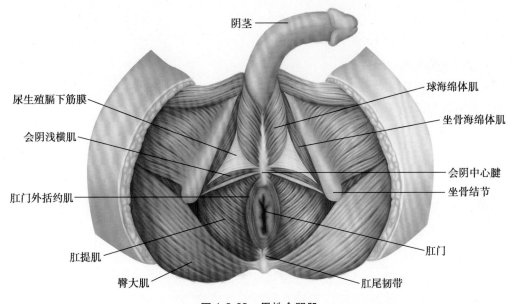

阴茎
尿生殖膈下筋膜
会阴浅横肌
肛门外括约肌
肛提肌
臀大肌
球海绵体肌
坐骨海绵体肌
会阴中心腱
坐骨结节
肛门
肛尾韧带

图 1-3-63　男性会阴肌

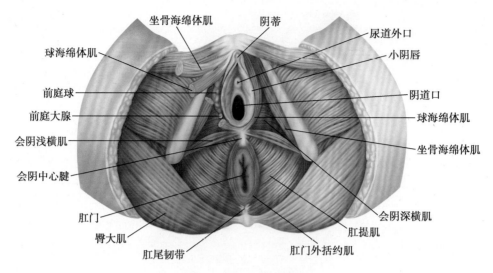

图 1-3-64　女性会阴肌

（图中标注）坐骨海绵体肌　阴蒂　尿道外口　小阴唇　阴道口　球海绵体肌　坐骨海绵体肌　会阴深横肌　肛提肌　肛门外括约肌　球海绵体肌　前庭球　前庭大腺　会阴浅横肌　会阴中心腱　肛门　臀大肌　肛尾韧带

　　会阴的结构除男、女外生殖器之外，主要是一些肌肉和筋膜。在尿生殖三角后界的中点附近为腱性结构，称为会阴中心腱，它是会阴诸肌的附着点。

【学习小结】

　　女性生殖系统内生殖器包括生殖腺（卵巢）、输送管道（输卵管、子宫和阴道）以附属腺体（前庭大腺），外生殖器即女阴。卵巢位于卵巢窝，连有卵巢悬韧带和卵巢固有韧带；输卵管分为漏斗部、壶腹部、峡部和子宫部四个部分，壶腹部为受精的部位；子宫分为子宫底、子宫体和宫颈三部分，子宫峡位于宫颈和子宫体之间，产科常在此处行剖宫产术；子宫位于盆腔中央，两侧为输卵管和卵巢，正常未孕子宫为前倾前屈位，宫颈高于两侧坐骨棘平面，维持子宫正常位置的韧带主要有子宫阔韧带、子宫圆韧带、子宫主韧带和骶子宫韧带。阴道穹后部最深，与直肠子宫陷凹之间仅隔以阴道后壁和一层腹膜；女性外生殖器即女阴；乳房位于胸大肌表面，乳房悬韧带对乳房起固定和支持作用。广义的会阴指盆膈以下封闭骨盆下口的所有软组织，前为尿生殖三角，后为肛门三角；狭义的会阴是指肛门与外生殖器之间的软组织，临床上妇女分娩时，要保护此区，以免造成会阴撕裂。

【复习题】

　　1. 简述子宫的位置及固定装置。
　　2. 简述输卵管的分部及每个部分的特点。
　　3. 简述会阴的概念及分区。

第七节　腹　　膜

一、概述

　　腹膜（peritoneum）为覆盖于腹腔、盆腔壁内面和腹腔、盆腔脏器表面的一层薄而光滑的浆膜，由间皮和少量结缔组织构成，呈半透明状。腹膜具有分泌、吸收、保护、支持、再生、修复和固定脏器等功能（图1-3-65）。
　　衬于腹壁、盆壁内面的腹膜，称为壁腹膜或腹膜壁层；被覆于脏器表面的腹膜，称为脏腹膜或腹膜脏层，它构成这些器官的外膜。脏腹膜、壁腹膜相互移行所围成的潜在性腔隙，称为腹膜腔（peritoneal cavity），腔内仅有少量具有润滑作用的浆液。男性腹膜腔为一封闭的腔隙；女性腹膜腔则借输卵管腹腔口，经

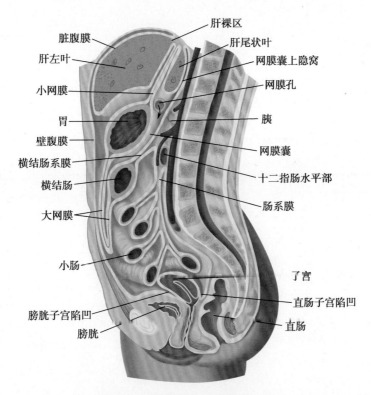

图 1-3-65　腹膜腔正中矢状切面（女性）

输卵管、子宫、阴道与外界形成潜在的通道,致使女性腹膜腔的感染机会较男性多。

二、腹膜与腹腔、盆腔脏器的关系

根据脏器被腹膜覆盖的范围大小不同,可将腹腔、盆腔脏器分为 3 类(图 1-3-65、图 1-3-66)。

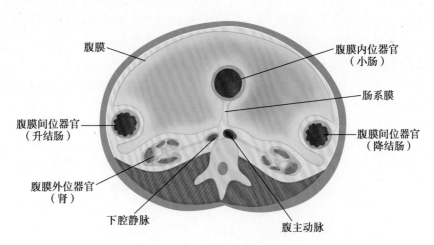

图 1-3-66　腹膜与脏器关系

（一）腹膜内位器官

脏器表面几乎全部被腹膜覆盖,如胃、十二指肠上部、空肠、回肠、盲肠、阑尾、横结肠、乙状结肠、脾、输卵管、卵巢等。

（二）腹膜间位器官

脏器三个面或大部分被腹膜覆盖,如肝、胆囊、升结肠、降结肠、膀胱、子宫、直肠上段等。

（三）腹膜外位器官

脏器仅一个面或一小部分被腹膜覆盖,如肾、肾上腺、输尿管、胰、十二指肠降部及水平部、直肠中、下段、胰等。

三、腹膜形成的结构

脏腹膜与壁腹膜相互移行的过程中,形成网膜、系膜和韧带等不同的结构。这些结构对器官起着连接和固定的作用,同时也是血管、神经等出入脏器的途径。

(一)网膜

网膜(omentum)是指连于胃的腹膜结构,包括小网膜和大网膜(图 1-3-67)。

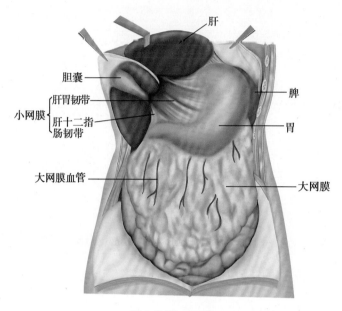

图 1-3-67　网膜

1. **小网膜**　是由肝门向下移行到胃小弯与十二指肠上部的双层腹膜结构,两层腹膜间含有血管、神经、淋巴结和淋巴管等。小网膜的左侧部分,连于肝门与胃小弯之间,称为肝胃韧带;右侧部分连于肝门与十二指肠上部之间,称肝十二指肠韧带,其内有位于右前方的胆总管、左前方的肝固有动脉及二者之后的肝门静脉。胆道手术时,可切开肝十二指肠韧带以暴露胆总管等。

2. **大网膜**　为连于胃大弯和横结肠之间的四层腹膜结构,形似围裙覆盖在横结肠和小肠的前面。

3. **网膜囊和网膜孔**

(1) 网膜囊(omental bursa):是位于小网膜和胃后方与腹后壁之间的一个前后扁窄的腹膜间隙,属腹膜腔的一部分,又称小腹膜腔,以区别于网膜囊以外的大腹膜腔(图 1-3-68)。

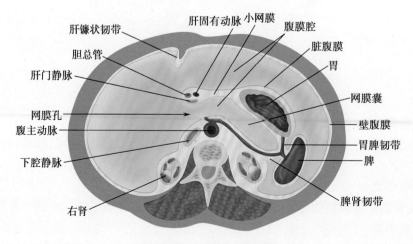

图 1-3-68　网膜孔、网膜囊

（2）网膜孔（omental foramen）：位于肝十二指肠韧带的后方，是网膜囊与腹膜腔的唯一通道。胃后壁穿孔或胰腺破裂时，胃内容物或胰液早期常积聚在网膜囊内，然后可经网膜孔流至大腹膜腔，可引起弥漫性腹膜炎，且积液易造成器官粘连，给早期正确诊断及手术治疗增加难度（图 1-3-68）。

（二）系膜

系膜（mesentery）是指把肠管固定于腹后壁的双层腹膜结构，内有血管、神经、淋巴管、淋巴结和脂肪等（图 1-3-69）。

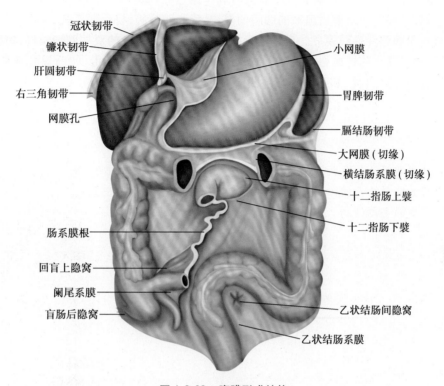

图 1-3-69　腹膜形成结构

1. **肠系膜**　是将空肠、回肠固定于腹后壁的双层腹膜结构，附着于腹后壁的部分称为肠系膜根（图 1-3-69），起自第 2 腰椎左侧起斜向右下，直至右骶髂关节前方。

2. **阑尾系膜**　是将阑尾连于肠系膜下端的三角形双层腹膜结构，阑尾的血管走行在系膜游离缘内，阑尾切除时应从系膜游离缘进行血管结扎。

3. **横结肠系膜**　是将横结肠连于腹后壁的双层腹膜结构，系膜根部起自结肠右曲，横行向左，直至结肠左曲。

4. **乙状结肠系膜**　是将乙状结肠连于左下腹后壁的双层腹膜结构，其根部附于左髂窝和骨盆左后壁。此系膜较长，乙状结肠有较大活动度，故易发生乙状结肠扭转。

（三）韧带

韧带是连于脏器与腹壁之间或相邻脏器之间的双层腹膜结构，对脏器起固定或悬吊作用。肝、脾、子宫等器官周围有许多韧带。

肝的韧带除前述的肝胃韧带和肝十二指肠韧带以外，还有镰状韧带、冠状韧带，二者位于肝的上面；左、右三角韧带位于肝的两侧。脾的韧带主要有连于脾门的胃脾韧带和脾肾韧带。

（四）盆腔内腹膜陷凹

腹膜陷凹是指在脏器之间形成的较大而恒定的腹膜间隙，主要位于盆腔脏器之间（图 1-3-65）。男性在膀胱与直肠之间有直肠膀胱陷凹（rectovesical pouch）。女性在膀胱与子宫之间有膀胱子宫陷凹（vesico-uterine pouch），在直肠与子宫之间有直肠子宫陷凹（rectouterine pouch）。直肠膀胱陷凹（男性）和直肠子宫陷凹（女性）为腹膜腔的最低部位，当腹膜腔内有炎症渗出液、出血或积脓时，常积聚于此处。

【学习小结】

　　腹膜为覆盖于腹腔、盆腔壁及脏器表面的浆膜,腹膜具有分泌、吸收、保护、支持、再生、修复和固定脏器等功能。根据腹膜覆盖脏器表面的比例多少,可将腹、盆腔脏器分为腹膜内位器官、腹膜间位器官和腹膜外位器官。脏腹膜与壁腹膜相互移行的过程中,形成网膜、系膜和韧带等不同的结构,这些结构对器官起着连接和固定的作用,同时也是血管、神经等出入脏器的途径。小网膜由左侧的肝胃韧带和右侧的肝十二指肠韧带组成,大网膜为连于胃大弯和横结肠之间的四层腹膜结构,网膜囊位于小网膜和胃后方与腹后壁之间的一个前后扁窄的腹膜间隙,又称小腹膜腔,胃后壁穿孔,胃内容物可经网膜孔流至大腹膜腔,可引起弥漫性腹膜炎。系膜是指把肠管固定于腹后壁的双层腹膜结构,如肠系膜、阑尾系膜等。韧带连于脏器与腹壁或相邻脏器之间,对脏器起固定或悬吊作用,如肝胃韧带和肝十二指肠韧带等。直肠膀胱陷凹(男性)和直肠子宫陷凹(女性)为腹膜腔的最低部位。

【复习题】

1. 简述网膜囊和网膜孔的定义和临床意义。
2. 根据腹膜覆盖脏器表面的比例可将腹腔、盆腔脏器分为哪几种类型?
3. 简述腹膜形成的主要结构。

(赵冬梅)

第四章 脉管系统

【学习目标】

一、掌握

1. 心血管系统的组成、体循环和肺循环的组成和功能。

2. 心的位置和外形、心脏传导系统的构成、心的血管、心包的结构。

3. 主要器官的血液供应。

4. 肝门静脉的组成、属支及与上、下腔静脉的侧支吻合。

5. 淋巴系统的组成和功能。

6. 淋巴导管的组成、行程、注入部位及其引流范围。

7. 乳糜池的组成、位置。

二、熟悉

1. 心腔的形态结构、心的体表投影。

2. 头颈部主要淋巴结群名称、位置,颈外侧浅、深淋巴结群的分布、淋巴引流范围及其输出淋巴管的去向。

3. 腋淋巴结的分群及各群的淋巴引流范围。

4. 腹股沟浅、深淋巴结群的位置、收纳范围及输出淋巴管的去向。

5. 脾和胸腺的位置和形态。

三、了解

1. 心纤维支架的构成。

2. 全身动脉压迫止血点的位置。

3. 淋巴回流因素、淋巴组织的概念及功能。

4. 胸、腹、盆壁的淋巴引流。

5. 乳房的淋巴回流途径。

脉管系统(vascular system)是封闭的连续管道系统,分布于身体各部,包括心血管系统和淋巴系统。血液在心血管系统循环流动。淋巴液沿淋巴管道向心回流,最终汇入血液,故淋巴管道可视为血液回心的辅助管道。

脉管系统的主要功能是:①物质运输,即将消化管吸收的营养物质和肺吸收的氧气运送到全身器官的组织和细胞,同时将组织和细胞的代谢产物、多余的水分及二氧化碳运送到肾、肺和皮肤等排出体外,以保证身体持续不断的新陈代谢;内分泌系统所分泌的激素及生物活性物质亦由脉管系统输送,作用于相应的靶细胞,以实现体液调节。②维持机体内环境理化特性的相对稳定。③参与构成机体的防卫体系。此外,脉管系统尚有内分泌功能。

第一节 心血管系统

一、概述

（一）心血管系统的组成

心血管系统由心、动脉、毛细血管和静脉组成。

1. **心（heart）** 是连接动、静脉的枢纽和心血管系统的动力器官，主要由心肌构成。心被心间隔分为互不相通的左、右两半，每半又分为心房和心室，故心有左心房、左心室、右心房和右心室四个腔。同侧心房和心室借房室口相通，心房接受静脉，心室发出动脉。在房室口和动脉口处均有瓣膜，各瓣膜如同泵的阀门，可顺流而开，逆流而闭，保证血液定向流动。

2. **动脉（artery）** 是运送血液离心的管道。从心室发出大动脉，在行程中不断分支，越分越细，最后移行为毛细血管。动脉管壁较厚，可分三层：内膜菲薄，腔面为一层内皮细胞，能减少血流阻力；中膜较厚，含平滑肌、弹性纤维和胶原纤维，大动脉以弹性纤维为主，有较大的弹性，以适应心室射血时管壁的被动扩张。心室舒张时，管壁弹性回缩，推动血液继续向前流动，中、小动脉以平滑肌为主，收缩或舒张以改变管腔大小，从而调控局部血流量和血流阻力；外膜由疏松结缔组织构成，含胶原纤维和弹性纤维，可防止血管过度扩张。

3. **毛细血管（capillary）** 是连于动、静脉末梢之间的管道，管径 6～8μm，彼此吻合成网。除软骨、角膜、晶状体、毛发、牙釉质和被覆上皮等结构外，遍布全身各处。毛细血管数量多，管壁薄，通透性大，有利于血液与组织、细胞之间进行物质交换。

4. **静脉（vein）** 是运送血液回心的管道。起自毛细血管，在向心汇集的过程中不断接受属支，逐渐汇合成中静脉、大静脉，最后注入心房。静脉管壁也可以分内膜、中膜和外膜三层，但其界线常不明显。与相应的动脉比较，静脉管壁薄，弹性小，管腔大，血容量大。

（二）血液循环

血液离开心脏经动脉、毛细血管、静脉又回到心脏的过程称血液循环。血液循环包括体循环和肺循环两部分。体循环又称大循环，血液由左心室搏出，经主动脉及其分支到达全身毛细血管，血液在此与周围的组织、细胞进行物质和气体交换，再经过各级静脉，最后经上、下腔静脉及心冠状窦返回右心房。肺循环又称小循环，血液由右心室搏出，经肺动脉干及其各级分支到达肺泡毛细血管进行气体交换，再经肺静脉进入左心房。体循环和肺循环同时进行，体循环的路程长，流经范围广，以动脉血滋养全身各部，并将全身各部的代谢产物和二氧化碳运回心脏。肺循环的路程较短，只通过肺，主要使静脉血转变成富含氧的动脉血（图 1-4-1）。

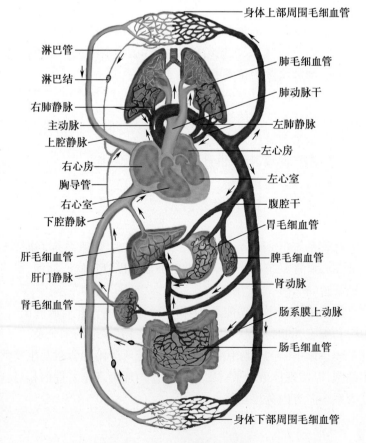

身体上部周围毛细血管

淋巴管
淋巴结
右肺静脉
主动脉
上腔静脉
右心房
胸导管
右心室
下腔静脉
肝毛细血管
肝门静脉
肾毛细血管

肺毛细血管
肺动脉干
左肺静脉
左心房
左心室
腹腔干
胃毛细血管
脾毛细血管
肾动脉
肠系膜上动脉
肠毛细血管

身体下部周围毛细血管

图 1-4-1 血液循环示意图

二、心

心是中空性肌性器官,外覆心包。心的大小与个体的性别、年龄、体型等因素相关,大致与个体拳头大小相当。

(一)心的位置与毗邻

心位于胸腔的中纵隔内,约 2/3 位于正中线的左侧,1/3 位于正中线的右侧(图1-4-2),前方平对胸骨体和第 2~6 肋软骨,表面大部分被肺和胸膜遮盖,只有胸骨体下半和左侧第 4~6 肋软骨后方的区域直接邻胸前壁,称为心包裸区;后方平对第 5~8 胸椎,与食管、迷走神经和胸主动脉等邻接;两侧隔心包邻接胸膜腔和肺;上方连接出入心的大血管;下方邻膈。其长轴自右肩斜向左肋下区,与正中线构成 45°角。

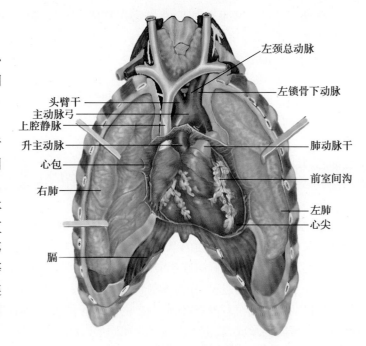

图 1-4-2　心的位置

(二)心的外形

心似倒置的、前后稍扁的圆锥体,可分为一尖、一底、两面、三缘,表面尚有四条沟(图1-4-3、图1-4-4)。

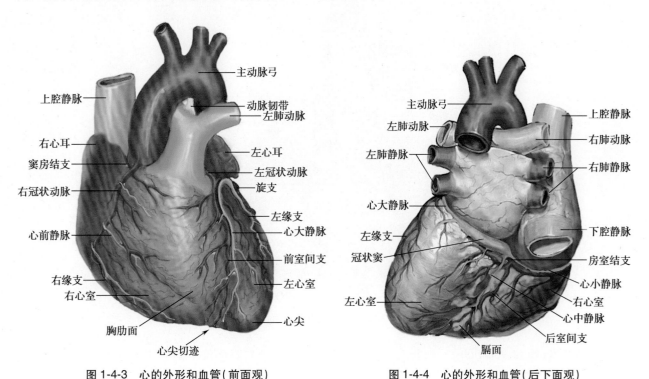

图 1-4-3　心的外形和血管(前面观)　　　　图 1-4-4　心的外形和血管(后下面观)

1. **心尖**　钝圆,朝向左前下方,由左心室构成,其体表投影在左侧第 5 肋间隙距离锁骨中线内侧1~2cm 处,活体于此处可触及心尖搏动。

2. **心底**　朝向右后上方,主要由左心房和小部分右心房构成。上、下腔静脉分别从上、下方注入右心房,左、右肺静脉分别从两侧注入左心房。

3. **两面**　胸肋面(前面)朝向前上方,大部由右心房和右心室构成,小部分由左心耳和左心室构成。膈面(下面)朝向后下方,隔心包与膈毗邻,大部由左心室,小部分由右心室构成。

4. 三缘　心的右缘垂直向下,由右心房构成。左缘钝圆,斜向左下,由左心室和小部分左心耳构成。下缘近乎水平,由右心室和心尖构成。

5. 四沟　心的表面有四条浅沟,可作为四个心腔的表面分界。冠状沟几呈冠状位,近似环形,前方被肺动脉干所中断,该沟分隔右上方的心房和左下方的心室。前室间沟和后室间沟分别在心室的胸肋面和膈面,是左、右心室在心表面的分界标志。前、后室间沟在心尖右侧的会合处稍凹陷,称为心尖切迹。冠状沟和前、后室间沟内被冠状血管和脂肪组织等填充。在心底,右心房与右上、下肺静脉交界处的浅沟称后房间沟,是左、右心房在心表面的分界。后房间沟、后室间沟与冠状沟相交处称房室交点,是心表面的一个重要标志,其深面有重要的血管和神经等结构。由于在此处冠状沟左侧高于右侧,后房间沟偏右,而后室间沟偏左,故房室交点不是一个十字交点,而应视为是一区域。

（三）心腔

1. 右心房（right atrium）　位于心的右上部,壁薄腔大(图 1-4-5)。右心房表面,上、下腔静脉口前缘之间的纵沟,称为界沟,与腔面的纵行肌隆起即界嵴对应,将右心房分为前部的固有心房和后部的腔静脉窦。固有心房内面向前内侧的锥形突出部分称右心耳。固有心房内有许多起自界嵴,向前外方走行,止于右房室口的平行排列的肌束,称为梳状肌。腔静脉窦内壁光滑,其上部有上腔静脉口,下部有下腔静脉口。下腔静脉口的左前方有右房室口,通右心室。下腔静脉口与右房室口之间有冠状窦口。右心房内侧壁的后部主要由房间隔形成,其中下部有一个卵圆形的凹陷,称为卵圆窝(fossa ovalis),是胚胎时期卵圆孔闭合后的遗迹,此处薄弱,是房间隔缺损的好发部位。

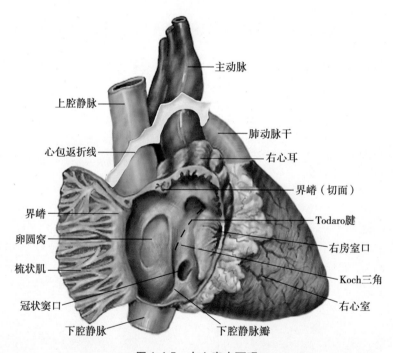

图 1-4-5　右心房内面观

2. 右心室（right ventricle）　位于右心房的前下方(图 1-4-6),直接位于胸骨左缘第 4、5 肋软骨的后方,在胸骨旁第 4 肋间隙行心内注射多注入右心室。右心室腔可分为流入道和流出道两部分,二者以位于右房室口与肺动脉口之间的一横行肌隆起即室上嵴为界。流入道是右心室的主要部分,入口为右房室口,口周缘有由致密结缔组织构成的三尖瓣环围绕,其下附有三个三角形的瓣膜,称三尖瓣,按其位置可分为前尖、后尖和隔侧尖。右心室流入道腔面凹凸不平,室壁有许多纵横交错的肌性隆起,称为肉柱,基部附着于室壁,尖端突入室腔的锥状肌隆起,称为乳头肌,有前、后、隔侧三组。乳头肌经数条腱索连于相邻两个尖瓣的边缘。三尖瓣环、三尖瓣、腱索和乳头肌在功能上是一个整体,称三尖瓣复合体,当右心室收缩时,血液推动瓣膜,使三尖瓣合拢关闭右房室口;同时乳头肌收缩,腱索牵拉,使各尖瓣不致翻向右心房,防止血液向右心房逆流。前乳头肌连于室间隔下部的一条较粗肌束,称为隔缘肉柱(节制索),其内有心传导

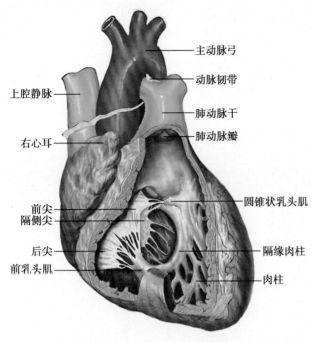

图 1-4-6 右心室内部结构

纤维经过。流出道为流入道向左上方的延伸，形似倒置的漏斗，又称动脉圆锥。其出口为肺动脉口，口周围的纤维环上附有三个半月形的肺动脉瓣，当右心室收缩时血流推开肺动脉瓣进入肺动脉干；右心室舒张时瓣膜关闭肺动脉口，阻止血液反流入右心室。

3. **左心房**(left atrium) 位于右心房的左后方(图 1-4-7)，构成心底的大部，是四个心腔中最靠后的一个腔。有四个入口和一个出口。入口为左、右肺静脉口；出口为左房室口，通向左心室。左心房向左前方的突起称为左心耳，因与二尖瓣邻近，是心外科最常用的手术入路之一。

4. **左心室**(left ventricle) 位于右心室的左后方，室腔呈圆锥形(图 1-4-7)，以二尖瓣前尖为界分为流入道(窦部)和流出道(主动脉前庭)两部分。流入道是左心室的主要部分，其入口为左房室口，口周围的致密结缔组织环为二尖瓣环，下方连接两个三角形的二尖瓣，二尖瓣的游

离缘也借腱索连于乳头肌，四者合称二尖瓣复合体，其外形与功能与右心室同类结构相似。但二尖瓣分为前尖瓣和后尖瓣。乳头肌分为前、后两组，分别附于左心室前、后壁。流出道是左心室的前内侧部分，其出口为主动脉口，口周围的纤维环上附有三个半月形的主动脉瓣。瓣膜与主动脉壁之间的空腔称主动脉窦，可分为左、右、后三个窦，左、右窦的主动脉壁上分别有左、右冠状动脉的开口。

(四) 心的构造

1. **心纤维性支架** 又称心纤维骨骼，位于房室口、肺动脉口和主动脉口的周围，由致密结缔组织构成(图 1-4-8)，包括左、右纤维三角、四个瓣纤维环(肺动脉瓣环、主动脉瓣环、二尖瓣环和三尖瓣环)等，为心

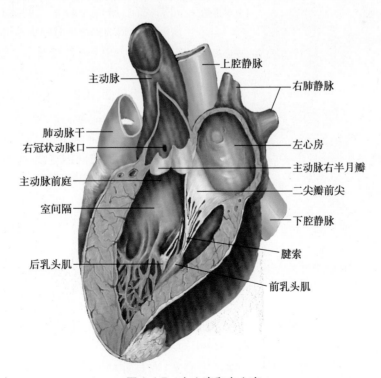

图 1-4-7 左心房和左心室

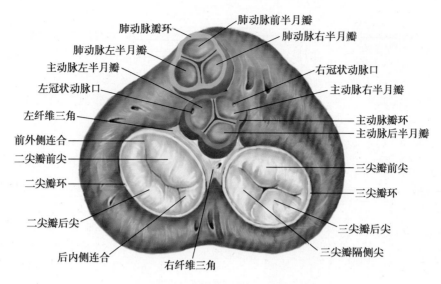

图 1-4-8　心瓣膜和纤维环(上面观)

肌纤维和瓣膜提供附着处,在心肌运动中起支持和稳定作用。

2. **心壁**　由心内膜、心肌和心外膜构成。心内膜是被覆于心腔内面的一层光滑薄膜,与血管内膜相延续,心瓣膜是由心内膜向心腔折叠包夹致密结缔组织而成。心肌构成心壁的主体,由心肌纤维和心肌间质组成(图 1-4-9)。包括心房肌和心室肌两部分,它们被心纤维骨骼分开而不延续,故心房和心室不会同时收缩。心房肌较薄,由浅、深两层构成,心室肌肥厚,左心室肌最发达,一般分为浅、中、深三层,浅层斜行,中层环形,深层纵行。心外膜为透明光滑的浆膜,为浆膜心包的脏层,贴附于心肌层和大血管根部的表面。

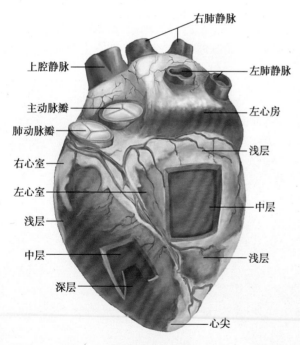

图 1-4-9　心肌层

3. **心间隔**　心的间隔把心分为容纳动脉血的左半心和容纳静脉血的右半心,它们之间互不相通。左、右心房之间为房间隔,左、右心室之间为室间隔,右心房与左心室之间为房室隔(图 1-4-10)。房间隔较薄,由两层内膜夹少量心房肌纤维和结缔组织构成,卵圆窝处最薄弱,是房间隔缺损的常见部位。室间隔较厚,分为肌部和膜部两部分。其下大部分为肌部,由两层心内膜包夹肥厚的心室肌而成。膜部位于肌部上延的心房与心室交界处,薄而缺少肌质,是室间隔缺损的好发部位。房室隔为房间隔和室间隔之间的过渡、重叠区域。

(五) 心脏传导系统

心脏传导系统由特殊分化的心肌细胞构成,具有自律性和传导性,其主要功能是产生和传导兴奋,控制心的节律性活动,包括窦房结、结间束、房室结、房室束、左、右束支和浦肯野纤维(图 1-4-11)。窦房结(sinuatrial node)是心的正常起搏点,位于上腔静脉根部与右心耳交界处界沟上 1/3 的心外膜深面,略呈长椭圆形。窦房结发出冲动,传至心房肌,使心房肌收缩,同时向下传至房室结。结间束分为前、中、后三束,但迄今仍无形态学证据。房室结位于冠状窦口与右房室口之间的心内膜深面,呈扁椭圆形。房室结的主要功能是将窦房结传来的冲动传至心室,而且冲动在房室结内作短暂的延搁,使心房肌和心室肌依次先后顺序分开收缩。房室束又称为 His 束,由房室结的前端发出,穿右纤维三角,沿室间隔

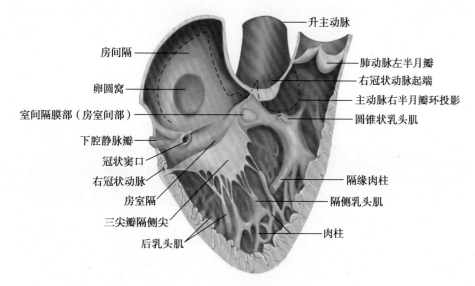

图 1-4-10　房间隔与室间隔（右面）

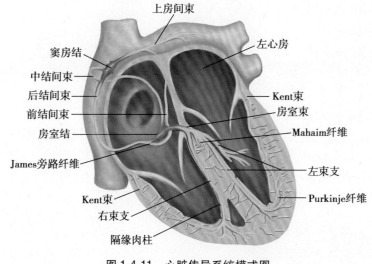

图 1-4-11　心脏传导系统模式图

膜部后下缘前行至室间隔肌部上缘处分为左、右束支。左束支沿室间隔左侧心内膜深面下行，然后分支经肉柱至乳头肌，分散为浦肯野纤维丛分布于左心室各部的肌。右束支沿室间隔右侧面心内膜深面下行，经隔缘肉柱至前乳头肌根部，然后分散成浦肯野纤维丛分布于右心室乳头肌及一般肌纤维。

（六）心的血管

1. 心的动脉　心的血液供应来自左、右冠状动脉，均发自主动脉窦（图 1-4-8）。

（1）左冠状动脉（left coronary artery）：起自主动脉左窦，主干较粗短，经肺动脉干和左心耳之间沿冠状沟左行，然后分为前室间支和旋支（图 1-4-3、图 1-4-4）。前室间支，也称前降支，沿前室间沟下行，是左冠状动脉的直接延续，常绕过心尖切迹与右冠状动脉的后室间支末梢吻合。前室间支及其分支分布于左心室前壁、右心室前壁的小部分和室间隔前 2/3 以及心脏传导系统的右束支和左束支的前半。旋支沿冠状沟向左行，绕心左缘至左心室膈面。旋支及其分支分布于左心房、左心室侧壁、左心室后壁的一部或大部。

（2）右冠状动脉（right coronary artery）：起自主动脉右窦，在肺动脉干根部与右心耳之间沿冠状沟右行，绕心右缘至膈面的冠状沟内（图 1-4-3、图 1-4-4），一般在房室交点附近或右侧，分为后室间支和左室后支两个终支。后室间支，又称后降支，沿后室间沟下行，至心尖切迹与左冠状动脉的前室间支末梢吻合，分布于左心室和右心室的后壁及室间隔后 1/3。左室后支较小，分布于左心室膈面心壁。此外，右冠状动脉还发出分支供应窦房结、房室结。冠状动脉之间在心内膜下有较多吻合支但口径较小，冠状动脉突然栓塞时不能很快建立侧支循环，常导致心肌梗死。如栓塞是逐渐形成，吻合支可逐渐重建血供。

2. 心的静脉　心的静脉绝大部分经冠状窦回流到右心房，小部分经心前静脉直接注入右心房，极小部分经心最小静脉直接入左心房和左、右心室。冠状窦（coronary sinus）位于心膈面左心房与左心室之间的冠状沟内，以冠状窦口开口于右心房。其主要属支有（图 1-4-3、图 1-4-4）：

（1）心大静脉：起于心尖，伴左冠状动脉的前室间支沿前室间沟上行，斜向左上进入冠状沟，绕心左缘至膈面转向右行，续为较膨大的冠状窦。

（2）心中静脉:起于心尖,伴右冠状动脉的后室间支沿后室间沟上行,注入冠状窦的末端。

（3）心小静脉:起于下缘,伴右冠状动脉行于冠状沟右侧半内,向左注入冠状窦的右端。

（七）心的神经

心的神经包括交感神经、副交感神经和感觉神经。

（八）心包

心包（pericardium）（图 1-4-12）为包裹心和出入心的大血管根部的圆锥形囊,可分为纤维心包和浆膜心包。纤维心包由坚韧的纤维性结缔组织组成,向上与移行为出入心的大血管外膜,向下附着膈的中心腱。浆膜心包位于纤维心包的内面,又分为脏、壁两层。壁层紧贴于纤维心包的内面,脏层覆于心肌的外面,形成心外膜。两层在出入心的大血管根部相移行,两层之间的间隙称心包腔（pericardial cavity）,内含少量浆液,起润滑作用。

在心包腔内,浆膜心包脏、壁两层在某些部位返折处的间隙称为心包窦,包括心包横窦、心包斜窦和心包前下窦,其中心包前下窦位于浆膜心包的前壁与下壁转折处,为人体直立时心包腔的最低处,心包积液常存于此,是心包穿刺较常用的部位。

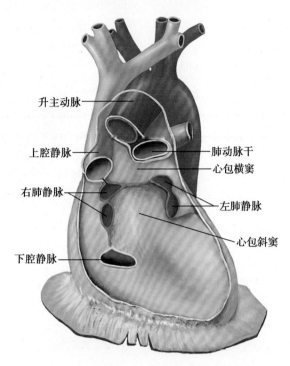

图 1-4-12　心包

（九）心的体表投影

心外形的体表投影通常用四点连线法来确定。
①左上点:左侧第 2 肋软骨下缘,距胸骨左缘约 1.2cm;②右上点:右侧第 3 肋软骨上缘,距胸骨右缘约 1cm;③右下点:右侧第 6 胸肋关节处;④左下点,左侧第 5 肋间隙,距前正中线 7~9cm（或左锁骨中线内侧 1~2cm 处）。左、右上点连线为心的上界,左、右下点连线为心的下界,右上、下点间微凸向右侧的连线为心的右界,左上、下点间微凸向左侧的连线为心的左界（图 1-4-13）。

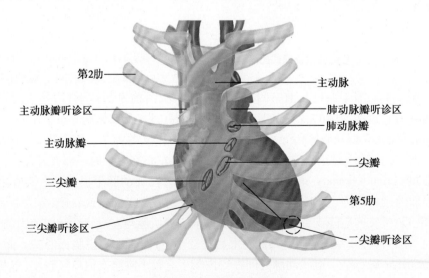

图 1-4-13　心的体表投影

三、动脉

动脉（artery）是运送血液离开心脏到全身各处的血管,起于心室,止于毛细血管。由左心室发出的主动脉及其分支运送动脉血;而由右心室发出的肺动脉干及其分支运送静脉血。动脉干的分支离开主干进入器官前的一段称为器官外动脉,进入器官后的一段称器官内动脉。器官外动脉分布的主要规律有:①与人体结构相适应,人体左、右对称,动脉的分支亦有对称性;②每一大局部均有1~2条动脉主干;③躯干部的动脉分壁支和脏支;④动脉常有静脉、神经伴行,构成血管神经束;⑤动脉在行程中多居于身体屈侧、深部或安全隐蔽的部位,不易受损;⑥动脉多以最短的距离到达所供血的器官(睾丸动脉例外,这种特殊现象可从胚胎发生得以解释);⑦动脉分布的形式与器官的形态有关。器官内动脉的分布与器官的构造有关,结构相似的器官其动脉的配布也大致相同。

（一）肺循环的动脉

肺动脉干(pulmonary trunk)位于心包内,为一粗短的动脉干。起于右心室,在升主动脉前方向左后上方斜行,在主动脉弓下方分为左、右肺动脉(图1-4-3)。左肺动脉较短,在左主支气管前方横过,分上、下两支进入左肺上、下叶。右肺动脉较长而粗,在升主动脉和上腔静脉后方向右横行,至右肺门处分为上、中、下三支进入右肺上、中、下叶。在肺动脉干分叉处稍左侧至主动脉弓下缘有一纤维性结缔组织索,称为动脉韧带(arterial ligament),是胚胎时期动脉导管闭锁后的遗迹。若动脉导管在出生后6个月尚未闭锁,则称动脉导管未闭,是最常见的先天性心脏病之一。

（二）体循环的动脉

主动脉(aorta)是体循环的动脉主干(图1-4-3、图1-4-4、图1-4-14、图1-4-15)。由左心室发出,向右前上方斜行,达右侧第2胸肋关节高度弓形弯向左后方,至第4胸椎的下缘向下沿脊柱左前方下行,至第4腰椎下缘处分为左、右髂总动脉。根据其行程分为升主动脉、主动脉弓和降主动脉。降主动脉以膈的主动脉裂孔为界,分为胸主动脉和腹主动脉。主动脉弓壁外膜下有丰富的游离神经末梢,称为压力感受器,具有调节血压的作用;下方近动脉韧带处有2~3个粟粒样小体,称主动脉小球,为化学感受器,能感受血液中二氧化碳和氧浓度的变化,当血液中二氧化碳和氧浓度增高时,可反射性地调节呼吸。主动脉弓凸侧从右向左依次发出头臂干、左颈总动脉和左锁骨下动脉三大分支。(brachiocephalic trunk)为一粗短的动脉干,向右上方斜行至右胸锁关节后方分为右锁骨下动脉和右颈总动脉。

1. 颈总动脉(common carotid artery)　是头颈部的动脉主干(图1-4-16)。右侧起自头臂干,左侧发自主动脉弓,在甲状软骨上缘高度分为颈外动脉和颈内动脉。颈总动脉上段位置表浅,在活体上可摸到其搏动。当头面部大出血时,可在胸锁乳突肌的前缘,平环状软骨弓的侧方,向后内将该动脉压向第6颈椎横突前结节(颈动脉结节)急救止血。在颈总动脉分叉处有两个重要结构,即颈动脉窦和颈动脉小球。颈

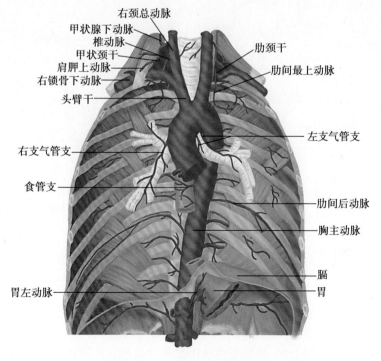

图1-4-14　胸主动脉及其分支

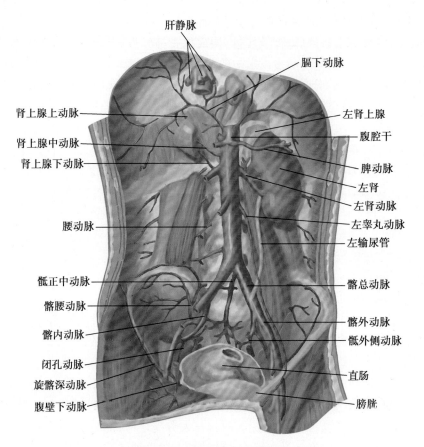

肝静脉

膈下动脉

肾上腺上动脉

肾上腺中动脉

肾上腺下动脉

左肾上腺

腹腔干

脾动脉

左肾

左肾动脉

左睾丸动脉

左输尿管

腰动脉

骶正中动脉

髂腰动脉

髂内动脉

髂总动脉

髂外动脉

骶外侧动脉

直肠

闭孔动脉

旋髂深动脉

腹壁下动脉

膀胱

图 1-4-15　腹主动脉及其分支

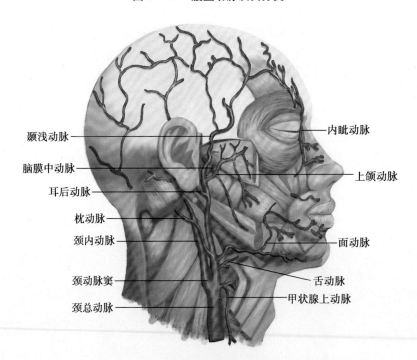

颞浅动脉

脑膜中动脉

耳后动脉

枕动脉

颈内动脉

颈动脉窦

颈总动脉

内眦动脉

上颌动脉

面动脉

舌动脉

甲状腺上动脉

图 1-4-16　颈外动脉及其分支

动脉窦(carotid sinus)是颈总动脉末端和颈内动脉起始部的膨大部分,窦壁外膜中有丰富的游离神经末梢,称为压力感受器,可反射性地调节血压。颈动脉小球(carotid glomus)是一个扁椭圆形小体,借结缔组织连于颈总动脉分叉的后方,为化学感受器,能感受血液中二氧化碳和氧浓度的刺激,反射性地调节呼吸运动。

(1) 颈外动脉(external carotid artery):先在颈内动脉前内侧,后经其前方转至外侧,上行穿腮腺至下颌颈处分为上颌动脉和颞浅动脉两个终支。主要分支有甲状腺上动脉、舌动脉、面动脉、颞浅动脉和上颌动脉,主要供应头皮、面部及颈部部分器官的血液。①甲状腺上动脉自起始部向前下至甲状腺侧叶上端,分布于甲状腺和喉。②舌动脉平舌骨大角处发自颈外动脉的前方,行向前内入舌。③面动脉在舌动脉稍上方约平下颌角高度发出,向前经下颌下腺深面,在咬肌前缘绕过下颌骨下缘至面部,然后沿口角及鼻翼外侧,迂曲上行到内眦,改名内眦动脉。面动脉分支分布于下颌下腺、面部和腭扁桃体等。面动脉在咬肌前缘绕下颌骨下缘处位置表浅,在活体该处可摸到其搏动,面部出血时可在该处压迫止血。④颞浅动脉在外耳门前方上行,跨越颧弓根至颞部皮下,分布于腮腺和颞、额、顶部软组织。活体上,在外耳门前上方颧弓根部可触及颞浅动脉搏动,当头皮前部出血时可在此处压迫止血。⑤上颌动脉经下颌颈深面进入颞下窝,在翼内、外肌之间向前内走行至翼腭窝。沿途分支至鼓室、外耳道、牙及牙龈、鼻腔、腭、咀嚼肌、硬脑膜等处。其中分布于硬脑膜者称脑膜中动脉,于下颌颈深面发出,向上穿棘孔入颅腔,分前、后两支,紧贴颅骨内面走行,分布于颅骨和硬脑膜。前支经过颅骨翼点内面,翼点处骨折时易受损伤,引起硬膜外血肿。

（2）颈内动脉（internal carotid artery）:自颈总动脉发出后,上升至颅底,经颈动脉管进入颅腔,分支分布于视器和脑。

　2. 上肢的动脉

（1）锁骨下动脉（subclavian artery）:左侧起自主动脉弓,右侧起自头臂干。锁骨下动脉从胸锁关节后方斜向外至颈根部,成弓状走行在胸膜顶前方,穿斜角肌间隙至第1肋外缘延续为腋动脉。当上肢大出血时,可在锁骨中点上方将锁骨下动脉压向第1肋急救止血。锁骨下动脉的主要分支有椎动脉、胸廓内动脉和甲状颈干等(图1-4-17)。椎动脉起自前斜角肌的内侧,向上穿第6至第1颈椎横突孔,经枕骨大孔入颅腔,分布于脑和脊髓。胸廓内动脉起于锁骨下动脉的下面,椎动脉起点的相对侧,向下行入胸腔,沿第1~6肋软骨的后面下降,至第6间隙处分为腹壁上动脉和肌膈动脉两终支。甲状颈干在椎动脉外侧,前斜角肌内侧缘附近开始,立即分为数支,分布于甲状腺、咽、喉、食管、气管及肩部肌、脊髓及其被膜等处。

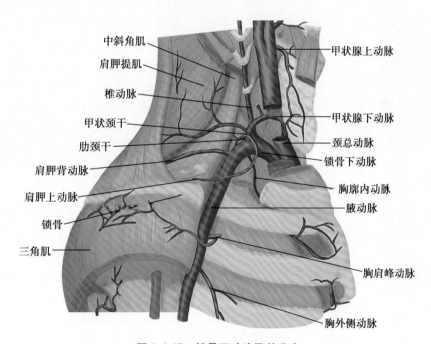

图1-4-17　锁骨下动脉及其分支

（2）腋动脉（axillary artery）:在第1肋外缘续于锁骨下动脉,于腋窝深部,至背阔肌下缘移行为肱动脉。腋动脉的分支有胸上动脉、胸肩峰动脉、胸外侧动脉、肩胛下动脉、旋肱后动脉和旋肱前动脉等(图1-4-18)。胸上动脉分布于第1、2肋间隙。胸肩峰动脉分支分布于三角肌、胸大肌、胸小肌和肩关节。胸外侧动脉分布于前锯肌、胸大肌、胸小肌和乳房。肩胛下动脉分为胸背动脉和旋肩胛动脉。前者分布到背阔肌和前锯肌;后者穿三边孔至冈下窝,营养附近各肌。旋肱后动脉伴腋神经穿四边孔,绕肱骨外科颈至三

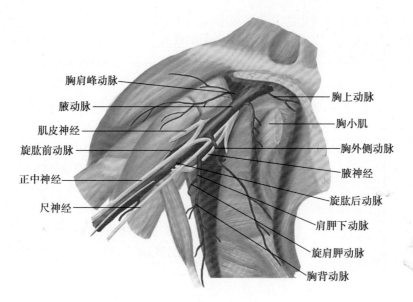

图 1-4-18　腋动脉及其分支

角肌深面和肩关节等处,并与旋肱前动脉吻合。旋肱前动脉至肩关节及邻近肌。

（3）肱动脉（brachial artery）：与正中神经伴行沿肱二头肌内侧沟下行至肘窝,平桡骨颈高度分为桡动脉和尺动脉。肱动脉位置表浅,可在肱二头肌内侧沟处触知其搏动,当前臂和手部出血时,可在臂中部用指压法将该动脉压向肱骨以达到暂时止血的目的。肱动脉最主要分支是肱深动脉（图 1-4-19）,其斜向后外方,伴随桡神经绕桡神经沟下行,分支分布于肱三头肌和肱骨,其终支参与肘关节网。

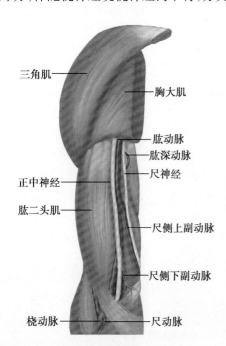

图 1-4-19　肱动脉及其分支

（4）桡动脉（radial artery）：先经肱桡肌与旋前圆肌之间,继而在肱桡肌腱与桡侧腕屈肌腱之间下行,绕桡骨茎突转至手背,穿第 1 掌骨间隙到手掌深面,与尺动脉掌深支吻合成掌深弓,由弓发出三支掌心动脉,行至掌指关节附近分别注入相应的指掌侧总动脉。桡动脉在行程中除发分支参与肘关节网和营养前臂肌外,主要分支有拇主要动脉和掌浅支（图 1-4-20）。拇主要动脉分三支分布于拇指掌面两侧缘和示指桡侧缘。掌浅支在桡腕关节上方分出,穿鱼际肌或沿其表面至手掌,与尺动脉末端吻合形成掌浅弓。桡动脉下段仅被皮肤和筋膜遮盖,位置表浅,是临床触摸脉搏的部位。

（5）尺动脉（ulnar artery）：在尺侧腕屈肌与指浅屈肌之间伴尺神经下行,经豌豆骨桡侧至手掌,其末端与桡动脉掌浅支吻合成掌浅弓,从弓凸缘发出三条指掌侧总动脉和一条小指尺掌侧动脉。尺动脉在行程中除发分支至肘关节网和前臂尺侧诸肌外,主要分支有骨间总动脉和掌深支（图 1-4-20）。骨间总动脉分支至前臂各肌和尺、桡骨。掌深支在豌豆骨桡侧起自尺动脉,穿小鱼际至掌深部,与桡动脉末端吻合成掌深弓。

3. **胸主动脉（thoracic aorta）**　是胸部的动脉主干,位于胸腔后纵隔内,于第 4 胸椎的左侧续于主动脉弓,至第 10 胸椎平面,穿膈的主动脉裂孔移行于腹主动脉。其分支有壁支和脏支（图 1-4-14）。

（1）壁支:有肋间后动脉、肋下动脉和膈上动脉,分布于胸壁、腹壁上部、背部和脊髓等处。

（2）脏支:有支气管动脉、食管动脉和心包支,分布于气管、支气管、食管和心包等处。

4. **腹主动脉（abdominal aorta）**　是腹部的动脉主干,沿脊柱前方下行,至第 4 腰椎下缘处分为左、右髂总动脉。腹主动脉分支亦有壁支和脏支(图1-4-15)。

（1）壁支：主要有膈下动脉、腰动脉和骶正中动脉，呈节段性分布于膈下面、腹后壁、脊髓和盆腔后壁。

（2）脏支：分成对和不成对两种，成对脏支有肾上腺中动脉、肾动脉、睾丸动脉(男性)或卵巢动脉(女性)；不成对脏支有腹腔干、肠系膜上动脉和肠系膜下动脉。

①肾上腺中动脉：约平第1腰椎处起自腹主动脉侧壁，分布到肾上腺。②肾动脉：约平第1、2腰椎椎间盘高度起自腹主动脉，横行向外经肾门入肾，在进入肾门之前发出肾上腺下动脉至肾上腺。③睾丸动脉：又称精索内动脉，在肾动脉起始处稍下方由腹主动脉前壁发出，沿腰大肌前面斜向外下方走行，穿腹股沟管，分布至睾丸和附睾。在女性则为卵巢动脉经卵巢悬韧带下行入盆腔，分布于卵巢和输卵管壶腹部。④腹腔干：为一短粗动脉干，在主动脉裂孔稍下方发自腹主动脉前壁，随即分为胃左动脉、肝总动脉和脾动脉，供应肝、胆囊、胃、胰和脾的血液。⑤肠系膜上动脉：约平第1腰椎高度，在腹腔干稍下方起自腹主动脉前壁，在胰头与胰体交界处后方下行，越过十二指肠水平部前面进入小肠系膜根，分支有胰十二指肠下动脉、空肠动脉、回肠动脉、回结肠动脉、右结肠动脉和中结

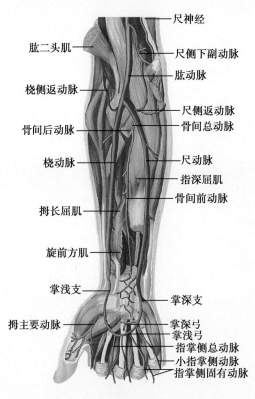

图1-4-20　前臂的动脉（掌侧面）

肠动脉，主要供应胰、小肠、盲肠、阑尾和大部分结肠的血液。⑥肠系膜下动脉：约平第3腰椎高度发自腹主动脉前壁，在腹后壁腹膜后面向左下走行，分支有左结肠动脉、乙状结肠动脉和直肠上动脉，主要供应降结肠、乙状结肠和直肠上部血液。

5. **髂总动脉(common iliac artery)**　左、右各一，在第4腰椎下缘由腹主动脉发出，沿腰大肌内侧走向外下方，至骶髂关节处分为髂内动脉和髂外动脉(图1-4-21、图1-4-22)。

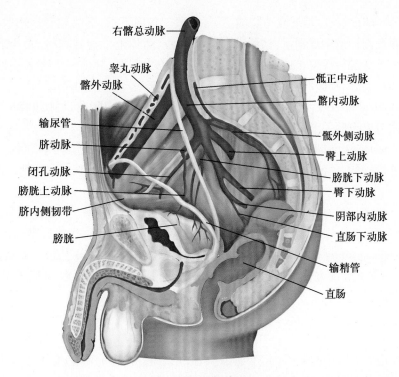

图1-4-21　盆腔的动脉（右侧，男性）

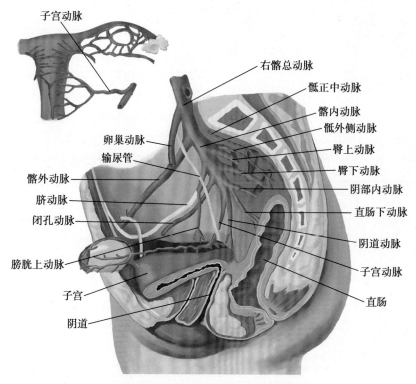

图 1-4-22 盆腔的动脉（右侧，女性）

（1）髂内动脉（internal iliac artery）：是盆部的动脉主干，为一短干，沿盆腔侧壁下行，发出壁支和脏支。壁支包括臀上动脉、臀下动脉、闭孔动脉等，脏支包括脐动脉、子宫动脉和阴部内动脉等，供应臀部、会阴、盆腔脏器和外生殖器官血液。

（2）髂外动脉（external iliac artery）：沿腰大肌内侧缘下行，经腹股沟韧带中点深面至股前部，移行为股动脉。

6. 下肢的动脉

（1）股动脉（femoral artery）：是下肢动脉的主干，在股三角内下行，穿收肌管后出收肌腱裂孔至腘窝，移行为腘动脉。在腹股沟韧带中点稍下方，股动脉位置表浅，活体上可触到其搏动，当下肢出血时可在该处将股动脉压向耻骨下支进行压迫止血。股动脉的分支营养大腿肌、腹前壁下部的皮肤和外阴部等。股动脉的主要分支为股深动脉，在腹股沟韧带下方 2~5cm 处起于股动脉（图 1-4-23）。

（2）腘动脉（popliteal artery）：在腘窝深部下行至腘肌下缘，分为胫前动脉和胫后动脉（图 1-4-24）。腘动脉在腘窝内发出分支至膝关节及邻近肌，并参与膝关节网的形成。

（3）胫后动脉（posterior tibial artery）：沿小腿后面浅、深屈肌之间下行，经内踝后方进入足底，分为足底内侧动脉和足底外侧动脉。胫后动脉的分支营养小腿后群肌、外侧群肌及足底肌。胫后动脉主要分支为腓动脉（图 1-4-24）。

（4）胫前动脉（anterior tibial artery）：由腘动脉发出后，穿小腿骨间膜，至小腿前群肌之间下行，至踝关节前方移行为足背动脉（图 1-4-25）。胫前动脉的分支营养小腿前群肌，并参与形成膝关节网。

（5）足背动脉（dorsal artery of foot）：是胫前动脉的直接延续，分支分布于足背、足趾等处（图 1-4-26）。足背动脉位置表浅，在踝关节前方，内、外踝连线中点、踇长伸肌腱的外侧可触知其搏动，足部出血时可在该处向深部压迫足背动脉进行止血。

四、静脉

静脉（vein）是运送血液回心的血管，起于毛细血管，止于心房，在向心汇集的过程中，接受各级属支，逐渐增粗。静脉的数量比动脉多，管径较粗，管壁薄而柔软，弹性也小。静脉在结构和配布方面有以下特

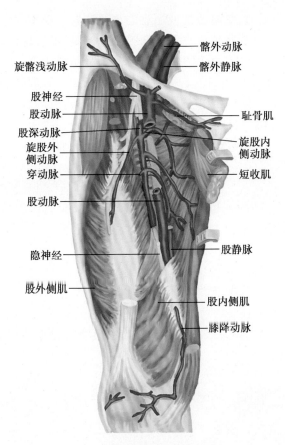

图 1-4-23　股动脉及其分支

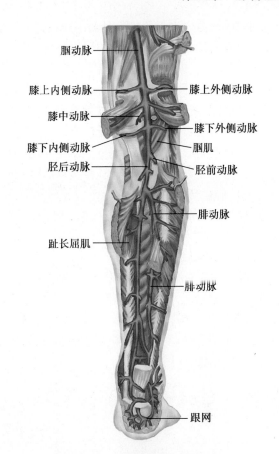

图 1-4-24　小腿的动脉（右侧，后面）

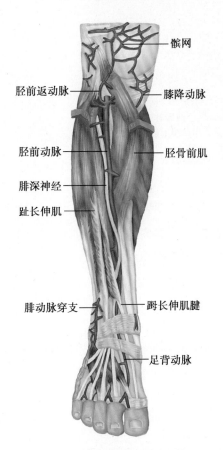

图 1-4-25　小腿的动脉（右侧，前面）

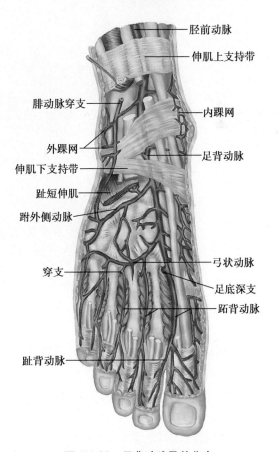

图 1-4-26　足背动脉及其分支

点:①静脉瓣,由内皮折叠呈半月形小袋状,袋口向心,多成对,是防止血液逆流的重要装置。受重力影响较大的四肢静脉瓣较多。②体循环的静脉分浅、深静脉。浅静脉位于皮下浅筋膜内,又称皮下静脉,其为注射、输液、输血、采血和插管的常选静脉。皮下静脉无伴行动脉,最后注入深静脉。深静脉位于深筋膜深面或体腔内,多与同名动脉伴行,故称为伴行静脉。其引流范围、行径、名称与伴行动脉一致。③静脉的吻合较动脉丰富,浅静脉间多吻合成静脉网,深静脉在某些器官周围或壁内吻合成静脉丛,如食管静脉丛、直肠静脉丛等。浅、深静脉间亦广泛吻合。④结构特殊的静脉:包括硬脑膜窦和板障静脉。硬脑膜窦为颅内两层硬脑膜之间形成的腔隙,窦壁无肌层,窦腔通常处于扩张状态,血流通畅,破裂后难于止血。板障静脉位于颅顶诸骨板障内,借导血管连接头皮静脉和硬脑膜窦。

(一) 肺循环的静脉

肺静脉(pulmonary vein)左、右各一对,分别为左上、下肺静脉和右上、下肺静脉(图 1-4-4)。肺静脉均起自肺门,向内侧穿过纤维心包,注入左心房后部。肺静脉将含氧量高的动脉血运送到左心房。

(二) 体循环的静脉

体循环的静脉包括上腔静脉系、下腔静脉系和心静脉系。

1. 上腔静脉系 由上腔静脉及其属支组成,收集头颈部、上肢、胸部(心和肺除外)等上半身的静脉血,最后流入右心房。

(1) 头颈部静脉:浅静脉包括面静脉、颞浅静脉、颈前静脉和颈外静脉,深静脉包括颅内静脉、颈内静脉和锁骨下静脉等(图 1-4-27)。

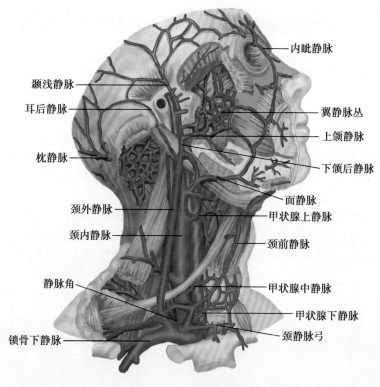

图 1-4-27 头颈部静脉

面静脉(facial vein)位置表浅,起自内眦静脉,在面动脉的后方下行至下颌角下方,与下颌后静脉的前支汇合后跨越颈内、颈外动脉表面下行,在舌骨大角高度注入颈内静脉。面静脉通过内眦静脉及眶内的眼上、下静脉与海绵窦交通,亦可经面深静脉、翼静脉丛、眼下静脉与海绵窦交通。面静脉口角以上缺少静脉瓣。因此,当口角以上面部感染处理不当时,致病因子可通过上述交通途径至海绵窦,可能引起颅内的继发感染。故通常将两侧口角至鼻根间的三角区,临床上称作"危险三角"。

下颌后静脉(retromandibular vein)由颞浅静脉与上颌静脉在腮腺内汇合而成,下行至腮腺下缘分前、后两支,前支注入面静脉;后支则与耳后静脉和枕静脉汇合成颈外静脉。下颌后静脉收集面侧区和颞区的静脉血。

颈外静脉(external jugular vein)是颈部最大的浅静脉,在下颌角处由下颌后静脉的后支和耳后静脉、枕静脉等汇合而成,沿胸锁乳突肌表面下行,在锁骨上方穿深筋膜,注入锁骨下静脉或静脉角,主要收集头皮和面部的静脉血。

颈前静脉(anterior jugular vein)起自颏下方的浅静脉,沿颈前正中线两侧下行,注入颈外静脉末端或锁骨下静脉。

颈内静脉(internal jugular vein)是头颈部静脉回流的主干,在颈静脉孔处与乙状窦相续,然后走行在颈动脉鞘内,先后沿颈内动脉和颈总动脉外侧下行,到达胸锁关节后方与锁骨下静脉汇合成头臂静脉。颈内静脉颅外属支包括面静脉、下颌后静脉、咽静脉、舌静脉和甲状腺上、中静脉等。

锁骨下静脉(subclavian vein)位于颈根部,自第1肋骨外缘由腋静脉延续而成,与同名动脉伴行,与颈内静脉在胸锁关节后方汇合成头臂静脉,两静脉汇合部称静脉角(angulus venosus),是淋巴导管的注入部位。锁骨下静脉的主要属支是腋静脉和颈外静脉。锁骨下静脉与附近筋膜结合紧密,位置较固定,管腔较大,临床上可作为静脉穿刺或长期导管输液的部位。

(2) 上肢静脉:分为浅静脉和深静脉,最终都汇入腋静脉。

1) 上肢浅静脉:包括头静脉、贵要静脉、肘正中静脉及其属支(图1-4-28、图1-4-29)。临床上常用手背静脉网、前臂和手部前面的浅静脉取血、输液和注射药物。

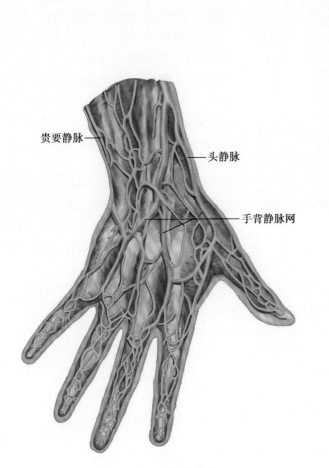

图1-4-28 手背浅静脉

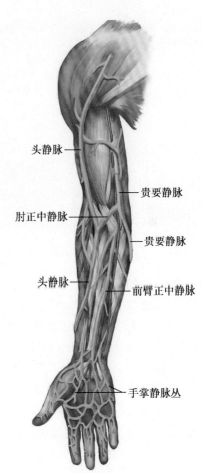

图1-4-29 上肢浅静脉

头静脉(cephalic vein)起于手背静脉网的桡侧,沿前臂下部的桡侧、前臂上部的前面上行至肘窝,然后沿肱二头肌外侧沟上行,再经三角肌与胸大肌间沟至锁骨下窝,穿深筋膜注入腋静脉或锁骨下静脉。

头静脉主要收集手、前臂桡侧浅层结构的静脉血。头静脉在肘窝处通过肘正中静脉与贵要静脉相交通。

贵要静脉(basilic vein)起自手背静脉网的尺侧，沿前臂尺侧上行，在肘窝处接受肘正中静脉注入后，再经肱二头肌内侧沟行至臂中点稍下方，穿过深筋膜注入肱静脉，或伴肱静脉上行注入腋静脉。贵要静脉收集手及前臂尺侧部浅层结构的静脉血。

肘正中静脉(median cubital vein)在肘窝处连接头静脉和贵要静脉，接受前臂正中静脉注入。

2) 上肢深静脉：与同名动脉伴行，且多为两条。两条肱静脉在大圆肌下缘处汇合成一条腋静脉。腋静脉收集上肢浅、深静脉的全部血液，在第1肋外缘移行为锁骨下静脉。

（3）胸部的静脉：主要有头臂静脉、上腔静脉、奇静脉及其属支（图1-4-30）。

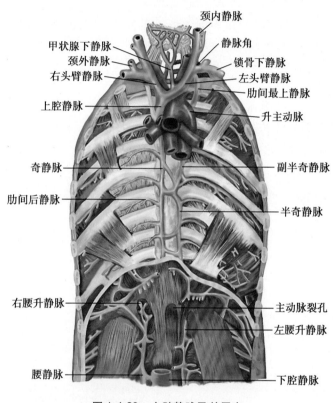

图1-4-30　上腔静脉及其属支

头臂静脉(brachiocephalic vein)在胸锁关节后方由同侧的颈内静脉和锁骨下静脉汇合而成。左头臂静脉比右头臂静脉长，向右下斜行。

上腔静脉(superior vena cava)为一粗大的静脉干，由左、右两侧的头臂静脉在右侧第1胸肋结合处后方汇合而成，沿升主动脉右侧下行，至右侧第2胸肋关节后方穿纤维心包，平第3胸肋关节下缘处注入右心房。在穿纤维心包之前，有奇静脉注入。

奇静脉(azygos vein)在右膈脚处起自右腰升静脉，沿食管后方和胸主动脉右侧上行，在第4胸椎高度向前跨过右肺根上方，注入上腔静脉。奇静脉沿途收集右侧肋间后静脉、支气管静脉、食管静脉及半奇静脉的血液。同时，奇静脉还是沟通上、下腔静脉系的重要途径之一。

半奇静脉(hemiazygos vein)在左膈脚处起自左腰升静脉，沿脊柱左侧上行，约达第8胸椎高度向右跨越脊柱前而注入奇静脉。半奇静脉收集左侧下部肋间后静脉、副半奇静脉和食管静脉的血液。

副半奇静脉(accessory hemiazygos vein)沿脊柱左缘下行注入半奇静脉，或向右跨过脊柱前面注入奇静脉，收集左侧中、上部的肋间后静脉和食管静脉的血液。

脊柱静脉(vein of vertebral column)在脊柱周围有丰富的静脉，分布于椎管内、外，纵贯脊柱全长，分为椎内和椎外静脉丛。椎内静脉丛位于椎管内骨膜与硬脊膜之间，收集椎骨、脊膜和脊髓的静脉血。椎外静脉丛是在椎管外围绕脊柱形成的静脉丛，颈部特别发达，收集椎体及脊柱附近肌肉的静脉血。

2. 下腔静脉系　由下腔静脉及其属支组成，收集下半身的静脉血，最后流入右心房。

（1）下肢静脉：分为浅静脉和深静脉，浅、深静脉之的交通也较丰富。由于受重力的影响，下肢静脉比上肢静脉瓣多。

1) 下肢浅静脉：包括大隐静脉、小隐静脉及其属支（图1-4-31、图1-4-32）。

大隐静脉(great saphenous vein)是全身最长的浅静脉，在足内侧缘起自足背静脉弓，经内踝前方，沿小腿内侧面上行，经膝关节内后方，再沿大腿内侧面转至大腿前内侧上行，至耻骨结节外下方3~4cm处穿阔筋膜的隐静脉裂孔注入股静脉。大隐静脉在注入股静脉前接受股外侧浅静脉、股内侧浅静脉、阴部外静脉、腹壁浅静脉和旋髂浅静脉5条属支。大隐静脉收集足、小腿内侧、大腿前内侧部浅层结构的静脉血。

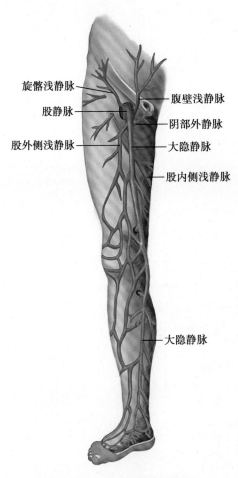
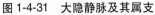

图 1-4-31　大隐静脉及其属支

旋髂浅静脉

股静脉

股外侧浅静脉

腹壁浅静脉

阴部外静脉

大隐静脉

股内侧浅静脉

大隐静脉

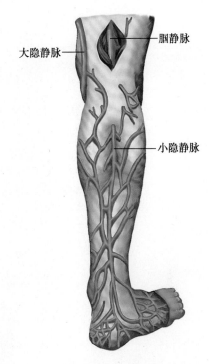

图 1-4-32　小隐静脉

大隐静脉

腘静脉

小隐静脉

大隐静脉在内踝位置表浅而恒定,是静脉输液或切开的常用部位。

小隐静脉(small saphenous vein)在足外侧缘起自足背静脉弓,经外踝后方,沿小腿后面上行,在腘窝穿深筋膜注入腘静脉。小隐静脉收集足外侧部和小腿后部浅层结构的静脉血。

2) 下肢深静脉:足和小腿的深静脉多有两条,并与同名动脉伴行,胫前静脉和胫后静脉在腘窝下缘汇合成腘静脉,腘静脉穿收肌腱裂孔移行为股静脉(femoral vein)。股静脉伴股动脉上行,在腹股沟韧带深面续为髂外静脉。股静脉在腹股沟韧带下方位于股动脉内侧,临床上常在此处做股静脉穿刺或插管。

(2) 腹盆部静脉:主要有髂外静脉、髂内静脉、下腔静脉和肝门静脉及其属支(图 1-4-33、图 1-4-34)。

髂外静脉(external iliac vein)是股静脉的直接延续,沿盆腔侧壁与同名动脉伴行至内上,在骶髂关节前方与髂内静脉汇合成髂总静脉。髂外静脉收集腹前壁下部和下肢的静脉血。

髂内静脉(internal iliac vein)由盆部的静脉汇合而成,沿髂内动脉后内侧上行,在骶髂关节前方与髂外静脉汇合成髂总静脉。

髂总静脉(common iliac vein)由髂内静脉和髂外静脉在骶髂关节前方汇合而成,双侧髂总静脉伴髂总动脉斜向内上行至第 4~5 腰椎右侧汇合成下腔静脉。

下腔静脉(inferior vena cava)是人体最粗大的静脉干,沿脊柱右前方和腹主动脉右侧上行,经肝的腔静脉沟,穿膈的腔静脉孔进入胸腔,再穿纤维心包注入右心房。下腔静脉的属支分壁支和脏支,多数与同名动脉伴行。壁支包括 1 对膈下静脉和 4 对腰静脉,各腰静脉之间有纵支相连形成腰升静脉,左、右腰升静脉分别为半奇静脉和奇静脉的起始部。脏支包括睾丸(卵巢)静脉、肾静脉、肾上腺静脉和肝静脉等。睾丸静脉起自蔓状静脉丛,右侧以锐角注入下腔静脉,左侧则以直角注入左肾静脉,因此,左睾丸静脉常因回流不畅造成静脉曲张。卵巢静脉起自卵巢静脉丛,回流方式与睾丸静脉相似。肾静脉起自肾门,在肾动

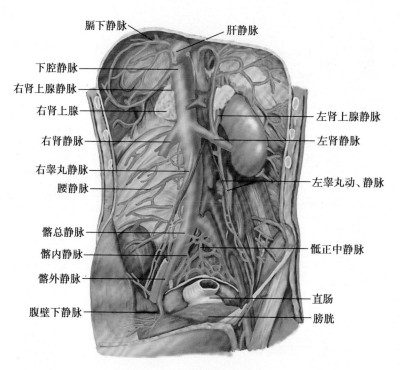

图 1-4-33　下腔静脉及其属支

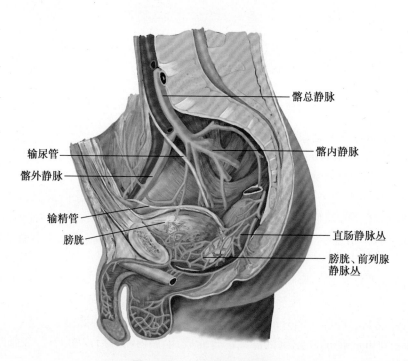

图 1-4-34　盆部静脉(男性)

脉前方向内侧走行注入下腔静脉。左肾静脉比右肾静脉长,并跨越腹主动脉前面,除收集肾的血液外,还收集左睾丸静脉(卵巢静脉)和左肾上腺静脉。肾上腺静脉左、右各一,左肾上腺静脉注入左肾静脉,右侧注入下腔静脉。肝静脉一般有肝左、中和右静脉三条,在腔静脉沟处注入下腔静脉。

(3) 肝门静脉系:由肝门静脉及其属支组成(图 1-4-35),收集腹盆部消化道(包括食管腹段,但齿状线以下肛管除外)、胆囊、胰和脾的静脉血。主要功能是将消化道吸收的物质运输至肝,在肝内进行合成、分解、解毒与贮存。肝门静脉系起始端和末端均与毛细血管相连,无瓣膜。

肝门静脉(hepatic portal vein)是肝门静脉系的主干,多由肠系膜上静脉和脾静脉在胰头和胰体交界处

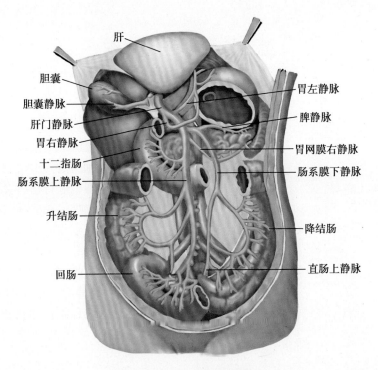

图 1-4-35 肝门静脉及其属支

的后方汇合而成,向右上斜行进入肝十二指肠韧带内,在肝固有动脉和胆总管的后方上行至肝门,分左、右

两支,分别进入肝左叶和肝右叶,肝门静脉在肝内反复分支,最后注入肝血窦。肝血窦含有来自肝门静脉和肝固有动脉的血液,经肝静脉注入下腔静脉。

　　肝门静脉的主要属支有脾静脉、肠系膜上静脉、肠系膜下静脉、胃左静脉、胃右静脉、胆囊静脉和附脐静脉 7 条,多与同名动脉伴行。

　　肝门静脉系可通过食管静脉丛、直肠静脉丛、脐周静脉网和椎内、外静脉丛与上、下腔静脉系相交通(图 1-4-36)。在正常情况下,肝门静脉系和上、下腔静脉系之间的吻合支细小,血流量少。肝硬化、肝肿瘤、肝门处淋巴结肿大或胰头肿瘤等可压迫肝门静脉,导致肝门静脉回流受阻,由于肝门静脉内缺少功能性瓣膜,致使其内的血液可以逆流,并通过上述诸交通途径建立侧支循环,分别经上、下腔静脉回流入心。由于血流量增多,交通支变得粗大和弯曲,出现静脉曲张,如食管静脉丛、直肠静脉丛和脐周静脉网曲张。如果食管静脉丛和直肠静脉丛曲张破裂,则引起呕血和便血。当肝门静脉系的侧支循环失代偿时,可引起收集静脉血范围的器官淤血,出现脾大和腹水等。

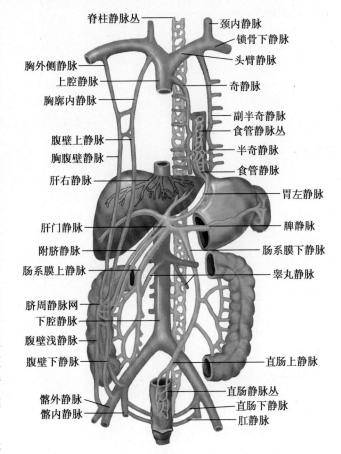

图 1-4-36 肝门静脉系与上、下腔静脉系之间的交通
(模式图)

(李建忠)

第二节　淋巴系统

一、概述

淋巴系统(lymphatic system)由各级淋巴管道、淋巴器官和淋巴组织构成(图1-4-37)。

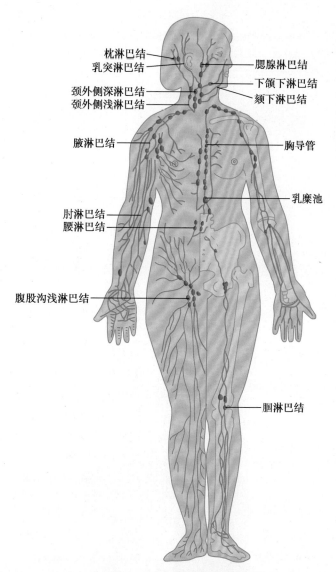

枕淋巴结
乳突淋巴结
颈外侧深淋巴结
颈外侧浅淋巴结
腋淋巴结
肘淋巴结
腰淋巴结
腹股沟浅淋巴结
腮腺淋巴结
下颌下淋巴结
颏下淋巴结
胸导管
乳糜池
腘淋巴结

图 1-4-37　全身的淋巴管和淋巴结

当血液流经毛细血管动脉端时,一些成分透过毛细血管壁进入组织间隙形成组织液。组织液与细胞进行物质交换后,大部分经毛细血管静脉端吸收入静脉,少部分水分和大分子物质进入毛细淋巴管形成淋巴液。淋巴液沿淋巴管道和淋巴结的淋巴窦向心流动,最后汇入静脉。因此,淋巴系统是心血管系统的辅助系统,协助静脉引流组织液。此外,淋巴器官和淋巴组织具有产生淋巴细胞、过滤淋巴液、参与机体免疫的功能,是机体重要的防御装置。

（一）淋巴管道

淋巴管道包括毛细淋巴管、淋巴管、淋巴干和淋巴导管。

1. **毛细淋巴管**(lymphatic capillary)　是淋巴管道的起始部分,以膨大的盲端起自组织间隙内,彼此吻合成网。毛细淋巴管分布广泛,除上皮、毛发、指甲、晶状体、角膜、软骨、骨髓、牙釉质、脾髓、脑和脊髓等处外,毛细淋巴管几乎遍布全身。

2. **淋巴管**(lymphatic vessel)　由毛细淋巴管汇集而成,壁内有大量的瓣膜防止淋巴逆流。淋巴管可分为浅淋巴管和深淋巴管,浅淋巴管行于皮下组织中,多与浅静脉伴行;深淋巴管多与深部血管神经束伴行。浅、深淋巴管之间有丰富的交通吻合支。

3. **淋巴干**(lymphatic trunk)　全身各部的淋巴管经过一系列淋巴结群中继后,在膈下和颈根部等处汇合成淋巴干。全身共有9条淋巴干,包括成对的腰干、支气管纵隔干、锁骨下干、颈干和不成对的肠干。

4. **淋巴导管**(lymphatic duct)　9条淋巴干汇合成胸导管和右淋巴导管,分别注入左、右静脉角。

右淋巴导管(right lymphatic duct)由右颈干、右锁骨下干和右支气管纵隔干汇合而成,注入右静脉角,收纳右侧头颈部、右上肢和右胸部的淋巴,即全身1/4区域的淋巴。

胸导管(thoracic duct)是全身最粗大的淋巴管道,在平第12胸椎下缘高度起于乳糜池(cisterna chyli)。乳糜池位于第1腰椎前方,呈囊状膨大,由左、右腰干和肠干汇合形成。胸导管自乳糜池起始后,向上穿经膈主动脉裂孔进入胸腔,沿脊柱右前方和胸主动脉与奇静脉之间上行,在第5胸椎高度经食管与脊柱之间向左斜行,沿脊柱左前方上行经胸廓上口至颈根部,在左颈动脉鞘的后方转向前内下方注入左静脉角,在注入左静脉角之前还接受左支气管纵隔干、左颈干和左锁骨下干(图1-4-38)。胸导管收纳下肢、盆部、腹

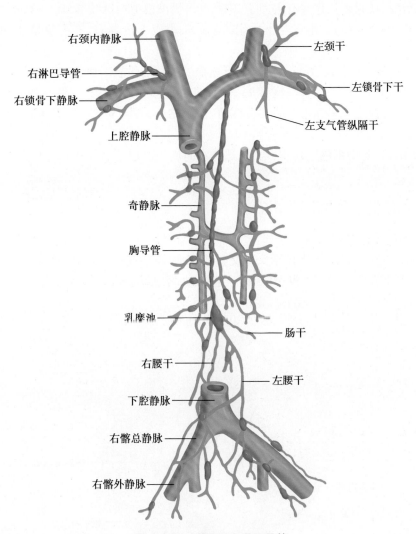

图 1-4-38　淋巴干和淋巴导管

部、左胸部、左上肢和左头颈部的淋巴,即全身 3/4 区域的淋巴。

（二）淋巴组织

淋巴组织分为弥散淋巴组织和淋巴小结两类,除淋巴器官外,还分布于消化、呼吸、泌尿和生殖管道等处,起着防御屏障的作用。

（三）淋巴器官

淋巴器官包括淋巴结、扁桃体、脾和胸腺等。

1. **淋巴结（lymph nodes）**　为大小不等的圆形或椭圆形灰红色小体,一侧隆凸,另一侧凹陷称为淋巴结门,有输出淋巴管、神经和血管出入。与凸侧面相连的淋巴管为输入淋巴管。淋巴管在回流淋巴的过程中,可经过多个淋巴结,因此,一个淋巴结的输出管可以成为另一个淋巴结的输入管。

淋巴结多聚集成群,以深筋膜为界可将淋巴结分为浅、深两种。浅淋巴结位于浅筋膜内,在活体上常易触及。深淋巴结位于深筋膜内或深筋膜深面。四肢的淋巴结多位于关节屈侧或肌围成的沟、窝内。内脏的淋巴结多位于脏器的门附近或腹、盆部血管分支周围。淋巴结的主要功能是过滤淋巴、产生淋巴细胞和浆细胞,参与机体的免疫过程。

引流某一器官或部位淋巴的第一级淋巴结称局部淋巴结（regional lymph nodes）,临床上称为哨位淋巴结。当某器官或区域发生病变时,病菌、毒素、寄生虫或癌细胞可沿淋巴管进入相应的局部淋巴结,该淋巴结可清除或阻截这些有害因子,成为阻止病变扩散、蔓延的有力屏障,从而发挥对机体的保护作用。此时,局部淋巴结细胞增生、功能旺盛、体积增大,故局部淋巴结的肿大常反映其淋巴液引流区域内有病变存在。

若局部淋巴结未能消灭或阻截住这些有害因子,则病变可沿淋巴流向继续蔓延。

2. **扁桃体(palatine tonsil)**　淋巴与上皮组织构成的淋巴上皮器官,有腭扁桃体、咽扁桃体、舌扁桃体等。

3. **脾(spleen)**　是人体最大的淋巴器官,具有造血、滤血、清除衰老血细胞及参与免疫反应等功能。

脾位于左季肋区,胃底与膈之间,左侧第9~11肋的深面,其长轴与第10肋一致。正常人在左肋弓下不能触到脾。脾为扁椭圆形或扁三角形的实质性器官,色暗红,质脆易破,可分为前、后两端,上、下两缘,脏、膈两面。

4. **胸腺(thymus)**　是中枢淋巴器官,培育、选择和向周围淋巴器官及淋巴组织输送T细胞。胸腺兼有内分泌功能。

二、人体各部的淋巴管和淋巴回流

(一) 头颈部的淋巴管和淋巴结

1. **头部淋巴结**　头部的淋巴结多位于头颈交界处,由后向前成环状排列,依次为枕淋巴结、乳突淋巴结、腮腺淋巴结、下颌下淋巴结和颏下淋巴结等,收纳头面部浅层的淋巴,直接或间接注入颈外侧深淋巴结(图 1-4-39)。

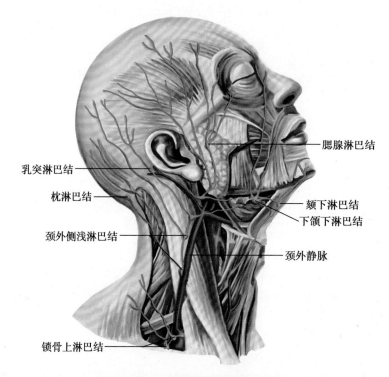

腮腺淋巴结

乳突淋巴结

枕淋巴结

颈外侧浅淋巴结

颏下淋巴结
下颌下淋巴结

颈外静脉

锁骨上淋巴结

图 1-4-39　头颈部的淋巴管和淋巴结

2. **颈部的淋巴结**　颈部的淋巴结分为颈前和颈外侧淋巴结两组(图 1-4-39)。颈前淋巴结位于颈前部正中,分浅、深两群,浅群沿颈前静脉排列,深群位于舌骨下方及喉、气管、甲状腺等器官的前方。颈前淋巴结的输出淋巴管注入颈外侧深淋巴结。颈外侧淋巴结位于颈部两侧,包括沿颈外静脉排列的颈外侧浅淋巴结及沿颈内静脉排列的颈外侧深淋巴结。颈外侧浅淋巴结的输出淋巴管注入颈外侧深淋巴结,颈外侧深淋巴结收纳头颈部的淋巴管,其输出淋巴管合成颈干。

(二) 上肢的淋巴管和淋巴结

上肢的浅淋巴管较多,伴浅静脉行于皮下组织中,深淋巴管与深血管伴行。浅、深淋巴管直接或间接注入腋淋巴结。

腋淋巴结(axillary lymph nodes)(图 1-4-40)位于腋窝疏松结缔组织内,沿血管排列,按位置分为5群:

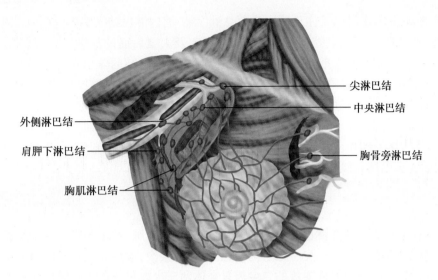

外侧淋巴结

肩胛下淋巴结

胸肌淋巴结

尖淋巴结

中央淋巴结

胸骨旁淋巴结

图 1-4-40　腋淋巴结和乳房淋巴管

外侧淋巴结、胸肌淋巴结、肩胛下淋巴结、中央淋巴结和尖淋巴结。腋淋巴结收纳上肢、乳房、胸壁和腹壁上部等处的淋巴管,其输出淋巴管汇成锁骨下干,左锁骨下干注入胸导管,右锁骨下干注入右淋巴导管。

（三）胸部的淋巴管和淋巴结

胸部的淋巴管和淋巴结可分为胸壁和胸腔脏器两种。胸壁的淋巴结包括胸骨旁淋巴结、肋间淋巴结及膈上淋巴结等,收纳胸壁浅、深部的淋巴管,其输出淋巴管分别注入纵隔前、后淋巴结或参与支气管纵隔干及直接汇入胸导管。胸腔脏器的淋巴结包括纵隔前淋巴结、纵隔后淋巴结、气管与支气管和肺的淋巴结,其输出淋巴管合成左、右支气管纵隔干,分别注入胸导管和右淋巴导管。

乳房的淋巴引流(图 1-4-40):乳房外侧部和中央部的淋巴管注入胸肌淋巴结;乳房上部的淋巴管注入尖淋巴结或锁骨上淋巴结;乳房内侧部的淋巴管注入胸骨旁淋巴结,内侧部的浅淋巴管与对侧乳房淋巴管相交通;乳房内下部的淋巴管通过腹壁和膈下的淋巴管与肝的淋巴管交通。

（四）下肢的淋巴管和淋巴结

下肢的淋巴管分为浅、深两种。浅淋巴管伴浅静脉行于皮下组织中,深淋巴管与深部血管束伴行,最后间接或直接注入腹股沟深淋巴结。

腹股沟淋巴结:包括腹股沟浅淋巴结和腹股沟深淋巴结。①腹股沟浅淋巴结位于腹股沟韧带下方,分上、下两群,上群沿腹股沟韧带排列,下群位于大隐静脉末端周围,收纳腹前外侧壁下部、臀部、会阴、外生殖器、子宫底的淋巴和下肢大部分浅淋巴管,其输出淋巴管注入腹股沟深淋巴结或髂外淋巴结。②腹股沟深淋巴结位于股静脉根部周围和股管内,收纳腹股沟浅淋巴结的输出淋巴管及下肢的深淋巴管,其输出淋巴管注入髂外淋巴结。

（五）腹部的淋巴管和淋巴结

腹部淋巴结位于腹后壁和腹腔脏器周围,沿血管排列。

1. **腹壁淋巴结**　脐平面以上腹前外侧壁的浅、深淋巴管分别注入腋淋巴结和胸骨旁淋巴结,脐平面以下腹壁的浅淋巴管注入腹股沟浅淋巴结,深淋巴管注入腹股沟深淋巴结、髂外淋巴结和腰淋巴结。腰淋巴结位于腹后壁,沿下腔静脉和腹主动脉分布,引流腹后壁和腹腔成对器官的淋巴,并收纳髂总淋巴结的输出淋巴管,输出淋巴管汇合成左、右腰干。

2. **腹腔脏器的淋巴管和淋巴结**　腹腔成对器官的淋巴管汇入腰淋巴结,不成对器官的淋巴管注入沿腹腔干、肠系膜上动脉和肠系膜下动脉及其分支附近的诸淋巴结。腹腔淋巴结、肠系膜上淋巴结和肠系膜下淋巴结的输出淋巴管汇合而成肠干,注入乳糜池。

（六）盆部的淋巴管和淋巴结

盆部淋巴结沿盆腔血管排列。骶淋巴结沿骶正中血管和骶外侧血管排列,收纳盆后壁、直肠、前列腺或子宫等处的淋巴管,其输出淋巴管注入髂内或髂总淋巴结;髂内淋巴结沿髂内动脉及其分支和髂内静脉及其属支排列,收纳大部分盆壁、盆腔脏器、会阴深部、臀部及大腿后面的深淋巴管,其输出淋巴管注入髂总淋巴结;髂外淋巴结沿髂外血管排列,主要收纳腹股沟浅、深淋巴结的输出淋巴管及腹前壁下部、膀胱、前列腺或宫颈和阴道上部的淋巴管,其输出淋巴管注入髂总淋巴结;髂总淋巴结沿髂总血管排列,收纳上述三群淋巴结的输出淋巴管,其输出淋巴管注入腰淋巴结。

子宫的淋巴回流:子宫底和子宫体上部的淋巴管,沿卵巢血管和子宫圆韧带上行分别注入腰淋巴结和腹股沟浅淋巴结;子宫体下部和宫颈的淋巴管,沿子宫血管注入髂内、外淋巴结,部分经子宫主韧带和骶子宫韧带分别注入闭孔淋巴结和骶淋巴结。

【学习小结】

脉管系统包括心血管系统和淋巴系统。心血管系统由心、动脉、毛细血管和静脉组成,心为中空性肌性器官,似倒置的圆锥体,分为一尖、一底、两面、三缘和四条沟,被房间隔和室间隔分为右心房、右心室、左心房和左心室,内有防止血液逆流的二尖瓣复合体和三尖瓣复合体。心脏传导系统包括窦房结、结间束、房室结、房室束、左右束支和浦肯野纤维,窦房结为心的正常起搏点。心的营养来源于左、右冠状动脉,静脉血主要经冠状窦回流入右心房。心包分纤维心包和浆膜心包。动脉是导血离心的血管,肺动脉起自右心室;主动脉起自左心室,经升主动脉、主动脉弓、胸主动脉和腹主动脉及其分支分布于全身的器官结构。静脉是导血回心的血管,经上、下腔静脉和冠状窦回流入右心房;经左上、下肺静脉和右上、下肺静脉回流入左心房。肝门静脉将胃肠道等器官的血液回流入肝,有脾静脉、肠系膜上静脉和肠系膜下静脉等 7 条属支,与上、下腔静脉系之间存在食管静脉丛、直肠静脉丛、脐周静脉网和椎内、外静脉丛等吻合途径。

淋巴系统由淋巴管道、淋巴组织和淋巴器官组成。淋巴管道包括毛细淋巴管、淋巴管、淋巴干和淋巴导管。全身的淋巴干包括成对的腰干、支气管纵隔干、锁骨下干、颈干和不成对的肠干共 9 条。右颈干、右锁骨下干和右支气管纵隔干汇合成右淋巴导管,注入右静脉角,收纳全身 1/4 的淋巴;左颈干、左锁骨下干、左支气管纵隔干、肠干和左、右腰干注入胸导管,胸导管注入左静脉角,收纳全身 3/4 的淋巴。淋巴系统是心血管系统的辅助系统,淋巴器官和淋巴组织具有产生淋巴细胞、过滤淋巴液和进行免疫应答的功能。

【复习题】

1. 什么是体循环和肺循环?
2. 简述心的外形。
3. 什么是腹腔干? 有哪些分支?
4. 简述肝门静脉的组成及其属支。
5. 简述胸导管的起始、行程、注入部位及收纳范围。
6. 简述腋淋巴结的分群、各群的位置及收纳范围。
7. 简述乳房的淋巴回流。

(邹智荣)

第五章 感 觉 器

【学习目标】

一、掌握
1. 感受器的定义及分类。
2. 眼球壁各层的形态及结构。
3. 眼球内容物的组成及形态结构,房水的产生及其循环途径。
4. 眼副器的组成,运动眼球的肌的名称、位置和作用。
5. 前庭蜗器的组成、分部及各部的功能。
6. 鼓膜的位置、形态及分部。
7. 中耳的组成,咽鼓管的位置,成人及幼儿咽鼓管的形态区别。
8. 内耳的组成,位置觉感受器和听觉感受器的位置。

二、熟悉
1. 眼的屈光装置及晶状体的调节。
2. 眼睑、结膜的位置、形态及构造。
3. 泪器的组成和位置,泪液的产生及循环途径。
4. 外耳道的位置、分部及结构特点。
5. 听骨链的组成、连结及功能。
6. 声波传导途径。

三、了解
1. 眼球的外形。
2. 眶筋膜和眶脂体的位置及功能。
3. 眼的血管和神经。
4. 耳郭的形态结构。
5. 中耳鼓室的位置及形态,鼓室壁的名称及位置。
6. 骨迷路、膜迷路的形态。
7. 内耳的血管和神经及内耳道的位置。

第一节 感觉器概述

感觉器官(sensory organs)又称感觉器,是机体感受刺激的装置,是感受器及其附属结构的总称,如视器(眼)、前庭蜗器(耳)等。

感受器(receptor)是感觉神经末梢的特殊结构,广泛分布于人体全身各部,它能感受机体内、外环境的各种不同刺激,并将其转化为神经冲动,神经冲动经感觉神经传入中枢神经系统,最后到达大脑皮质,产生相应的感觉,因此,感受器是人类认识世界的物质基础。

感受器的构造繁简不一。有的结构非常简单,如皮肤内感受痛觉的仅为感觉神经的游离神经末梢;有的结构则较为复杂,除感觉神经末梢外,还有一些细胞或组织结构共同形成的被囊,形成有被囊的神经末梢,如接受触、压等刺激的触觉小体和环层小体;有的则更为复杂,除神经末梢外,还具有各种对感受器起保护作用和使感受器的功能充分发挥的附属结构,这些复杂的特殊的感受器包括视器和听器等。

感受器分类方法较多,一般根据感受器所在的部位、接受刺激的来源可分为三类:

1. **外感受器**(exteroceptor)　分布于皮肤、黏膜、眼和耳内,接受来自外界环境的刺激,如痛、温度、触、压、光波和声波等物理刺激和化学刺激。

2. **内感受器**(interoceptor)　分布于内脏、心血管和腺体等处,接受来自内环境的物理刺激或化学刺激,如压力、渗透压、温度、离子和化合物浓度等的刺激。

3. **本体感受器**(proprioceptor)　分布在肌、肌腱、关节、韧带等运动器官及内耳的前庭器等处,接受机体运动和平衡变化时所产生的刺激。

第二节　视　　器

视器(visual organ)又称眼,能感受可见光波的刺激,并将光的刺激转换为神经冲动,经由视觉传导通路传至大脑皮质视觉中枢而产生视觉。视器由眼球和眼副器两部分组成。

一、眼球

眼球(eye ball)是视器的主要部分,位于眼眶的眶脂体中,近似球形,前方有眼睑保护,后方借视神经连于间脑的视交叉,眼球周围附有泪腺和眼外肌等眼副器,并由眶脂体衬垫。眼球前面的正中点称前极,后面的正中点称后极,前、后极的连线称眼轴。光线通过瞳孔中央至视网膜黄斑中央凹的连线称视轴。眼轴与视轴呈锐角交叉。眼球由眼球壁及眼球内容物两部分组成(图1-5-1)。

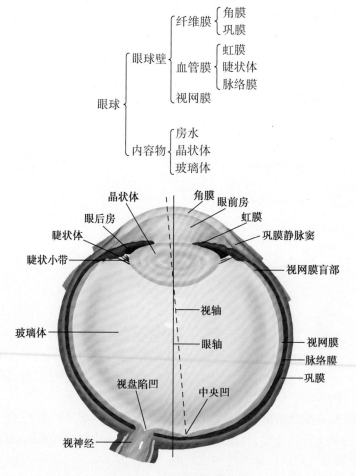

图 1-5-1　右眼球的水平切面

（一）眼球壁

眼球壁由外向内依次分为纤维膜（外膜）、血管膜（中膜）和视网膜（内膜）三层。

1. 纤维膜 由致密结缔组织构成，厚而坚韧。其生理功能是保护眼内部组织和维持眼球形状。由前向后分为角膜和巩膜两部分，角膜和巩膜交界处称角膜缘。

（1）角膜：略向前隆凸，占眼球纤维膜的前 1/6，无色透明，富有弹性，有屈光作用，角膜内无血管，但有大量的感觉神经末梢，感觉敏锐，受刺激后可发生角膜反射。

（2）巩膜：厚而坚韧，占眼球纤维膜的后 5/6，呈乳白色，不透明，主要起保护眼球作用。不同状态下常见有色素沉着，如黄疸等。巩膜与角膜连接处的深部，有环形的巩膜静脉窦，是房水流出的主要通道，巩膜向后与视神经鞘相延续。

2. 血管膜 含有丰富的血管、神经和色素细胞，呈棕黑色，故又称色素膜，此膜自前向后可分为虹膜、睫状体和脉络膜，共同构成连续的结构（图 1-5-1）。

（1）虹膜：位于血管膜的最前部，呈圆盘状，居角膜之后，晶状体的前方，不同种族颜色各异。虹膜中央有一圆孔，称瞳孔，是光线到达视网膜的通道。虹膜内有两种不同排列方向的平滑肌：一种是围绕瞳孔呈环形排列的瞳孔括约肌，受副交感神经支配，收缩时使瞳孔缩小；一种是呈放射状排列的瞳孔开大肌，受交感神经支配，收缩时使瞳孔开大。在强光下或看近物时，瞳孔缩小，以减少进入眼球的光线；在弱光下或看远物时，瞳孔开大，可增加进入眼球的光线，类似照相机的光圈。在活体，透过角膜可见虹膜和瞳孔。

（2）睫状体：位于巩膜和角膜移行处的内面，呈环形，在眼球的矢状面上呈三角形，是血管膜中最厚的部分。睫状体前部与晶状体之间借睫状小带相连。睫状体内有平滑肌，称睫状肌，其收缩和舒张可调节晶状体曲度，使视物焦点能准确投射到视网膜上。睫状体的上皮可产生房水（图 1-5-2）。

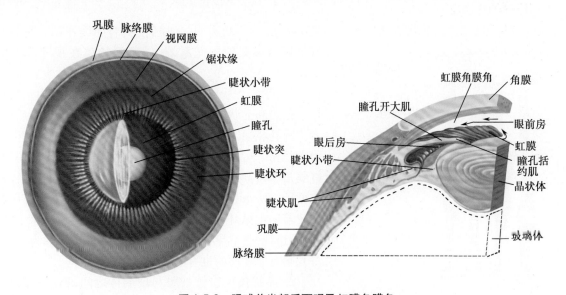

图 1-5-2　眼球前半部后面观及虹膜角膜角

（3）脉络膜：占血管膜的后 2/3 部，薄而富含血管和色素，外面与巩膜疏松相连，内面紧贴视网膜的色素层，后方有视神经穿过。脉络膜在结构上大部分由致密的毛细血管网组成，其功能是输送营养物质，并吸收眼内散射的光线以免扰乱视觉。

3. 视网膜 衬于血管膜内面。由前向后分为三部分，即视网膜虹膜部、睫状体部和脉络膜部，虹膜部和睫状体部分别贴附于虹膜和睫状体的后面，薄而无感光作用，故称为视网膜盲部。脉络膜部贴附于脉络膜内面，范围最大，有感光作用，又称视网膜视部。视部的后部最厚，愈向前愈薄，在视神经起始处有一境界清楚略呈椭圆形的盘状结构，称视神经盘（optic disc），又称视神经乳头，由视网膜的节细胞轴突汇集而成，无感光作用，又称生理性盲点。在视神经盘颞侧稍偏下方约 3.5mm 处有一黄色小区，称黄斑（macula lutea）。黄斑的中央部凹陷，称中央凹，此区无血管，是感光辨色最敏锐处（图 1-5-3）。

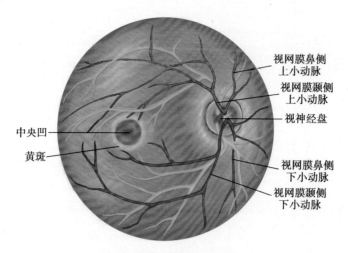

图 1-5-3　眼底(右侧)

视网膜鼻侧上小动脉
视网膜颞侧上小动脉
视神经盘
视网膜鼻侧下小动脉
视网膜颞侧下小动脉
中央凹
黄斑

视网膜的视部分两层。外层为色素上皮层,由单层色素上皮细胞构成(图 1-5-4);内层是神经层,是视网膜的固有层,两层之间有一潜在性间隙,是造成视网膜脱离的解剖学基础。视网膜视部的神经层主要由三层神经细胞组成。外层是视锥和视杆细胞,它们是感光细胞,紧邻色素上皮层。视锥细胞主要分布在视网膜的中央部,感受强光和颜色的刺激,在白天或明亮处视物时起主要作用;视杆细胞主要分布于视网膜的周边部,感受弱光的刺激,在夜间或暗处视物时起主要作用。中层为双极细胞,将来自感光细胞的神经冲动传导至内层的节细胞,节细胞的轴突向视神经盘处汇集,穿脉络膜和巩膜后形成视神经。

(二) 眼球的内容物

眼球内容物包括房水、晶状体和玻璃体(图 1-5-1),三者均透明,无血管,具有屈光作用。它们与角膜共同组成眼的屈光系统,使所视物体在视网膜上清晰成像。

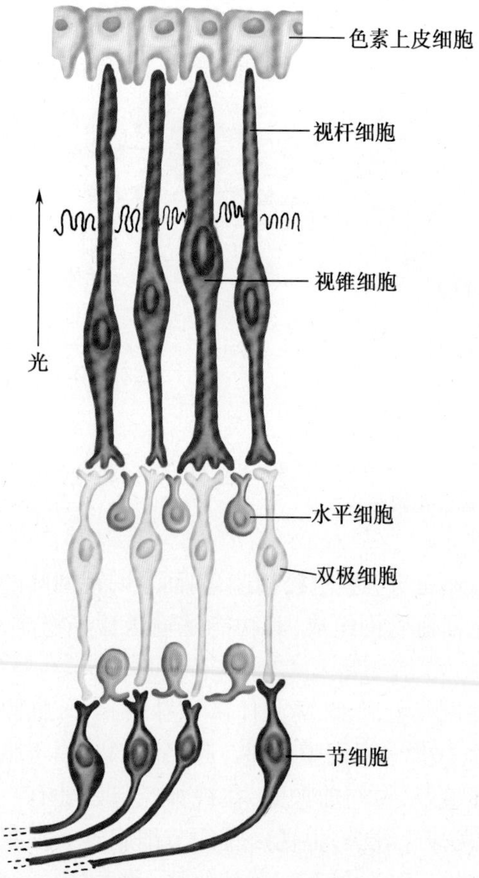

色素上皮细胞
视杆细胞
视锥细胞
光
水平细胞
双极细胞
节细胞

图 1-5-4　视网膜的神经细胞示意图

1. **房水**　为无色透明的液体,充满于眼房内。眼房是位于角膜和晶状体之间的腔隙,被虹膜分为前房和后房,二者借瞳孔相通。在前房的周边,虹膜与角膜交界处构成虹膜角膜角。房水由睫状体产生,自后房经瞳孔入前房,再经虹膜角膜角渗入巩膜静脉窦,最后汇入眼静脉,此过程称房水循环。房水具有屈光、营养角膜和晶状体、维持眼压的作用。若房水循环受阻,导致房水充滞于眼房中,使眼压升高,压迫视网膜,导致视力减退和失明,临床上称为青光眼。青光眼有原发性的也有继发性的。

2. **晶状体**　位于虹膜与玻璃体之间,形似双凸透镜,前面曲度较小,后面曲度较大,无色透明而富有弹性,没有血管和神经。晶状体表面包有薄而透明的晶状体囊,周缘借睫状小带连于睫状体(图 1-5-2)。睫状肌舒缩,通过睫状小带的牵引,可改变晶状体曲度,使物像聚焦于视网膜上。老年人的晶状体弹性减退,调节功能降低,出现老花眼。若晶状体因疾病、创伤、老年化而变混浊,称为白内障。临床上,糖尿病患者常并发白内障及视网膜病变。

3. **玻璃体**　为无色透明的胶状物质,充填于晶状体与视网膜之间,约占眼球内腔的后 4/5,具有屈光、支撑视网膜的作用,若支撑作用减弱,易导致视网膜脱离。玻璃体混浊时,可影响视力。

二、眼副器

眼副器(accessory organs of eye)包括眼睑、结膜、泪器、眼球外肌、眶脂体和眶筋膜等结构(图1-5-5), 具有保护、运动和支持眼球的作用。

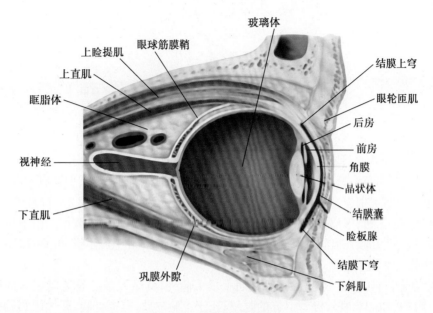

图1-5-5 右眼眶(矢状切面)

(一)眼睑

眼睑俗称眼皮,位于眼球前方,起着保护眼球的作用。眼睑分上睑和下睑,两者之间的裂隙称睑裂。 睑裂的内、外侧角分别叫内眦和外眦。在内眦,上、下睑缘各有一小孔称泪点,即上、下泪点,分别是上、下 泪小管的入口。睑的游离缘称睑缘,睑缘有睫毛,睫毛有防止灰尘进入眼内和减弱强光照射的作用。睫毛 根部有睫毛腺,近睑缘处有睑缘腺,睫毛毛囊或睫毛腺的急性炎症,称睑腺炎(俗称麦粒肿)。

眼睑由浅至深可分为5层:皮肤、皮下组织、肌层、睑板和睑结膜。眼睑皮肤细薄,皮下组织疏松,可因 积水或出血发生肿胀。肌层主要是眼轮匝肌的睑部,该肌收缩时可闭合睑裂。在上睑还有上睑提肌,该肌 的腱膜止于上睑的上部,可上提眼睑。睑板为半月形致密结缔组织板,上、下各一,睑板内有麦穗状的睑板 腺,开口于睑缘,睑板腺分泌油样液体,润滑眼睑,防止泪液外溢,若睑板腺阻塞可形成睑板腺囊肿,俗称霰 粒肿。

(二)结膜

结膜是一层薄而透明、富含血管的黏膜,衬贴在眼球巩膜前部表面和眼睑的内面。按其所在的 位置,结膜可分为三部分:①睑结膜,衬贴在眼睑的内面。②球结膜,衬贴在巩膜前部表面。③结膜穹 窿,位于睑结膜与球结膜相互移行处,分别称结膜上穹和结膜下穹。当睑裂闭合时,结膜围成的囊状腔 隙称结膜囊,通过睑裂与外界相通,点眼药水时即将其滴入结膜囊内。沙眼和结膜炎是结膜常见的 疾病。

(三)泪器

泪器由泪腺和泪道组成(图1-5-6)。

1. **泪腺** 位于眼球的外上方、眶上壁前外侧部的泪腺窝内,长约2cm,有10~20条排泄管开口于结膜 上穹的外侧部,泪腺分泌的泪液可润滑和清洁角膜,抑制细菌繁殖,并可冲洗结膜囊,保护眼球。多余的泪 液则流向泪湖,经泪点、泪小管进入泪囊,通过鼻泪管排送至鼻腔。

2. **泪道** 包括泪点、泪小管、泪囊和鼻泪管四部分。在上、下睑缘近内侧端各有一隆起称泪乳头,其 顶部有一小孔称泪点,是泪小管的开口。沙眼等疾病可造成泪点变位而引起溢泪症。泪小管为连接泪点

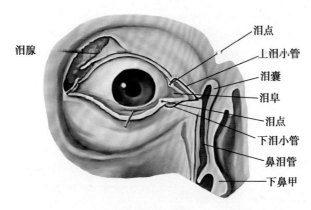

图 1-5-6　泪器

与泪囊的小管,分为上、下泪小管,分别起自上、下泪点,并开口于泪囊。泪囊位于眶内侧壁前部的泪囊窝内,其上端为盲端,下端移行为鼻泪管。泪囊的前面有睑内侧韧带和眼轮匝肌纤维,少量肌束跨泪囊深面,该肌收缩时牵引睑内侧韧带可扩大泪囊,使泪囊产生负压,促使泪液流入泪囊。鼻泪管为一膜性管道,上部包埋在骨性鼻泪管中,与骨膜结合紧密;下部在鼻腔外侧壁黏膜的深面,开口于下鼻道外侧壁。由于开口处的黏膜内有丰富的静脉丛,故感冒时,黏膜充血肿胀可使鼻泪管闭塞,使泪液向鼻腔引流不畅,故感冒时常有流泪的现象。

(四)眼球外肌

共有 7 条,均为骨骼肌(图 1-5-7),除上睑提肌上提上睑外,其余 6 条都是运动眼球的肌,包括 4 条直肌和 2 条斜肌。上睑提肌起自视神经管上方的眶壁,止于上睑皮肤,有提上睑,开大眼裂的作用,受动眼神经支配。4 条直肌分别是上直肌、下直肌、内直肌和外直肌,分别位于眼球的上方、下方、内侧和外侧,各直肌共同起自视神经管周围和眶上裂内侧的总腱环,在赤道的前方,分别止于巩膜的上、下、内侧和外侧,收缩时,分别使瞳孔转向上内、下内、内侧和外侧。2 条斜肌分别是上斜肌和下斜肌,上斜肌是眼球外肌中最长的一条,起自总腱环的内上方,向前行达眶内上缘附近,穿过由纤维组织形成的"滑车",然后急转向后,在上直肌和外直肌之间止于眼球赤道后外侧的巩膜上,收缩时使眼球转向下外方。下斜肌位于眶底前部,起自眶下壁的前内侧,斜向后外,止于眼球下面赤道后方的巩膜,该肌收缩时使眼球转向上外方。眼球的正常运动,是以上 6 块肌协同作用的结果。

(五)眶脂体和眶筋膜

眼球并非完全充满眼眶,其余空间由眶筋膜和眶脂体等填充,这些组织对眼球在框内的固定和活动有重要意义。眶脂体为眼眶内的脂肪组织,充填于眼球、眼球外肌与眶骨膜之间,起支持和保护作用(图 1-5-5)。眶筋膜包括眶骨膜、眼球筋膜鞘、眼肌筋膜和眶隔。

三、眼的血管和神经

(一)眼的动脉

眼动脉是眼球血供的主要动脉,起自颈内动脉,伴随视神经,经视神经管入眶,先位于视神经外侧,以后转至其上方,沿上斜肌下面迂曲前行,终支出眶达鼻背,眼动脉在行程中发出分支供应眼球、眼球外肌、泪腺和眼睑等,主要分支有视网膜中央动脉、睫后短动脉、睫后长动脉和睫前动脉(图 1-5-8)。

(二)眼的静脉

眼的静脉包括眼球内的静脉和眼球外的静脉,眼球内的静脉包括:①视网膜中央静脉,与同名动脉伴行,收纳视网膜的静脉血。②涡静脉,是眼球血管膜的主要静脉,收集虹膜、睫状体和脉络膜的静脉血。③睫前静脉,收集眼球前部虹膜等处的静脉血。眼球外的静脉包括眼上、下静脉。眼静脉内无瓣膜,在内眦处向前与面静脉吻合,向后注入海绵窦。面部感染可经眼静脉侵入海绵窦引起颅内感染(图 1-5-9)。

(三)眼的神经

视器的神经支配来源较多,视神经起自眼球后极的内侧约 3mm 处,行向后内,穿经视神经管入颅中窝,连于视交叉。眼球外肌由动眼神经、滑车神经、展神经支配。眼球内肌的瞳孔括约肌和睫状肌由动眼

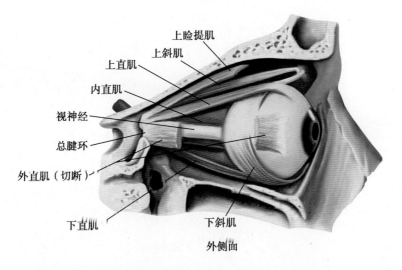

上睑提肌
上斜肌
上直肌
内直肌
视神经
总腱环
外直肌（切断）
下直肌
下斜肌

外侧面

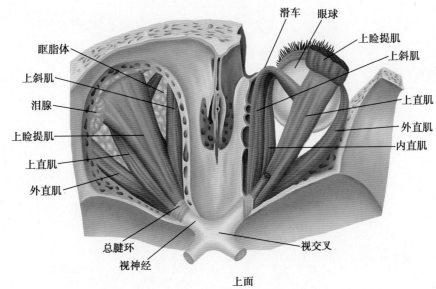

眶脂体
上斜肌
泪腺
上睑提肌
上直肌
外直肌
总腱环
视神经

滑车　眼球

上睑提肌
上斜肌
上直肌
外直肌
内直肌

视交叉

上面

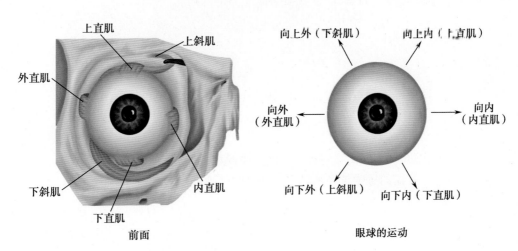

上直肌
上斜肌
外直肌
下斜肌
下直肌
内直肌

前面

向上外（下斜肌）　向上内（上直肌）
向外（外直肌）　向内（内直肌）
向下外（上斜肌）　向下内（下直肌）

眼球的运动

图 1-5-7　眼球外肌

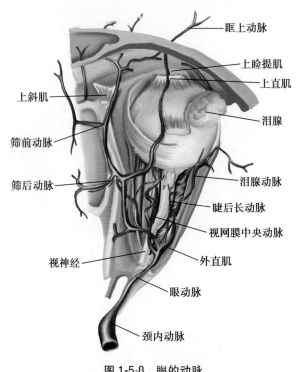

图 1-5-8　眼的动脉

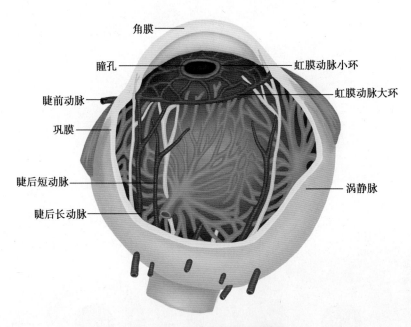

图 1-5-9　虹膜的动脉和涡静脉

神经的副交感纤维支配,瞳孔开大肌由交感神经支配。眼睑内的眼轮匝肌受面神经支配,泪腺分泌由面神经中的副交感纤维支配。视器的感觉神经来自三叉神经的眼神经。

第三节　前庭蜗器

前庭蜗器(vestibulocochlear)包括前庭器和听器,它们的功能虽然不同,但在结构上却紧密相关,前庭器又称耳(ear),包括外耳(external ear)、中耳(middle ear)和内耳(internal ear)三部分,其中外耳和中耳是收集声波和传导声波的装置,内耳是接受声波和位置刺激的感受器所在部位(图 1-5-10)。

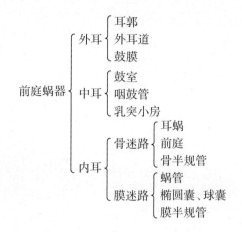

```
前庭蜗器
├ 外耳 ┬ 耳郭
│      ├ 外耳道
│      └ 鼓膜
├ 中耳 ┬ 鼓室
│      ├ 咽鼓管
│      └ 乳突小房
└ 内耳 ┬ 骨迷路 ┬ 耳蜗
       │        ├ 前庭
       │        └ 骨半规管
       └ 膜迷路 ┬ 蜗管
                ├ 椭圆囊、球囊
                └ 膜半规管
```

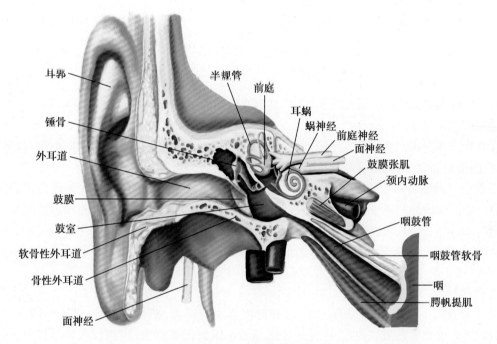

图 1-5-10　前庭蜗器全貌

一、外耳

外耳包括耳郭、外耳道和鼓膜三部分。

（一）耳郭

耳郭位于头部两侧,由皮肤和弹性软骨构成(图 1-5-11),它和周围组织通过韧带和肌肉相连。耳郭皮下组织很少,但血管、神经丰富。下方耳垂部分无软骨,仅含结缔组织和脂肪,是临床常用的采血部位。耳郭前外侧面的中部深凹,凹底有外耳门。外耳门前外方的突起叫耳屏。耳郭有收集声波及保护外耳道的作用。耳郭除耳垂外,皮肤较薄,血管位置表浅,对寒冷的防御能力较差,在冬季易发生冻疮。

（二）外耳道

外耳道是从外耳门到鼓膜的"S"行弯曲的管道,长约2.5cm,外耳道外 1/3 为软骨部,方向朝内后上;内 2/3 为骨部,朝向前下。因软骨部能移动,成人检查鼓膜时须将耳郭向后上牵引,将外耳道拉直才能看到鼓膜。在婴儿因颞骨尚

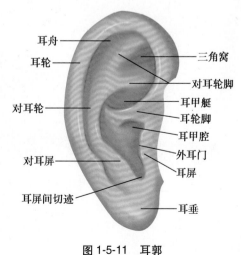

图 1-5-11　耳郭

未骨化,故外耳道短而直,鼓膜近于水平位,检查时应拉耳郭向后下方。外耳道皮肤内,含有毛囊、皮脂腺和耵聍腺,后者的分泌物称耵聍。外耳道皮肤紧贴软骨膜和骨膜,缺乏皮下组织,所以外耳道发生疖肿时,感觉神经末梢受压迫较重,可引起剧痛。

(三)鼓膜

鼓膜(tympanic membrane)位于外耳道底与鼓室之间,为椭圆形半透明薄膜,其外侧面向前下外倾斜,与外耳道下壁成45°~50°倾斜角。鼓膜在活体上呈银灰色,有光泽,呈浅漏斗状,中心向内凹陷称鼓膜脐;鼓膜前上的1/6为松弛部,后下部分5/6为紧张部。鼓膜脐前下方的三角形的反光区称光锥,鼓膜内陷时光锥可缩小变形或消失(图1-5-12)。

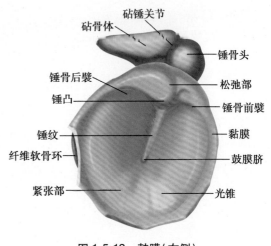

图1-5-12 鼓膜(右侧)

二、中耳

中耳包括鼓室、咽鼓管、乳突窦和乳突小房,是声波传导的主要部分。

(一)鼓室

鼓室是颞骨岩部内的不规则含气小腔,向前经咽鼓管通咽,向后经乳突窦通乳突小房,鼓室内有听小骨,鼓室内腔面覆有黏膜,与咽鼓管、乳突小房的黏膜相延续。

1. 鼓室的壁 鼓室有六个壁:上壁是鼓室盖,是分隔鼓室与颅中窝的薄骨板;下壁为颈静脉壁,是分隔鼓室和颈内静脉起始部的薄骨板;前壁为颈动脉壁,即颈动脉管的后壁,其上部有咽鼓管开口;后壁为乳突壁,上部有乳突窦的开口,乳突窦是一小腔,向后通乳突小房;外侧壁称鼓膜壁,主要是鼓膜;内侧壁称迷路壁,即内耳的外侧壁。此壁后上部有一卵圆形的前庭窗,由镫骨底所封闭,后下部有一圆形的蜗窗,由第二鼓膜所封闭(图1-5-13、图1-5-14)。

2. 鼓室内的结构

(1)听小骨及听小骨链:听小骨有三块,由外向内依次为锤骨、砧骨和镫骨(图1-5-15);它们以关节连成一条听骨链。锤骨紧贴鼓膜内面,镫骨的底借结缔组织封闭前庭窗,当声波振动鼓膜时,听骨链发生杠杆运动,使镫骨底在前庭窗上来回振动,从而将声波的振动传至内耳。

(2)运动听小骨的肌:有鼓膜张肌和镫骨肌(图1-5-13)。

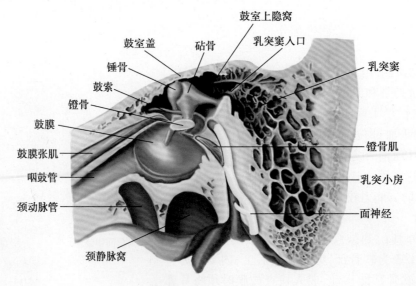

图1-5-13 鼓室外侧壁

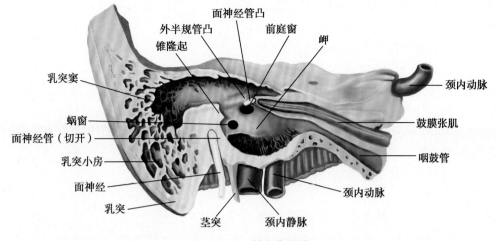

图 1-5-14 鼓室内侧壁

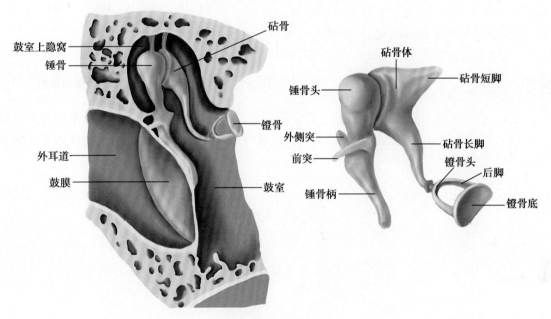

图 1-5-15 听小骨

鼓膜张肌位于咽鼓管上方的鼓膜张肌半管内,收缩时可以紧张鼓膜。镫骨肌位于锥隆起内,该肌是鼓膜张肌的拮抗肌,收缩时解除鼓膜的紧张状态。镫骨肌瘫痪可以引起听觉过敏。

（二）咽鼓管

咽鼓管是鼻咽部与鼓室的通道,长 3.5~4.0cm,斜向前内下方,可分为骨部和软骨部,咽鼓管骨部的开口称为咽鼓管鼓室口,软骨部的开口称咽鼓管咽口,成人鼓室口高于咽口,咽鼓管功能是使鼓室的气压与外界的大气压相等,以保持鼓膜内、外压力平衡,当咽鼓管闭塞时可影响中耳的正常功能。小儿咽鼓管较成人的粗短,且接近水平位,故咽部感染易经此管侵入鼓室引起中耳炎。

（三）乳突窦和乳突小房

乳突窦和乳突小房为鼓室向后的延伸,乳突窦是鼓室与乳突小房间的小腔,向前开口于鼓室,向后与乳突小房相通,乳突小房为颞骨乳突内的许多含气小腔,大小不等,形态不一,互相连通,腔内衬以黏膜,且与乳突窦和鼓室的黏膜相延续。

三、内耳

内耳是听觉和平衡觉（位置觉）感受器所在的部位,深埋于颞骨岩部的骨质内,位于鼓室内侧壁与内耳道底之间,由结构复杂的管道系统组成,故也称又称迷路,按解剖结构分为骨迷路和膜迷路。骨迷路是骨密质构成的管道;膜迷路位于骨迷路内,由封闭的膜性小管和小囊构成。骨迷路和膜迷路之间的空隙充满着外淋巴,膜迷路为一封闭的管道系统,管内充满内淋巴,内淋巴和外淋巴互不相通(图1-5-16)。

（一）骨迷路

骨迷路是颞骨岩部内骨密质围成的不规则腔隙,依其位置由前内向后外依次为耳蜗、前庭和骨半规管(图1-5-17)。

1. 前庭　为一不规则的椭圆形腔隙,是骨迷路的中间部分,向前连耳蜗,向后接3个骨半规管,按其位置可分为内侧壁和外侧壁,内侧壁适对内耳道底,外侧壁即中耳的内侧壁,其上有前庭窗和蜗窗,前庭窗被镫骨底和环状韧带所封闭,蜗窗被第二鼓膜所封闭。前庭窗的后端有5个小孔与骨半规管相通,前端借一长圆形的孔通耳蜗的前庭阶。

2. 骨半规管　骨半规管为三个成"C"形相互垂

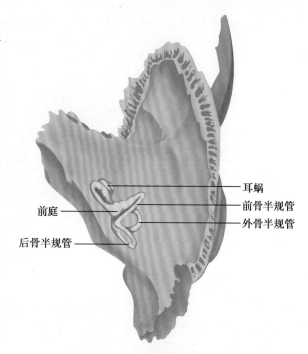

图1-5-16　内耳在颞骨岩部的投影

直排列的骨管。按其位置分别称前骨半规管、后骨半规管和外骨半规管。每管都有1个膨大的壶腹骨脚和1个单骨脚,壶腹骨脚上的膨大为骨壶腹。前、后半规管的单骨脚合成一个总骨脚,故3个骨半规管就有5个脚,并以5个孔开口于前庭。

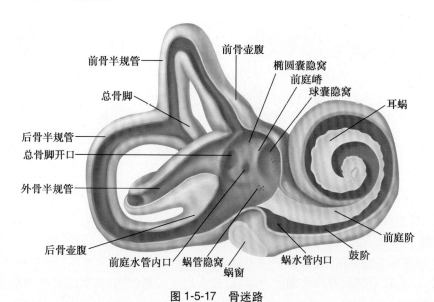

图1-5-17　骨迷路

3. 耳蜗　位于前庭的前方,形似蜗牛壳,由一条蜗螺旋管围绕蜗轴旋转 $2\frac{1}{2} \sim 2\frac{3}{4}$ 圈而成。蜗轴呈锥形,为耳蜗的骨质中轴,蜗轴发出骨螺旋板突入蜗螺旋管腔内,其游离缘连接蜗管,将蜗螺旋管分为上部的前庭阶和下部的鼓阶。鼓阶起始处为蜗窗,被第二鼓膜封闭。鼓阶与前庭阶在蜗顶借蜗孔相通。前庭阶向后直接与前庭连通。

（二）膜迷路

膜迷路为套在骨迷路内封闭的膜性管和囊,借纤维结缔组织固定于骨迷路的壁上,膜迷路也相应包括蜗管、椭圆囊和球囊、膜半规管三部分(图1-5-18)。

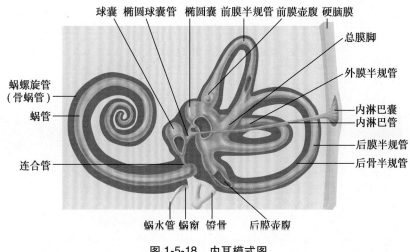

图 1-5-18　内耳模式图

1. **椭圆囊和球囊**　椭圆囊和球囊都位于前庭内。椭圆囊位于后上方,其后壁有5个孔通膜半规管,前壁以椭圆球囊管连接球囊和内淋巴管,椭圆囊的底部及前壁有椭圆囊斑。球囊居前下方,向下借连合管连于蜗管,向后上借椭圆球囊管及内淋巴管连接椭圆囊和内淋巴囊,球囊的前壁上有球囊斑。椭圆囊斑和球囊斑都是位置觉感受器,感受头部静止的位置及直线加速或减速运动引起的刺激,以神经冲动形式由前庭神经传入脑。

2. **膜半规管**　膜半规管位于骨半规管内,分别称前膜半规管、后膜半规管和外膜半规管。膜半规管在骨壶腹内的相应膨大,称膜壶腹,壶腹壁上有膜增厚的隆起称壶腹嵴,属位置觉感受器,能感受头部变速旋转运动时的刺激。神经冲动由前庭神经传入脑。

3. **蜗管**　蜗管是耳蜗内的膜性管道,连于骨螺旋板周缘部,也盘旋 $2\frac{1}{2}\sim2\frac{3}{4}$ 圈,以盲端止于蜗顶。蜗管横切面呈三角形,有3个壁:①上壁为蜗管前庭壁(前庭膜),将前庭阶和蜗管分开;②外侧壁为蜗螺旋管内表面骨膜的增厚部分,富有血管,又称血管纹,一般与内淋巴的产生有关;③下壁由骨螺旋板和蜗管鼓壁(螺旋膜,又称基底膜)组成,与鼓阶相隔。在基底膜上有螺旋器,又称Corti器,是听觉感受器(图1-5-19)。

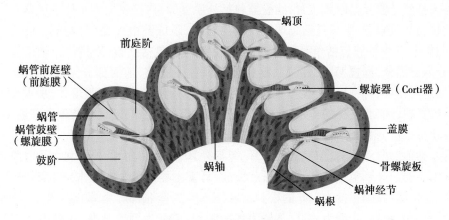

图 1-5-19　耳蜗轴切面

声音的传导:分空气传导和骨传导两条途径,正常情况下以空气传导为主(图1-5-20)。

(1) 空气传导:声波经外耳道振动鼓膜→听骨链运动→引起前庭阶外淋巴振动→前庭膜振动→引起膜迷路内淋巴振动→内淋巴振动刺激基底膜上的螺旋器→蜗神经→大脑听觉中枢。

(2) 骨传导:声波经耳周围的颅骨(骨迷路)传导至内耳的过程,正常情况下骨传导的功能意义不大,但在听力检查时较为重要。

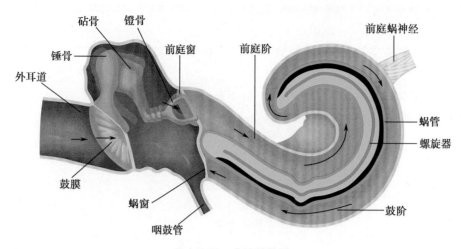

图 1-5-20　声波的传导

（三）内耳的血管和神经

1. **动脉**　内耳的动脉来自迷路动脉及茎乳动脉，迷路动脉多发自小脑下前动脉或基底动脉，供应耳蜗、前庭及半规管等，茎乳动脉发自耳后动脉，主要供应中耳。当颈椎有病变时椎动脉血供受阻，可以影响内耳的血供，常是引起眩晕的原因之一。

2. **静脉**　内耳静脉与动脉伴行，耳蜗的静脉回流至蜗轴的基底，然后汇合成迷路静脉，再回流至岩上窦和横窦。

3. **神经**　内耳的神经即前庭蜗神经，由前庭神经和蜗神经组成，前庭神经与位置觉有关，蜗神经司听觉，它们紧密相伴经内耳门至内耳道底才彼此分开。

（四）内耳道

内耳道位于颞骨岩部后面的中部，自内耳门至内耳道底，长约 10mm。内耳道底邻接骨迷路的内侧壁，有很多小孔，前庭蜗神经、面神经和迷路动脉由此穿行。

【学习小结】

感觉器官包括感受器及其附属装置，感受器包括外感受器、内感受器和本体感受器。

视器包括眼球及眼附器，眼球包括眼球壁及其内容物，眼球壁由外膜（纤维膜）、中膜（血管膜）和内膜（视网膜）构成，其中外膜包括角膜和巩膜，中膜由前向后包括虹膜、睫状体和脉络膜，内膜即视网膜，由前向后分为三部分，即视网膜虹膜部、睫状体部和脉络膜部，前两部分无感光作用，称视网膜盲部，脉络膜部有感光作用，称视网膜视部。眼球内容物包括房水、晶状体和玻璃体，房水由睫状体产生。眼副器对眼球起保护、运动、支持的作用，包括眼睑、结膜、泪器、眼球外肌、眶脂体和眶筋膜等。眼动脉是视器的主要动脉来源，眼静脉与面静脉吻合，注入海绵窦，视器神经来源丰富。

前庭蜗器包括前庭器和蜗器，前庭器又称耳，包括外耳、中耳和内耳，外耳和中耳收集声波，内耳有听觉和位置觉感受器。外耳包括耳郭、外耳道和鼓膜；耳郭主要以弹性软骨作为支架，外耳道外 1/3 是软骨部，内 2/3 是骨部；鼓膜包括上 1/6 的松弛部和下 5/6 的紧张部。中耳包括鼓室、咽鼓管、乳突窦和乳突小房；鼓室有六个壁，上壁为盖壁，下壁为颈静脉壁，前壁为颈动脉壁，后壁为乳突壁，外侧壁为鼓膜壁，内侧壁为迷路壁；鼓室内含锤骨、砧骨和镫骨三块听小骨；咽鼓管连接鼻咽部和鼓室；乳突小房为颞骨岩部内含气的小腔，与乳突窦相通。内耳又称迷路，包括骨迷路和膜迷路，膜迷路套在骨迷路内，骨迷路内流动的是外淋巴，膜迷路内流动的是内淋巴，内、外淋巴互不相通，骨迷路由前向后分为耳蜗、前庭和骨半规管，膜迷路由前向后包括蜗管、椭圆囊和球囊、膜半规管。位置觉感受器位于椭圆囊斑、球囊斑及壶腹嵴，听觉感受器位于蜗管的基底膜上。声波的传导包括空气传导和骨传导。

【复习题】

1. 简述眼球壁各层的结构及功能。
2. 简述光线从外界进入眼球到达视网膜需经过哪些结构。
3. 简述房水的产生及循环途径。
4. 简述泪液的产生与排出途径。
5. 简述前庭蜗器的组成、分部及各部的功能。
6. 简述幼儿与成年人咽鼓管结构的区别。
7. 简述内耳的组成。
8. 内耳中有哪些感受器？这些感受器位于何处？各自功能是什么？

（张　潜）

第六章 神 经 系 统

【学习目标】

一、掌握

1. 神经系统的划分;神经系统的常用术语。

2. 脊神经的组成、纤维成分和分布概况;颈丛、臂丛、腰丛、骶丛的组成和位置;正中神经、尺神经、桡神经、股神经、坐骨神经、胫神经和腓总神经的主要分布范围;胸神经前支分布的节段性。

3. 12对脑神经的名称、纤维成分、连脑部位及所联系的脑神经核、出入颅的部位及主要分支分布范围。

4. 脊髓的位置、外形和脊髓节段。

5. 脑干的组成、位置和各部外形结构;脑神经核名称、分类和位置;小脑的外形、分叶和分部;小脑核的名称;间脑的分部;背侧丘脑和后丘脑的特异性中继核团;下丘脑的主要核团;端脑的外形、分叶和各叶的主要沟回;大脑皮质的功能定位;基底核的位置和结构;内囊的位置和分部,通行的纤维及损伤后表现。

6. 躯干和四肢的痛温觉、粗略触觉和压觉的传导通路;躯干和四肢意识性本体感觉与精细触觉的传导通路;视觉传导通路及瞳孔对光反射通路;锥体束的组成、行程、位置、交叉及支配。

7. 硬脊膜的形态特点、硬膜外隙的位置与内容;硬脑膜的形态特点及硬脑膜形成的特殊结构;脑的动脉来源;大脑动脉环的组成、位置及功能意义;脑脊液的产生部位和循环途径。

二、熟悉

1. 神经系统的组成;神经系统的活动方式。

2. 颈丛皮支的浅出部位和分布范围;正中神经、尺神经、桡神经和腋神经损伤后运动及感觉障碍的主要表现;胫神经和腓总神经损伤后的主要表现。

3. 第Ⅲ、Ⅴ、Ⅶ、Ⅻ对脑神经损伤后可能出现的症状。

4. 内脏神经系统的构成、分布和功能;内脏运动神经和躯体运动神经的区别。

5. 脊髓节段及与椎骨的对应关系;脑干网状结构;大脑髓质分类。

6. 头面部痛温觉和触压觉的传导通路;锥体外系的组成及功能。

7. 蛛网膜的形态特点和蛛网膜下隙、终池的位置及临床意义;海绵窦的位置与交通;颈内动脉、椎动脉的行程及其主要分支;脊髓的动脉和静脉分布概况。

三、了解

1. 膈神经、肌皮神经、腋神经的起始、行径和分布。

2. 节前、节后神经元及节前、节后纤维的概念及走行和分布。

3. 交感和副交感神经低级中枢、神经节的位置及功能上的区别。

4. Rexed脊髓灰质分层;脊髓的功能;小脑的纤维联系和功能;间脑各部的功能;听觉、平衡觉的传导通路。

5. 锥体外系的传导通路。

6. 软脊膜和软脑膜的结构特点;硬脑膜窦的名称、位置及血流方向;大脑浅、深静脉的回流概况。

第一节　神经系统总论

神经系统(nervous system)是人体各系统中结构和功能最为复杂并起主导作用的调控系统,借助于感受器接受内、外环境的各种信息,通过感觉神经传入中枢进行整合,再经运动神经传出,调节和控制人体各系统器官的功能活动,使人体成为一个有机的整体,维持内环境的稳定,适应外环境的变化。由于生产劳动、语言交流及社会生活的发展变化,人类的神经系统(特别是脑)高度发达。人脑作为思维和意识等高级神经活动的器官,又进一步推动了劳动和语言的发展,使人类不仅能认识世界和适应环境,而且能主动地改造环境,使之适合自身或社会的需要。

一、神经系统的划分

神经系统在结构和功能上是一个整体,为了研究和学习的方便,将其分为中枢神经系统(central nervous system,CNS)和周围神经系统(peripheral nervous system,PNS)。中枢神经系统包括位于颅腔内的脑(brain)和位于椎管内的脊髓(spinal cord)。周围神经系统包括与脑相连的脑神经和与脊髓相连的脊神经。根据分布不同,周围神经系统可分为分布于体表、骨、关节和骨骼肌等的躯体神经和分布于内脏、心血管、平滑肌和腺体等的内脏神经。根据功能不同,周围神经系统又可分为感觉神经和运动神经。感觉神经将神经冲动自感受器传向中枢,故又称传入神经;运动神经将神经冲动自中枢传向周围的效应器,故又称传出神经。内脏神经中的传出神经,即内脏运动神经支配平滑肌、心肌和腺体,其活动不受人的主观意志控制,故又称自主神经或植物神经,根据功能不同可分为交感神经和副交感神经(图 1-6-1)。

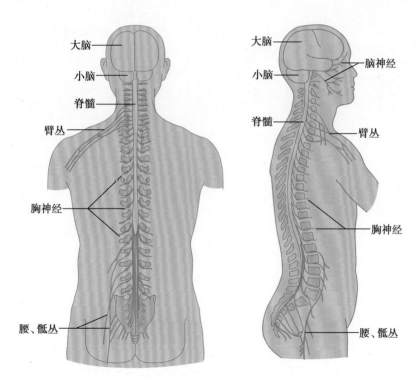

图 1-6-1　神经系统的区分

二、神经系统的组成

神经系统主要由神经组织构成。神经组织包括两种细胞成分,即神经元和神经胶质细胞。

（一）神经元

神经元是神经系统结构和功能的基本单位，为一种高度特化的细胞，具有感受刺激和传导冲动的功能。

1. 神经元的构造　神经元形态多样，大小不等，由胞体和突起两部分构成。胞体有圆形、梭形和锥形等，直径 5~150μm，胞质中含有神经元特有的尼氏体和神经原纤维。突起按其形态构造分为树突和轴突。树突较短且数量较多，接受刺激或其他神经元传来的冲动，并将冲动传向胞体。轴突是由胞体发出的一条细长突起，长、短差异较大，长的可达 1m 以上，短的仅数十微米。轴突的功能主要是传导由胞体发出的冲动，将其传递给其他的神经元或细胞（肌细胞、腺细胞等）。神经元的轴突或较长的树突由髓鞘和神经膜（或仅二者之一）包被，称为神经纤维（nerve fiber）。

2. 神经元的分类

（1）根据神经元突起的数目，可分为三类：①假单极神经元，从胞体发出一个突起，随即呈"T"形分支，一支分布至周围的感受器称周围突；另一支入脑或脊髓称中枢突。脑神经节和脊神经节中的感觉神经元多属于此类。②双极神经元，自胞体两端各发出一个突起，分别是止于感受器的周围突和进入中枢神经系统的中枢突，如视网膜的双极细胞、内耳的前庭神经节和蜗神经节内的感觉神经元等。③多极神经元，具有多个树突和一个轴突，中枢神经系统内的神经元大多属于此类（图 1-6-2）。

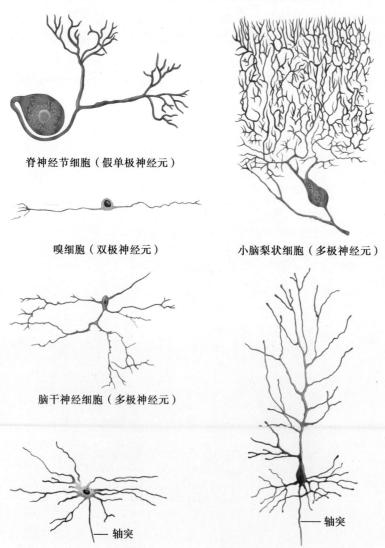

脊神经节细胞（假单极神经元）

嗅细胞（双极神经元）　　　　小脑梨状细胞（多极神经元）

脑干神经细胞（多极神经元）

—— 轴突　　　　　　　　—— 轴突

脊髓前角细胞（多极神经元）　　大脑皮质锥体细胞（多极神经元）

图 1-6-2　神经元的分类

（2）依据神经元的功能和传导方向,可将神经元分为三类:①感觉神经元或传入神经元,将内、外环境的各种刺激传向中枢部,假单极和双极神经元即属此类。②运动神经元或传出神经元,将冲动从中枢部传向周围部,支配骨骼肌或管理平滑肌、心肌和腺体的活动,多极神经元属于此类。③联络神经元或中间神经元,形态上亦属多极神经元,此类神经元数量很大,占神经元总数的99%,在中枢神经系统内形成复杂的神经网络系统。

3. 神经元间的联系　神经元与神经元之间或神经元与效应器之间传递信息的特化的接触区域称为突触(synapse),是神经系统信息传递的基础。根据接触部位不同,可分为轴-树突触、轴-体突触、轴-轴突触、树-树突触、体-体突触等。根据传递方式不同,可分为化学突触和电突触(图 1-6-3)。

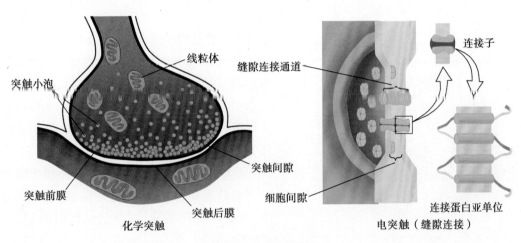

图 1-6-3　神经元突触

化学突触是神经系统信息传递的主要方式,以释放化学物质即神经递质进行信息传递。化学突触由突触前部、突触间隙和突触后部三部分组成。突触前部有大量突触小泡,当神经冲动传至突触前部时,突触小泡向突触前膜移动并与其融合,突触小泡内的神经递质被释放到突触间隙。神经递质作用于突触后膜,使突触后膜的受体蛋白或离子通道构型发生改变,神经冲动从一个神经元传递到另一个神经元或效应器细胞。通常一个神经元有许多突触,可接受多个神经元传来的信息。

电突触是以电位扩布的方式进行信息传递,其结构基础是缝隙连接。电突触为双向性传导,传导速度快,可使相接触的神经元或细胞的功能同步,形成功能合胞体。

（二）神经胶质细胞

神经胶质细胞不能传导神经冲动,分布于神经元周围,其数量远多于神经元,是神经元的数十倍,具有支持、营养、保护、修复、免疫和再生等功能。神经胶质细胞包括星形胶质细胞、少突胶质细胞、小胶质细胞、室管膜细胞、施万细胞和卫星细胞等(图 1-6-4)。随着医学科学技术的发展,人们对神经胶质细胞的形态和功能有了进一步的认识,已成为近年来的研究热点。

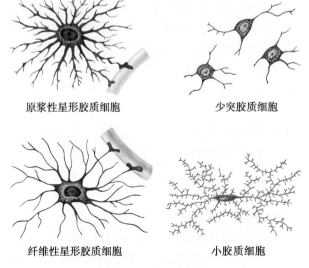

图 1-6-4　神经胶质细胞

三、神经系统的活动方式

神经系统在调节机体的活动中,对内、外

环境的各种刺激作出适宜的反应,称为反射(reflex)。反射是神经系统的基本活动方式。神经系统是由亿万个细胞组成的庞大而复杂的信息网络,通过各种反射维持机体内环境的稳定及适应外环境的变化。反射的结构基础是反射弧(reflex arc),由感受器、传入神经、中枢、传出神经和效应器构成。反射弧任何部位受损,反射活动即出现障碍,临床常用检查反射的方法协助诊断某些疾病。

四、神经系统的常用术语

在中枢神经系统和周围神经系统中,神经元胞体和突起的聚集在不同部位有不同的组合编排方式,故用不同的术语表示。

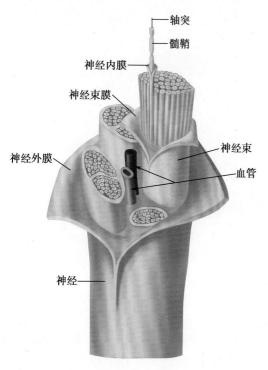

图 1-6-5 神经

在中枢神经系统中,神经元的胞体及其树突聚集的部位,因色泽灰暗,称灰质;神经纤维聚集的部位,因纤维髓鞘含类脂质色泽明亮,称白质。配布于大脑和小脑表面的灰质称皮质;皮质深部的白质称髓质。

在中枢神经系统中,形态和功能相似的神经元胞体聚集成团块称神经核;在周围神经系统中,神经元胞体集聚形成的结构称神经节。

在中枢神经系统中,起止、行程和功能基本相同的神经纤维聚集成束,称为纤维束;在周围神经系统中,神经纤维聚集成束,外包结缔组织膜,称为神经(图 1-6-5)。

在中枢神经系统中,神经纤维交织成网状,其间散在大小不等的神经元胞体或边界不甚清晰的神经核团,这些区域称网状结构。

(李　莎)

第二节 周围神经系统

周围神经系统是指除中枢神经系统以外,分布于全身各处的神经结构和神经组织。周围神经系统在结构上与中枢神经系统的脊髓和脑相连,按其连接中枢的部位,可分为与脊髓相连的 31 对脊神经和与脑相连的 12 对脑神经。根据周围神经系统分布对象的不同,其又可分为躯体神经(分布于皮肤、骨、关节和骨骼肌)和内脏神经(分布于内脏、心血管和腺体)。无论是脊神经还是脑神经均含有躯体神经纤维和内脏神经纤维,为了叙述简便,通常将周围神经系统分为脊神经、脑神经和内脏神经三部分来描述。

一、脊神经

(一)概述

1. **脊神经的构成、分部和纤维成分**　脊神经自脊髓发出,共31 对。每对脊神经连于一个脊髓节段,由运动性的前根和感觉性的后根组成。前根和后根在椎间孔处合成 1 条脊神经,经椎间孔出椎管。脊神经后根在近椎间孔处有椭圆形膨大的脊神经节,由假单极神经元构成,属感觉神经节。

按照脊神经与脊髓的连接关系,可将其分 5 部分,即颈神经(cervical nerves)8 对、胸神经(thoracic nerves)12 对、腰神经(lumbar nerves)5 对、骶神经(sacral nerves)5 对、尾神经(coccygeal nerve)1 对。

脊神经为混合性神经,由躯体神经纤维和内脏神经纤维组成,而躯体神经与内脏神经都含有运动纤维和感觉纤维,因此,脊神经含有 4 种纤维成分(图 1-6-6)。

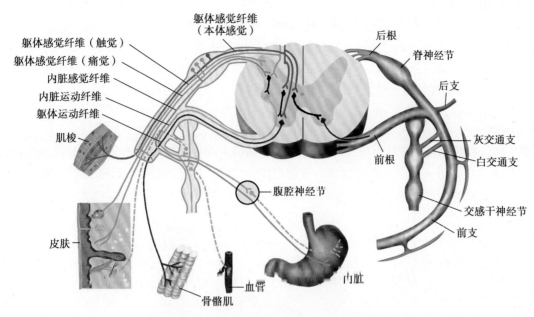

躯体感觉纤维
（本体感觉）

躯体感觉纤维（触觉）
躯体感觉纤维（痛觉）
内脏感觉纤维
内脏运动纤维
躯体运动纤维
肌梭

后根
脊神经节
后支

灰交通支
白交通支
交感干神经节
前支

前根

皮肤

腹腔神经节

血管
骨骼肌
内脏

图 1-6-6　脊神经组成和分支、分布示意图

（1）躯体感觉纤维：来自脊神经节的假单极神经元，其中枢突构成脊神经后根进入脊髓；周围突经脊神经分布于皮肤、骨骼肌、肌腱和关节等部位。

（2）内脏感觉纤维：也来自脊神经节的假单极神经元，其中枢突构成脊神经后根进入脊髓；周围突经脊神经分布于内脏、心血管和腺体。

（3）躯体运动纤维：由脊髓灰质前角的运动神经元的轴突组成，支配躯干、四肢骨骼肌的随意运动。

（4）内脏运动纤维：由脊髓 $T_1 \sim L_3$ 节段侧角（交感神经中枢）和 $S_2 \sim S_4$ 节段侧角（副交感神经中枢）神经元的轴突组成，支配心肌和平滑肌的运动、控制腺体的分泌。

2. **脊神经的分支**　脊神经的前根和后根在椎间孔处合为脊神经后，立即分为 4 支（图 1-6-6）。这些分支包括脊膜支、交通支、后支和前支。脊膜支分布于脊髓被膜、血管壁、骨膜、韧带和椎间盘等；交通支连于脊神经和交感干之间；后支的肌支分布于项、背、腰骶部的深层肌，皮支分布于枕、项、背、腰、骶及臀部的皮肤；前支较粗大，除胸神经前支有明显节段性外，其余脊神经前支形成 4 个神经丛，即颈丛、臂丛、腰丛和骶丛。

（二）颈丛

1. **颈丛的组成和位置**　颈丛（cervical plexus）由第 1~4 颈神经前支相互交织形成，位于胸锁乳突肌上部的深面，中斜角肌和肩胛提肌的前方（图 1-6-7）。

2. **颈丛的分支**　有三类，即分布于皮肤的皮支、分布于深层肌的肌支和与其他神经相互连接的交通支。

（1）颈丛的皮支：在胸锁乳突肌后缘中点附近浅出，呈放射状散开，分布于一侧颈部皮肤，其浅出部位是颈部浅层结构浸润麻醉的阻滞点。颈丛皮支的主要分支有枕小神经、耳大

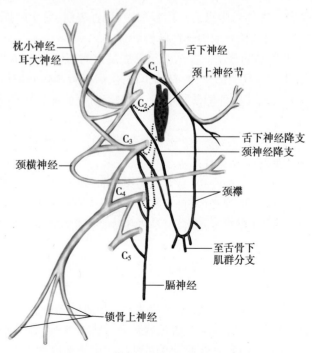

枕小神经
耳大神经

舌下神经
C_1
颈上神经节
C_2

C_3
舌下神经降支
颈神经降支

颈横神经
颈襻

C_4

至舌骨下肌群分支

C_5

膈神经

锁骨上神经

图 1-6-7　颈丛的组成及颈襻示意图

神经、颈横神经和锁骨上神经。

（2）肌支：主要支配颈部深层肌、肩胛提肌、舌骨下肌群和膈肌。

（3）膈神经：为混合性神经，自颈丛发出后，经胸廓上口入胸腔，与心包膈血管伴行，经肺根前方下降，在纵隔胸膜与心包间下降达膈肌。膈神经的运动纤维支配膈肌，感觉纤维分布于心包、胸膜和膈肌下面的部分腹膜。右侧膈神经的感觉纤维还分布到肝、胆囊和肝外胆道的浆膜。

膈神经受到刺激时可发生呃逆。膈神经受到损伤，可引起同侧半膈肌瘫痪，严重者可有窒息感。

（三）臂丛

1. 臂丛的组成和位置 臂丛由第5~8颈神经前支和第1胸神经前支大部分纤维组成，经斜角肌间隙穿出，继而经锁骨后方进入腋窝。组成臂丛的五条脊神经前支经过反复分支、交织，最后形成三个神经束。在腋窝内，三个神经束包绕腋动脉周围，分别称为臂丛内侧束、外侧束和后束（图1-6-8）。

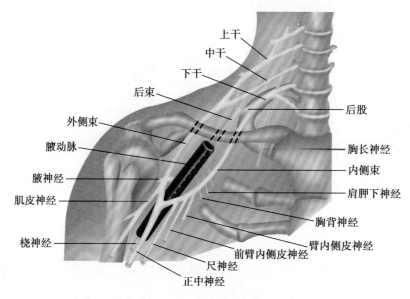

图1-6-8 臂丛组成模式图

臂丛在锁骨中点后方比较集中，位置表浅，易于触摸，临床上臂丛阻滞麻醉可在此处进针，也可选择腋窝入路，在腋动脉周围进针麻醉。

2. 臂丛的分支 根据臂丛分支发出的部位分为锁骨上部分支和锁骨下部分支。

（1）锁骨上部分支：有胸长神经、肩胛背神经和肩胛上神经。胸长神经形成后进入腋窝，继沿胸侧壁前锯肌表面伴胸外侧动脉下行，分布于前锯肌和乳房外侧份。胸长神经损伤可引起前锯肌瘫痪，出现"翼状肩"。

（2）锁骨下部分支：分别发自臂丛的三个束，分布于肩部、胸部、臂部、前臂部及手部的肌肉、关节和皮肤。主要的分支有：

1）肩胛下神经：发自臂丛后束，沿肩胛下肌下行，支配肩胛下肌和大圆肌。

2）胸内侧神经：发自臂丛内侧束，支配胸小肌和胸大肌。

3）胸外侧神经：发自臂丛外侧束，穿锁胸筋膜分布至胸大肌，并发出分支与胸内侧神经汇合后支配胸小肌。

4）胸背神经：发自臂丛后束，沿肩胛骨外侧缘伴肩胛下血管下行至背阔肌。

5）腋神经：发自臂丛后束，与旋肱后血管伴行向后外，穿四边孔，绕肱骨外科颈至三角肌深面，发出分支支配三角肌、小圆肌，部分纤维经三角肌后缘穿出，称臂外侧上皮神经，分布于肩部、臂外侧上部的皮肤。肱骨外科颈骨折、肩关节脱位或被腋杖压迫，均可造成腋神经损伤，导致三角肌瘫痪，臂不能外展，肩部、臂外上部感觉障碍；三角肌萎缩可使肩部失去圆隆的外形。

6）肌皮神经：发自臂丛外侧束，向外斜穿喙肱肌，在肱二头肌和肱肌间下行，沿途发出肌支支配上述肌肉。终支在肘关节稍上方,经肱二头肌下端外侧穿出深筋膜,称前臂外侧皮神经,分布至前臂外侧皮肤。

7）正中神经:由臂丛内、外侧束分别发出的内、外侧根构成,在臂部,正中神经在肱二头肌内侧沟与肱动脉相伴下行,自肘窝向下,正中神经穿旋前圆肌及指浅屈肌腱弓进入前臂前区,经指浅、深屈肌间沿前臂正中下行达腕部,穿经腕管到达手掌。

正中神经在臂部通常无分支,在肘部及前臂发出许多肌支和沿前臂骨间膜前面下行的骨间前神经,分布于除肱桡肌、尺侧腕屈肌和指深屈肌尺侧半以外的所有前臂屈肌和旋前肌及附近关节。正中神经经腕管进入手掌,管理手掌桡侧 2/3 及桡侧 3 个半手指掌面及其中节、远节指背皮肤感觉,并发出分支支配第 1、2 蚓状肌及鱼际肌(拇收肌除外)(图 1-6-9)。

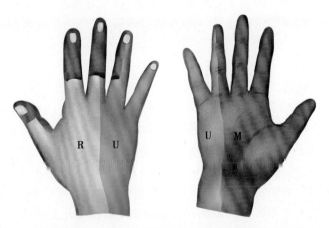

R.桡神经(黄色示);U.尺神经(蓝色示);M.正中神经(红色示)。

图 1-6-9　手部皮肤的神经分布

正中神经损伤易发生在前臂和腕部。正中神经在前臂穿旋前圆肌及指浅屈肌腱弓处易受压,引起正中神经所支配肌肉瘫痪无力,前臂不能旋前,屈腕能力减弱,拇指、示指、中指不能屈曲,握拳及前臂旋前两项功能丧失,手掌感觉麻木,称旋前圆肌综合征。在腕管内,正中神经可因周围结构发生炎症、肿胀或关节变化而受挤压,引起腕管综合征,因鱼际肌萎缩表现为手掌平坦,称"猿掌",并伴拇指、示指、中指、无名指桡侧缘掌面及中节、远节指背皮肤感觉障碍(图 1-6-10)。

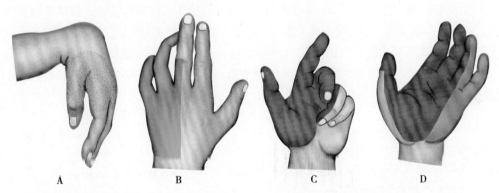

A.垂腕(桡神经损伤);B.爪形手(尺神经损伤);C.正中神经损伤手形(正中神经损伤);
D.猿掌(正中神经与尺神经损伤)。

图 1-6-10　桡、尺和正中神经损伤时的手形及皮肤感觉丧失区

8）尺神经:发自臂丛内侧束,在肱二头肌内侧沟内沿肱动脉内侧下降,在臂中份穿内侧肌间隔至臂后区,下降达尺神经沟,继而向下进入前臂前区内侧。尺神经在桡腕关节上方 5cm 处发出尺神经手背支,主干经腕横韧带浅面进入手掌。

尺神经在臂部无分支;在前臂上部发出分支支配尺侧腕屈肌和指深屈肌尺侧半。尺神经在桡腕关节上方发出手背支,分布于手背尺侧半和小指、环指及中指尺侧半背面的皮肤。尺神经浅支分布于手掌尺侧 1/3、小指两侧及无名指尺侧半掌面的皮肤,并延伸至手指远节背面的皮肤(图 1-6-9);深支支配小鱼际肌,第 3、4 蚓状肌,拇收肌及全部的骨间肌。

尺神经受损时,运动障碍表现为屈腕力减弱,无名指和小指远节关节不能屈曲,拇指不能内收,小鱼际肌萎缩而至小鱼际平坦,骨间肌萎缩至各指不能相互靠拢,各掌指关节过伸,出现"爪形手";同时伴有手掌、手背内侧缘皮肤感觉丧失(图 1-6-10)。

9）桡神经：发自臂丛后束。在腋窝内伴肱深动脉向下外行进入桡神经沟,在肱骨外上髁上方穿过外侧肌间隔,至肱桡肌与肱肌间,继而在肱肌和桡侧腕长伸肌之间下行。桡神经在肱骨外上髁前方分为浅支和深支。

桡神经的皮支分布于臂后部皮肤、臂下外侧部皮肤、前臂后面皮肤、手背桡侧半和桡侧三个半手指近节背面的皮肤(图 1-6-9)。

桡神经的肌支分布于肱三头肌、肘肌、肱桡肌和前臂伸肌群。

桡神经的关节支分布于肘关节、桡尺远侧关节、腕关节和掌骨间关节。

桡神经受损,引起前臂伸肌群瘫痪,表现为抬前臂时出现"垂腕"状,第 1、2 掌骨间背面皮肤(即"虎口"区)感觉丧失(图 1-6-10)。

（四）胸神经前支

胸神经前支共 12 对,第 1~11 对位于相应的肋间隙中,称肋间神经,第 12 对胸神经前支位于第 12 肋下方,称肋下神经。

肋间神经发出后在肋胸膜和肋间内膜之间前行,于肋角处进入肋间内肌和肋间最内肌之间,在肋间血管的下方沿肋沟前行。在胸、腹壁侧面腋中线附近发出外侧皮支,主干继续前行,到达胸骨侧缘处浅出至皮下,称前皮支(图 1-6-11)。下 5 对肋间神经和肋下神经分布于腹前壁皮肤。胸神经前支的运动纤维支配相应的肋间肌和腹前外侧壁肌群;感觉纤维分布于胸、腹壁的皮肤和胸、腹膜壁层。第 2~6 肋间神经的外侧皮支和第 2~4 肋间神经的前皮支均发出分支至乳房。

胸神经前支在胸、腹壁皮肤分布区有明显的节段性(图 1-6-11)。由上向下按神经序数依次排列,部分胸神经前支的皮肤分布区与体表标志的对应关系如下:T_2 相当于胸骨角平面,T_4 相当于男性乳头平面,T_6 相当于剑突平面,T_8 相当于肋弓下缘平面,T_{10} 相当于脐平面,T_{12} 相当于脐与耻骨联合连线中点平面。临床上常以节段性分布平面来确定麻醉平面的位置,并可据此检查感觉障碍来判断脊髓损伤的位置。

（五）腰丛

1. 腰丛的组成和位置　腰丛由第 12 胸神经前支一部分、第 1~3 腰神经前支和第 4 腰神经前支一部分共同构成。腰丛位于腰大肌深面、腰椎横突前方,其分支从该肌外侧缘穿出(图 1-6-12)。

2. 腰丛的分支　腰丛形成后即发出肌支自其外侧缘穿出,除支配髂腰肌和腰方肌外,还发出分支至腹股沟区、大腿前区和内侧区(图 1-6-12)。主要的分支有髂腹下神经、髂腹股沟神经、股外侧皮神经、闭孔神经、生殖股神经和股神经等。

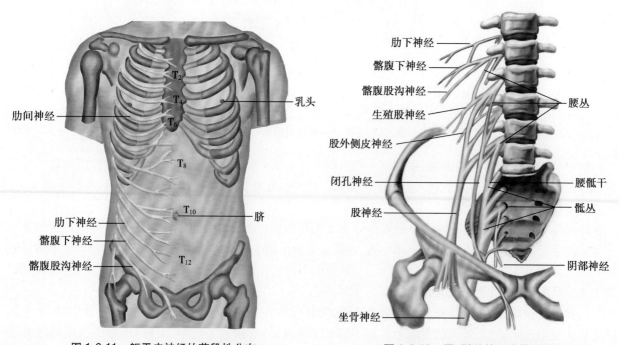

图 1-6-11　躯干皮神经的节段性分布　　　　图 1-6-12　腰、骶丛的组成模式图

股神经为腰丛最大的分支,自腰大肌下段外侧缘穿出,在腰大肌与髂肌之间下行,经腹股沟韧带中点深面稍外侧、股动脉外侧入股三角区,立即分为多支。肌支支配髂肌、股四头肌、缝匠肌和耻骨肌;皮支分布于大腿和膝关节前面的皮肤,最长的皮支为其终末支,称隐神经,伴股动脉入收肌管下行,出收肌管后至膝关节内侧浅出达皮下,伴大隐静脉沿小腿内侧下行至足内侧缘,沿途分布于髌下、小腿内侧面和足内侧缘皮肤。

股神经损伤后表现为:屈髋无力,髌骨突出;坐位时不能伸膝,行走时抬腿困难,膝跳反射消失,股前区和小腿内侧皮肤感觉丧失。

（六）骶丛

1. 骶丛的组成和位置　骶丛是全身最大的脊神经丛,由 L_4 神经前支一部分、L_5 神经前支合成的腰骶干及全部的骶神经和尾神经前支组成(图 1-6-12)。骶丛位于盆腔内骶骨和梨状肌前方,髂血管后方,左侧骶丛前方为乙状结肠,右侧骶丛前方为回肠襻。

2. 骶丛的分支　骶丛分支分布于盆壁、臀部、会阴、股后部、小腿和足部的肌群和皮肤,除直接发出小的肌支支配梨状肌、闭孔内肌、股方肌等,发出的分支主要有臀上神经、臀下神经、股后皮神经、阴部神经和坐骨神经等。

坐骨神经是全身最粗大、行程最长的神经。自梨状肌下孔出盆腔至臀大肌深面下行,经股骨大转子与坐骨结节之间下行入股后区,在股二头肌长头深面下行,并发出分支支配大腿后肌群;达腘窝上界分为胫神经和腓总神经两终支,同时发出分支分布于髋关节。

（1）胫神经:为坐骨神经主干的延续,伴胫血管下行至腘窝下角,继而在腓肠肌深面穿经比目鱼肌腱弓进入小腿浅、深两层肌肉之间伴胫后血管下行,经内踝后方屈肌支持带深面的踝管处分为足底内侧神经和足底外侧神经进入足底区。胫神经的分布范围包括小腿后群肌和足底肌,小腿后面和足底的皮肤。

胫神经损伤后的主要表现是小腿后群肌无力,足不能跖屈,不能以足尖站立,内翻力弱,足底皮肤感觉迟钝或丧失。由于小腿前、外侧肌群过度牵拉,使足呈背屈、外翻位,出现"钩状足"畸形(图 1-6-13)。

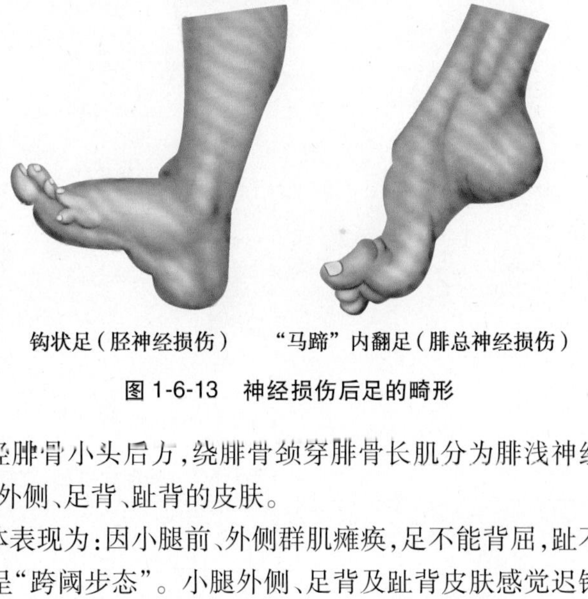

（2）腓总神经:自腘窝上角由坐骨神经分出

钩状足（胫神经损伤）　　"马蹄"内翻足（腓总神经损伤）

图 1-6-13　神经损伤后足的畸形

后,沿腘窝上外侧界的股二头肌腱内侧头行向下外,经腓骨小头后方,绕腓骨颈穿腓骨长肌分为腓浅神经和腓深神经,分布于小腿前、外侧群肌,足背肌和小腿外侧、足背、趾背的皮肤。

腓总神经绕行腓骨颈处位置表浅,易受损伤,具体表现为:因小腿前、外侧群肌瘫痪,足不能背屈,趾不能伸,足下垂且内翻,呈"马蹄内翻足"畸形。行走时呈"跨阈步态"。小腿外侧、足背及趾背皮肤感觉迟钝或丧失(图 1-6-13)。

二、脑神经

脑神经(cranial nerve)是与脑相连的周围神经,共 12 对,按脑神经与脑相连部位的先后顺序用罗马数字表示(图 1-6-14、表 1-6-1、表 1-6-2)。

由于头面部出现了特殊的感受器及由鳃弓衍化而来的骨骼肌,使得脑神经的纤维成分较脊神经复杂,含 7 种纤维成分:

1. 一般躯体感觉纤维　分布于皮肤、肌、肌腱、结膜、角膜、脑膜、口腔和鼻腔黏膜。

2. 一般内脏感觉纤维　分布于头、颈、胸、腹部的内脏器官。

3. 一般躯体运动纤维　为脑干内一般躯体运动核发出的轴突,分布于眼外肌和舌肌等骨骼肌。

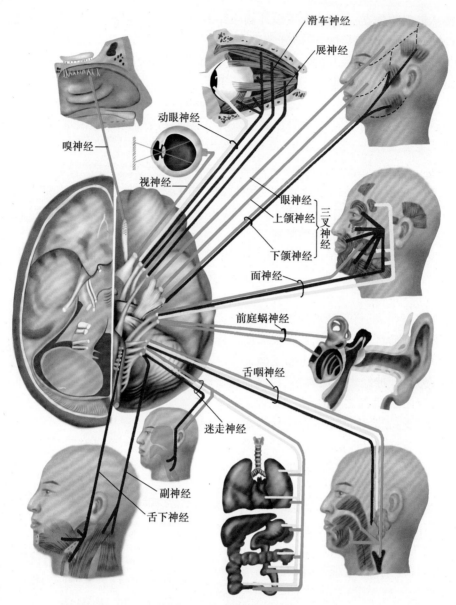

图 1-6-14　脑神经概况

表 1-6-1　脑神经名称、性质、连脑部位及进出颅腔部位

顺序及名称	性质	连脑部位	进出颅腔部位
Ⅰ 嗅神经	感觉性	端脑	筛孔
Ⅱ 视神经	感觉性	间脑	视神经管
Ⅲ 动眼神经	运动性	中脑	眶上裂
Ⅳ 滑车神经	运动性	中脑	眶上裂
Ⅴ 三叉神经	混合性	脑桥	第 1 支眼神经经眶上裂 第 2 支上颌神经经圆孔 第 3 支下颌神经经卵圆孔
Ⅵ 展神经	运动性	脑桥	眶上裂
Ⅶ 面神经	混合性	脑桥	内耳门→茎乳孔
Ⅷ 前庭蜗神经	感觉性	脑桥	内耳门
Ⅸ 舌咽神经	混合性	延髓	颈静脉孔
Ⅹ 迷走神经	混合性	延髓	颈静脉孔
Ⅺ 副神经	运动性	延髓	颈静脉孔
Ⅻ 舌下神经	运动性	延髓	舌下神经管

表 1-6-2 脑神经简表

顺序及名称	纤维成分	起核	终核	分布	损伤症状
嗅神经	特殊内脏感觉		嗅球	鼻腔嗅黏膜	嗅觉障碍
视神经	特殊躯体感觉		外侧膝状体	眼球视网膜	视觉障碍
动眼神经	一般躯体运动	动眼神经核		上、下、内直肌,下斜肌,上睑提肌	眼外斜视,上睑下垂
	一般内脏运动（副交感）	动眼神经副核		睫状肌,瞳孔括约肌	对光及调节反射消失
滑车神经	一般躯体运动	滑车神经核		上斜肌	眼不能向外下斜视
三叉神经	一般躯体感觉		三叉神经中脑核、三叉神经脑桥核、三叉神经脊束核	头面部皮肤,口腔、鼻腔黏膜,牙及牙龈,眼球,硬脑膜	头面部皮肤,口鼻腔黏膜等感觉障碍
	特殊内脏运动	三叉神经运动核		咀嚼肌等	咀嚼肌瘫痪
展神经	一般躯体运动	展神经核		外直肌	眼内斜视
面神经	一般躯体感觉		三叉神经脊束核	耳部皮肤	感觉障碍
	特殊内脏感觉		孤束核	舌前 2/3 味蕾	味觉障碍
	特殊内脏运动	面神经核		表情肌、颈阔肌、茎突舌骨肌、二腹肌后腹、镫骨肌	额纹消失,眼不能闭合,口角歪向健侧,鼻唇沟变浅
	一般内脏运动（副交感）	上泌涎核		泪腺、下颌下腺、舌下腺及鼻、腭部的黏液腺	腺体分泌障碍
前庭蜗神经	特殊躯体感觉		前庭神经核	壶腹嵴、球囊斑、椭圆囊斑	眩晕、眼球震颤
			蜗神经核	螺旋器	听觉障碍
舌咽神经	一般内脏运动（副交感）	下泌涎核		腮腺	分泌障碍
	特殊内脏运动	疑核		茎突咽肌	
	一般内脏感觉		孤束核	咽、咽鼓管、软腭、舌后 1/3 黏膜、颈动脉窦及颈动脉小球	咽与舌后 1/3 黏膜感觉障碍,咽反射消失
	特殊内脏感觉			舌后 1/3 味蕾	味觉障碍
	一般躯体感觉		三叉神经脊束核	耳部皮肤	分布区感觉障碍
迷走神经	一般内脏运动（副交感）	迷走神经背核		颈、胸、腹部内脏的平滑肌、心肌和腺体	心动过速、内脏活动障碍
	特殊内脏运动	疑核		咽喉肌	发音困难、声音嘶哑、呛咳、吞咽困难
	一般内脏感觉		孤束核	颈、胸、腹部脏器及咽喉部黏膜	分布区感觉障碍
	一般躯体感觉		三叉神经脊束核	硬脑膜、耳郭及外耳道皮肤	分布区感觉障碍
副神经	特殊内脏运动	副神经核		斜方肌、胸锁乳突肌	胸锁乳突肌瘫痪导致面不能转向健侧;斜方肌瘫痪导致肩下垂,提肩无力
舌下神经	一般躯体运动	舌下神经核		舌内肌和大部分舌外肌	舌肌瘫痪、萎缩、伸舌时舌尖偏向患侧

4. 一般内脏运动纤维　为脑干内一般内脏运动核(副交感核)发出的轴突(节前纤维),经位于器官旁或器官壁的副交感神经节内换神经元后(节后纤维),支配平滑肌、心肌的运动和控制腺体的分泌。

5. 特殊内脏运动纤维　为脑干内特殊内脏运动核发出的轴突,支配由鳃弓衍化而来的咀嚼肌、面肌、咽喉肌等骨骼肌。

6. 特殊躯体感觉纤维　分布于视器和前庭蜗器等特殊感觉器官。

7. 特殊内脏感觉纤维　分布于味蕾和嗅器。

根据脑神经所含的纤维成分,可将其分为运动性脑神经(Ⅲ、Ⅳ、Ⅵ、Ⅺ、Ⅻ)、感觉性脑神经(Ⅰ、Ⅱ、Ⅷ)和混合性脑神经(Ⅴ、Ⅶ、Ⅸ、Ⅹ)。

尽管脑神经和脊神经都属于周围神经,但也存在一些不同之处:①每一对脊神经都是混合神经,但脑神经有感觉性脑神经、运动性脑神经和混合性脑神经三种;②脊神经分布于躯干、四肢,脑神经除迷走神经外,主要分布于头、颈部;③脊神经中的内脏运动纤维,主要是交感纤维,存在于 $T_1 \sim L_3$ 脊神经中,仅在 $S_2 \sim S_4$ 对骶神经中含有副交感纤维。脑神经中的内脏运动纤维,属于副交感纤维,仅存在于Ⅲ、Ⅶ、Ⅸ、Ⅹ四对脑神经中。

三、内脏神经系统

内脏神经系统(visceral nervous system)是神经系统的重要组成部分,可分为中枢部和周围部,其中枢部位于脑和脊髓,周围部主要分布于内脏、心血管和腺体。内脏神经与躯体神经一样,也含内脏感觉和内脏运动两种纤维成分。内脏运动神经主要调节内脏、心血管等器官的活动及腺体的分泌,通常不受人的意志控制,故又称自主神经系统;又因其控制和调节的物质代谢活动为动、植物所共有,而并不支配动物特有的骨骼肌运动,又称植物神经系统。内脏感觉神经与躯体感觉神经相似,其初级感觉神经元的胞体位于脑神经节和脊神经节内,周围突则分布于内脏和心血管等处的内感受器,将接受的刺激传至各级中枢,经整合后通过内脏运动神经调节相应器官的活动,维持机体内、外环境的动态平衡和机体的正常活动。

(一) 内脏运动神经

内脏运动神经(visceral motor nerve)与躯体运动神经在结构和功能上有较大差别(图1-6-15)。

(1) 支配的器官不同:躯体运动神经支配骨骼肌,一般受意志控制;内脏运动神经支配心肌、平滑肌和腺体,一般不受意志控制。

(2) 纤维成分不同:躯体运动神经只有一种纤维成分;内脏运动神经有交感和副交感两种纤维成分,多数内脏器官同时接受这两种神经的双重支配。

(3) 神经元数目不同:躯体运动神经从低级中枢至骨骼肌只有一个神经元。内脏运动神经从低级中枢发出后必须在周围部的内脏运动神经节交换神经元,再由节内神经元发出纤维到达效应器,故内脏运动神经从低级中枢到达所支配的效应器需经过两个神经元(肾上腺髓质除外)。第一个神经元称节前神经元,其胞体位于脑干或脊髓内,其轴突称节前纤维;第二个神经元称节后神经元,其胞体位于周围部的内脏神经节内,其发出的轴突称节后纤维。节后神经元数目较多,一个节前神经元可以和多个节后神经元形成突触联系(图1-6-15)。

(4) 纤维粗细不同:躯体运动神经纤维一般是较粗的有髓神经纤维;而内脏运动神经纤维则是较细的薄髓神经纤维(节前纤维)和无髓神经纤维(节后纤维)。

(5) 分布形式不同:躯体运动神经以神经干的形式到达效应器;内脏运动神经节后纤维常攀附于脏器或血管周围形成内脏神经丛,再由神经丛分支至效应器。

交感神经和副交感神经常共同支配一个器官,形成对内脏器官的双重神经支配。但在来源、形态结构、分布范围和功能上,两者又各有其特点(表1-6-3)。

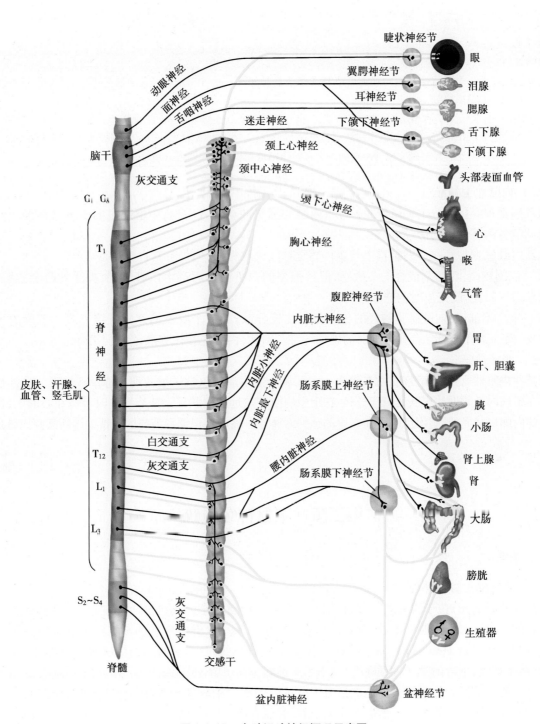

睫状神经节
眼
翼腭神经节
泪腺
耳神经节
腮腺
下颌下神经节
舌下腺
下颌下腺
动眼神经
面神经
舌咽神经
迷走神经
脑干
颈上心神经
颈中心神经
灰交通支
颈下心神经
头部表面血管
心
G₁ G₄
胸心神经
喉
气管
T₁
腹腔神经节
内脏大神经
胃
脊
神
经
肝、胆囊
内脏小神经
胰
内脏最下神经
肠系膜上神经节
小肠
皮肤、汗腺、
血管、竖毛肌
肾上腺
白交通支
腰内脏神经
肾
T₁₂
灰交通支
大肠
L₁
肠系膜下神经节
L₃
膀胱
S₂~S₄
灰交通支
生殖器
脊髓
交感干
盆内脏神经
盆神经节

图 1-6-15　内脏运动神经概况示意图

表 1-6-3 交感神经与副交感神经的比较

内容	交感神经	副交感神经
低级中枢	脊髓 $T_1 \sim L_3$ 的中间外侧核	脑干一般内脏运动核（动眼神经副核，上、下泌涎核，迷走神经背核） 脊髓 $S_2 \sim S_4$ 骶副交感核
神经节	椎旁节、椎前节	器官旁节、器官内节
节前纤维	短	长
节后纤维	长	短
神经元比例	一个节前神经元的轴突可以与许多节后神经元组成突触	一个节前神经元的轴突则与较少的节后神经元组成突触
分布范围	广泛。除瞳孔括约肌和睫状肌外其他所有部位的平滑肌、心肌和腺体均有交感神经支配	较少。瞳孔开大肌、睑板肌、体壁和四肢的血管、汗腺、竖毛肌及肾上腺髓质等无副交感神经支配
功能	交感神经与副交感神经对同一器官的作用是互相拮抗又是互相统一的	

（二）内脏感觉神经

内脏感觉神经（visceral sensory nerve）将内脏的感觉冲动传入中枢，中枢通过内脏运动神经或间接通过体液调节各内脏器官的活动。

虽然内脏感觉神经在形态结构上与躯体感觉神经大致相似，但仍有其自身特点。

（1）痛阈较高：对切割或烧灼不敏感，但较强烈的内脏活动可产生内脏感觉，如手术时牵拉脏器、胃的饥饿感、直肠与膀胱充盈时的膨胀感等。

（2）定位不准确：内脏感觉神经的传入途径比较分散，即一个脏器的感觉纤维经多个节段的脊神经进入中枢，而一条脊神经含有几个脏器的感觉纤维。因此，内脏痛往往弥散，定位不准确。

（三）牵涉性痛

当某些内脏器官发生病变时，常在体表一定区域产生疼痛或感觉过敏的现象称牵涉性痛。牵涉性痛有时发生在患病内脏邻近的皮肤区，有时发生在距患病内脏较远的皮肤区。如心绞痛时可痛在心前区，也可表现为左臂内侧皮肤痛；肝胆疾患时可在右肩部感到疼痛等。临床上根据牵涉痛区可帮助诊断某些内脏疾病。

（邹智荣）

第三节　中枢神经系统

一、脊髓

（一）脊髓的位置和外形

脊髓（spinal cord）位于椎管内，上端在枕骨大孔处与延髓相连；下端变细呈圆锥状，称脊髓圆锥。成人脊髓圆锥的下端平对第 1 腰椎下缘，新生儿达第 3 腰椎下缘。软脊膜自脊髓圆锥向下延续为一条结缔组织细丝，称终丝（filum terminale），附于尾骨背面，起固定脊髓的作用。脊髓呈前后略扁的圆柱形，全长粗细不等，有两个膨大，上方的膨大称颈膨大，位于第 4 颈髓至第 1 胸髓节段；下方的膨大称腰骶膨大，位于第 2 腰髓至第 3 骶髓节段。两个膨大的形成是由于节段内的神经细胞和纤维数目增多所致，与四肢的神经配布有关。脊髓表面有 6 条纵沟。前面有前正中裂，后面有后正中沟，左右两侧各有 1 条前外侧沟和 1 条后外侧沟，分别有脊神经前、后根的根丝附着（图 1-6-16）。

（二）脊髓节段与椎骨的对应关系

脊髓与 31 对脊神经相连，每对脊神经前、后根的根丝相连的一段脊髓称为一个脊髓节段，故脊髓有 31 个节段，即颈髓 8 个（$C_1 \sim C_8$），胸髓 12 个（$T_1 \sim T_{12}$），腰髓 5 个（$L_1 \sim L_5$），骶髓 5 个（$S_1 \sim S_5$）和尾髓 1 个（Co）（图 1-6-17）。

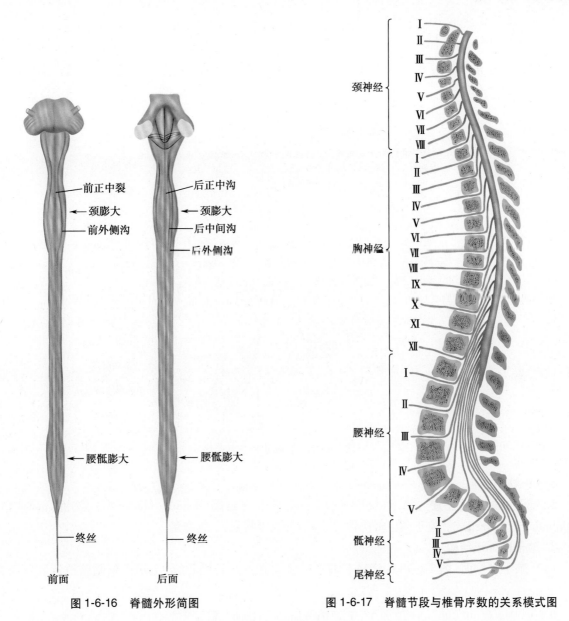

图 1-6-16　脊髓外形简图　　　　　图 1-6-17　脊髓节段与椎骨序数的关系模式图

在胚胎早期,脊髓几乎与椎管等长,脊髓节段也与相应椎骨对应。胚胎 4 个月后,脊髓的生长速度比脊柱慢,出生时脊髓下端平第 3 腰椎下缘。成年人的脊髓下端平第 1 腰椎下缘。腰、骶、尾段的脊神经前、后根的根丝在出相应的椎间孔之前,在椎管内几乎垂直下行,这些脊神经根丝围绕终丝形成马尾(cauda equina)(图 1-6-17)。由于成人第 1 腰椎平面以下的椎管内已无脊髓,故临床上常选择在第 3、4 或第 4、5 腰椎棘突之间的蛛网膜下隙进行穿刺抽取脑脊液或注入麻醉药物。

(三) 脊髓的内部结构

脊髓中央有细小的纵贯脊髓全长的中央管(central canal of spinal cord),中央管周围是"H"形的灰质,灰质周围为白质。灰质的前部扩大称前角(柱),内含前角运动神经元;后部较狭细称后角(柱),由后向前依次有后角边缘核、胶状质、后角固有核等;前、后角之间的部分称中间带。脊髓 $T_1 \sim L_3$ 节段,中间带向外伸出侧角(柱),内含中间外侧核,是交感神经节前神经元胞体所在部位,即交感神经的低级中枢。脊髓 $S_2 \sim S_4$ 节段,相当于脊髓胸段侧角的部位有骶副交感核。

白质由许多上、下行的纤维束组成,借脊髓的纵沟分为前索、后索和外侧索。上行纤维束将后根传入的各种感觉信息自脊髓传递到脑的不同部位,主要有薄束和楔束、脊髓丘脑束、脊髓小脑前束和脊髓小脑后束等。下行纤维束起自脑的不同部位,直接或间接止于脊髓前角或侧角,支配躯体运动和内脏运动,主要有皮质脊髓束(皮质脊髓侧束和皮质脊髓前束)、红核脊髓束和前庭脊髓束等。

二、脑

脑(brain)位于颅腔内,分为端脑、间脑、中脑、脑桥、延髓和小脑6个部分,通常把中脑、脑桥和延髓合称为脑干(图1-6-18)。

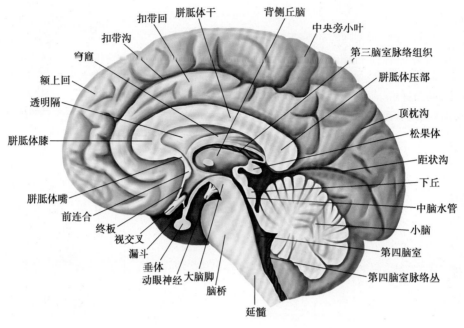

图1-6-18 脑的正中矢状断面

(一) 脑干

1. 脑干的组成及位置 脑干(brain stem)自下而上由延髓(medulla oblongata)、脑桥(pons)和中脑(midbrain)三部分组成。位于颅后窝枕骨大孔上方,上接间脑,下续脊髓。

2. 脑干的外形结构

(1) 脑干腹侧面(图1-6-19):延髓下端平枕骨大孔处与脊髓相续,上端借延髓脑桥沟与脑桥为界。

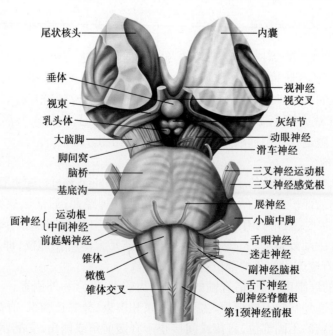

图1-6-19 脑干腹面观

脊髓表面的各条纵行沟、裂向上延续到延髓。腹侧面前正中裂两侧的纵行隆起称锥体（pyramid），内有皮质脊髓束通过。锥体下端是锥体交叉，内部大部分皮质脊髓束纤维左、右交叉。锥体上部背外侧的卵圆形隆起称橄榄，深面有下橄榄核。锥体和橄榄之间的前外侧沟有舌下神经根出脑。在橄榄背外侧的后外侧沟内，自上而下有舌咽神经、迷走神经和副神经的根进出脑。

脑桥腹侧面的宽阔隆起称脑桥基底部（basilar part of pons），正中线上的纵行浅沟称基底沟（basilar sulcus of pons），容纳基底动脉。基底部向后外逐渐变窄形成小脑中脚（middle cerebellar peduncle），连于小脑。在基底部与小脑中脚交界处连有三叉神经根。脑桥基底部下缘的延髓脑桥沟内从内侧向外侧依次有展神经、面神经和前庭蜗神经根附着。

中脑腹侧面有一对粗大的纵行柱状隆起称大脑脚（cerebral peduncle），两侧大脑脚之间的凹陷为脚间窝（interpeduncular fossa）。在脚间窝的下部、大脑脚的内侧有动眼神经根出脑。

（2）脑干背侧面（图1-6-20）：延髓背侧面分为上、下两部分。下部形似脊髓，在后正中沟的两侧有膨大的薄束结节和楔束结节，其深面分别有薄束核和楔束核，是薄束、楔束的终止核。楔束结节的外上方是小脑下脚（inferior cerebellar peduncle），内含进入小脑的纤维束。延髓上部构成菱形窝下半部。

脑桥背侧面构成菱形窝的上半部，窝的外上界为左、右小脑上脚（superior cerebellar peduncle）。两侧小脑上脚之间有薄层白质板称上髓帆，参与构成第四脑室顶。

中脑背侧面为上、下两对圆形隆起，分别是上丘（superior colliculus）和下丘（inferior colliculus），是视觉和听觉的反射中枢。上、下丘外侧向外上方伸出隆起称上丘臂和下丘臂，分别连于间脑的外侧膝状体和内侧膝状体。下丘与上髓帆之间有滑车神经根出脑，绕大脑脚由背侧走向腹侧，它是唯一自脑干背侧面出脑的脑神经。

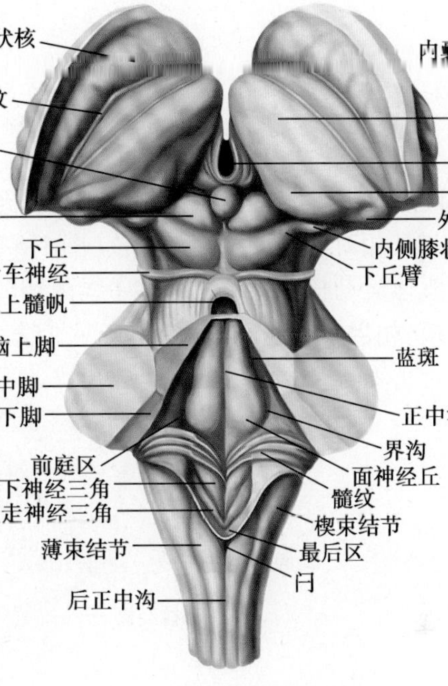

菱形窝（rhomboid fossa）由延髓上部和脑桥

图1-6-20 脑干背面观

内的中央管于后壁中线处向后敞开而形成，构成第四脑室的底部（图1-6-20）。菱形窝的中部有横行纤维束称髓纹（stria medullaris of fourth ventricle），为延髓与脑桥在脑干背侧的分界线，将菱形窝分为上、下两部分。正中沟外侧各有一条与其平行的纵行界沟（sulcus limitans of rhomboid fossa），将每侧的菱形窝分为内、外侧两部分。外侧部为前庭区，内含前庭神经核。此区的外侧角有一小隆起称听结节，内含蜗背侧核。正中沟和界沟之间的内侧区称内侧隆起，其紧靠髓纹上方的部位有一圆形隆凸称面神经丘，内含面神经膝及展神经核；髓纹下方的延髓部内侧为舌下神经三角，内含舌下神经核。舌下神经三角外下为迷走神经三角，内含迷走神经背核。在新鲜标本上，界沟上端外侧可见一呈蓝灰色区域称为蓝斑，内含蓝斑核。

第四脑室（fourth ventricle）是位于延髓、脑桥和小脑之间的室腔，内含脑脊液，向上经中脑水管通第三脑室，向下续为脊髓中央管，并借脉络组织上的孔与蛛网膜下隙相通。第四脑室呈四棱锥形，顶朝向小脑，上部为小脑上脚和上髓帆，下部为下髓帆和第四脑室脉络组织（图1-6-21）。

3. 脑干的内部结构

（1）脑干的灰质：为分散的神经核团，分为脑神经核和非脑神经核。

脑神经核是指与第Ⅲ～Ⅻ对脑神经相联系的核团，作为脑神经传入神经的终止核或传出神经的起始核。在生物进化过程中，头部出现高度分化的视、听、嗅、味觉感受器，以及由鳃弓衍化形成的面部和咽喉

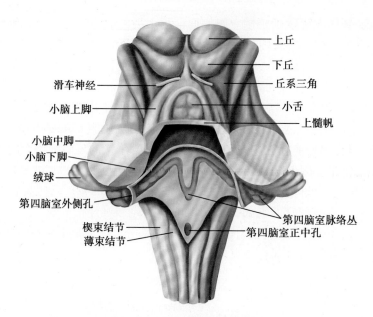

图1-6-21 第四脑室脉络组织

部骨骼肌。随着这些器官的发生衍化和相应神经支配的出现,脑神经的纤维成分增加至7种,于是在脑干内部也出现与其相对应的7种脑神经核(图1-6-22)。这7种脑神经核分别是:

①一般躯体运动核:共4对,紧靠中线两侧分布,自上而下依次为动眼神经核、滑车神经核、展神经核和舌下神经核,相当于脊髓前角运动核。它们发出一般躯体运动纤维,支配由肌节衍化的眼外肌和舌肌的

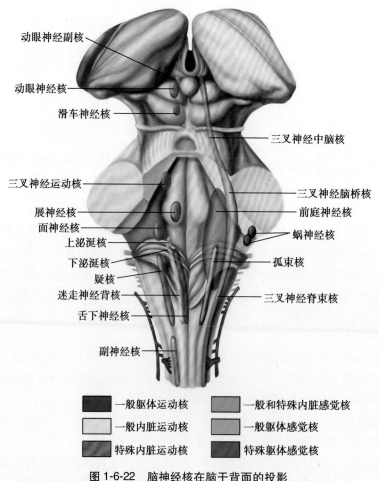

图1-6-22 脑神经核在脑干背面的投影

随意运动。②特殊内脏运动核：共4对，位于一般躯体运动核腹外侧的网状结构内，自上而下依次为三叉神经运动核、面神经核、疑核和副神经核。它们发出特殊内脏运动纤维，支配由鳃弓衍化而成的表情肌、咀嚼肌、咽喉肌及胸锁乳突肌和斜方肌。因为在种系发生上，鳃弓与属于内脏的呼吸等功能有关，故将鳃弓衍化的骨骼肌视为"内脏"。③一般内脏运动核：共4对，自上而下依次为动眼神经副核、上泌涎核、下泌涎核和迷走神经背核，相当于脊髓的骶副交感核。它们发出一般内脏运动（副交感）纤维，支配头、颈、胸、腹部平滑肌运动、心肌的收缩及腺体的分泌。④一般内脏感觉核：即孤束核下部，相当于脊髓的中间内侧核。⑤特殊内脏感觉核：即孤束核上部，接受来自味蕾的味觉传入纤维。⑥一般躯体感觉核：共3对，自上而下依次为三叉神经中脑核、三叉神经脑桥核和三叉神经脊束核，相当于脊髓后角的 I ~ IV 层灰质，接受来自头面部皮肤和口、鼻黏膜的一般躯体感觉冲动。⑦特殊躯体感觉核：即蜗神经核和前庭神经核。因为内耳膜迷路在发生上起源于外胚层，所以将听觉和平衡觉归于"躯体感觉"（图1-6-22、图1-6-23）。

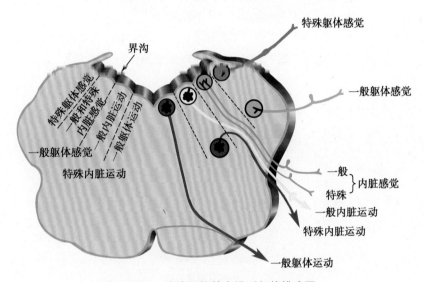

图 1-6-23 脑神经核基本排列规律模式图

以上7类功能相同的脑神经核在脑干内有规律地纵行排列成6个功能柱：在第四脑室室底灰质中，运动性脑神经核柱位于界沟内侧，感觉性脑神经核柱位于界沟外侧；由中线向两侧依次为一般躯体运动柱、一般内脏运动柱、一般和特殊内脏感觉柱和特殊躯体感觉柱；特殊内脏运动柱和一般躯体感觉柱则位于室底灰质（或中央灰质）腹外侧的网状结构内（图1-6-22、图1-6-23）。

非脑神经核一般不与脑神经直接相关，主要是中继上行或下行传导束并参与组成各种神经传导通路或反射通路的中继核，有薄束核、楔束核、脑桥核、上丘、下丘、红核和黑质等。

（2）脑干的白质：由长的上、下行纤维和出入小脑的纤维组成，其中出入小脑的纤维在脑干的背面集合成小脑上、中、下三对小脑脚。

脑干上行纤维束有内侧丘系、脊髓丘系和三叉丘系及脊髓小脑前、后束等，起自脊髓或脑干，止于丘脑或小脑。下行纤维束有锥体束，是由大脑皮质发出控制骨骼肌随意运动的下行纤维组成，分为皮质核束和皮质脊髓束。其他下行纤维束还有皮质脑桥束、红核脊髓束、顶盖脊髓束等。

（3）网状结构：脑干内除脑神经核和纤维束以外的区域，由纵横交错的纤维和散在其间大小不等的神经细胞核团构成脑干网状结构（reticular formation of brain stem），与中枢神经各部之间有广泛的纤维联系。

（二）小脑

小脑（cerebellum）位于颅后窝，脑干的后上方。

1. 小脑的外形和分叶 小脑后上面平坦，两侧膨大部分为小脑半球（cerebellar hemisphere），中间的较狭窄部为小脑蚓（cerebellar vermis）。小脑蚓上面略高出小脑半球；下面凹陷于两半球之间，从前向后依次为小结、蚓垂、蚓锥体和蚓结节。小结向两侧以绒球脚与位于小脑半球前缘的绒球相连（图1-6-24~

图 1-6-26)。左右侧小脑半球下面的膨出为小脑扁桃体(tonsil of cerebellum),靠近枕骨大孔,前方紧邻延髓。若颅内压增高,小脑扁桃体可被挤入枕骨大孔,形成小脑扁桃体疝,压迫延髓,危及生命。

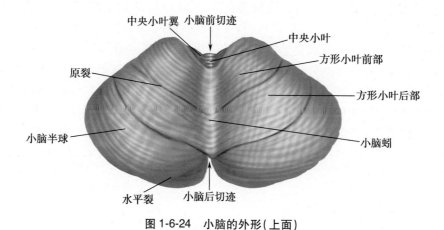

图 1-6-24 小脑的外形(上面)

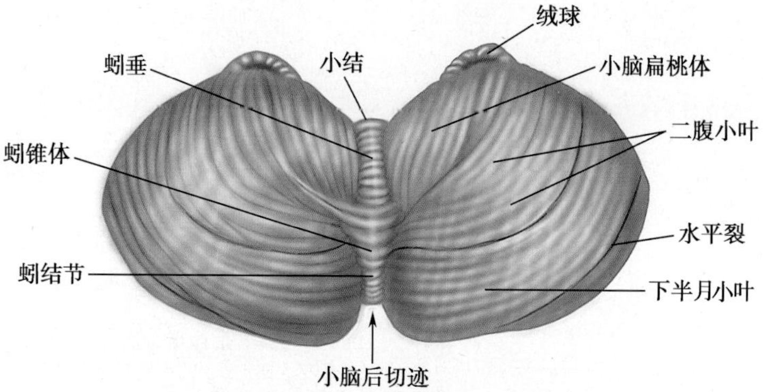

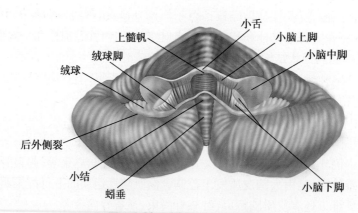

图 1-6-25 小脑的外形(下面)

图 1-6-26 小脑的外形(前面)

　　小脑表面有许多平行的浅沟,将小脑分成许多叶片。以原裂和后外侧裂两条深沟将小脑分为三叶:①绒球小结叶,包括小脑半球上的绒球、小脑蚓前端的小结及连结其间的绒球脚,借后外侧裂与小脑后叶为界。②小脑前叶,在小脑的前上部,包括原裂以前的半球和小脑蚓。③小脑后叶,介于原裂和后外侧沟,包括原裂以后的大部分(图 1-6-27)。

　　根据小脑的发生,可以分为:①古小脑(archicerebellum),在种系发生上出现较早,包括绒球小结叶,其纤维主要与脑干前庭神经核和前庭神经节相联系,故又称前庭小脑;②旧小脑(paleocerebellum),发生晚于古小脑,包括小脑前叶、蚓锥体和蚓垂,主要接受来自脊髓的纤维,故又称脊髓小脑;③新小脑(neocerebel-

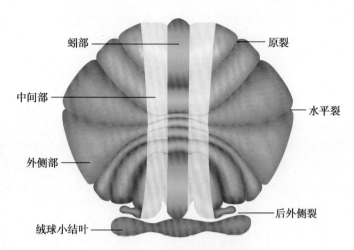

图 1-6-27　小脑皮质平面示意图

lum），在种系发生上出现最晚，主要包括小脑后叶的半球部分（除去蚓锥体和蚓垂），伴随着大脑皮质的发生而发展起来，又称大脑小脑。

2. **小脑的内部结构**　小脑包括表面的皮质、深部的髓质和小脑核。

小脑表面的薄层灰质称小脑皮质，被小脑皮质包裹其内的称小脑髓质。小脑髓质内埋有四对灰质核团称小脑核（cerebellar nuclei）（图 1-6-28），由内侧向外侧依次为顶核（fastigial nucleus）、球状核（globus nucleus）、栓状核（emboliform nucleus）和齿状核（dentate nucleus）。顶核属于原小脑；球状核和栓状核合称为中间核，属于旧小脑；齿状核最大，属于新小脑。

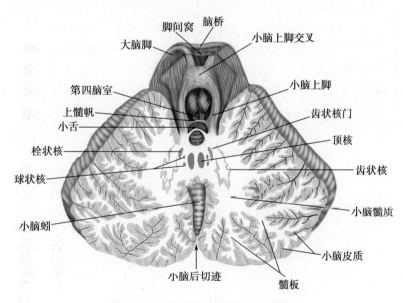

图 1-6-28　小脑水平切面（示小脑核）

3. **小脑的纤维联系和功能**

（1）前庭小脑（古小脑）：主要接受来自同侧前庭神经节和前庭神经核发出的纤维，经小脑下脚进入小脑。其传出纤维经顶核中继或直接经小脑下脚终止于同侧前庭神经核和网状结构，之后发出前庭脊髓束和内侧纵束至脊髓前角运动细胞和脑干的眼外肌运动核。前庭小脑的主要作用为调节各种前庭刺激引起的躯干肌的运动、协调眼球运动及维持身体平衡。

（2）脊髓小脑（旧小脑）：主要接受脊髓小脑前、后束经小脑上、下脚传入的非意识性本体感觉冲动。其传出纤维经顶核和中间核中继，之后发出纤维到前庭神经核、脑干网状结构和红核，再经前庭脊髓束、网状脊髓束及红核脊髓束影响脊髓前角运动细胞，以调节肌张力。

（3）人脑小脑（新小脑）：主要接受对侧皮质脑桥束在脑桥核中继后经小脑中脚传入的纤维。传出纤维在齿状核中继后，经小脑上脚止于对侧红核和对侧背侧丘脑的腹前核及腹外侧核，后者再发出纤维至大脑皮质躯体运动区，最后经皮质脊髓侧束下行至脊髓前角运动神经元，以调控骨骼肌的精细运动。

（三）间脑

间脑（diencephalon）位于端脑和中脑之间，除腹侧一小部分露出脑底以外，其余大部分被大脑半球掩盖。间脑包括背侧丘脑、下丘脑、后丘脑、上丘脑和底丘脑五部分。

两侧背侧丘脑和下丘脑之间的狭窄腔隙为第三脑室（third ventricle），其顶部为脉络丛；底为视交叉、灰结节、漏斗和乳头体；前界为终板；后界为松果体和后连合。第三脑室前部以左、右室间孔通左、右脑室；后部通中脑水管（图1-6-29、图1-6-30）。

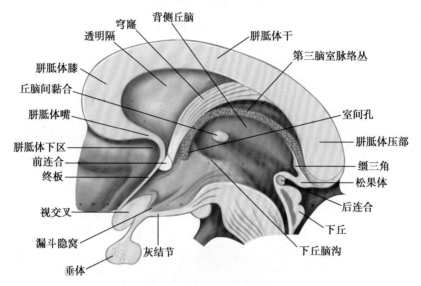

图 1-6-29　间脑的位置（正中矢状面）

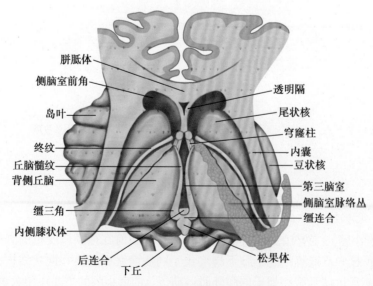

图 1-6-30　间脑的位置（背面观）

1. 背侧丘脑（dorsal thalamus）　又称丘脑（thalamus），为一对卵圆形的灰质团块，借丘脑间黏合连接。前端突出，称丘脑前结节，后端膨大为丘脑枕。内部呈"Y"形的白质板为内髓板，将背侧丘脑分为3个核群：前核群、内侧核群和外侧核群。外侧核群又分为背侧部和腹侧部，腹侧部由前向后可分为腹前核、腹外侧核和腹后核。腹后核又分为腹后内侧核和腹后外侧核;背侧部从前向后分为背外侧核、后外侧核及枕(图1-6-31)。

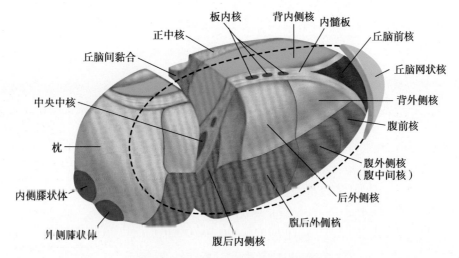

图1-6-31　背侧丘脑核团分区模式图

背侧丘脑的功能:①感觉传导通路的皮质下中继站,可以感知粗略感觉。腹后内侧核接受三叉丘系和孤束核的纤维,腹后外侧核接受内侧丘系和脊髓丘系的纤维,它们发出丘脑中央辐射投射到大脑皮质中央后回和中央旁小叶后部的躯体感觉中枢。②调节躯体运动,通过腹外侧核把小脑苍白球的纤维投射到中央前回,从而影响运动的灵活性。③与大脑皮质有丰富的纤维联系,参与脑的高级神经活动如情感、学习与记忆等。

2. **下丘脑**(hypothalamus)　位于背侧丘脑前下方,两者之间以下丘脑沟为界,下丘脑前端达室间孔,后端与中脑被盖相续,并组成第三脑室侧壁的下半部和底壁(图1-6-32)。

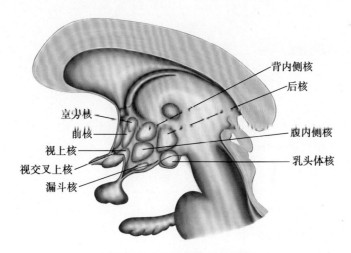

图1-6-32　下丘脑的主要核团

(1) 下丘脑的外形:从脑底面观察,从前向后包括终板、视交叉、灰结节和乳头体。灰结节向前下方延伸为漏斗,灰结节与漏斗移行部的上端膨大处,叫正中隆起;漏斗的下端变细,形成漏斗柄,向下连于垂体。

(2) 下丘脑的分区和主要核团:下丘脑从前向后分为:①视前区位于视交叉前缘,含视前核;②视上区位于视交叉上方,有视交叉上核、视上核、室旁核和下丘脑前核;③结节区位于灰结节内及其上方,有漏斗核、腹内侧核和背内侧核;④乳头体区位于乳头体内及其上方,有乳头体核和下丘脑后核。

(3) 下丘脑的纤维联系:下丘脑的纤维联系复杂,主要有4种纤维联系。①下丘脑与垂体的联系:由视上核和室旁核产生的抗利尿激素和催产素,分别经视上垂体束和室旁垂体束,输送到神经垂体。由漏斗核和邻近室周区分泌的激素释放因子或抑制因子经结节漏斗束经垂体门脉系统运送至腺垂体,控制腺垂体的分泌功能。②下丘脑与背侧丘脑、脑干和脊髓的联系:分别通过乳头丘脑束、乳头被盖束、背侧纵束和下丘脑脊髓束与丘脑前核、中脑被盖、脑干副交感核和脊髓侧角相联系。③下丘脑与边缘系统的联系:借终纹与杏仁体相联系;借穹窿与海马结构相联系;借前脑内侧束与隔区、下丘脑和中脑被盖相联系(图 1-6-33、图 1-6-34)。

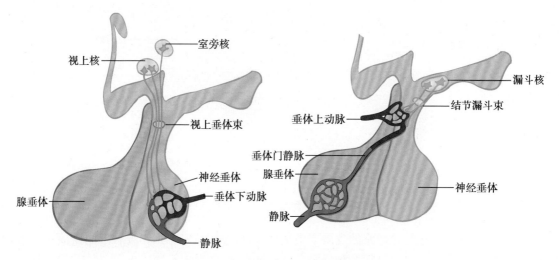

图 1-6-33 下丘脑与垂体的纤维联系

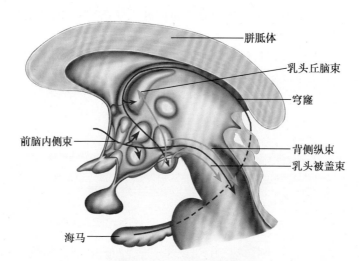

图 1-6-34 下丘脑的纤维联系

下丘脑是大脑皮质下的内脏活动调节中枢,也为神经-内分泌的调控中心,广泛参与摄食、水盐平衡、调节体温、生殖和内分泌、昼夜节律、情绪行为反应等活动。

3. 后丘脑(metathalamus) 位于背侧丘脑的后下方,中脑顶盖的上方,包括内侧膝状体(medial geniculate body)和外侧膝状体(lateral geniculate body)。内侧膝状体是听觉传导通路的特异性中继核,接受下丘传入的听觉纤维,发出纤维组成听辐射投射到大脑皮质听觉中枢。外侧膝状体是视觉传导通路的特异性中继核,接受视束的传入纤维,其传出纤维组成视辐射投射至大脑皮质视觉中枢。

4. 上丘脑(epithalamus) 位于间脑的背侧部与中脑顶盖前区相移行的部分,包括松果体、缰三角、缰连合、丘脑髓纹和后连合。松果体为神经内分泌器官,产生褪黑激素,抑制性腺的发育,青春期后逐渐钙化,可作为 X 线诊断颅内占位病变的定位标志。缰三角内有缰核,被认为是边缘系统与中脑之间的中继站。

5. 底丘脑(subthalamus) 位于间脑和中脑被盖的过渡区,内含底丘脑核。底丘脑与黑质、红核、苍白球间有密切的纤维联系,参与锥体外系的功能活动。

（四）端脑

端脑（telencephalon）又称大脑（cerebrum），被大脑纵裂分为左、右大脑半球，大脑纵裂的底部为胼胝体，由连接两侧大脑半球的横行纤维束组成。两侧大脑半球后部与小脑之间由大脑横裂分隔。大脑半球表面的灰质称大脑皮质，深部的白质称髓质，埋在髓质中的灰质核团称基底核，每侧大脑半球内部的腔隙称侧脑室。

1. **端脑的外形和分叶**　大脑半球的表面有深浅不一的脑沟和隆起的脑回，增加了大脑皮质的表面积。每侧大脑半球分为 3 个面，分别是上外侧面（或背外侧面）、内侧面和下面（或底面），并以 3 条沟将大脑半球分为 5 个叶（图 1-6-35、图 1-6-36）。外侧沟（lateral sulcus）起自大脑半球的下面，转至上外侧面后行向后上方；中央沟（central sulcus）位于大脑半球的上外侧面，起自半球上缘中点的稍后方斜向前下，下端靠近外侧沟，上端常延伸至半球内侧面；顶枕沟（parietooccipital sulcus）位于大脑半球内侧面的后部，由前下行向后上，绕过半球上缘后转至上外侧面。外侧沟上方和中央沟以前的部分为额叶（frontal lobe）；外侧沟

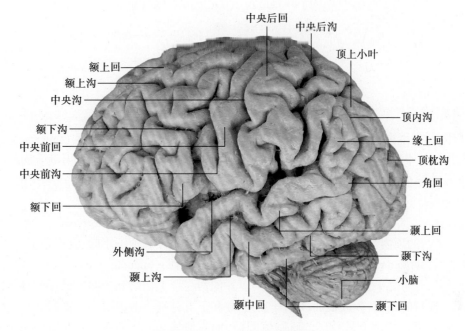

图 1-6-35　大脑半球外侧面

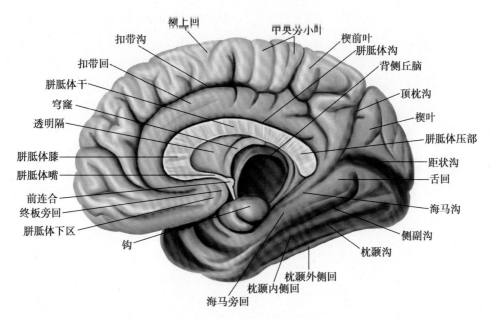

图 1-6-36　大脑半球内侧面

上方,中央沟后方、顶枕沟以前的部分为顶叶(parietal lobe);外侧沟以下的部分为颞叶(temporal lobe);顶枕沟以后的部分为枕叶(occipital lobe);位于外侧沟深部,被额叶、顶叶和颞叶所掩盖的为岛叶(insula)(图1-6-37)。

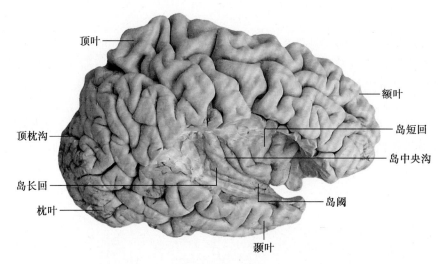

图 1-6-37　岛叶

（1）上外侧面:在中央沟前方,有与之平行的中央前沟,两沟之间是中央前回(precentral gyrus)。中央前沟的前方有两条与半球上缘平行的沟,分别为额上沟和额下沟。额上沟上方为额上回(superior frontal gyrus),沿半球上缘转至内侧面;额上、下沟之间为额中回(middle frontal gyrus);额下沟的下方为额下回(inferior frontal gyrus)。

在中央沟后方,有与之平行的中央后沟,两沟之间是中央后回(postcentral gyrus)。中央后沟的后方有一条与半球上缘平行的顶内沟,顶内沟上方和下方分别为顶上小叶和顶下小叶,其中顶下小叶包括围绕外侧沟后端的缘上回(supramarginal gyrus)和围绕颞上沟后端的角回(angular gyrus)。

在外侧沟下方,有与之平行的颞上沟和颞下沟。外侧沟与颞上沟之间为颞上回;颞上回转入外侧沟的下壁,有几条短而横行的脑回,为颞横回;颞下沟的上方和下方分别为颞中回和颞下回。

（2）内侧面:内侧面中部有呈弓形的胼胝体,其背面有胼胝体沟。在胼胝体沟的上方有与之平行的扣带沟,两沟之间是扣带回(cingulate gyrus)。在胼胝体的后下方有呈弓形的距状沟(calcarine sulcus),距状沟与顶枕沟之间是呈三角形的楔叶,距状沟的下方为舌回。中央前、后回延伸至内侧面的部分为中央旁小叶(paracentral lobule)。

（3）下面:额叶下面有纵行的嗅束,前端膨大为嗅球,与嗅神经相连。嗅束的后端扩展为嗅三角。颞叶下面有与半球下缘平行的枕颞沟,其内侧和外侧分别为枕颞内侧回和枕颞外侧回。枕颞内侧回的内侧界是与枕颞沟平行的侧副沟,侧副沟的内侧为海马旁回(parahippocampal gyrus),其前端膨大向后弯曲称钩。在海马旁回的内侧是海马沟,其上方是呈锯齿状的窄条皮质,称齿状回(dentate gyrus)。在齿状回的外侧,侧脑室下角的底壁,有一呈弓状隆起的皮质,称海马(hippocampus),海马和齿状回构成海马结构(hippocampal formation)(图1-6-38)。

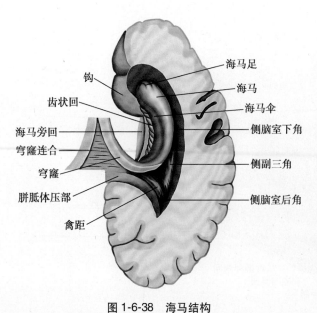

图 1-6-38　海马结构

2. 端脑的内部结构

（1）大脑皮质及其功能定位

1）大脑皮质（cerebral cortex）：大脑皮质是神经系统的最高级部分。依据进化，大脑皮质分为形成海马和齿状回的原皮质（archicortex）和组成嗅脑的旧皮质（paleocortex），其余的均为新皮质（neocortex）。

依据细胞和纤维构筑不同，将大脑皮质分为若干区。目前应用最广泛的是 Brodmann 分区，将大脑皮质分为 52 区（图 1-6-39、图 1-6-40）。

2）大脑皮质的功能定位：机体各种功能活动的最高中枢在大脑皮质上都有定位关系，这些重要中枢是执行某种功能的核心部分，与感觉有关的区域称为感觉区，与运动有关的区域称为运动区，其余的广泛区域可称为联络区。

第Ⅰ躯体运动区位于中央前回和中央旁小叶的前部（Brodmann 4、6 区）。该中枢对骨骼肌运动的管

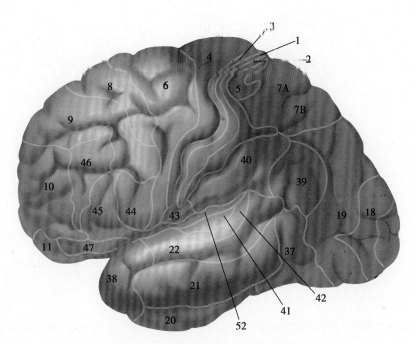

图 1-6-39　Brodmann 分区（外侧面）

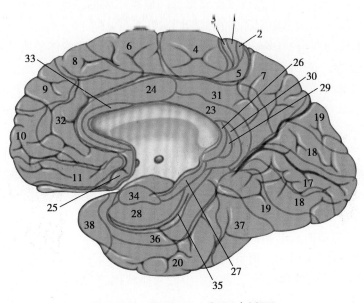

图 1-6-40　Brodmann 分区（内侧面）

理有一定的局部定位关系,其特点是:①上、下颠倒,但头部是正立的;②左、右交叉,即一侧运动区支配对侧肢体的运动,但一些与联合运动有关的骨骼肌则接受双侧运动区的管理;③身体各部投影区的大小取决于运动的复杂和精细程度,与形体大小无关(图1-6-41)。第Ⅰ躯体运动区发出纤维主要组成锥体束,终止于脑干的一般躯体运动核、特殊内脏运动核和脊髓前角运动神经元。

第Ⅰ躯体感觉区位于中央后回和中央旁小叶的后部(Brodmann 1、2、3区),接受背侧丘脑腹后核发出的丘脑中央辐射传来的浅、深感觉。身体各部在此区的投影类似第Ⅰ躯体运动区,其特点是:①上、下颠倒,但头部是正立的;②左、右交叉;③身体各部投影区的大小取决于感觉的敏感程度,与形体大小无关(图1-6-42)。

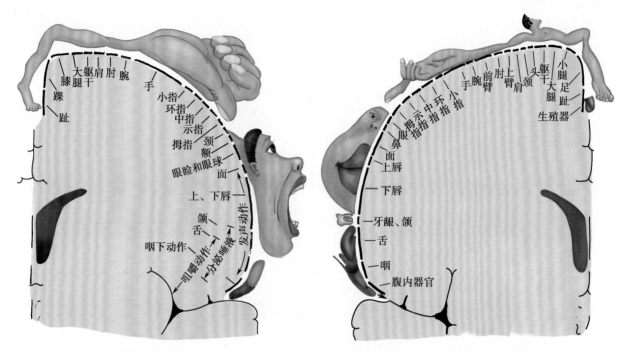

图1-6-41　人体各部在第Ⅰ躯体运动区的定位　　　　图1-6-42　人体各部在第Ⅰ躯体感觉区的定位

视区位于枕叶内侧面,距状沟两侧的皮质(Brodmann 17区),接受来自外侧膝状体的视辐射纤维。由于视神经在视交叉处部分纤维交叉,一侧视区皮质接受同侧视网膜的颞侧半和对侧视网膜的鼻侧半传来的信息。故一侧视区损伤,可导致双眼对侧半视野的同向性偏盲。

听区位于外侧沟下壁的颞横回(Brodmann 41、42区),接受内侧膝状体的听辐射纤维。一侧听区接受来自双耳的听觉信息,故一侧听区损伤,仅有轻度的双侧听力下降,不会导致全聋。

语言区是人类大脑皮质特有的区域,是听、说、读、写的皮质中枢(图1-6-43)。听觉性语言区位于颞上回后部(Brodmann 22区),受损时患者的听觉正常,但听不懂别人讲话的意思,自己讲的话混乱而割裂,称为感觉性失语症。运动性语言区(说话中枢)位于额下回后部(Brodmann 4区),受损时患者虽能发音,却不能说出具有意义的语言,称为运动性失语症。视觉性语言区(阅读中枢)位于角回(Brodmann 39区),靠近视区,受损时患者的视觉正常,但不能理解文字符号的意义,称为失读症。书写区位于额中回后部(Brodmann 8区),靠近中央前回,管理上肢,特别是手的运动区,受损时患者手的运动功能正常,但写字、绘图等精细动作发生障碍,称为失写症。

人类大脑左、右半球的功能基本相同,但各有其特化方面,如左半球与语言、文字符号、意识、数学分析等密切相关,右半球则主要感知非语言信息,如空间感觉、音乐、美术等。

(2)基底核(basal nuclei):是埋藏于大脑髓质中的灰质核团,包括尾状核、豆状核、屏状核和杏仁体(图1-6-44)。

1)尾状核(caudate nucleus):是弓形的灰质团块,位于丘脑背外侧,延伸至侧脑室前角、中央部和

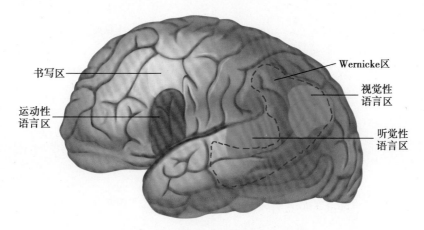

图 1-6-43 大脑半球的语言中枢（左侧）

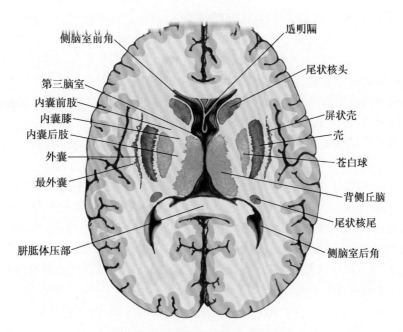

图 1-6-44 基底核、背侧丘脑和内囊

卜角，分头、体、尾三部分。头部较粗大，在背侧丘脑上外侧；体部沿背侧丘脑的背外侧缘弓形向后并逐渐变细；在背侧丘脑的后方，体部转向腹前，延续为较细的尾部，在侧脑室下角处连于杏仁体。

2）豆状核（lentiform nucleus）：位于岛叶深部，背侧丘脑的外侧。在水平切面和冠状切面上，均呈尖向内侧的楔形，被两层白质板分为三部分。外侧部最大称壳，内侧两部分称苍白球。

尾状核和豆状核合称纹状体（corpus striatum），是锥体外系的重要组成部分。在种系发生上，苍白球比较古老，称旧纹状体；尾状核和豆状核的壳是较新的结构，称新纹状体。

3）屏状核（claustrum）：位于岛叶皮质与豆状核之间的一薄层灰质。屏状核与豆状核之间的白质称外囊，屏状核与岛叶皮质之间的白质称最外囊。

4）杏仁体（amygdaloid body）：位于海马旁回钩的深面，侧脑室下角的前端，连于尾状核的末端。杏仁体是边缘系统的组成部分，功能与调节内脏活动和情绪有关。

（3）大脑髓质：由大量的神经纤维组成，根据纤维的起止情况分为三类：联络纤维、连合纤维和投射纤维。

1）联络纤维：联系同侧大脑半球内各部分皮质的纤维，如上纵束、下纵束、钩束和扣带等（图1-6-45）。

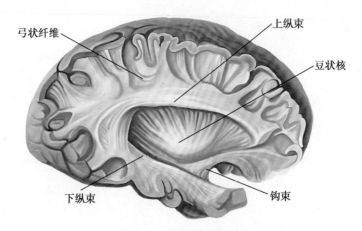

图 1-6-45 大脑半球联络纤维

2）连合纤维：连接左、右大脑半球的纤维，包括胼胝体、前连合和穹窿连合。胼胝体（corpus callosum）位于大脑纵裂的底，由连接左、右大脑半球新皮质的纤维组成。在正中矢状切面上，胼胝体呈弓形，前端连接终板处称为胼胝体嘴，向后的弯曲部称为胼胝体膝，中部称为胼胝体干，后部称为胼胝体压部。前连合（anterior commissure）是终板上方横过中线的连合纤维，主要连接两侧颞叶，有小部分连接两侧嗅球。穹窿连合（fornical commissure）是由海马发出的穹窿纤维在胼胝体下面前行并相互靠近，越至对侧而形成。过了连合仍以两束纤维前行，再向下止于乳头体核（图 1-6-46）。

3）投射纤维：联系大脑皮质和皮质下结构（基底核、间脑、脑干、小脑和脊髓）的上、下行纤维束，大部分投射纤维经过内囊。

内囊（internal capsule）位于尾状核、背侧丘脑与豆状核之间，是由投射纤维形成的白质板（图 1-6-44）。在脑的水平切面上，内囊呈尖端向内的 V 形，分为 3 个部分。内囊前肢位于豆状核与尾状核之间，有额桥束和丘脑前辐射通过；内囊后肢位于豆状核与背侧丘脑之间，主要有皮质脊髓束、皮质红核束、顶枕颞桥束、丘脑中央辐射、视辐射和听辐射等通过；内囊膝位于前、后肢的汇合处，有皮质核束通过（图 1-6-47）。如果内囊后肢损伤，伤及丘脑中央辐射、皮质脊髓束和视辐射，可导致患者对侧偏身感觉障碍、对侧偏瘫及双眼对侧半视野同向性偏盲，即"三偏"综合征。

（4）侧脑室（lateral ventricle）：位于大脑半球内左、右对称的腔隙，内含脑脊液。侧脑室可分为 4 个部分：中央部位于顶叶内，前角伸入额叶，后角伸入枕叶，下角伸入颞叶（图 1-6-48）。侧脑室脉络丛位于中央部和下角，产生的脑脊液经室间孔流至第三脑室。

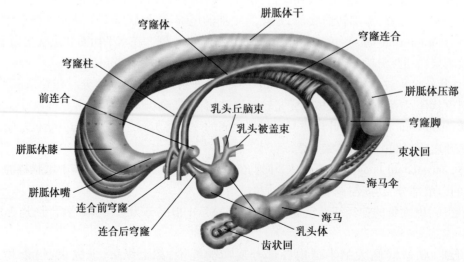

图 1-6-46 大脑半球连合纤维

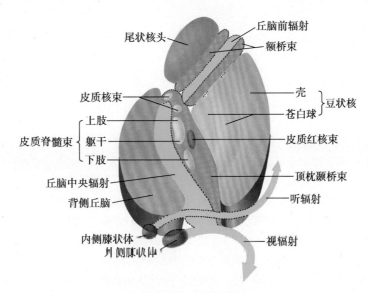

图 1-6-47 内囊模式图

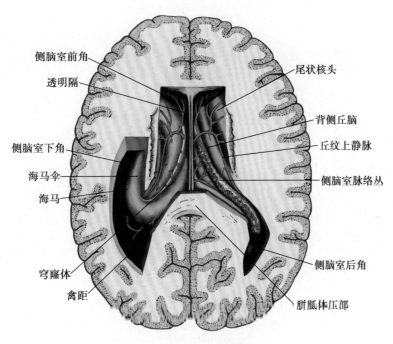

图 1-6-48 侧脑室

（李　莎）

第四节　神经系统的传导通路

神经系统在信息的传递、调节和整合过程中,一方面,感受器不断地接受机体内外环境的各种刺激,并将其转化为神经冲动,神经冲动经传入神经元传递至中枢神经系统相应部位,最后传至大脑皮质产生感觉;另一方面,大脑皮质将这些感觉信息整合后发出指令,沿传出纤维经脑干和脊髓的运动神经元到达效应器,作出相应的反应。由此可见,在神经系统内存在两大类传导通路(conductive pathway),即感觉(上行)传导通路(sensory/ascending pathway)和运动(下行)传导通路(motor/descending pathway)。

一、感觉传导通路

感觉传导通路包括本体感觉传导通路,粗略触觉、痛温觉和压觉传导通路,视觉传导通路和瞳孔对光反射通路,听觉传导通路,平衡觉传导通路和内脏感觉传导通路等。

（一）本体感觉传导通路

本体感觉也称深感觉，是指肌、腱、关节等在不同状态（运动或静止）时产生的感觉，包括位置觉、运动觉和振动觉。

躯干和四肢的本体感觉传导通路（因头面部的尚不十分明了）包括两条：一条是传至大脑皮质，产生意识性感觉，该传导路还传导皮肤的精细触觉（如辨别两点距离和物体的纹理粗细等）；另一条是传至小脑，产生非意识性感觉。

1. **躯干和四肢意识性本体感觉与精细触觉传导通路**　由3级神经元组成。第Ⅰ级神经元的胞体在脊神经节内，其周围突随脊神经分布于肌、腱、关节等处的本体感觉感受器和皮肤的精细触觉感受器；中枢突经脊神经后根进入脊髓后索，分为长的升支和短的降支。其中，来自第5胸节以下的升支行于后索的内侧部，形成薄束；来自第4胸节以上的升支行于后索的外侧部，形成楔束。两束上行，分别止于延髓的薄束核和楔束核。第Ⅱ级神经元的胞体在薄束核、楔束核内，由此二核的神经元发出的纤维向前绕过中央灰质的腹侧，在中线上与对侧者交叉，称内侧丘系交叉，交叉后的纤维转折向上行于延髓中线两侧、锥体束的背方，改称内侧丘系。内侧丘系在脑桥居被盖的前份，在中脑被盖则居红核的后外侧，上行止于背侧丘脑的腹后外侧核。第Ⅲ级神经元胞体位于丘脑腹后外侧核内，由此发出的纤维参与组成丘脑中央辐射，经内囊后肢，主要投射至中央后回的中、上部和中央旁小叶后部（图1-6-49）。

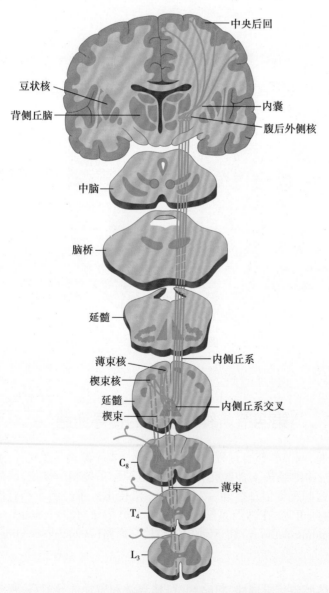

图1-6-49　躯干和四肢意识性本体感觉与精细触觉传导通路

2. **躯干和四肢非意识性本体感觉传导通路** 该传导通路实际上是反射通路的上行部分,为向小脑传入本体感觉。由2级神经元组成。第Ⅰ级神经元胞体在脊神经节内,其周围突分布于肌、腱、关节等本体感觉感受器;中枢突经脊神经后根进入脊髓,终止于$C_8 \sim L_2$的胸核和腰骶膨大第Ⅴ~Ⅶ层外侧部(此为第Ⅱ级神经元)。由此发出的纤维分别组成脊髓小脑后束和脊髓小脑前束,在侧索的边缘部上行,分别经小脑下脚和小脑上脚进入旧小脑皮质。以上第Ⅱ级神经元传导躯干(除颈部外)和下肢的本体感觉。传导上肢和颈部本体感觉的第Ⅱ级神经元位于颈膨大部和延髓的楔束副核,此处神经元发出的第Ⅱ级纤维也经小脑下脚进入小脑皮质(图1-6-50)。

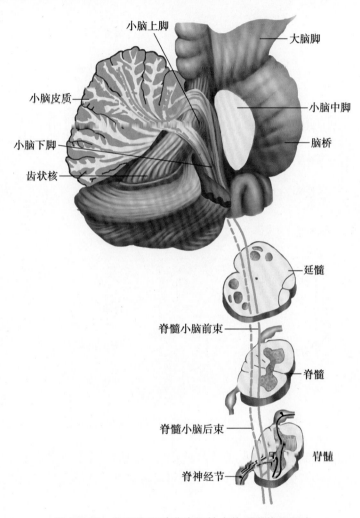

图 1-6-50 躯干和四肢非意识性本体感觉传导通路

(二) 痛温觉、粗略触觉和压觉传导通路

该通路又称浅感觉传导通路,传导皮肤和口、鼻黏膜的痛觉、温度觉和粗略触觉的冲动,也由3级神经元组成。

1. **躯干和四肢痛温觉、粗略触觉和压觉传导通路** 第Ⅰ级神经元为脊神经节内假单极神经元,其周围突分布于躯干和四肢皮肤内的浅感受器;中枢突经脊神经后根进入脊髓终止于第Ⅱ级神经元(胞体主要位于第Ⅰ、Ⅳ到Ⅶ层),它们发出的纤维上升1~2脊髓节段后经白质前连合交叉到对侧的外侧索和前索内上行,组成脊髓丘脑侧束(痛温觉纤维)和脊髓丘脑前束(粗略触觉和压觉纤维)。上行至脑干两束靠近构成脊髓丘系,继续上行终止于背侧丘脑的腹后外侧核(第Ⅲ级神经元),它们发出的纤维参与组成丘脑中央辐射,经内囊后肢投射至中央后回中、上部和中央旁小叶后部(图1-6-51)。

2. **头面部的痛温觉和触压觉传导通路** 头面部皮肤及口鼻黏膜的相关感受器→三叉神经节(第Ⅰ级

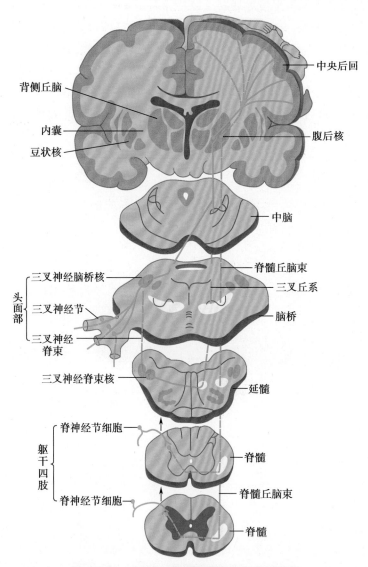

图 1-6-51 痛温觉、粗略触觉和压觉传导通路

神经元)→三叉神经脊束核(痛温觉)与三叉神经脑桥核(触压觉)(第Ⅱ级神经元)→发出纤维交叉到对侧形成三叉丘脑束(三叉丘系)→背侧丘脑腹后内侧核(第Ⅲ级神经元)→发出的纤维经内囊后肢→中央后回下部(图 1-6-51)。

在此通路中,若一侧三叉丘系以下(包括三叉神经脊束核、三叉神经脑桥核、三叉神经)受损,将引起同侧头面部痛温觉和触压觉障碍;若三叉丘系及以上通路受损,则导致对侧头面部痛温觉和触压觉发生障碍。

(三) 视觉传导通路和瞳孔对光反射通路

1. 视觉传导通路 由 3 级神经元组成。

视锥细胞和视杆细胞(感光细胞)→双极细胞(第Ⅰ级神经元)→节细胞(第Ⅱ级神经元)→视神经→视交叉(来自两眼视网膜鼻侧半的纤维交叉,加入对侧视束;来自视网膜颞侧半的纤维不交叉,进入同侧视束)→视束(左侧视束内含有来自两眼视网膜左侧半的纤维,右侧视束内含有来自两眼视网膜右侧半的纤维)→外侧膝状体(第Ⅲ级神经元)→视辐射→经内囊后肢→距状沟两侧的视区皮质,产生视觉(图 1-6-52)。

在视束中,少数纤维经上丘臂止于上丘和顶盖前区。上丘发出的纤维组成顶盖脊髓束,下行至脊髓,完成视觉反射。顶盖前区发出纤维到中脑的动眼神经副核,构成瞳孔对光反射通路的一部分。

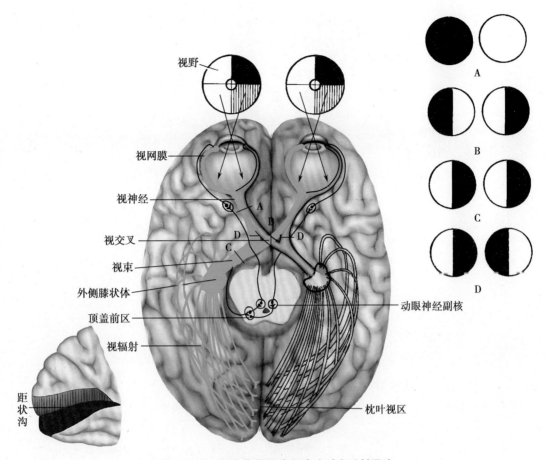

图 1-6-52　视觉传导通路和瞳孔对光反射通路

眼球固定向前平视所能看到的空间范围称视野(visual field)。一眼的视野可分为颞侧半和鼻侧半。由于眼球屈光装置对光线的折射作用,鼻侧半视野的物象投射到颞侧半视网膜,颞侧半视野的物象投射到鼻侧半视网膜,上半视野的物像投射到下半视网膜,下半视野的物像投射到上半视网膜。

2. 瞳孔对光反射通路　光照一侧瞳孔,引起两眼瞳孔缩小的反应称为瞳孔对光反射(pupillary light reflex)。光照一侧的反应称直接对光反射,未照射侧的反应称间接对光反射。瞳孔对光反射的通路如下:视网膜→视神经　→视交叉→视束→上丘臂→顶盖前区→双侧动眼神经副核→动眼神经→睫状神经节→节后纤维→瞳孔括约肌→双侧瞳孔缩小(图 1-6-52)。

（四）听觉传导通路

听觉传导通路由 4 级神经元组成。内耳的螺旋器→蜗神经节(第Ⅰ级神经元)→蜗神经(与前庭神经伴行)→蜗神经前核和后核(第Ⅱ级神经元)→斜方体(由第Ⅱ级神经元发出的纤维大部分在脑桥内交叉形成)→外侧丘系(由交叉后的纤维及同侧少量未交叉纤维组成)→下丘核(第Ⅲ级神经元)→下丘臂→内侧膝状体(第Ⅳ级神经元)→听辐射→经内囊后肢→大脑皮质颞横回的听区(图 1-6-53)。

二、运动传导通路

运动传导通路是指从大脑皮质至躯体运动和内脏活动效应器的神经联系。从大脑皮质至躯体运动效应器的神经通路,称为躯体运动传导通路,主要管理骨骼肌运动,包括锥体系和锥体外系;从大脑皮质至内脏效应器的神经通路,称为内脏运动传导通路,主要管理心肌、平滑肌的运动和腺体的分泌。

（一）锥体系

锥体系(pyramidal system)主要管理骨骼肌的随意运动,由上、下两级运动神经元组成。上运动神经元(upper motor neuron)为锥体细胞,其胞体位于中央前回和中央旁小叶前部及其他一些皮质区域中,轴突共

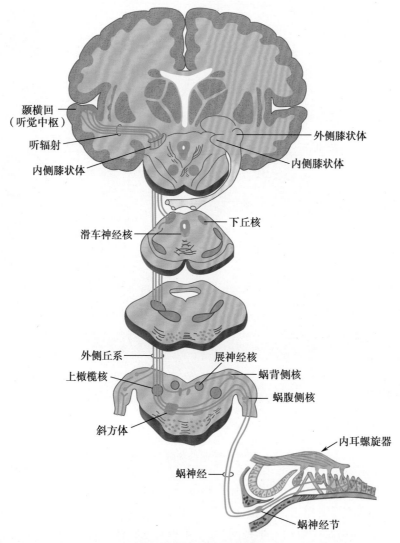

图 1-6-53　听觉传导通路

同组成锥体束(pyramidal tract),其中下行到脊髓的纤维束称皮质脊髓束;止于脑干内一般躯体运动核和特殊内脏运动核的纤维束称皮质核束。下运动神经元(lower motor neuron)为脑神经一般躯体运动核和特殊内脏运动核及脊髓前角的运动神经细胞,其轴突分别经脑神经和脊神经,支配头面部骨骼肌、咽喉肌及躯干、四肢骨骼肌的随意运动。

1. **皮质脊髓束**　由中央前回上、中部和中央旁小叶前部等处皮质的锥体细胞轴突集中而成,下行经内囊后肢的前部、大脑脚底中 3/5 的外侧部和脑桥基底部至延髓锥体。在锥体下端,75%～90%的纤维交叉到对侧,形成锥体交叉,交叉后的纤维继续于对侧脊髓侧索内下行,称皮质脊髓侧束,此束沿途发出侧支,逐节终止于前角细胞(可达骶节),支配四肢肌。不交叉的纤维在脊髓前索中下行,构成皮质脊髓前束,终止于颈髓和上胸髓,在终止前经白质前连合逐节交叉至对侧,止于前角运动神经元,支配躯干肌和上肢近端肌的运动。皮质脊髓前束中的一部分纤维始终不交叉而止于同侧的脊髓前角运动神经元,支配躯干肌(图 1-6-54)。所以,躯干肌是受两侧大脑皮质支配,而四肢肌只接受对侧大脑皮质支配,因此,一侧皮质脊髓束在锥体交叉前受损,主要引起对侧肢体瘫痪,躯干肌运动无明显影响;在锥体交叉后受损,主要引起同侧肢体瘫痪。

2. **皮质核束**　主要由中央前回下部的锥体细胞的轴突集中而成,下行经内囊膝至大脑脚底中 3/5 的内侧部,由此向下陆续分出纤维,大部分终止于双侧脑神经运动核(动眼神经核、滑车神经核、展神经核、三叉神经运动核、支配面上部表情肌的面神经核上部、疑核和副神经核),支配眼外肌、咀嚼肌、面上部表情

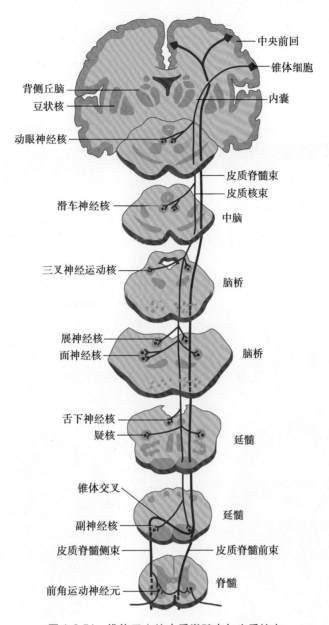

图 1-6-54　锥体系中的皮质脊髓束与皮质核束

肌、胸锁乳突肌、斜方肌和咽喉肌；小部分纤维完全交叉至对侧，终止于面神经核下部和舌下神经核，支配对侧面下部表情肌和舌肌（图 1-6-55）。因此，除支配面下部肌的面神经核下部和舌下神经核为单侧（对侧）支配外，其他脑神经运动核均接受双侧皮质核束的纤维。一侧上运动神经元损伤，可产生对侧眼裂以下的面肌和对侧舌肌瘫痪，表现为病灶对侧鼻唇沟消失，口角低垂并向病灶侧偏斜、流涎，不能做鼓腮、露齿等，伸舌时舌尖偏向病灶对侧，属核上瘫（图 1-6-56、图 1-6-57）。一侧面神经核或面神经根丝（下运动神经元）受损，可引起病灶侧所有面肌瘫痪，表现为额横纹消失，眼不能闭，口角下垂，鼻唇沟消失等；一侧舌下神经核或舌下神经根丝（下运动神经元）受损，可致病灶侧全部舌肌瘫痪，表现为伸舌时舌尖偏向病灶侧，两者均为下运动神经元损伤，属核下瘫（图 1-6-56、图 1-6-57）。

（二）锥体外系

锥体外系（extrapyramidal system）是锥体系以外的运动传导路的统称。其结构十分复杂，包括大脑皮质、纹状体、背侧丘脑、底丘脑、中脑顶盖、红核、黑质、脑桥核、前庭核、小脑和脑干网状结构等及它们的纤维联系。锥体外系的纤维最后经红核脊髓束、网状脊髓束等中继，最终止于脑神经运动核和脊髓前角细胞。

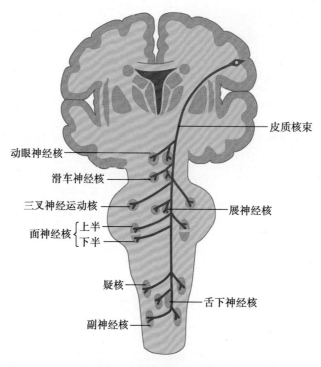

动眼神经核

滑车神经核

三叉神经运动核

面神经核 { 上半 下半 }

疑核

副神经核

皮质核束

展神经核

舌下神经核

图 1-6-55　锥体系中的皮质核束

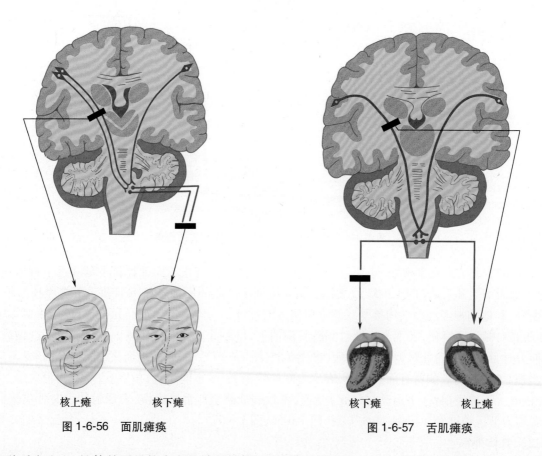

核上瘫　　核下瘫

图 1-6-56　面肌瘫痪

核下瘫　　核上瘫

图 1-6-57　舌肌瘫痪

　　在种系发生上,锥体外系是较古老的神经结构,从鱼类开始出现。在鸟类成为控制全身运动的主要系统。但对于哺乳类,尤其是人类而言,由于其大脑皮质和锥体系的高度发展,锥体外系逐渐退居至从属和辅助的地位。人类锥体外系的主要功能是调节肌张力、协调肌肉活动、维持和调整体态姿势,进行习惯性和节律性动作等(如走路或跑步时双臂自然协调地摆动)。锥体系和锥体外系在运动功能上是互相依赖不可分割的一个整体,只有在锥体外系保持肌张力稳定协调的前提下,锥体系才能完成一些精确的随意运动,如写字、刺绣等。另一方面,锥体外系对锥体系也有一定的依赖性。例如,有些习惯性动作开始是由锥体系发起的,然后才处于锥体外系的管理之下,如骑车、游泳等。

第五节 脑和脊髓的被膜、血管及脑脊液循环

脑和脊髓的表面包有三层被膜,从外向内依次为硬膜、蛛网膜和软膜,对脑和脊髓有支持和保护作用。

一、脑和脊髓的被膜

(一)脑的被膜
脑的被膜由外向内为硬脑膜、脑髓蛛网膜和软脑膜(图1-6-58)。

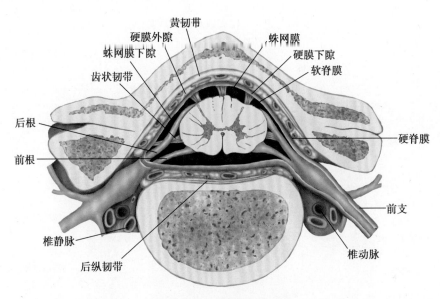

图1-6-58 脑的被膜模式图

1. **硬脑膜**(cerebral dura mater) 厚而坚韧,由两层组成,有丰富的血管和神经行于其间。外层为颅骨内面的骨膜,与颅顶骨连接疏松,易于分离,当颅骨骨折或硬脑膜血管损伤时,可在硬脑膜与颅骨之间形成硬膜外血肿。在颅底处硬脑膜与颅骨紧密愈着,如颅底骨折时,易将硬脑膜与脑蛛网膜一起撕裂,造成脑脊液外漏。硬脑膜在脑神经出颅处移行为神经外膜,在枕骨大孔边缘与硬脊膜相延续。硬脑膜内层可折叠形成若干板状突起伸入各脑部之间。硬脑膜形成的结构有(图1-6-59):

(1) 大脑镰(cerebral falx):是硬脑膜呈镰刀形伸入大脑纵裂,分隔两侧大脑半球。前部附着于鸡冠,后部较宽附着于枕内隆凸,并在中线上与小脑幕会合,下缘游离于胼胝体的背面。

(2) 小脑幕(tentorium of cerebellum):硬脑膜呈半月形伸入大脑横裂,分隔大脑和小脑。其前内侧缘游离形成小脑幕切迹(tentorial incisure),切迹与鞍背之间,形成一环形裂孔,称小脑幕裂孔,内有中脑通过。小脑幕把颅腔分隔成上、下两部分。当上部颅脑病变引起颅内压增高时,小脑幕切迹上方的海马旁回和钩可受挤压而移位至小脑幕切迹,形成小脑幕切迹疝,压迫动眼神经和大脑脚等,出现相应的临床症状和体征。

(3) 小脑镰(cerebellar falx):自小脑幕下方正中伸入两侧小脑半球之间。

(4) 鞍膈(diaphragma sellae):位于蝶鞍上面,硬脑膜呈环形附着于前床突、鞍结节和鞍背上缘之间,封闭垂体窝,中央有一小孔供垂体柄通过。

(5) 硬脑膜窦(sinuses of dura mater):为硬脑膜在某些部位两层分开形成的间隙,内面衬以内皮细胞,窦内含静脉血,窦壁无平滑肌,不能收缩,因此损伤出血时难于止血,易形成颅内血肿。主要的硬脑膜窦有上矢状窦、下矢状窦、横窦、乙状窦、直窦、窦汇和海绵窦等(图1-6-59、图1-6-60)。

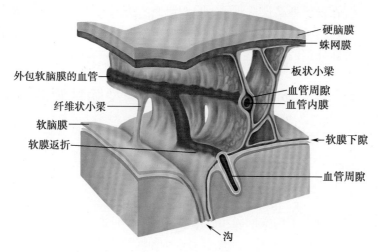

图 1-6-59　硬脑膜及硬脑膜窦

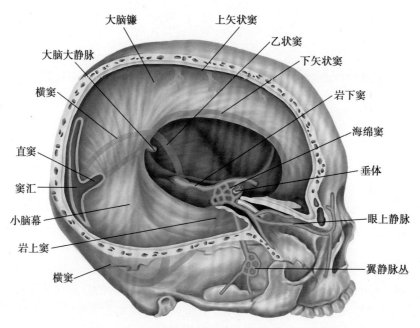

图 1-6-60　蛛网膜粒和硬脑膜窦

2. **脑蛛网膜**（cerebral arachnoid mater）　薄而透明，无血管和神经，与硬脑膜之间有硬膜下隙，与软脑膜之间有蛛网膜下隙。脑蛛网膜下隙向下与脊髓蛛网膜下隙相通，其内充满脑脊液。脑蛛网膜除在大脑纵裂和大脑横裂处以外，均跨越脑的沟裂而不入其内。脑蛛网膜下隙在某些部位扩大称蛛网膜下池（subarachnoid cistern）。包括小脑延髓池、脑桥池、脚间池、视交叉池、外侧窝池、大脑大静脉池和环池等。

脑蛛网膜紧贴硬脑膜，在上矢状窦处形成许多绒毛状突起，并突入上矢状窦内，称蛛网膜粒（arachnoid granulations）（图 1-6-60）。脑脊液经蛛网膜粒渗入硬脑膜窦内，回流入静脉。

3. **软脑膜**（cerebral pia mater）　紧贴于脑的表面并深入脑的沟裂内，薄而富有血管和神经。在脑室的一定部位，软脑膜及其血管与该部的室管膜上皮共同构成脉络组织。脉络组织的血管反复分支成丛，连同其表面的软脑膜和室管膜上皮一起突入脑室形成脉络丛，脉络丛是产生脑脊液的主要结构。

（二）脊髓的被膜

脊髓的被膜由外向内为硬脊膜、脊髓蛛网膜和软脊膜（图 1-6-61）。

1. **硬脊膜**（spinal dura mater）　由致密结缔组织构成，厚而坚韧。上端附于枕骨大孔边缘，与硬脑膜相续，至第 2 骶椎水平逐渐变细并包裹终丝，下端附于尾骨。硬脊膜在椎间孔处与脊神经的被膜相延续。

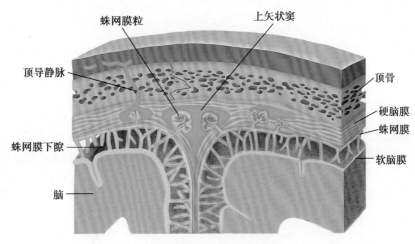

图 1-6-61　脊髓的被膜

硬脊膜与椎管内面的骨膜之间的腔隙称硬膜外隙(epidural space),间隙内有疏松结缔组织、脊神经根、脂肪、淋巴管和静脉丛等。此间隙上端附于枕骨大孔边缘,下端终于骶管裂孔,由骶尾背侧浅韧带封闭;硬膜外隙不与颅腔内相通,略呈负压。临床上进行硬膜外麻醉时,将药物注入此间隙,以阻滞脊神经根内的神经传导。在硬脊膜与脊髓蛛网膜之间有潜在的硬膜下隙。

2. **脊髓蛛网膜**(spinal arachnoid mater)　为半透明而无血管的薄膜,紧贴于硬脊膜的深面,向上与脑蛛网膜相延续,向两侧随脊神经根外延到椎间孔附近与神经束膜相延续。脊髓蛛网膜与软脊膜之间的间隙称蛛网膜下隙(subarachnoid space),间隙较宽阔,其内充满脑脊液。脊髓蛛网膜下隙向上与脑蛛网膜下隙相通,下部自脊髓下端至第 2 骶椎之间的蛛网膜下隙扩大称终池(terminal cistern),仅有马尾和终丝浸于脑脊液中。临床上常在第 3、4 或第 4、5 腰椎间进行腰椎穿刺,以抽取脑脊液或注入药物(临床上的腰麻)而不伤及脊髓。

3. **软脊膜**(spinal pia mater)　菲薄而透明,紧贴脊髓表面,并延续至脊髓沟裂中,向上经枕骨大孔与软脑膜相移行,向下在脊髓圆锥下端延续为终丝。软脊膜在脊髓两侧,脊神经前、后根之间形成齿状韧带(denticulate ligament)。此韧带可作为椎管内手术的标志。

二、脑和脊髓的血管

(一) 脑的血管

1. **脑的动脉**　脑的动脉来源于颈内动脉和椎动脉(图 1 6 62)。以顶枕沟为界,大脑半球的前 2/3 和部分间脑由颈内动脉分支供应,大脑半球后 1/3 及部分间脑、脑干和小脑由椎动脉供应。由于左、右椎动脉入颅后合并成一条基底动脉,故可将脑的动脉归纳为颈内动脉系和椎-基底动脉系。此两系动脉在大脑的分支可分为皮质支和中央支,前者营养大脑皮质及其深面的髓质,后者供应基底核、内囊及间脑等。

(1) 颈内动脉:起自颈总动脉,自颈部向上至颅底,经颈动脉管进入颅内,紧贴海绵窦的内侧壁前行,至前床突的内侧又向上弯转并穿出海绵窦而分支。颈内动脉按其行程可分为四部,即颈部、岩部、海绵窦部和前床突上部。其中海绵窦部和前床突上部合称虹吸部,常呈"U"形或"V"形弯曲,是动脉硬化的好发部位。颈内动脉在穿出海绵窦处发出眼动脉。颈内动脉供应脑部的主要分支有:

①大脑前动脉(anterior cerebral artery):在视神经上方向前内行,进入大脑纵裂,与对侧的同名动脉借前交通动脉相连,然后沿胼胝体沟向后行(图 1-6-63)。皮质支分布于顶枕沟以前的半球内侧面,额叶底面的一部分和额、顶两叶上外侧面的上部;中央支自大脑前动脉的近侧段发出,经前穿质入脑实质,供应尾状核、豆状核前部和内囊前肢。②大脑中动脉(middle cerebral artery):可视为颈内动脉的直接延续,向外行进入外侧沟内,分为数支皮质支,营养大脑半球上外侧面的大部分和岛叶(图 1-6-64);途经前穿质时,发出一些细小的中央支,又称豆纹动脉(图 1-6-65),垂直向上进入脑实质,营养尾状核、豆状核、内囊膝和后肢的前部。豆纹动脉行程呈"S"形弯曲,在高血压动脉硬化时易破裂(故又称出血动脉)而导致脑出血,出现

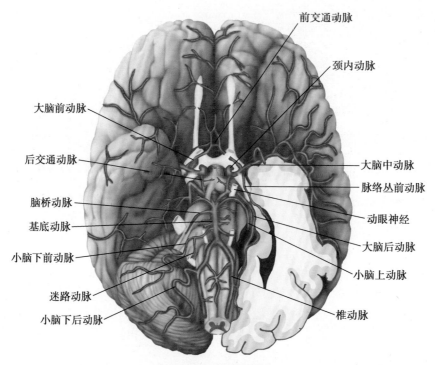

图 1-6-62　脑底的动脉

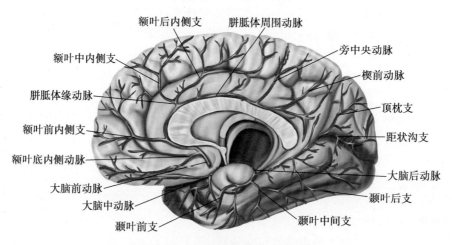

图 1-6-63　大脑半球的动脉（内侧面）

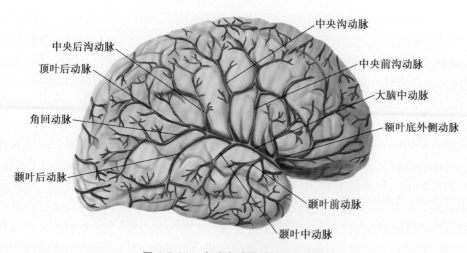

图 1-6-64　大脑半球的动脉（外侧面）

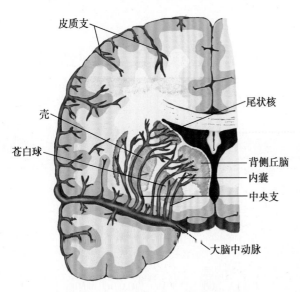

图 1-6-65　大脑中动脉的皮质支和中央支

上动脉和大脑后动脉。

（3）大脑动脉环（cerebral arterial circle，Willis 环）：位于脑底下方，蝶鞍上方，环绕视交叉、灰结节及乳头体周围，由两侧大脑前动脉起始段、两侧颈内动脉末端、两侧大脑后动脉借前、后交通动脉共同组成（图 1-6-62）。当大脑动脉环的某一处发育不良或阻塞时，可在一定程度上通过此环使血液重新分配和代偿，以维持脑的血液供应。

2. 脑的静脉　脑的静脉壁薄、无瓣膜，不与动脉伴行，可分为浅、深两组，浅组收集脑皮质及皮质下髓质的静脉血，直接注入邻近的硬脑膜静脉窦；深组收集大脑深部的髓质、基底核、间脑、脑室脉络丛等处的静脉血，最后汇成一条大脑大静脉注入直窦。两组静脉之间相互吻合，最终经硬脑膜静脉窦回流至颈内静脉。

（二）脊髓的血管

1. 脊髓的动脉　有两个来源，即椎动脉和节段性动脉（图 1-6-66）。椎动脉发出的脊髓前动脉和脊髓后动脉在下行过程中，不断得到节段性动脉（由颈升动脉、肋间后动脉、腰动脉和骶外侧动脉等发出）分支的增补，以保障脊髓足够的血液供应。

2. 脊髓的静脉　较动脉多且粗，脊髓内的小静脉汇集成脊髓前、后静脉，通过前、后根静脉注入硬膜外隙的椎内静脉丛。

严重的功能障碍。③脉络丛前动脉（anterior choroidea artery）：沿视束下面向后外行，经大脑脚与海马回钩之间进入侧脑室下脚，终止于脉络丛。沿途发出分支供应外侧膝状体、内囊后肢的后下部、大脑脚底的中 1/3 及苍白球等结构，此动脉细小且行程又长，易被血栓阻塞。④后交通动脉（posterior communicating artery）：在视束下面行向后，与大脑后动脉吻合，是颈内动脉系与椎-基底动脉系的吻合支。

（2）椎动脉：起自锁骨下动脉，向上穿第 6 至第 1 颈椎横突孔，经枕骨大孔进入颅腔，在脑桥与延髓交界处的腹侧面，左、右椎动脉合成一条基底动脉（basilar artery）（图 1-6-62）。该动脉沿脑桥腹侧的基底沟上行，至脑桥上缘分为左、右大脑后动脉。椎动脉的主要分支有脊髓前动脉、脊髓后动脉和小脑下后动脉。基底动脉的主要分支有小脑下前动脉、迷路动脉、脑桥动脉、小脑

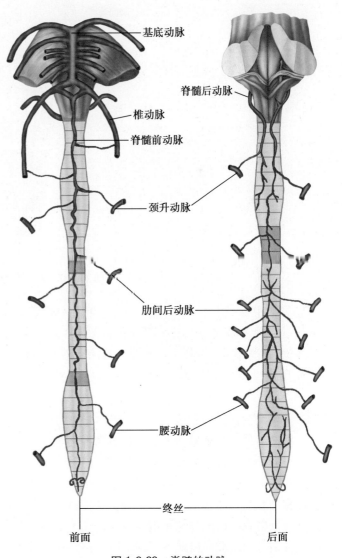

图 1-6-66　脊髓的动脉

三、脑脊液及其循环

脑脊液(cerebral spinal fluid,CSF)充满于脑室系统、蛛网膜下隙和脊髓中央管内,为无色透明液体,pH为 7.4,内含多种浓度不等的无机离子、微量蛋白、葡萄糖和少量淋巴细胞,对中枢神经系统起缓冲、保护、运输代谢产物和调节颅内压等作用。成人脑脊液总量平均约为 150ml,它处于不断产生、循环和回流的平衡状态中,其循环途径如下(图 1-6-67):

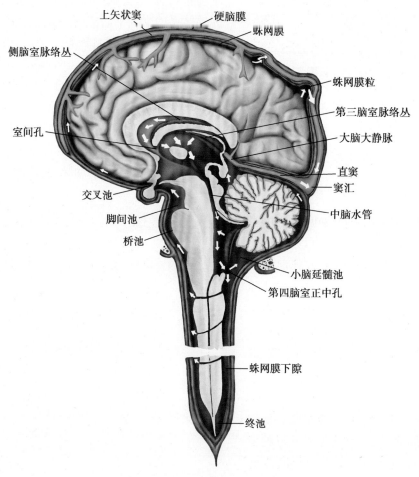

图 1-6-67　脑脊液循环模式图

脑脊液主要产生于脑室的脉络丛,少量由室管膜上皮和毛细血管产生。侧脑室脉络丛产生的脑脊液→室间孔→第三脑室→中脑水管→第四脑室→第四脑室正中孔和两个外侧孔→蛛网膜下隙→蛛网膜粒→硬脑膜窦(上矢状窦)→回流入血液。若脑脊液在循环途中发生阻塞,可导致脑积水和颅内压升高,使脑组织受压移位,甚至出现脑疝而危及生命。

【学习小结】

神经系统分为中枢神经系统和周围神经系统。中枢神经系统包括脑和脊髓,周围神经系统包括脑神经与脊神经。根据分布不同,周围神经系统可分为躯体神经和内脏神经;根据功能不同,又可分为感觉神经和运动神经。神经系统主要由神经组织构成,包括神经元和神经胶质细胞,神经元是神经系统结构和功能的基本单位。神经系统信息传递的基础是突触。反射是神经系统的基本活动方式,其结构基础是反射弧。根据神经元胞体和突起在不同部位的组合编排方式不同,神经系统的常用术语有在中枢神经系统的灰质和白质、皮质和髓质、神经核和纤维束,以及在周围神经系统的神经节和神经。

按照与中枢神经连接部位和分布范围的不同,周围神经通常分为脊神经、脑神经和内脏神经三类。31 对脊神经均为混合性神经,与相应的脊髓节段相连,分布于躯干、四肢;12 对脑神经与脑相连,主要分布于头、颈部。内脏神经分布广泛,一部分跟随脑神经或脊神经走行分别与脑或脊髓相连,一部分跟随血管或直接走行,分布于内脏、心血管和腺体等。

中枢神经系统包括脊髓和脑。脊髓是神经系统的低级中枢,其主要功能是传导和反射。脑位于颅腔内,分为端脑、间脑、中脑、脑桥、延髓和小脑六个部分,通常把中脑、脑桥和延髓合称为脑干。脊髓和脑的各部之间有着广泛的纤维联系,接受内、外环境变化的各种信息,协调人体各器官、系统的功能联系,以维持机体内环境的稳定。

神经传导通路是由神经元链组成的传导通路,其功能是将神经冲动从外周传递至中枢,以及将中枢的指令传递至外周的效应器。感觉传导通路将外周感受器的各种感觉冲动传递至脑,绝大多数感觉传导通路由 3 级神经元组成:第Ⅰ级神经元位于周围的神经节;第Ⅱ级神经元位于脊髓或脑干内;第Ⅲ级神经元位于丘脑,其突起经内囊投射到大脑皮质。这些上行传导路均通过第Ⅱ级纤维交叉至对侧,因此,一侧头面部、躯干和肢体的感觉受对侧大脑皮质所控制。运动传导通路主要管理骨骼肌的运动,包括锥体系和锥体外系两部分。锥体系主要管理骨骼肌的随意运动,由上、下运动神经元组成。锥体外系是除锥体系以外的所有运动传导路的统称,其主要功能是调节肌张力、协调肌肉活动、维持和调整体态姿势,进行习惯性和节律性动作等。

脑和脊髓的被膜由外向内依次为硬膜、蛛网膜与软膜,对脑和脊髓有支持和保护作用。脑的动脉来源于颈内动脉和椎动脉,两者及其分支在脑底部形成大脑动脉环。

【复习题】

1. 简述神经系统的组成。
2. 简述反射弧的组成。
3. 灰质、白质、皮质、髓质、神经核、纤维束、神经节、神经的定义。
4. 简述脊神经的组成。
5. 简述正中神经、尺神经、桡神经、胫神经、腓总神经损伤后出现的典型症状。
6. 简述脑神经的分类。
7. 简述泪腺、腮腺、舌下腺、下颌下腺的神经支配。
8. 简述内脏运动神经和躯体运动神经的主要区别。
9. 简述脊髓的位置、外形和脊髓节段。
10. 简述脑干的组成、位置和各部外形结构;脑神经核名称、分类和位置。
11. 简述小脑的外形、分叶和分部;小脑核的名称。
12. 简述间脑的分部;背侧丘脑和后丘脑的特异性中继核团;下丘脑的主要核团。
13. 简述端脑的外形、分叶和各叶的主要沟回;大脑皮质的功能定位。
14. 简述基底核的位置和结构;内囊的位置和分部,通行的纤维及损伤后表现。
15. 简述躯干和四肢本体感觉和精细触觉传导通路;简述躯干和四肢浅感觉传导通路;简述视觉传导通路并分析不同部位损伤后的临床症状。
16. 脑和脊髓被膜有哪些? 作硬膜外麻醉时,麻药注入何处? 作腰麻时注于何处?

(邹智荣)

第七章　内分泌系统

【学习目标】

一、掌握

甲状腺、甲状旁腺、垂体、肾上腺、松果体的形态和位置及功能。

二、熟悉

内分泌系统的组成及作用。

内分泌系统（endocrine system）是机体内除神经系统以外的另一个重要的调节系统，两者相辅相成，调节机体各器官的新陈代谢、生长发育和生殖等活动，影响各种行为，保持机体内环境的平衡和稳定。

内分泌系统由内分泌腺和内分泌组织构成，其分泌的物质称激素（hormone），直接进入血液循环，作用于特定的靶器官或靶组织。如垂体产生的生长激素作用于骨，促进骨的生长。内分泌腺（endocrine gland）是独立存在于体内的内分泌器官，因其无导管，又称无管腺（ductless gland），包括甲状腺、甲状旁腺、肾上腺、垂体、松果体、胸腺和生殖腺等。它们的血液供应非常丰富，这与其旺盛的新陈代谢和激素的运送有关。内分泌腺对人体的新陈代谢、生长、发育、生殖等发挥重要作用，其功能亢进或低下，都能影响机体的正常功能，甚至产生疾病。内分泌组织（endocrine tissue）以细胞团块的形式分散存在于机体的器官或组织内，如胰腺内的胰岛、睾丸内的间质细胞、卵巢内的卵泡和黄体等（图 1-7-1）。内脏和脉管等系统的许多器官也兼有内分泌功能。

一、甲状腺

甲状腺（thyroid gland）是人体最大的内分泌腺，为红褐色腺体，呈"H"形，分左、右两个侧叶和中间的峡部（图 1-7-2、图 1-7-3）。甲状腺侧叶位于喉下部与气管上部的前外侧。左、右侧叶一般分为前后缘、上下端及前外侧面与内侧面；侧叶上端平甲状软骨中部，下端至第 6 气管软骨环，后方平对第 5~7 颈椎高度；甲状腺峡位于第 2~4 气管软骨环前方，少数人甲状腺峡缺如。约 50% 的人从峡部向上伸出一锥状叶，长者可达舌骨平面。

甲状腺有两层被膜，内层为纤维囊，包裹甲状腺表面，并随血管和神经伸入腺实质内，将腺分为若干个大小不等的小叶；外层为气管前筋膜包裹甲状腺形成的甲状腺鞘，即假被膜。纤维囊与甲状腺鞘之间为囊鞘间隙，内有疏松结缔组织、血管、神经和甲状旁腺等。甲状腺假被膜增厚形成甲状腺悬韧带，使甲状腺两侧叶内侧

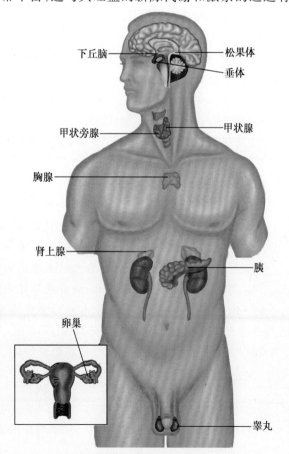

图 1-7-1　内分泌系统概况

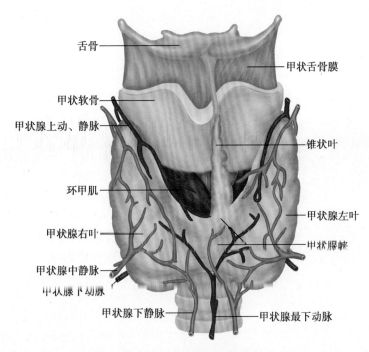

图 1-7-2 甲状腺(前面观)

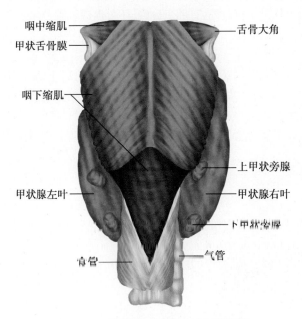

图 1-7-3 甲状腺和甲状旁腺(后面观)

和峡部连于甲状软骨、环状软骨和气管软骨环,将甲状腺固定于喉和气管软骨上,当吞咽时,甲状腺可随喉上、下移动。

甲状腺分泌甲状腺素,调节机体基础代谢并影响生长和发育等。甲状腺素对婴幼儿的骨骼发育和中枢神经系统发育影响较大,小儿甲状腺功能低下,则出现身材矮小,智力低下导致呆小症。

二、甲状旁腺

甲状旁腺(parathyroid glands)为黄豆大小的上、下两对扁椭圆形小体,位于甲状腺侧叶的后面(图1-7-3),亦可位于甲状腺鞘外或埋入甲状腺实质内。每个甲状旁腺的重量约为50mg,其位置、大小均有个体和年龄差异。上甲状旁腺的位置比较恒定,位于甲状腺侧叶后缘上、中1/3交界处;下甲状旁腺的位置变异较大,多位于甲状腺后缘近下端的甲状腺下动脉附近。

甲状旁腺分泌甲状旁腺素,主要作用是调节体内钙磷代谢,维持血钙平衡。当甲状旁腺素分泌不足时,可引起血钙降低,机体发生酸中毒,进而导致中枢神经和肌肉的功能紊乱。

三、肾上腺

肾上腺(suprarenal glands)位于肾的上方(图1-7-4),呈淡黄色,质软,与肾共同包裹在肾筋膜内。左肾上腺近似半月形,右肾上腺呈三角形。肾上腺的前面有不太明显的肾上腺门,是血管、神经和淋巴管进出之处。肾上腺实质由周边的皮质和中央的髓质两部分组成。

肾上腺皮质可分泌调节体内水盐代谢的盐皮质激素、调节碳水化合物的糖皮质激素、影响性行为和第二性征的性激素等。肾上腺髓质可分泌肾上腺素和去甲肾上腺素,前者的主要功能是作用于心肌,使心跳

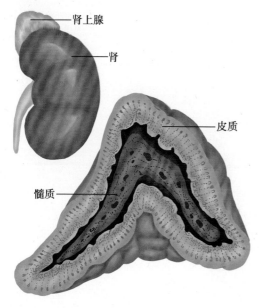

图 1-7-4　肾上腺

加快、心收缩力加强；后者的主要作用是使小动脉平滑肌收缩，维持血压稳定等。

四、垂体

垂体（hypophysis）为一灰红色的椭圆形小体，位于蝶鞍的垂体窝内（图 1-7-5），借漏斗、神经和血管与下丘脑相连。垂体在神经系统与内分泌腺的相互作用中处于重要地位。成年人垂体重 0.5～0.6g，女性略大于男性，妊娠期明显增大。垂体分腺垂体和神经垂体两部分。

腺垂体又分为远侧部、结节部和中间部三部分；远侧部和结节部合称为垂体前叶，能分泌生长激素、促甲状腺激素、促肾上腺皮质激素、促性腺激素等，后三种激素分别促进甲状腺、肾上腺皮质和性腺的分泌活动。生长激素可促进骨和软组织生长，幼年时该激素分泌不足可引起垂体性侏儒症；如果该激素分泌过剩，在骨骼发育成熟前可引起巨人症，在骨骼发育成熟后可引起肢端肥大症。

神经垂体分为神经部和漏斗两部分，漏斗与下丘脑相连，包括漏斗柄和正中隆起。神经垂体的神经部和腺垂体的中间部合称为垂体后叶，能贮存和释放视上核、室旁核的神经内分泌细胞产生的抗利尿激素（加压素）和催产素。抗利尿激素主要促进肾远曲小管和集合管重对水的重吸收，使尿液浓缩，若其分泌不足可导致尿崩症；催产素可促进子宫收缩，有助于分娩，还可促进乳腺分泌。

五、松果体

松果体（pineal body）为一灰红色椭圆形小体（图 1-7-5），重 120～200mg。位于上丘脑的后上方，以柄附着于第三脑室顶的后部。松果体在儿童期比较发达，一般自 7 岁左右开始退化，成年后松果体可部分钙化形成钙斑，随年龄增长而增多，钙化的松果体可作为影像诊断颅内占位性病变的定位标志。

松果体合成和分泌褪黑素，能抑制垂体促性腺激素的释放，间接影响性腺的发育；参与调节生殖系统

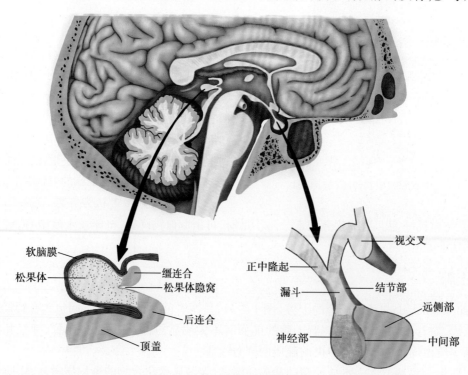

图 1-7-5　垂体和松果体

的发育、月经周期的节律和许多神经功能活动。在儿童期,松果体病变引起其功能不全时,可出现性早熟或生殖器官过度发育。

六、胸腺

胸腺(thymus)位于胸骨柄的后方,上纵隔的前部(图1-7-6),贴近心包的上方和大血管前部,向上可达胸廓上口,向下至前纵隔。胸腺通常可分为不对称的左、右两叶,两者借结缔组织相连,每叶多呈扁条状,质软。胸腺有明显的年龄变化,新生儿和幼儿的胸腺相对较大,重10~15g;性成熟后胸腺发育至最高峰,重达25~40g;此后逐渐萎缩,成人的胸腺通常被结缔组织所替代。

胸腺属于淋巴器官,兼有内分泌功能,可分泌胸腺素和促胸腺生成素,参与机体的免疫反应。

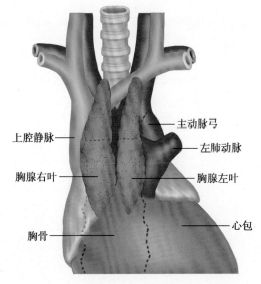

图1-7-6 胸腺

七、生殖腺

睾丸是男性生殖腺,位于阴囊内,可产生精子和雄激素。雄激素由精曲小管之间的间质细胞产生,经毛细血管进入血液循环,其作用是激发男性第二性征的出现,并维持正常的性功能,同时促进生精细胞发育成精子。

卵巢为女性生殖腺,位于盆腔侧壁的卵巢窝内,可产生卵泡。卵泡壁的细胞主要产生雌激素和孕激素。卵泡排卵后转变成黄体,黄体可分泌孕激素和雌激素。雌激素可刺激子宫、阴道和乳腺的生长发育,促使女性第二性征出现并维持。孕激素能使子宫内膜增厚,准备受精卵的种植,同时使乳腺逐渐发育,为哺乳做准备。

八、胰岛

胰岛(pancreatic islets)是胰的内分泌部,为许多大小不等、形状不一的细胞团(图1-7-7),散在于胰腺实质内,以胰尾较多。胰岛分泌胰岛素和胰高血糖素,主要调节血糖浓度,维持血糖稳定。

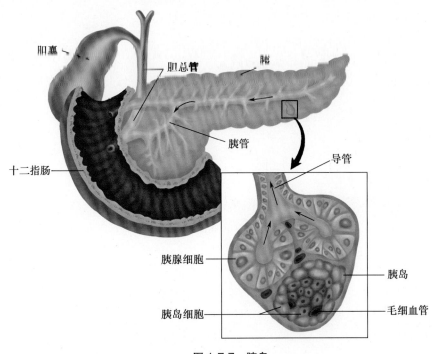

图1-7-7 胰岛

【学习小结】

　　内分泌系统是由内分泌腺和分散存在于某些组织器官中的内分泌组织构成的调节系统,它与神经系统密切联系,相互配合,共同调节机体的各种功能活动,维持内环境相对稳定。人体主要的内分泌腺有甲状腺、甲状旁腺、垂体、肾上腺、松果体、胸腺和生殖腺等,内分泌组织包括胰岛、睾丸内的间质细胞、卵巢内的卵泡和黄体等,它们对人体的新陈代谢、生长、发育、生殖等发挥重要的调节作用。

【复习题】

1. 试述内分泌腺的结构特点和组成。
2. 试述垂体、甲状腺和甲状旁腺的形态、位置、分泌的激素和分泌失调的后果。

(邹智荣)

第二篇　组织学与胚胎学

第一章　组织学绪论

【学习目标】

一、掌握
1. 组织学的定义。
2. 苏木精-伊红染色的基本原理。
二、熟悉
1. 组织学的研究内容。
2. 组织学常用的研究方法。
三、了解
组织学的学习方法。

第一节　组织学的研究内容

组织学（histology）是研究正常机体微细结构及其相关功能的科学，是医学和生物学的重要基础学科。人体的形态结构极其复杂，由宏观到微观水平可逐级分为整体、系统、器官、组织、细胞、分子等不同层次。解剖学基于系统和器官水平来研究机体的形态结构，而组织学则是基于组织、细胞、亚细胞及分子水平对机体的形态进行研究。组织（tissue）是由功能相关的细胞群及其周边的细胞外基质（extracellular matrix, ECM）共同构成的。其中细胞是组成人体的基本结构和功能单位；而细胞外基质则是由细胞合成分泌产生，为细胞生存提供特定的微环境。人体组织包括四种基本类型，即上皮组织、结缔组织、肌组织和神经组织。这些组织通过特定的方式进行组装从而形成具有特定形态与功能的器官；而若干功能相关的器官则共同组成了系统。伴随生命科学技术的快速发展，组织学研究近年来已融入多个生命科学前沿交叉领域，在拓展科研视野、活跃学术思想等方面均提供了诸多有益启示。

第二节　组织学的常用研究方法与技术

基于不同研究目的与研究内容的组织学技术方法有很多，且伴随科学技术的快速发展，某些技术方法不断更新。熟悉组织学的研究方法有利于更好地理解与掌握组织学，这里仅就最常用的组织学研究方法与技术做简要介绍。

一、普通光学显微镜技术

普通光学显微镜简称光镜（light microscope, LM），是观察组织细胞显微结构最经典、最常用的工具。其分辨率最高可达 0.2μm，放大倍数为 1500 倍。采用光镜观察组织细胞时，首先要进行标本制备，即将组织样品切成薄片并进行染色。常用的标本制备方法为石蜡切片技术，即将新鲜组织标本经固定、脱水、石蜡包埋等程序处理，再用切片机将其切成 5~10μm 厚的组织切片，并贴于载玻片上，最后进行染色观察。除外石蜡切片技术，还可根据组织类型及研究目的的不同，采用其他的技术方法来制备标本，如：对坚硬组织如牙、骨等可制作成磨片;对血液及其他液体样本可制备为涂片;对疏松结缔组织、肠系膜等柔软薄层组织可制备为铺片;为了更为理想地保存蛋白与酶的生物活性,所需组织还可制备为冰冻切片。

组织学中最为常用的染色方法是苏木精(hematoxylin)和伊红(eosin)染色法,简称 HE 染色法(图 2-1-1)。

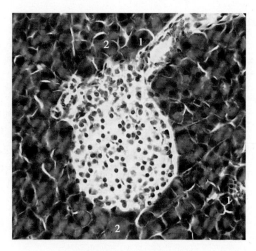

1. 嗜碱性细胞;2. 嗜酸性细胞。

图 2-1-1　苏木精-伊红(HE)染色示组织形态

苏木精为碱性染料,细胞核内染色质和细胞质中的核糖体等结构可与之结合而被染成蓝紫色,称为嗜碱性(basophilia)。伊红为酸性染料,细胞质和细胞外基质中的成分可与之结合而被染成粉红色,称为嗜酸性(acidophilia)。若对碱性和酸性染料亲和力均不明显的成分则不易着色,称为嗜中性(neutrophilia)。由于人体组织内多种细胞具有不同嗜酸(碱)性,因此采用该染色方法即可不同程度地区分具有不同特性的细胞类型。

除 HE 染色外,还有多种染色方法可特异性地显示某些细胞内的特殊结构,从而对不同的细胞类型或细胞结构进行辨别。如间苯二酚品红染液显示组织内的弹性纤维;硝酸银染色显示具有亲银性(argentaffin)的细胞(呈棕黑色);重铬酸盐染色显示具有嗜铬性(chromaffinity)的细胞或组织(呈棕褐色)。还有某些结构如肥大细胞的细胞质颗粒,当用甲苯胺蓝等蓝色染料染色时,呈紫红色,称为异染性(metachromasia)。

二、特殊光学显微镜技术

(一) 相差显微镜技术

是应用相差显微镜(phase contrast microscope)观察活细胞或未经染色处理的标本的方法,也可用于观察无反差的染色样品。其基本原理是:细胞内各微细结构的折射率与厚度均存在差异,光波通过时会产生相位差。该相位差经由相差显微镜可转变为振幅差,导致标本内各结构的反差增强,从而使标本中的结构清晰可辨。细胞体外培养过程中常用倒置相差显微镜,对培养的细胞进行动态观察、拍照以记录活细胞的生物学行为(图 2-1-2)。

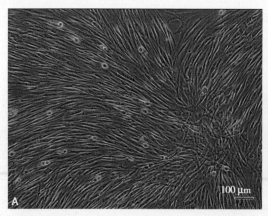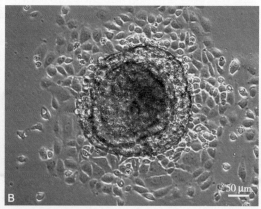

A. 间充质干细胞;B. 分化的胚胎干细胞。

图 2-1-2　倒置相差显微镜图像示活细胞生长形态

(二) 荧光显微镜技术

是应用荧光显微镜(fluorescence microscope)观察细胞和组织内荧光物质的吸收、运输、化学物质的分布及定位等。其基本原理为:标本中的荧光物质(或经荧光染料标记的组分)经激发光照射后可吸收光能而发射出具有不同波长的荧光,从而使目标结构成像。荧光显微镜可对组织和细胞内的目标组分或结构进行定性、定位分析,结合图像分析软件还可进行半定量分析。

（三）激光共聚焦显微镜技术

是在荧光显微镜成像的基础上加装激光扫描装置,对有荧光标记的固定样品或活细胞进行成像检测。该技术兼具有高灵敏度、高分辨率的检测优势。其主要特点为采用共聚焦成像系统和电子学系统,逐点、逐行、逐面快速扫描成像,亦称"细胞CT"(图2-1-3)。这些图像信息可经计算机系统的分析与模拟来实现细胞三维图像的系统重建。该技术目前已广泛应用于组织形态学、生理学、免疫学、发育生物学等研究领域。

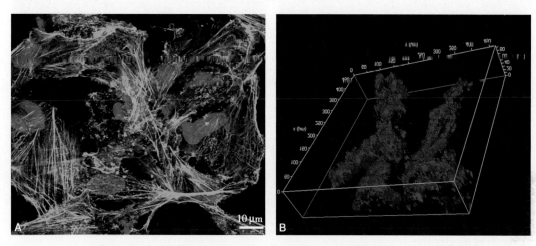

A.培养肝细胞的细胞骨架(绿色)和细胞核(蓝色);B.三维图像构建上皮细胞生长形态。

图2-1-3　激光共聚焦显微镜图像示细胞形态

三、电子显微镜技术

电子显微镜技术是指应用电子显微镜(electron microscope,EM)研究机体超微结构的方法。其与光镜的不同之处是以电子束替代可见光或激光,以电磁透镜替代光学透镜,分辨率(0.1~0.2nm)和放大倍数(高达几十万倍)均大幅提升,是研究组织或细胞超微结构的重要手段。

（一）透射电镜术

是以电子束透过样品经过聚焦与放大后产生物像,投射到荧光屏或照相底片上进行观察的技术。由于电子束穿透力低,需制备超薄切片(厚度为50~70nm),且要求样品新鲜,操作专业、严格。由于组织构成成分的密度差异,电子束投射到样品时会发生相应的电子散射:如电子束投射到高质量的结构时,散射电子较多而投射到荧光屏上的电子少,因而电镜照片呈黑色暗像,称为电子密度高;反之则称为电子密度低(图2-1-4A)。由此,透射电镜可拍摄具有不同电子密度的图像以反映不同样品的超微结构特征,是组织学检测评价中的"金标准"。

（二）扫描电镜术

是对组织或细胞样品的表观形貌、拓扑结构进行观察分析的主要检测技术,尤适用于体积较大样品的表面超微结构表征。其原理是采用极细的电子束扫描样品表面,以特制的探测器收集所产生的二次电子并形成电信号运送到显像管成像。扫描电镜样品的制备相对简单,经固定、脱水、临界点干燥和喷金后即可进行观察。由于扫描电镜景深长,其获取的图像富有高度立体感(图2-1-4B)。

四、组织化学与细胞化学技术

组织化学(histochemistry)与细胞化学(cytochemistry)技术是运用物理学、化学、免疫学、分子生物学等

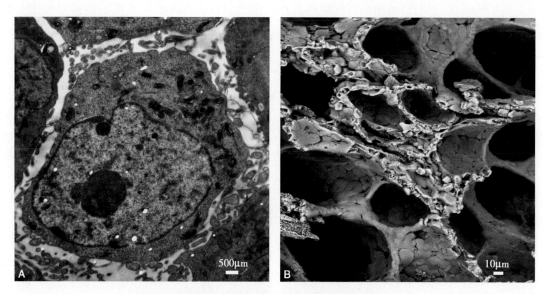

A. 透射电镜示肿瘤细胞超微结构;B. 扫描电镜示肺组织结构。

图 2-1-4　透射电镜和扫描电镜图像

原理与技术来定性、定位乃至定量检测组织与细胞内组分或结构的一类方法。该方法使用特定试剂与组织或细胞中待检物质直接或间接反应,生成可检测的有色沉淀物或荧光物质,可应用显微镜进行观察和分析。

(一)　糖类检测法

过碘酸希夫反应(periodic acid Schiff reaction,PAS 反应)是最常用于显示细胞、组织内多糖和蛋白多糖的方法。其原理是强氧化剂过碘酸氧化胞内糖后形成醛基,后者与希夫试剂结合生成紫红色反应产物,其显色部位即显示多糖的存在(图 2-1-5A)。

(二)　脂类检测法

使用油红 O、苏丹Ⅲ/Ⅳ等脂溶性染料染色标本内脂类、脂滴,依所采用染料的不同而呈现不同颜色(图 2-1-5B)。

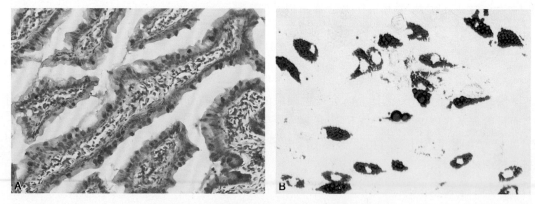

A. PAS 染色示多糖;B. 油红 O 染色示脂滴,高倍镜。

图 2-1-5　PAS 染色和油红 O 染色

(三)　酶类检测法

检测细胞内各种酶类的方法,其原理是利用胞内活性酶对特定底物的氧化、水解等反应生成初级反应产物,然后再与某种捕捉剂反应形成显微镜下可视性原位沉淀,即最终反应产物。根据终产物的显色程度可判断酶的存在及其活性的强弱(图 2-1-6)。

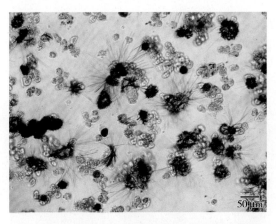

图 2-1-6 MTT 染色示细胞琥珀酸脱氢酶活性（黑色为沉淀颗粒）

（四）核酸检测法

目前最常见的核酸检测法是荧光染色法。该方法是采用与核酸特异性结合的荧光染料如碘化丙啶（propidium iodide，PI）、4',6-二脒基-2-苯基吲哚（4',6-diamidino-2-phenylindole，DAPI）等直接与标本进行孵育，然后用荧光显微镜进行观察（图 2-1-7）。对比传统福尔根反应检测，该方法操作更加简单便捷，且灵敏度高。

五、免疫组织化学与免疫细胞化学技术

免疫组织化学（immunohistochemistry，IHC）与免疫细胞化学（immunocytochemistry，ICC）技术是将免疫学基本原理与组织细胞化学技术相结合而建立的新技术。该技术利用抗原与抗体特异性结合的特点，通过标记抗体与组织切片标本孵育来显示特定的抗原部位。由于结合部位被标记物显示，在显微镜下即可观察到目标蛋白质的分布（图 2-1-8）。用于标记抗体的标记物常为生物素［如辣根过氧化物酶（HRP）］、荧光素［异硫氰酸（FITC）或四甲基异硫氰酸罗丹明（TRITC）］或金颗粒，可分别在普通光学显微镜、荧光显微镜或电镜下观察，其特异性和敏感性均较高。

六、原位杂交技术

原位杂交（in situ hybridization，ISH）是依据 DNA 复制原理，通过将分子杂交与组织化学技术相结合，在核酸原位进行组织、细胞内核酸定性、定位检测的一种技术。该技术具有高敏感性和高特异性，可在原位检测细胞编码某种多肽或蛋白质的基因表达，是细胞生物学、分子生物学研究的常用方法（图 2-1-9）。

七、细胞培养技术

细胞和组织培养（cell and tissue culture）是在无菌条件下将组织块或细胞置于仿生理条件下进行体外培养的技术（图 2-1-10）。其培养条件包括适宜的营养液、O_2、CO_2、pH、渗透压与温度等。依据所培养组织或细胞的来源与特性不同，细胞培养可分为原代培养和传代培养。目前国内外相关研究机构已建立资源丰富的细胞库，广泛用于生命科学研究。

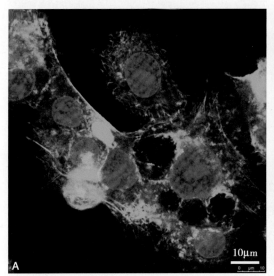 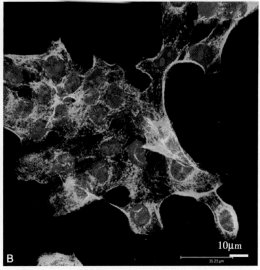

A. 细胞核 4',6-二脒基-2-苯基吲哚（DAPI）染色；B. 细胞核碘化丙啶（PI）染色。

图 2-1-7 细胞核酸染色

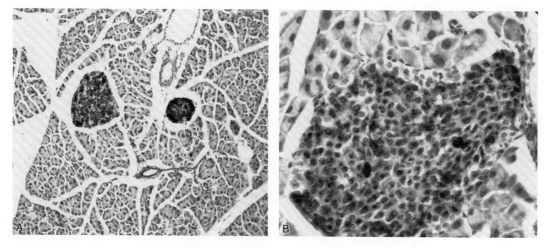

A. 低倍镜；B. 高倍镜。

图 2-1-8　免疫组织化学技术（HRP-DAB 显色）显示胰岛结构

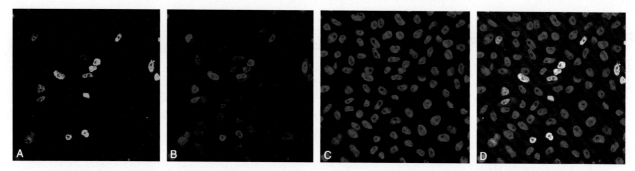

A. 报告基因表达绿色；B. 地高辛标记检测探针；C. 4′,6-二脒基-2-苯基吲哚（DAPI）复染细胞核；D. 叠加图像。

图 2-1-9　原位杂交技术检测胞内报告基因信使核糖核酸（mRNA）表达

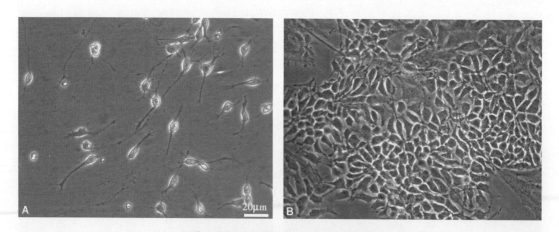

A. 原代少突胶质前体细胞；B. 神经干细胞系。

图 2-1-10　体外培养的原代细胞和传代细胞

八、组织工程与再生医学技术

　　组织工程与再生医学（tissue engineering & regenerative medicine，TERM）是一门研究如何促进创伤与受损组织器官的生理性修复，以及如何实现组织器官再生与功能重建的前沿交叉科学。其技术实施主要是结合种子细胞、生物材料支架和细胞因子等生物活性物质，通过体外三维构建的方式来模拟在体组织(细胞)微环境,以重建或者修复受损组织或器官的结构与功能。该技术可克服传统修复方法如自体组织移植术所带来的二次损伤及供体来源受限等缺陷,因此具有重大的临床应用价值和良好的发展前景。近年来伴随干细胞技术的快速发展,TERM 研究也日趋深入,目前已经在骨、软骨、皮肤等组织器官的构建与替代治疗中取得了瞩目进展,未来可能为更多的器官功能损伤患者提供理想的治疗手段。

第三节　组织学的学习方法

一、理论与实践相结合

组织学是一门实践性很强的医学基础科学。这需要在重视理论学习的同时,积极参与实验课堂的实践学习。学会在实际的形态观察中充实和验证所学理论,从而增强对理论知识的理解与记忆。

二、形态结构与生理功能相联系

任何生物体均是结构与功能的统一体。结构是功能的基础,而功能反过来也能影响形态结构的重塑,二者之间互为因果,密不可分。因此,在组织学的学习过程中要注重把握并运用这一规律,将形态与功能紧密联系起来,将复杂多样的形态结构条理化、规律化,从而在加强对形态结构进行记忆的同时进一步加深对其生理功能的理解。

三、基于平面、静态图像整合构建三维立体结构,建立动态发展观

人体组织均具有三维立体结构。但在组织学学习中所采用的组织切片却仅能在显微镜下提供所截取的二维图像信息。由此可能导致同一组织结构因不同切面而产生差异性平面图像。因此,在组织学的学习中,必须学会将来自不同切面的二维图像在头脑中进行空间整合构建以建立三维的立体结构,由此才能正确理解和掌握人体的微细结构。

此外,人体的某些组织结构具有周期性动态变化的生理特征。但受限于所采集组织标本的瞬时性,其形态结构亦存在差异。因此,在学习中需要结合所获取组织(器官)的功能状态来正确辨析组织结构的形态特征,避免产生片面认知和误判。

四、善于总结,把握规律,融会贯通

人体组织的形态多样,结构复杂,学习内容分散,不易记忆。在学习中,要善于对学习内容进行总结归纳,比较异同,以利于知识体系构建及融会贯通。

五、善于利用网络资源,线上线下结合,培养自主学习能动性

伴随互联网资源的日益丰富与完善,基于网络教学的多种课堂模式(各级精品资源课程,慕课、微课等)为自主学习提供了更为灵活、便利的学习途径。这些网络课堂整合了国内教学领域的优秀教学资源,可与传统的课堂教学模式互为补充。在组织学学习中学会利用这些网络教学资源,可充分调动自身的学习能动性,从而为提升学习素养和专业技能"架桥铺路"。

【学习小结】

1. 组织学是研究机体微细结构及其相关功能的科学。人体包括四种基本组织,即上皮组织、结缔组织、肌组织和神经组织。

2. 各类型显微镜是组织学研究的基本手段;HE 染色是组织学最常用的染色方法;多种组织学检测技术有机结合为组织学研究所必需。

【复习题】

1. 组织学的定义是什么？
2. 组织学的常用研究技术与方法有哪些？

（王秀丽）

第二章 上皮组织

【学习目标】

一、掌握
1. 上皮组织的特征与分类。
2. 被覆上皮的结构、功能及分布。
二、熟悉
1. 上皮细胞游离面和基底面的特殊结构与功能。
2. 上皮细胞的细胞连接类型、结构及功能。
三、了解
腺上皮的概念和分类。

上皮组织(epithelial tissue)由大量排列紧密的上皮细胞和少量的细胞外基质组成。上皮细胞朝向体表或器官腔内的一侧称为游离面;而对应的一面则借助基膜与深层组织相接,称为基底面。上皮细胞游离面和基底面的结构和功能均存在差异,称之为极性(polarity)。上皮组织内多富含神经末梢,但少见血管和淋巴管,其营养供给由深部结缔组织渗透提供。

上皮组织分为被覆上皮、腺上皮、感觉上皮和肌上皮等,具有保护、分泌、吸收、感觉及收缩等功能。上皮细胞常分化出一些特殊结构以与其功能相适应。本章主要介绍被覆上皮和腺上皮。

第一节 被 覆 上 皮

一、被覆上皮的类型和结构

被覆上皮(covering epithelium)广泛覆盖于体表或衬贴在体内管、腔及囊的内表面。根据其内部细胞的排列层数和其表层细胞的形态特征,被覆上皮可分为以下多种类型:

(一) 单层扁平上皮

单层扁平上皮(simple squamous epithelium)由一层扁平细胞构成。表面观:细胞为不规则多边形,胞核居中,细胞边缘呈锯齿状彼此紧密嵌合,呈"铺路石"样排列;切面观:细胞扁平,胞核扁圆形,核周胞质很薄,仅含核的部分略厚(图 2-2-1)。衬贴于心、血管及淋巴管腔面的单层扁平上皮称为内皮(endothelium);贴附于胸膜、腹膜及心包膜表面的单层扁平上皮称为间皮(mesothelium)。单层扁平上皮还分布于肺泡、肾小囊壁层等处。

单层扁平上皮表面湿润光滑,有利于血液、淋巴液的流动和内脏活动。此外,由于其厚度很单薄,非常利于物质交换的发生。

(二) 单层立方上皮

单层立方上皮(simple cuboidal epithelium)由一层近似立方形的细胞组成。表面观:细胞呈多边形;垂直侧面观:胞体近似正方形,胞核圆形居中(图 2-2-2)。该上皮分布于肾小管、甲状腺滤泡、睫状体和脉络丛等处,具有分泌和吸收功能。

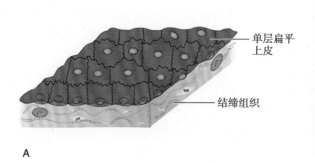
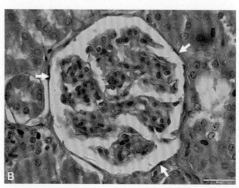

A.示意图;B.箭头示肾小囊的单层扁平上皮。

图 2-2-1 单层扁平上皮

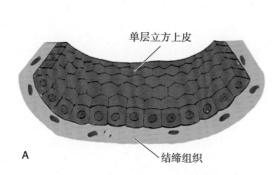
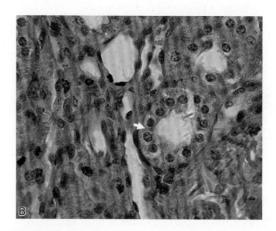

A.示意图;B.箭头示肾小管的单层立方上皮。

图 2-2-2 单层立方上皮

(三) 单层柱状上皮

单层柱状上皮(simple columnar epithelium)由一层高柱状细胞组成。表面观:细胞呈六角形或多角形;侧面观:细胞呈柱状,胞核椭圆形,近细胞基底部,游离面常见微绒毛(图 2-2-3)。该上皮分布于胃肠黏膜、胆囊和子宫的黏膜等处,具有吸收或分泌功能。消化管黏膜的单层柱状上皮内有杯状细胞(goblet cell)分布。该细胞外形似高脚酒杯,顶部膨大,胞核位于细胞基底部,深染,呈三角形或扁圆形;胞质内充满黏原颗粒,内含黏蛋白组分经分泌后可与水结合形成黏液,从而起到润滑和保护作用。

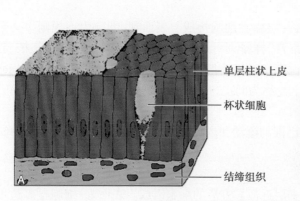
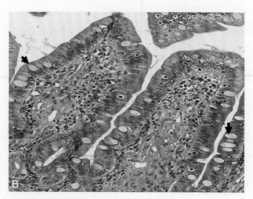

A.示意图;B.示肠黏膜的单层柱状上皮,箭头示杯状细胞。

图 2-2-3 单层柱状上皮

（四）假复层纤毛柱状上皮

假复层纤毛柱状上皮（pseudostratified ciliated columnar epithelium）由柱状细胞、梭形细胞、锥体形细胞和杯状细胞共同组成。其中柱状细胞居多，其游离面有纤毛。上述细胞高矮不等，但均附着于基膜。由此，胞核高低不齐地排列在不同的水平面上，故侧面观该上皮的细胞看似多层，但实为单层（图2-2-4）。该类上皮主要分布于呼吸道的腔面，具有保护和分泌等功能。

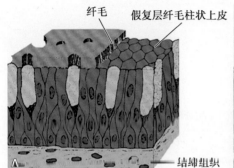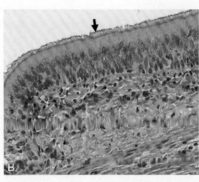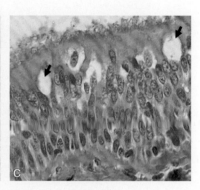

A.示意图；B.低倍镜示气管的假复层纤毛柱状上皮，箭头示纤毛；C.高倍镜，箭头示杯状细胞。

图2-2-4　假复层纤毛柱状上皮

（五）复层扁平上皮

复层扁平上皮（stratified squamous epithelium）又称复层鳞状上皮，由多层细胞组成。侧面观，浅层细胞扁平，中间数层细胞为多边形，基底层的细胞则呈矮柱状或立方形，具有较强的增殖分化潜能，可补充修复脱落的表层细胞（图2-2-5）。该上皮的基底面与深层结缔组织的连接处凸凹不平，既扩大了二者的接触面积，提高牢固性，又增加了上皮组织的营养供应。复层扁平上皮根据浅层有无角质层可分为未角化的复层扁平上皮和角化的复层扁平上皮，前者衬贴于口腔、食管和阴道等腔面，而后者位于皮肤表皮等处。该类上皮具有机械性保护作用，受损伤后有很强的修复再生能力。

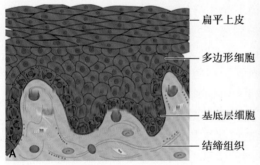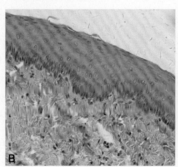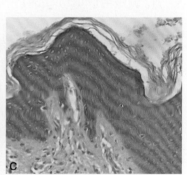

A.示意图；B.未角化复层扁平上皮；C.角化复层扁平上皮。

图2-2-5　复层扁平上皮

（六）复层柱状上皮

复层柱状上皮（stratified columnar epithelium）由浅层排列整齐的柱状细胞、中间多层的多边形细胞及基底层的矮柱状细胞共同组成。该类型上皮主要分布于眼睑结膜和男性尿道处，具有保护作用。

（七）变移上皮

变移上皮（transitional epithelium）又称为移行上皮，其细胞形状和层数可随器官的空虚与充盈状态不同：当膀胱空虚时，细胞层数较多，细胞较高，整体厚度增加（图2-2-6）；而充盈状态时，细胞层数减少，细胞变扁，整体厚度变薄。变移上皮的表层细胞体积大，胞质丰富，常见双核，称为盖细胞。该类上皮常衬贴在肾盂、肾盏、输尿管和膀胱的腔面，具有防止尿液侵袭的保护作用。

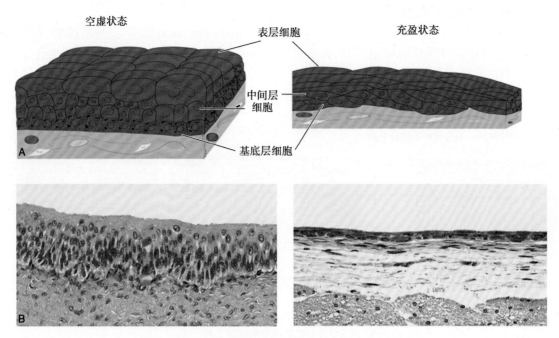

A.示意图；B.分别示空虚与充盈状态的变移上皮。

图 2-2-6　变移上皮

二、上皮细胞的特化结构

上皮细胞具有极性,与其功能相适应,在它的游离面、侧面和基底面常分化出一些特殊的结构。这些特殊结构也见于其他组织的细胞。

(一) 游离面

1. **微绒毛(microvillus)**　是细胞游离面的胞膜和胞质共同突出所形成的细小指状突起(图 2-2-7),

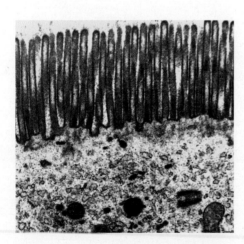

图 2-2-7　微绒毛超微结构(电镜照片)

直径约 0.1μm,光镜下无法辨认。电镜下,微绒毛内可见许多纵行的微丝,其上端附着于顶端,下端与胞质顶部的终末网(terminal web)相连。终末网为顶部胞质中与细胞游离面平行的微丝网,其末端固着于细胞侧面的中间连接。微丝内肌动蛋白滑动可使微绒毛产生伸缩活动。微绒毛可大大增加细胞游离面的表面积,其长度与密度因上皮细胞的种类而不同。小肠柱状上皮表面的纹状缘和肾近端小管上皮的刷状缘均是电镜下密集整齐排列的微绒毛,可显著增加吸收表面积,从而增强肠道的吸收和肾脏的重吸收功能。

2. **纤毛(cilium)**　是上皮细胞游离面伸出的能摆动的细长突起,直径 0.3~0.5μm,长度 5~10μm,较微绒毛粗且长,光镜下可辨认(图 2-2-4)。电镜下,纤毛内含有排列有序的纵行微管,周围为 9 组二联微管,中央为 2 条完整的微管。纤毛基部为基体,位于细胞顶部的胞质内,结构与中心粒相似(图 2-2-8)。纤毛微管与基体微管相连,由此,微管的位移或滑动可导致纤毛整体产生"麦浪状"的协调摆动。呼吸道的假复层纤毛柱状上皮即借助游离面纤毛的摆动将上皮的分泌物连同尘埃颗粒或细菌推至咽部排出。

(二) 侧面

上皮细胞之间排列紧密,在侧面分化有一些特殊超微结构以加强彼此间的连接与沟通,称之为细胞连接(cell junction)(图 2-2-9)。细胞连接也存在于其他类型的组织细胞,如心肌细胞、骨细胞及神经细胞等。

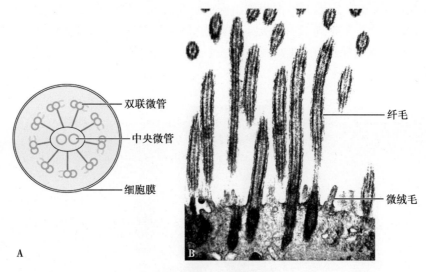

图 2-2-8 纤毛超微结构

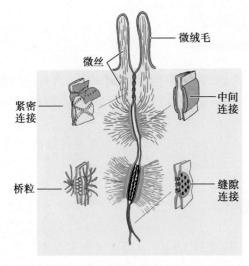

图 2-2-9 上皮细胞连接超微结构示意图

1. 紧密连接 又称闭锁小带(zonula occludens),分布广泛,但以单层柱状上皮和单层立方上皮中最为典型多见。电镜下,紧密连接呈带状环绕细胞的顶端。相邻细胞连接处的膜外层呈网格状融合,细胞间隙消失,而未融合处则有 10~15nm 宽的间隙。紧密连接具有机械性连接和增强上皮屏障的保护作用,可有效防止大分子物质进入细胞间隙。

2. 中间连接 又称黏着小带(zonula adherens),位于紧密连接下方。电镜下,相邻细胞膜间隙宽 15~20nm,其中充满细丝状物以连接相邻细胞膜;对应的胞质内侧有薄层致密物质和微丝,并交织成终末网。中间连接具有加强细胞黏着、保持细胞形状及传递细胞收缩力的功能。

3. 桥粒 又称为黏着斑(macula adherens),呈斑状,大小不等,位于中间连接的深部,多见于易受摩擦性机械刺激的皮肤、食管等部位的上皮组织内。电镜下,连接处的细胞间隙为 20~30nm,间隙中央有电子密度较高的中间线。相邻细胞膜内侧胞质均有较厚的电子致密物质构成的附着板,胞质内有许多张力丝附着于板上,并穿过附着板及细胞膜,与中间线的丝状物相连。桥粒是上皮细胞间最为牢固的细胞连接。

4. 缝隙连接 又称通讯连接(communication junction),分布于上皮细胞的深部,肌细胞、神经细胞及骨细胞之间也有分布。电镜下,连接处细胞间隙仅有 2~3nm,相邻细胞膜间有许多等距离的连接小体。这些连接小体均由 6 个跨膜的亚单位蛋白颗粒围成,中央为直径 1~2nm 的小管,两侧小管彼此相接通,构成细胞间的交通管道。缝隙连接是上皮细胞间进行物质交流的关键结构,同时还具有传递电冲动和化学信息的重要功能。

以上四种细胞连接,如果有两种或两种以上同时存在,则称为连接复合体。在光镜下观察到的单层柱状上皮细胞侧面顶部的闭锁堤即为连接复合体所在处。

(三)基底面

1. 基膜 是位于上皮细胞基底面与深部结缔组织之间的薄层均质膜,HE 染色切片上呈粉红色。电镜下基膜包括基板和网板两部分。基板由上皮细胞分泌产生,位置靠近上皮,主要成分为蛋白聚糖、Ⅳ型胶原蛋白、层粘连蛋白、纤维粘连蛋白等;网板则由深层组织的成纤维细胞分泌产生,与结缔组织相接(图2-2-10)。基膜的主要功能是支持、连接和固定上皮细胞,但同时还发挥半透膜的功能,对物质运输具有选择透过性,有利于上皮细胞与深部组织进行物质交换。此外,基膜还参与调控上皮细胞的增殖、分化及迁移等行为。

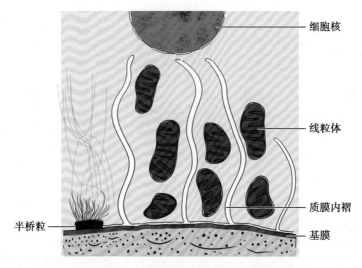

图 2-2-10 上皮细胞基底面特化结构示意图

2. **质膜内褶** 是上皮细胞基底面的细胞膜内折入胞质而形成的膜褶结构(图2-2-10)。质膜内褶周边胞质内常见纵行排列的线粒体,为物质转运提供所需能量。质膜内褶增加了细胞基底面的表面积,更利于水和电解质的快速转运。

3. **半桥粒** 为上皮细胞在基底面所形成的半个桥粒结构,存在于某些上皮细胞与基膜连接的一侧,具有固定上皮细胞的功能(图2-2-10)。

第二节 腺上皮和腺体

腺上皮(glandular epithelium)是由具有分泌功能的腺细胞所构成的上皮。以腺上皮为主要成分所构成的器官称为腺。依据腺是否具有导管,可将其分为外分泌腺和内分泌腺。外分泌腺的分泌物(如蛋白、油脂等)经导管排至体表或器官腔内,如汗腺、皮脂腺、乳腺和唾液腺等;而内分泌腺的分泌物(如激素)则可直接入血液、淋巴系统被快速输送至靶部位,如甲状腺、肾上腺和垂体等。本节仅介绍外分泌腺的分类与一般结构。

一、外分泌腺的分类

外分泌腺按其组成的细胞数目,可分为单细胞腺(如杯状细胞)和多细胞腺。多细胞腺一般都由分泌部和导管两部分组成。根据导管有无分支,外分泌腺可分为单腺和复腺;而分泌部的形状可为管状、泡状或管泡状。因此,外分泌腺依据形态可分为单管状腺、单泡状腺、复管状腺、复泡状腺等。而依据腺分泌物的特性,外分泌腺可分为黏液性腺、浆液性腺和混合性腺。

二、外分泌腺的结构

(一)分泌部

常称为腺泡(acinus),是由单层腺细胞围成的、具有中央腔的结构。腺泡细胞的形态结构依据分泌物性质和功能状态的不同而不同。消化系统和呼吸系统的腺细胞主要包括浆液性细胞和黏液性细胞。

1. **浆液性细胞** 又称蛋白质分泌细胞,胞体呈锥体形,核圆形,靠近细胞基底部。顶部胞质充满嗜酸性的酶原颗粒,而基底部胞质呈强嗜碱性。电镜可见核上方有发达的高尔基复合体和分泌颗粒,基底部有丰富的粗面内质网。该类型细胞的分泌物富含酶类(图 2-2-11A)。

2. **黏液性细胞** 又称为糖蛋白分泌细胞,顶部胞质充满大量黏原颗粒,HE 染色示淡染。核扁圆形,位于基部。杯状细胞即为散在分布的黏液性细胞(图 2-2-11B)。

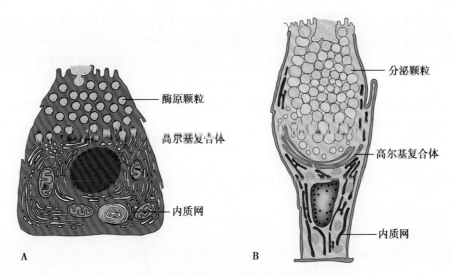

A. 浆液性细胞;B. 黏液性细胞。

图 2-2-11 腺细胞超微结构示意图

上述两种腺细胞可以分别构成浆液性腺泡和黏液性腺泡,也可以整合在一起共同构成混合性腺泡。分泌部同时含有浆液性腺泡、黏液性腺泡及混合性腺泡的腺称为混合性腺(图 2-2-12)。混合性腺中以黏液细胞为主,浆液细胞常聚集在腺泡的底部并包绕着黏液细胞,在切片上呈半月形结构,称为浆半月(serous demilune)。

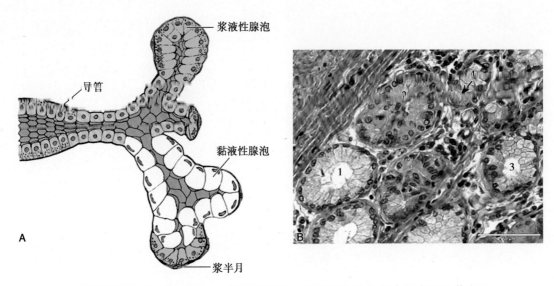

A. 腺泡示意图;B. 混合性腺。1. 黏液性腺泡;2. 浆液性腺泡;3. 混合性腺泡;4. 浆半月。

图 2-2-12 不同类型外分泌腺腺泡

(二) 导管

由单层或复层上皮构成,主要功能是排出分泌部的分泌物,也有导管还具有分泌或吸收水和电解质的功能。

【学习小结】

上皮组织由大量具有极性的上皮细胞和少量细胞外基质组成。上皮组织内富含神经末梢,但缺乏脉管结构。

上皮组织主要分为两大类,即覆盖在体表或衬贴于体内管、腔、囊内表面的被覆上皮和以分泌功能为主的腺上皮。

被覆上皮根据其细胞排列层数和细胞形态,可分为单层扁平上皮、单层立方上皮、单层柱状上皮、假复层纤毛柱状上皮、复层扁平上皮、复层柱状上皮和变移上皮等。

腺上皮由腺细胞组成,是构成腺器官的主体。根据腺是否有导管,可将其分为外分泌腺和内分泌腺。

与上皮组织的功能相适应,上皮细胞分化有特殊结构,包括:游离面的微绒毛和纤毛、侧面的细胞连接及基底面的基膜、半桥粒和质膜内褶。

【复习题】

1. 简述上皮组织的组织学共性。
2. 试述被覆上皮的分类依据、分类、分布特点及功能。
3. 上皮组织的特化结构有哪些? 分别简述其主要结构特点及功能。

(王秀丽)

第三章　固有结缔组织

【学习目标】

一、掌握

1. 结缔组织的特性。

2. 疏松结缔组织中成纤维细胞、巨噬细胞、浆细胞和肥大细胞的结构与功能。

二、熟悉

1. 疏松结缔组织中胶原纤维、弹性纤维、网状纤维的特性、化学组成和功能。

2. 疏松结缔组织中基质的化学组成、分子结构特点和功能。

三、了解

1. 脂肪细胞、未分化间充质细胞的结构特点和功能。

2. 致密结缔组织、脂肪组织、网状组织的结构特点和功能。

结缔组织(connective tissue)由多种细胞和丰富的细胞外基质组成,其特点是细胞成分较少,细胞外基质相对较多,细胞无极性,分散在大量的细胞外基质中。细胞的类型和数量随结缔组织的类型不同而有差异。细胞外基质由细胞产生,包括纤维、基质及基质内的组织液。广义的结缔组织包括疏松结缔组织、致密结缔组织、脂肪组织、网状组织、血液、淋巴、软骨组织和骨组织,但一般所说的(即狭义的)结缔组织,主要指固有结缔组织,固有结缔组织包括疏松结缔组织、致密结缔组织、脂肪组织和网状组织。结缔组织具有连接、支持、保护、运输、营养、免疫及防御等功能。

结缔组织均由胚胎时期的间充质(mesenchyme)演化而来。间充质由间充质细胞和无定形基质构成。间充质细胞呈星状,细胞间以突起相互连接成细胞网;细胞核大,核仁明显,胞质呈弱嗜碱性(图2-3-1)。间充质细胞分化程度低,有很强的增殖分化能力,在胚胎时期可分化成各种结缔组织细胞、血细胞、内皮细胞、肌细胞等。成体的结缔组织内仍保留少量未分化的间充质细胞。

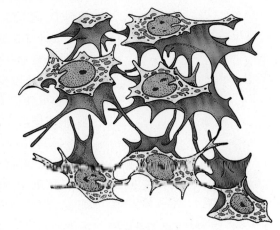

图2-3-1　间充质立体模式图

第一节　疏松结缔组织

疏松结缔组织(loose connective tissue)形似蜂窝,又称蜂窝组织(areolar tissue),其结构特点是细胞种类多,纤维数量较少,排列稀疏,起连接、支持、营养、防御、保护和修复等功能。

一、细胞

疏松结缔组织有成纤维细胞、浆细胞、巨噬细胞、肥大细胞、脂肪细胞、白细胞及未分化间充质细胞等。

各类细胞的数量和分布随存在的部位和功能状态而不同(图2-3-2、图2-3-3)。

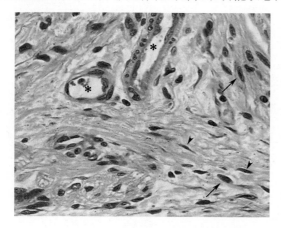

*示小血管;↑示成纤维细胞;►示纤维细胞。

图2-3-2　疏松结缔组织光镜图

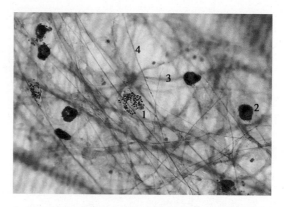

1.巨噬细胞;2.肥大细胞;3.胶原纤维;4.弹性纤维。

图2-3-3　疏松结缔组织(肠系膜铺片)光镜图
腹腔注射台盼蓝,醛复红与偶氮焰红染色。

(一)成纤维细胞

成纤维细胞(fibroblast)是疏松结缔组织中数目最多的细胞,胞体较大,多呈扁平或梭形,有长突起,胞质弱嗜碱性,胞核较大,椭圆形,染色质疏松着色浅,核仁明显。电镜下,胞质内有丰富的粗面内质网,游离核糖体和发达的高尔基复合体(图2-3-4)。该细胞具有合成和分泌胶原蛋白和弹性蛋白,并形成无定形基质的作用,也称为持续性蛋白质分泌细胞。胶原蛋白形成胶原(原)纤维和网状纤维,弹性蛋白构成弹性纤维。该细胞还分泌多种生长因子,调节细胞的功能活动。

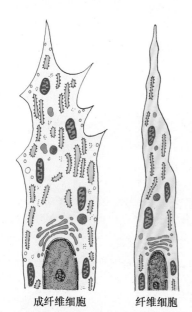

成纤维细胞　纤维细胞

图2-3-4　成纤维细胞与纤维细胞超微结构模式图

成纤维细胞功能处于静止状态时,称纤维细胞(fibrocyte)。细胞较小、呈长梭形;胞核小而细长、着色深;胞质少、呈嗜酸性。电镜下,胞质内粗面内质网少、高尔基复合体不发达(图2-3-4),在创伤等情况下,纤维细胞可分化为成纤维细胞,并向受损部位迁移,形成新的细胞外基质,形成瘢痕组织,参与创伤修复。

(二)巨噬细胞

巨噬细胞(macrophage)又称组织细胞,分布广泛。巨噬细胞形态多样,因其功能状态不同而变化,功能活跃者常伸出较长伪足而成不规则形。胞核较小,圆形或椭圆形,着色较深,胞质丰富,多为嗜酸性,含空泡和异物颗粒(图2-3-3)。电镜下,细胞表面有许多皱褶和隆起,胞质内含有大量溶酶体、吞噬泡和吞噬体,以及高尔基复合体、线粒体和粗面内质网等(图2-3-5)。

巨噬细胞来源于血液,可在体内存活几个月。当血液的单核细胞受到趋化因子(细菌产物、炎症变性蛋白等)的刺激后游走出血管,进入组织后成为巨噬细胞(或组织细胞),参与吞噬、消化、清除异物及免疫等功能(图2-3-6)。

1.**趋化性定向运动**　巨噬细胞可沿某些化学物质的浓度梯度进行定向移动,这种特性称为趋化性(chemotaxis),这类化学物质称为趋化因子(chemotactic factor),如细菌产物、炎症组织的变性蛋白等。巨噬细胞可通过这种方式聚集病变部位,趋化性是巨噬细胞行使功能的前提。

2.**吞噬作用**　巨噬细胞具有强大的吞噬能力,可分为特异性吞噬和非特异性吞噬。特异性吞噬是巨噬细胞通过识别因子,如抗体、补体、纤维粘连蛋白等,识别和黏附被吞噬物,如细菌、病毒、异体细胞和受伤细胞等,进而吞噬。非特异性吞噬作用是巨噬细胞不需要识别因子而直接识别和黏附被吞噬物,如碳

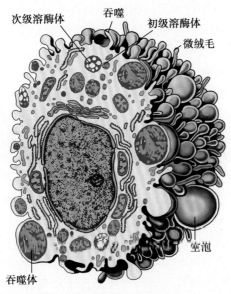

图 2-3-5　巨噬细胞超微结构立体模式图

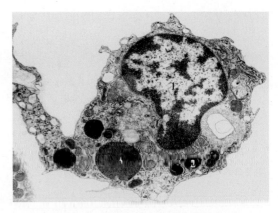

1. 细胞核；2. 溶酶体；3. 吞噬的衰老红细胞。

图 2-3-6　脾内巨噬细胞电镜图

粒、粉尘、衰老死亡的细胞和某些细菌，进而吞噬。吞噬物较大时巨噬细胞还可以多个融合形成多核巨细胞(multinuclear giant cell)，例如骨组织中的破骨细胞。经趋化性定向运动抵达病变部位的巨噬细胞伸出伪足并黏附和包围细菌、异物、衰老伤亡的细胞等，进而摄入胞质内形成吞噬体或吞饮泡。吞噬体、吞饮泡与初级溶酶体融合后，被溶酶体酶分解再利用，不能分解的物质成为残余体(图 2-3-7)。

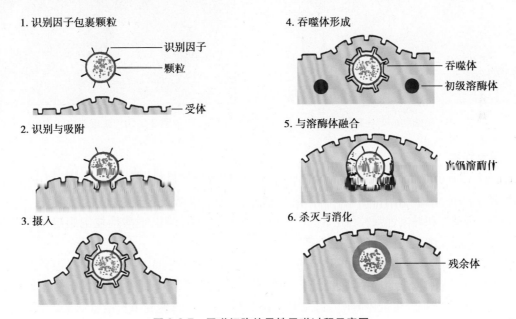

图 2-3-7　巨噬细胞特异性吞噬过程示意图

3. **分泌作用**　巨噬细胞能合成和分泌多种生物活性物质，如溶菌酶、补体、干扰素、白细胞介素-1 等，参与机体的防御功能。还能分泌血管生成因子、造血细胞集落刺激因子、血小板活化因子等，激活和调节有关细胞的功能活动。

4. **参与和调节免疫应答**　巨噬细胞在发挥吞噬作用的同时能捕捉、加工处理和呈递抗原。经加工处理后的特征性的分子基团(包括蛋白质、多肽、多糖等生物分子)，与巨噬细胞自身主要组织相容性复合体(major histocompatibility complex，MHC)-Ⅱ类分子结合，形成抗原肽-MHC-Ⅱ类分子复合物，黏附在巨噬细胞表面(图 2-3-8)，并呈递给 T 细胞，当 T 细胞接触到抗原肽后便被激活，启动免疫应答机制。所以巨噬细

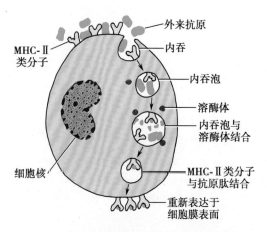

MHC. 主要组织相容性复合体。

图 2-3-8 巨噬细胞处理抗原过程示意图

胞也是机体主要的抗原呈递细胞(antigen presenting cell)。巨噬细胞分泌的某些生物活性物质如白细胞介素-1、干扰素等也直接或间接参与调节免疫应答。

(三) 浆细胞

浆细胞(plasma cell)在一般的结缔组织内很少,主要分布于脾、淋巴结及消化道、呼吸道等黏膜的结缔组织或淋巴组织内及慢性炎症部位。浆细胞呈圆形或卵圆形,核圆形或卵圆形,多偏居细胞一侧,异染色质呈粗条块状聚集在核膜内侧,从核中心向核膜呈辐射状分布。胞质丰富,嗜碱性,核旁有一浅染区(图 2-3-9)。电镜下,浆细胞胞质内含有大量平行排列的粗面内质网,核旁浅染区内有发达的高尔基复合体和中心体(图 2-3-10)。浆细胞合成及分泌免疫球蛋白(immunoglobulin,Ig),即抗体(antibody),抗体一端能与抗原高度特异性结合,形成抗原-抗体复合物。抗体的另一端与吞噬细胞上的受体结合,从而使抗原-抗体复合物被吞噬和杀灭。

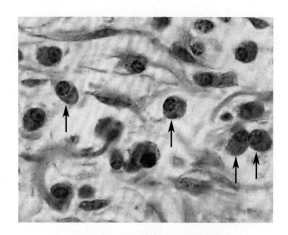

图 2-3-9 浆细胞(↑)光镜图

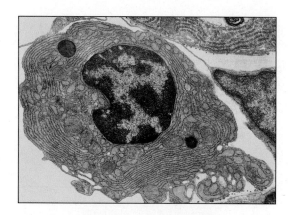

图 2-3-10 浆细胞电镜图

(四) 肥大细胞

肥大细胞(mast cell)常沿小血管和小淋巴管分布,在身体与外界抗原接触的地方,如皮肤、消化管和呼吸管壁结缔组织内,肥大细胞特别多。细胞胞体较大、呈圆形或卵圆形,胞核小而圆、居中。胞质内充满粗大的水溶性、嗜碱性和异染性颗粒(图 2-3-3)。颗粒内主要含有组胺、嗜酸性粒细胞趋化因子和肝素等化学物质。此外,肥大细胞还能分泌白三烯等。

少数人的免疫系统会对某些机体并无害的花粉、药物等物质发生免疫应答。当机体首次接触到这些物质(抗原)时,巨噬细胞对其进行吞噬和处理,并将抗原信息呈递给 B 细胞,B 细胞接受抗原信息的刺激后,转化为浆细胞,浆细胞产生抗体 IgE。肥大细胞膜上有 IgE 受体,能与 IgE 结合。IgE 与肥大细胞膜上的 IgE 受体结合后,机体即处于致敏状态。当相同的过敏原再次进入机体,过敏原便可与肥大细胞膜上的 IgE 结合,启动肥大细胞以胞吐方式释放白三烯和颗粒内容物(脱颗粒)(图 2-3-11)。组胺与白三烯能使皮肤的微静脉和毛细血管扩张,通透性增强,组织液渗出增多,导致局部红肿,引起荨麻疹;能使细支气管平滑肌痉挛,黏液分泌增多,导致哮喘;可使全身小动脉扩张,血压急剧下降,引发休克。这些病症统称为过敏反应,凡可致肥大细胞脱颗粒的物质称为过敏原,即引发过敏反应的抗原。

肥大细胞释放的中性粒细胞趋化因子和嗜酸性粒细胞趋化因子可分别趋化这两种血细胞穿出血管迁入结缔组织内。嗜酸性粒细胞可吞噬抗原-抗体复合物,所以在过敏反应发生时能发挥抗过敏作用,并有杀菌作用;中性粒细胞作用是吞噬细菌。此外肥大细胞分泌的肝素具有抗凝血作用。

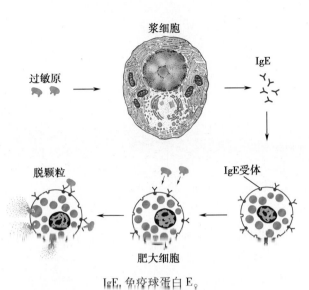

IgE，免疫球蛋白 E。

图 2-3-11 肥大细胞脱颗粒机制示意图

（五）脂肪细胞

脂肪细胞（fat cell）单个存在或成群分布。细胞体积大，呈圆形或椭圆形，胞质内含有脂滴。在 HE 染色切片中，脂滴被溶解，细胞呈空泡状，胞核和少量胞质被挤向细胞的一侧。脂肪细胞主要功能是合成和贮存脂肪，参与脂质代谢。

（六）白细胞

血液内白细胞受趋化因子的吸引，常以变形运动穿出毛细血管和微静脉，游走到疏松结缔组织内，参与免疫应答和炎症反应。

（七）未分化间充质细胞

未分化间充质细胞（undifferentiated mesenchymal cell）是成体疏松结缔组织内的干细胞，常分布在小血管，尤其是毛细血管周围，它们保持着间充质细胞的分化潜能。在炎症及创伤修复时大量增殖，可分化为成纤维细胞、脂肪细胞、平滑肌和内皮细胞，参与结缔组织和小血管的修复。未分化间充质细胞、脂肪细胞和成纤维细胞也称为结缔组织的固有细胞。

二、纤维

结缔组织的纤维存在于基质中，包括胶原纤维、弹性纤维、网状纤维三种。

（一）胶原纤维

胶原纤维（collagenous fiber）粗细不等，直径 0.5～20μm，呈波浪形，有分支并交织成网（图 2-3-2、图 2-3-3）。在结缔组织三种纤维中数量最多，新鲜时呈白色，有光泽，又称白纤维。光镜下，HE 染色呈嗜酸性，着粉红色。胶原纤维的生化成分为Ⅰ型胶原蛋白。胶原蛋白由成纤维细胞合成分泌，在细胞外聚合成胶原原纤维（collagen fibril），再经少量黏合质黏结成胶原纤维。电镜下，胶原原纤维直径为 20～200nm，呈现明暗交替的周期性横纹，横纹周期约 64nm（图 2-3-12）。胶原纤维的特性为韧性大，抗拉力强。

（二）弹性纤维

弹性纤维（elastic fiber）新鲜时呈黄色，又称黄纤维。纤维较细，直径 0.2～1.0μm，分支交织成网，表面

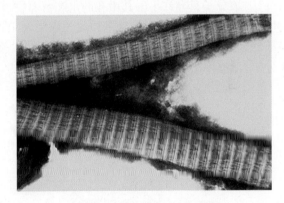

图 2-3-12 胶原原纤维电镜图

光滑，断端常卷曲（图 2-3-3），HE 染色着色淡红，不易与胶原纤维区分。用醛复红或地衣红能将其染成紫色或棕褐色。电镜下，弹性纤维的核心部分电子密度低，由均质的弹性蛋白（elastin）组成，外周覆盖电子密度较高的微原纤维（microfibril），直径约 10nm。弹性蛋白分子以共价键交联成网，能任意弯曲。在外力牵拉下，卷曲的弹性蛋白分子伸展拉长；除去外力后，弹性蛋白分子又恢复卷曲状态（图 2-3-13）。

弹性纤维和胶原纤维交织在一起，使疏松结缔组织既有弹性又有韧性，有利于组织和器官保持形态和位置的相对恒定，具有一定的可塑性。

（三）网状纤维

网状纤维（reticular fiber）较细，直径 0.2～1.0μm，分支多，交织成网。网状纤维由Ⅲ型胶原蛋白构成，表面被覆蛋白多糖和糖蛋白，故 PAS 反应阳性。网状纤维在 HE 染色切片中呈淡粉红色，镀银染色切片中呈黑色，故又称嗜银纤维（argyrophil fiber）。网状纤维多分布在结缔组织与其他组织交界处，如基膜的网板、肾小管周围、毛细血管周围。在造血器官、淋巴器官和内分泌腺内，有较多的网状纤维支架。

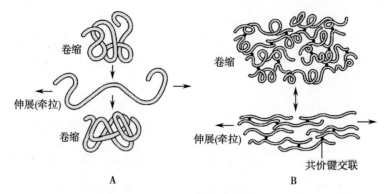

A. 单个分子；B. 多分子聚合体。

图 2-3-13　伸缩状态下弹性蛋白构型示意图

三、基质

基质（ground substance）是一种无定形的胶状物质，充填于纤维和细胞之间，其化学成分主要为蛋白聚糖和纤维粘连蛋白。

（一）蛋白聚糖

蛋白聚糖（proteoglycan）为基质的主要成分，是由蛋白质与多糖分子共价结合成的大分子复合物，其中多糖分子主要包括透明质酸、硫酸软骨素、硫酸角质素、硫酸乙酰肝素等。由于它们的多糖长链化合物中都含有氨基己糖，总称为氨基聚糖（glycosaminoglycans，GAGs），也称为糖胺聚糖或黏多糖。透明质酸是一种曲折盘绕的长链大分子，可长达 2.5μm，由它构成蛋白聚糖复合物的主干，其他氨基聚糖则以蛋白质为核心构成蛋白聚糖亚单位，后者再通过连接蛋白结合在透明质酸长链分子上，由此构成的结构称为蛋白聚糖聚合体（图 2-3-14）。大量蛋白聚糖聚合体曲折盘绕，形成多微孔的筛状结构，称为分子筛（molecular sieve）。该分子只允许小于其微孔的水和营养物、代谢产物、激素、气体分子通过，对大于其微孔的大分子物质，如细菌等则不能通过，使基质成为限制细菌扩散的防御屏障。溶血性链球菌、癌细胞等能产生透明质酸酶，破坏分子筛，致使感染和肿瘤浸润扩散。蛋白聚糖聚合体上还结合着许多亲水基团，能结合大量水分子，形成细胞外"储水库"。

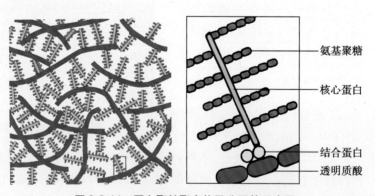

图 2-3-14　蛋白聚糖聚合体及分子筛示意图

（二）纤维粘连蛋白

纤维粘连蛋白（fibronectin）是基质中最主要的粘连性糖蛋白。存在于胶原纤维和许多结缔组织细胞周围，由两条多肽链组成，每肽链上均有特定的功能区（化学基因），分别能与多种细胞、胶原蛋白等结合，影响细胞的分化和迁移。

（三）组织液

组织液（tissue fluid）指从毛细血管动脉端渗入基质内的液体，经毛细血管静脉端和毛细淋巴管等回流入血液或淋巴，周而复始、不断更新，维持了细胞代谢所需的内环境，有利于物质交换。当组织液渗出与回流的动态平衡遭到破坏时，将导致机体组织水肿或脱水。

第二节 致密结缔组织

致密结缔组织(dense connective tissue)与疏松结缔组织一样,由细胞、基质和纤维组成,其中纤维成分为主,细胞成分较少,且纤维粗大,排列致密,分布在皮下、筋膜和肌腱等处,起支持和连接功能。根据纤维的性质和排列方式,可分为以下两种类型。

一、规则致密结缔组织

规则致密结缔组织分为两种:一种以胶原纤维为主,分布在肌腱、腱膜和大部分的韧带。大量密集而平行的胶原纤维排列成束,纤维束之间的细胞是一种形态特殊的成纤维细胞,即腱细胞,胞体伸出多个薄翼状突起插入纤维束之间,胞核扁椭圆形,呈点线状排列,着色深(图 2-3-15)。另一种以弹性纤维为主的规则致密结缔组织称为弹性组织(elastic tissue),粗大的弹性纤维平行排列成束,如椎间盘的黄韧带,以适应脊柱或关节的运动;或成层排列,如大动脉的中膜,以缓冲血流的压力。

二、不规则致密结缔组织

不规则致密结缔组织见于真皮、硬脑膜、巩膜及许多器官的被膜等,其特点是粗大的纤维纵横交错排列,形成致密的板层结构,纤维(束)之间含少量基质和(成)纤维细胞(图 2-3-16)。

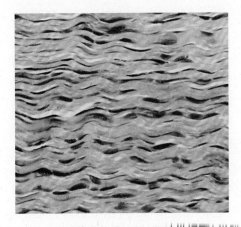

图 2-3-15 规则致密结缔组织(肌腱纵切面)光镜图

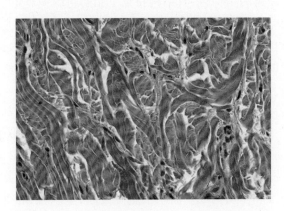

图 2-3-16 不规则致密结缔组织(皮肤真皮)光镜图

第三节 脂 肪 组 织

脂肪组织(adipose tissue)是一种以脂肪细胞为主的结缔组织,光镜下,许多脂肪细胞聚集在一起,被疏松结缔组织分隔成脂肪小叶(图 2-3-17)。根据脂肪细胞结构和功能的不同,脂肪组织分为两类。

一、黄色脂肪组织

新鲜时呈黄色或白色(某些哺乳类动物),是通常所说的脂肪组织。由大量单泡脂肪细胞(图 2-3-18)集聚而成,细胞中央有一大脂滴,胞质和核呈薄层,居细胞周缘部。光镜下,HE 染色切片显示脂滴溶解成一大空泡,胞核扁圆形,推挤到细胞一侧,连同胞质呈新月形,故黄色脂肪又称为单泡脂肪组织(unilocular

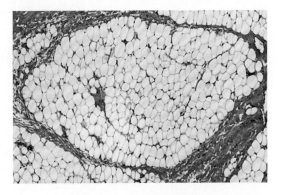

图 2-3-17 脂肪组织光镜图

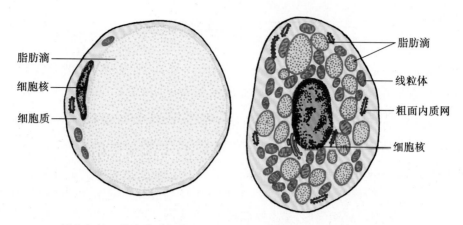

脂肪滴
细胞核
细胞质

脂肪滴
线粒体
粗面内质网
细胞核

图 2-3-18　单泡脂肪细胞(左)和多泡脂肪细胞(右)超微结构模式图

adipose tissue)。黄色脂肪组织主要分布在皮下、网膜和系膜等处,占成人体重的 15%~20%(男性)或 20%~25%(女性),是体内最大的贮能库,参与能量代谢,并具有产生热量、维持体温、缓冲保护和支持填充等作用。

二、棕色脂肪组织

新鲜时呈棕色,其结构特点是脂肪组织中有丰富的毛细血管,脂肪细胞内散在许多小脂滴,线粒体大而丰富,核圆形、位于细胞中央,称多泡脂肪细胞(图 2-3-18),故棕色脂肪组织又称多泡脂肪组织(multilocular adipose tissue)。棕色脂肪组织在成人极少,在新生儿的肩胛间区、腋窝及颈后部等处。在寒冷的刺激下,棕色脂肪细胞内的脂类分解、氧化,散发大量热能,维持体温,这一功能受交感神经调节。

第四节　网状组织

网状组织(reticular tissue)是造血器官和淋巴器官的基本组成成分,由网状细胞(reticular cell)、网状纤维和基质构成。网状细胞有突起,呈星状,相邻细胞的突起相互连接成网(图 2-3-19),胞核较大、圆或卵圆形、着色浅,常可见 1~2 个核仁,胞质丰富、粗面内质网较发达。网状纤维由网状细胞产生,分支交错、连接交织成网,并可深陷于网状细胞的胞体和突起内,成为网状细胞依附的支架,网孔内细胞和液体可自由流动,为淋巴组织中淋巴细胞的发育以及造血组织中血细胞的发生与发育提供适宜的微环境。

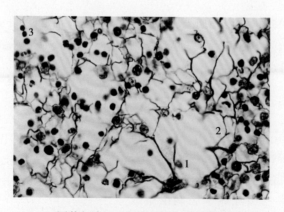

1. 网状细胞;2. 网状纤维;3. 淋巴细胞。

图 2-3-19　网状组织(淋巴结)光镜图(镀银染色)

【学习小结】

结缔组织源自胚胎时期的间充质,主要由多种细胞和细胞外基质构成。结缔组织分布广泛,形态多样,由固有结缔组织(疏松结缔组织、致密结缔组织、脂肪组织和网状组织)及其他类型的结缔组织(血液、淋巴组织、软骨组织和骨组织)组成。结缔组织具有连接、支持、保护、运输、营养、免疫及防御等功能。

疏松结缔组织的细胞主要包括成纤维细胞、巨噬细胞、浆细胞、肥大细胞、脂肪细胞、未分化间充质细胞、白细胞,其中成纤维细胞、未分化间充质细胞和脂肪细胞为结缔组织的固有细胞,其余的为游走细胞,源自血液或淋巴组织。细胞外基质包括纤维、无定型基质及组织液。纤维主要分为胶原纤维、弹性纤维、网状纤维,分布于机体不同部位,发挥不同的功能。

【复习题】

1. 疏松结缔组织的特点是什么!
2. 当细菌侵入人体后,疏松结缔组织内有哪些成员可参与机体的防御?分别叙述其结构和功能。
3. 说明成纤维细胞的结构特点和功能特性以及胶原纤维形成的简要过程。

(曾洪艳)

第四章 软 骨 与 骨

【学习目标】

一、掌握
1. 透明软骨的结构和功能。
2. 骨组织的组成和结构。
3. 长骨骨干骨密质的结构。
二、熟悉
1. 弹性软骨和纤维软骨的结构和功能。
2. 软骨的生长方式。
3. 软骨膜的结构和功能。
4. 骨祖细胞、成骨细胞、骨细胞和破骨细胞的结构和功能。
5. 骨膜的结构和功能。
三、了解
1. 骨松质的结构特点。
2. 骨发生和改建的基本过程、方式及长骨的生长特点。
3. 影响骨生长发育的因素。
4. 关节的结构。

软骨和骨是分别以软骨组织和骨组织为主构成的器官,是人体的支架结构,来源于胚胎时期的间充质。软骨组织和骨组织均属于高度特化的固态结缔组织,而骨组织的硬度又大大超过软骨组织。

第一节 软 骨

软骨组织(cartilage tissue)由软骨细胞和软骨基质构成。软骨组织与分布在其周围的软骨膜构成软骨(cartilage)。在胚胎时期,软骨是胚胎的支架成分,随着胎儿的不断发育,软骨逐渐被骨取代。在成体内,软骨散在分布,所发挥的作用依所处的部位不同而不同。

一、软骨组织

(一)软骨细胞

软骨细胞(chondrocyte)是软骨组织中的细胞,包埋在软骨基质中,软骨细胞所在的腔隙称为软骨陷窝(cartilage lacunae)。软骨细胞的大小、形状和分布具有一定的规律,幼稚的软骨细胞单个分布在软骨的周边,较小,呈扁圆形。从软骨的边缘到软骨的中央,软骨细胞逐渐成熟,体积逐渐增大,变成圆形或椭圆形,多为2~8个聚集在一起,由于它们是从一个软骨细胞分裂而来,故又称为同源细胞群(isogenous group)(图2-4-1),同群的细胞之间有少量软骨基质。成熟软骨细胞核呈圆形或椭圆形,可见1~2个核仁,胞质弱嗜碱性,电镜下可见丰富的粗面内质网和高尔基复合体,线粒体较少(图2-4-2)。软骨细胞具有产生软骨基质的能力。

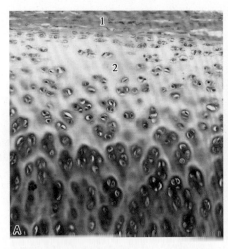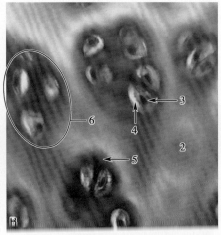

A. 低倍；B. 高倍(软骨中部)。1. 软骨膜；2. 软骨基质；3. 软骨细胞；4. 软骨陷窝；5. 软骨囊；6. 同源细胞群。

图 2-4-1 透明软骨(气管)光镜图

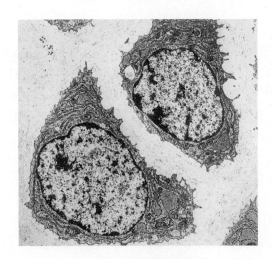

图 2-4-2 软骨细胞电镜图

(二)软骨基质

软骨基质(cartilage matrix)是软骨细胞产生的细胞外基质，由纤维和无定型的基质(ground substance)组成。基质的主要成分为蛋白聚糖和水，其蛋白聚糖与疏松结缔组织中的类似，构成分子筛结构，但软骨中的蛋白聚糖浓度很高，使软骨基质形成坚固的凝胶。氨基聚糖在软骨基质中的分布不均匀，硫酸软骨素紧靠软骨陷窝分布，呈强嗜碱性，形似囊状包围软骨细胞，称为软骨囊(cartilage capsule)。纤维成分埋于基质中，使软骨具有韧性或弹性。

二、软骨膜

软骨表面被覆有薄层的致密结缔组织，称为软骨膜(perichondrium)。软骨膜分为两层，外层胶原纤维比较多，主要起保护作用；内层细胞比较多，其中有梭形的骨祖细胞。软骨膜中含有血管、淋巴管和神经，为软骨提供营养。除关节软骨外，一般的软骨表面都有软骨膜覆盖。

三、软骨的类型

根据软骨基质中所含纤维的不同，可将软骨分为透明软骨、纤维软骨和弹性软骨三种类型。

(一)透明软骨

透明软骨(hyaline cartilage)是一种分布较广的软骨类型，包括肋软骨、关节软骨、呼吸道软骨等。透明软骨具有较强的抗压性，具有一定的弹性和韧性。纤维成分主要是由 II 型胶原蛋白聚集而成的交织排列的胶原原纤维。由于纤维很细，且折光率与基质相似，所以在光镜下不能分辨(图 2-4-1)。基质中含大量水分，这是透明软骨呈半透明的重要原因之一。

(二)弹性软骨

弹性软骨(elastic cartilage)分布于耳郭、咽喉及会厌等处。结构特点是有大量交织分布的弹性纤维，在软骨中部更为密集(图 2-4-3)，因而具有较强的弹性。新鲜时呈不透明的黄色。

(三)纤维软骨

纤维软骨(fibrous cartilage)分布于椎间盘、关节盘及耻骨联合等部位。纤维软骨的结构特点是有大量平行或交叉排列的胶原纤维束,故韧性强大,呈不透明的乳白色。软骨细胞较小而少,成行分布于纤维束之间,基质较少(图2-4-4)。

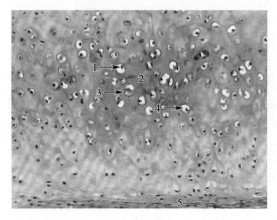

1.软骨细胞;2.软骨基质;3.软骨囊;4.软骨陷窝;5.软骨膜。

图 2-4-3　弹性软骨光镜图(人耳郭)

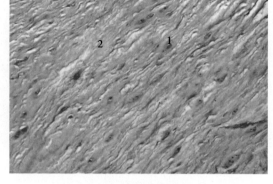

1.软骨细胞;2.胶原纤维。

图 2-4-4　纤维软骨光镜图(人椎间盘)

四、软骨的生长

软骨的生长有两种方式:①附加性生长,又称软骨膜下生长。软骨膜内的骨祖细胞不断增殖分化为成软骨细胞(chondroblast),成软骨细胞又进一步分化为软骨细胞,软骨细胞产生纤维和基质,使软骨增厚。②间质性生长,又称软骨内生长。通过软骨细胞的生长和分裂增殖,不断地产生更多的软骨基质,使软骨从中央向周围逐渐扩大增厚。

第二节　骨 和 关 节

骨是支撑机体重量的坚硬的器官,具有运动、保护和支持的作用,由骨组织、骨膜和骨髓等构成,此外,骨髓还是血细胞发生的部位。由于骨中含有大量的钙、磷等矿物质,因此,骨是机体钙和磷的贮存库。骨的内部结构符合生物力学原理,并可进行适应性的更新和改建。

一、骨组织

骨组织(osseous tissue)是骨的结构主体,主要由骨细胞和钙化的细胞外基质组成,其特点是细胞外基质中有大量骨盐沉积,使骨组织成为人体最坚硬的组织之一。骨组织的细胞类型包括骨祖细胞、成骨细胞、骨细胞和破骨细胞。其中骨细胞最多,位于骨组织内部,其余三种细胞分布在骨组织边缘。

(一)骨基质

骨基质(bone matrix)是钙化的骨细胞外基质,简称骨质,包括有机成分和无机成分。有机成分包括大量的胶原纤维和少量的无定形基质,胶原纤维主要由Ⅰ型胶原蛋白构成,占有机成分的90%。基质的主要成分是蛋白聚糖及其复合物,呈无定形凝胶状,具有黏合纤维的作用。骨质中还有骨钙蛋白、骨桥蛋白、骨粘连蛋白和钙结合蛋白等,它们在骨的钙化、钙离子的传递和平衡、骨的修复重建等方面具有重要作用。无机成分主要以钙和磷离子为主,又称骨盐,占干骨重量的65%。骨盐的主要存在形式是羟基磷灰石结晶,为不溶性中性盐,呈细针状,长10~20nm,沿胶原原纤维的长轴排列,并且与之紧密结合,使骨质非常坚硬。

骨基质在最初形成时,细胞外基质无骨盐沉积,称类骨质(osteoid),后来类骨质经钙化转变为骨质,钙化是无机盐有序地沉积于类骨质的过程。

骨质在胚胎时期和5岁以内的儿童是以编织骨的结构形式存在的,编织骨(woven bone)的主要特征就是胶原纤维无规律排列交织,随着年龄增长,编织骨逐渐改建形成胶原纤维规律排列的板层骨(lamellar bone)。板层骨是以骨板(bone lamella)形式存在的骨质结构,同一骨板内的纤维相互平行,相邻骨板的纤维则相互垂直,这种结构特点使骨的密度有效地增大(图2-4-5)。骨板层数多、排列规则、相互紧密结合构成密质骨(compact bone),分布在长骨骨干、扁骨和短骨的表层。骨板在长骨两端的骨骺、扁骨的板障和短骨的中心等部位,排列不规则,形成针状或片状骨小梁,它们交错成为多孔的立位网络样结构,网孔大小不一,称为松质骨(spongy bone)。

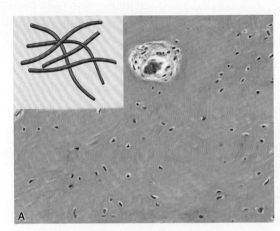
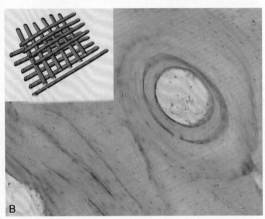

A. 编织骨;B. 板层骨;左上角小图为骨质内的纤维排列示意图。

图2-4-5 编织骨与板层骨光镜图

(二) 骨组织的细胞

1. **骨祖细胞(osteoprogenitor cell)** 分布在骨膜内,是软骨组织和骨组织共同的干细胞,细胞呈体积较小的梭形、胞质少,核椭圆形或细长形(图2-4-6)。骨祖细胞着色浅淡,不易识别。骨祖细胞可以分化成为成骨细胞和成软骨细胞,分化方向取决于所处的局部微环境和所受刺激的性质。例如,当骨折修复时,骨祖细胞活跃增生,不断分化为成骨细胞。

2. **成骨细胞(osteoblast)** 呈立方形或矮柱状,分布在骨组织表面,通常单层排列(图2-4-6),细胞侧面和底部出现突起,与相邻的成骨细胞及骨细胞以突起相连,连接处有缝隙连接。细胞核呈圆形,位于远离骨表面的细胞一端。

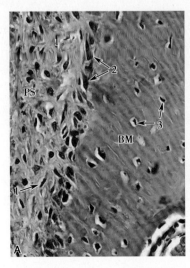
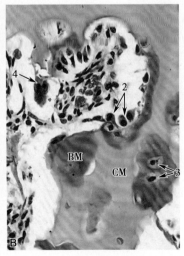

A. 骨领;B. 成骨区。1. 骨祖细胞;2. 成骨细胞;3. 骨细胞;4. 破骨细胞。
PS. 骨膜;BM. 骨基质;CM. 软骨基质。

图2-4-6 骨组织的细胞光镜图(人胎儿指骨)

　　成骨细胞合成和分泌骨基质的有机成分,形成类骨质。在电镜下可观察到大量的粗面内质网和高尔基复合体,因此,成骨细胞的胞质嗜碱性。此外,成骨细胞还释放基质小泡(matrix vesicle),基质小泡直径25~200nm,有膜包被,基质小泡膜上有钙结合蛋白,小泡中有碱性磷酸酶、细小的钙盐结晶和磷脂,钙盐结晶释放到类骨质中后,即以其为基础形成羟基磷灰石结晶,促进类骨质钙化。此外,成骨细胞除了产生类骨质,还分泌多种细胞因子,调节骨组织的形成和吸收、促进骨组织的钙化。成骨细胞产生类骨质后,自身被包埋其中,分泌能力逐渐减弱,转变为骨细胞。

　　3. 骨细胞(osteocyte)　是一种单个分散于骨板之间或骨板内的多突起的细胞,胞体具有多个细长突起,由成骨细胞转变而成。骨细胞体所在的腔隙称为骨陷窝(bone lacunae),突起所在的腔隙称为骨小管(bone canaliculus)。骨细胞的突起延长,相邻骨细胞的突起以缝隙连接相连,骨小管则彼此相通。骨陷窝和骨小管内含少量组织液,可营养骨细胞和输送代谢产物(图2-4-6、图2-4-7)。骨细胞具有一定的溶骨和成骨作用,参与调节钙和磷的平衡。骨细胞的结构和功能与其成熟度有关,不成熟的骨细胞能产生少量类骨质,随着类骨质逐渐钙化为骨质,细胞逐渐变为成熟的骨细胞。

　　4. 破骨细胞(osteoclast)　是一种多核的巨细胞,由单核细胞融合而成,数量少,散在分布于骨组织边缘,细胞直径30~100μm,核6~50个不等。破骨细胞的细胞器丰富,尤以溶酶体和线粒体居多,因此胞质为嗜酸性(图2-4-6)。破骨细胞在功能活跃时有明显的极性。电镜下可见破骨细胞紧贴骨组织一侧有许多大小不等和长短不一的突起,构成光镜下的皱褶缘(ruffled border)(图2-4-8)。环绕于皱褶缘的细胞质中含大量的微丝,其他细胞器较少,电镜下观察电子密度低,称亮区。亮区的细胞膜紧贴骨组织,使皱褶缘和相对应的骨组织表面凹陷之间形成一个特殊的封闭的微环境,称吸收陷窝(absorption lacunae)。破骨细胞在此释放多种水解酶和有机酸,溶解骨盐,分解有机成分。另外,在皱褶缘深面的破骨细胞的胞质中有许多吞噬泡和吞饮泡,内含细小的骨盐晶体和解体的有机成分,它们在细胞内将进一步降解。因此,破骨细胞具有很强的溶解吸收骨质的作用。破骨细胞和成骨细胞在骨组织内相辅相成,共同参与骨的生长和重建。

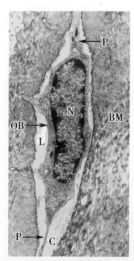

BM. 骨基质;L. 骨陷窝;C. 骨小管;OB. 骨细胞体;N. 细胞核;P. 骨细胞突起。

图2-4-7　骨细胞电镜图

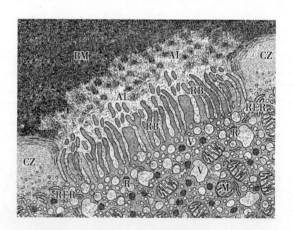

BM. 骨质;AL. 吸收陷窝;CZ. 亮区;RB. 皱褶缘;RER. 粗面内质网;V. 吞噬泡或吞饮泡;R. 溶酶体;M. 线粒体。

图2-4-8　破骨细胞(贴近骨组织一侧)超微结构模式图

二、长骨的结构

　　长骨由骨干和骨骺两部分构成,表面覆有骨膜和关节软骨,内部为骨髓腔,腔内含有骨髓(图2-4-9)。

(一)骨干

　　骨干主要成分是密质骨,骨干内外侧面由环骨板构成,中层主要由哈弗斯系统和间骨板构成(图

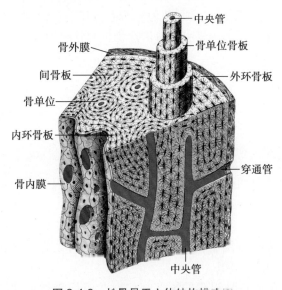

图2-4-9 长骨骨干立体结构模式图

骨外膜
中央管
骨单位骨板
间骨板
外环骨板
骨单位
内环骨板
穿通管
骨内膜
中央管

2-4-9、图 2-4-10）。骨干中有与骨干长轴几乎垂直走行的穿通管（perforating canal），内含血管、神经和少量疏松结缔组织，结缔组织中有较多骨祖细胞。穿通管在骨外表面的开口即为滋养孔，内侧有少量针状或者片状的骨小梁构成的松质骨。

1. 环骨板 环骨板（circumferential lamellae）是环绕在骨干内外表面排列的骨板，分别称为内环骨板和外环骨板。外环骨板比较厚，由多层骨板组成，绕骨干较整齐地呈环形排列。内环骨板比较薄，仅由数层骨板组成，排列不如外环骨板平整。

2. 哈弗斯系统 哈弗斯系统（Haversian system）又称骨单位（osteon），是长骨起支持作用的主要结构，位于内、外环骨板之间，排列方向与骨干长轴一致，长筒状，数量多。哈弗斯骨板（Haversian lamella）由多层同心圆排列的骨板构成，围绕中央管（central canal）排列。骨板中的胶原纤维围绕中央管呈螺旋状走行，相邻骨板的纤维方向互成直角。哈弗斯骨板为 4~20 层不等，故骨单位粗细不等。中央管内有小血管、神经纤维和结缔组织，来自与其相通的穿通管。

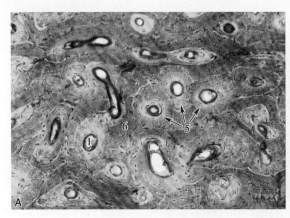
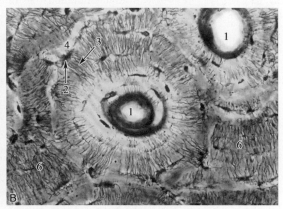

A. 低倍；B. 高倍。1. 中央管；2. 骨陷窝；3. 骨小管；4. 黏合线；5. 骨单位；6. 间骨板。

图 2-4-10 骨单位与间骨板光镜图（长骨骨干横切面，硫堇 苦味酸染色）

3. 间骨板 间骨板（interstitial lamellae）是位于骨单位之间或骨单位与环骨板之间的骨板，排列形状不规则，是骨生长和改建过程中哈弗斯骨板或环骨板未被吸收的残留部分。

在环骨板、哈弗斯骨板和间骨板之间，有一条折光较强的轮廓线，称黏合线（cement line），该处主要由骨盐较多而纤维较少的基质构成。伸向骨单位表面的骨小管，都在黏合线处折返，不与相邻骨单位的骨小管连通。因此，同一骨单位内的骨细胞接受来自自身中央管的营养供应。

（二）骨骺

骨骺主要由松质骨构成，表面有薄层的密质骨。骨骺的关节面有关节软骨，为透明软骨。松质骨内的小腔隙和骨干中央的腔连通，共同构成骨髓腔。

（三）骨膜

除关节面以外，骨的内外表面都覆盖有结缔组织膜，分别称为骨内膜和骨外膜，通常所说的骨膜指的是骨外膜。骨外膜（periosteum）又分为内外两层，外层由致密结缔组织组成，纤维粗大密集、交织成网，其中有些纤维束穿入骨质，称穿通纤维（perforating fiber），起固定骨膜和韧带的作用。内层由薄层疏松结缔组织组成，富含血管、神经和骨祖细胞。骨内膜（endosteum）由单层扁平的骨祖细胞和少量结缔组织构成，很薄,并且与穿通管内的结缔组织相连续。骨膜的主要作用是营养骨组织,并为骨的生长和修复提供干细胞。骨膜中的骨祖细胞具有成骨和成软骨的双重潜能,临床上可利用骨膜移植治疗骨折和骨缺损等。

（四）关节软骨

详见本节下文"五、关节"。

（五）骨髓

详见本篇第五章。

三、骨的发生和改建

骨来源于胚胎中胚层,骨的发生有膜内成骨和软骨内成骨两种方式。虽然发生方式不同,但骨组织发生的过程相似,都包括了骨组织形成和骨组织吸收两个方面。

（一）骨组织发生的基本过程

1. **骨组织的形成** 骨组织首先由骨祖细胞增殖分化为成骨细胞,成骨细胞产生类骨质,类骨质钙化以后形成骨质,类骨质中的成骨细胞转变为骨细胞,最后形成骨组织。

2. **骨组织的吸收** 在骨组织形成的同时,破骨细胞在原有骨组织的某些部位对骨组织进行侵蚀溶解,因此,骨组织形成和吸收同时存在,处于动态平衡。成骨细胞与破骨细胞通过相互调控、共同协作,使骨形成各种特定的形态,保证骨的发育与个体生长的需要。

（二）骨发生的方式

1. **膜内成骨** 膜内成骨(intramembranous ossification)是在骨膜原始的结缔组织内直接成骨。少数骨以此方式发生,如额骨、顶骨、枕骨、颞骨、锁骨等扁骨和不规则骨等。胚胎发生早期,在将要形成骨的部位,中胚层的间充质首先分化为原始的结缔组织,然后,间充质细胞聚集并分化为骨祖细胞,后者进一步分化为成骨细胞。成骨细胞首先形成骨组织,最先形成骨组织的部位称为骨化中心(ossification center),随着成骨不断进行,骨小梁形成,成骨细胞在骨小梁表面不断增长加粗(图2-4-11),逐渐形成为松质骨。松质骨的外侧部分逐步改建为密质骨,成骨区周围的结缔组织相应地转变为骨膜。

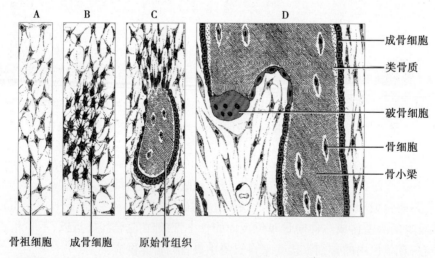

A.未分化间充质细胞阶段,含骨祖细胞;B.骨祖细胞分化为成骨细胞;C.成骨细胞形成原始骨组织;D.原始骨组织生长改建,形成骨小梁。

图2-4-11 膜内成骨过程模式图

2. **软骨内成骨** 软骨内成骨(endochondral ossification)是在透明软骨发育的基础上逐步形成,这种成骨方式比膜内成骨复杂,人体的大多数骨都以此种方式发生,如四肢骨,躯干骨和部分颅底骨等。现以长骨的发生为例,简述如下(图2-4-12):

（1）软骨雏形形成:胚胎发生早期,在将要成骨的部位,中胚层的间充质细胞聚集、分化为骨祖细胞,继而分化为成软骨细胞,成软骨细胞转变为软骨细胞。软骨细胞产生软骨基质自身包埋其中,形成透明软

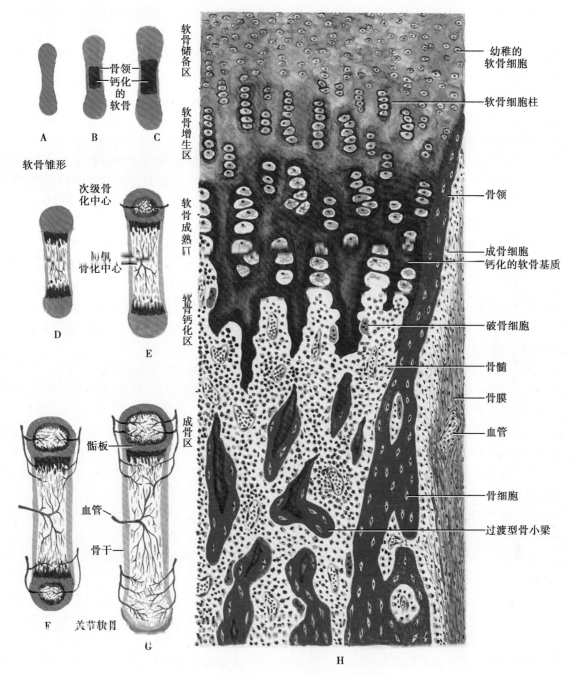

软骨储备区

软骨增生区

软骨成熟区

软骨钙化区

成骨区

幼稚的软骨细胞

软骨细胞柱

骨领

成骨细胞
钙化的软骨基质

破骨细胞

骨髓

骨膜

血管

骨细胞

过渡型骨小梁

骨领
钙化的软骨

软骨雏形

A　　B　　C

次级骨化中心

初级骨化中心

D　　E

骺板

血管

骨干

关节软骨

F　　G

H

A~G. 软骨内成骨及长骨生长;H. 骺板成骨。

图 2-4-12　长骨发生与生长过程模式图

骨,其外形与将要形成的长骨相似,故称软骨雏形(cartilage model)。软骨雏形周围的间充质则分化为软骨膜。

（2）骨领形成:在软骨雏形的中段,软骨膜内的骨祖细胞增殖分化为成骨细胞,后者贴附在软骨组织表面形成薄层原始骨组织。这层骨组织呈领圈状包绕软骨雏形中段,故名骨领(bone collar)。骨领形成后,其表面的软骨膜即改称骨膜。

（3）初级骨化中心形成:在骨领形成的同时,软骨雏形中央的软骨细胞出现凋亡,部分软骨细胞分泌碱性磷酸酶,使其周围的软骨基质钙化,软骨细胞随之退化死亡。

在软骨雏形的中段,骨膜中的血管连同结缔组织穿越骨领,进入凋亡退化的软骨区,成骨细胞、骨祖细胞和间充质细胞随血管进入;破骨细胞消化分解退化的软骨,形成许多与软骨雏形长轴一致的隧道;成骨细胞贴附于残存的软骨基质表面成骨,形成以钙化的软骨基质为中轴,表面附以新生骨组织的条索状结构,称过渡型骨小梁(transitional bone trabecula)。出现过渡型骨小梁的部位即为初级骨化中心(primary ossification center)。初级骨化中心的腔隙为初级骨髓腔,间充质细胞在此分化为网状细胞,形成网状组织。造血干细胞进入并增殖分化,形成骨髓。

初级骨化中心形成后,骨化过程继续进行,向软骨雏形两端扩展,过渡型骨小梁也将不断被破骨细胞吸收,使许多初级骨髓腔融合成一个较大的骨髓腔。

(4)次级骨化中心形成:在骨干的两端,软骨的中央发生次级骨化中心(secondary ossification center)。次级骨化中心的成骨过程与初级骨化中心相似,不同的是骨化是从中央向四周呈放射状进行,最终次级骨化中心在骨干的两端形成骨骺,以后骨骺的外侧面骨松质被改造为密质骨。此外,在骨骺与骨干之间还保留软骨,称为骺板(epiphyseal plate),骺板是长骨进一步生长的结构基础。骨骺末端表面始终保留薄层软骨,不被骨化,参与构成关节,称关节软骨。

(三)长骨的生长和改建

在骨的发生过程中和发生后,骨的不断生长要依靠骺板的生长发育,长骨的生长表现为加长和增粗两个方面。

1. **骨加长** 通过骺板软骨细胞的分化、增殖和凋亡,最终被骨组织替换实现。这种替换过程与初级骨化中心的形成过程类似,但变化的顺序性和区域性更明显。从骨骺端到骨干的骨髓腔,骺板依次分为五个连续的分区(图2-4-12)。

(1)软骨储备区(reserve cartilage zone):软骨细胞较小,分散存在。软骨基质呈弱嗜碱性。

(2)软骨增生区(proliferating cartilage zone):软骨细胞为圆形或椭圆形,软骨细胞增殖活跃,形成单行排列的同源细胞群,同源细胞群成串纵行并列排列为软骨细胞柱。

(3)软骨成熟区(maturing cartilage zone):软骨细胞明显增大成熟,同源细胞群之间的软骨基质的宽度变窄,嗜碱性增强。

(4)软骨钙化区(calcifying cartilage zone):软骨细胞逐渐退化、凋亡,出现核固缩与核溶解,接近骨髓腔的细胞消失。软骨基质钙化,呈强嗜碱性。

(5)成骨区(ossification zone):在骺板残留的钙化的软骨基质表面,可见大量的成骨细胞和破骨细胞(图2-4-6B)。成骨细胞附着在软骨基质表面,不断分泌形成骨组织,构成条索状的过渡型骨小梁,在长骨的纵切面上,似钟乳石样悬挂在钙化区的底部。骨髓腔侧,过渡型骨小梁又不断被破骨细胞吸收破坏,从而使骨髓腔向长骨两端扩展(图2-4-12)。

出生后,骺板保持一定的厚度,使软骨的增生、退化及成骨在速率上保持平衡。到17~20岁,骺板增生减缓并最终停止,导致骺软骨完全被骨组织取代,在长骨的骨干和骨骺之间留下线性痕迹,称骺线(epiphyseal line)。此后,骨不再继续纵向生长。

2. **骨增粗** 骨外膜中骨祖细胞分化为成骨细胞,在骨干表面添加骨组织,使骨干变粗。而在骨干的内表面,破骨细胞吸收骨小梁,使骨髓腔横向扩大。骨干外表面的骨形成速度略快于骨干内部的吸收速度,使得骨干的密质骨逐渐增厚、骨髓腔也逐渐扩大。到30岁左右,长骨不再增粗。

在骨的生长过程中,骨形成和骨吸收不断的作用,骨的外形和内部结构不断发生变化,使骨与整个机体的发育和生理功能相适应。

3. **骨改建**(bone remodeling) 骨改建是指骨在生长发育过程中所做的适应性结构变化。机体通过一系列机制调控成骨细胞与破骨细胞活动,使骨形成特定形态,以便与人的整体生长发育相适应。所有的骨都会进行不同程度的改建,其中尤以长骨的改建最为显著。

(1)长骨外形的改建:骨干的增长在干骺端的生长与改建过程中逐渐完成。长骨的骨骺和干骺端(即骺板成骨区)呈圆锥形,明显比骨干粗大,干骺端外侧以骨吸收为主,内侧面以骨形成为主,所以干骺端近骨干的一侧逐渐变细,与骨干中段的粗细逐渐一致。新增骨干的两端又形成新的干骺端,如此持续反复改建,直到骺板停止生长(图2-4-13)。

(2)长骨内部的改建:密质骨和松质骨都会随着骨的生长发育而不断改建。骨领最初为松质骨,骨

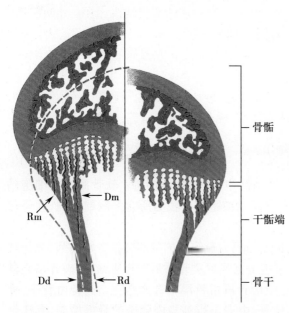

Dd. 骨干骨沉积区；Dm. 干骺端骨沉积区；Rd. 骨干骨吸收区；Rm. 干骺端骨吸收区。左侧虚线示改建前的外形轮廓。

图 2-4-13　长骨外形改建示意图

小梁逐渐增粗，小梁间的网孔缩小、致密，逐渐形成密质骨。破骨细胞吸收陈旧的骨组织后形成许多纵向通道，通道中逐渐长入骨内膜、血管和骨祖细胞，骨祖细胞分化为成骨细胞，后者逐层分泌形成同心圆状哈弗斯骨板，原先的通道逐渐缩小形成中央管，哈弗斯系统形成。随着骨单位数量逐渐增多，密质骨增厚。骨吸收和骨形成协调进行，吸收破坏后的残余部分构成了间骨板。由于改建的进度差异，骨单位的直径和骨板层数并不相同，骨单位也可有分支和相互吻合，从而形成复杂的整体构型，以顺应长骨的应力需要（图 2-4-10）。

四、影响骨生长发育的因素

1. **营养与维生素**　营养是骨骼发育的必要条件，除了蛋白质、钙、磷等关键成分，各种维生素也参与骨的生长发育过程。维生素 A 能促进骨生长速度，影响成骨细胞和破骨细胞的活动。维生素 C 可影响骨祖细胞的分裂增殖，并可影响成骨细胞合成胶原纤维与基质。维生素 D 能促进小肠对钙、磷的吸收，提高血钙和血磷水平，有利于类骨质的矿化。

2. **激素**　生长激素和甲状腺激素能刺激骺板软骨细胞的生长，还能促进骨骼中钙的代谢。甲状旁腺激素能激活骨细胞和破骨细胞的溶骨作用，释放骨钙入血，使血钙升高。降钙素可抑制骨盐溶解，并刺激骨祖细胞分化为成骨细胞，使血钙降低。性激素有促进成骨细胞合成和代谢的作用，与骨的生长和成熟有直接关系。糖皮质激素可抑制小肠和肾小管对钙的吸收，影响骨的形成。前列腺素对骨形成和骨吸收既有刺激作用，又有抑制作用。

3. **细胞因子**　骨内存在的细胞因子，一般认为来自成骨细胞的分泌，但也可来自骨外组织。这些细胞因子如表皮生长因子和转化生长因子等，可激活或抑制成骨细胞与破骨细胞，与骨的生长和改建关系密切。

4. **应力作用**　应力是结构对外部加载的负荷所产生的内部抵抗力。骨的生长和改建皆与骨的受力状态密切相关。长期的低应力可造成骨质疏松，如长期卧床可造成骨钙流失。通过影响骨形成和骨吸收，应力对骨的塑形和内部改建起到了重要导向作用。

5. **遗传**　除上述因素外，父母的基因遗传也对骨的生长发育有着至关重要的影响。

五、关节

关节由关节软骨、关节囊和关节腔构成。

1. **关节软骨（articular cartilage）**　被覆于骨端关节面的薄层透明软骨，具有一定的弹性，表面光滑，利于关节运动。关节软骨的同源细胞群呈单行纵向排列，方向与表面垂直；软骨深部的软骨基质钙化，并与骨组织相连；基质中的胶原原纤维呈拱形走向，能对软骨提供较大的应力支持，使关节软骨相对其他的透明软骨具有更大的抗压性和一定的弹性（图 2-4-14）。

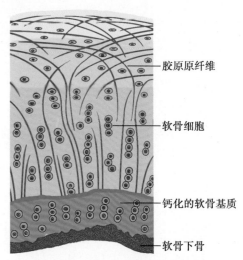

胶原原纤维

软骨细胞

钙化的软骨基质

软骨下骨

图 2-4-14　关节软骨结构示意图

2. **关节囊**（articular capsule）　是封闭关节腔的纤维性结缔组织构成的囊状结构，由内、外两层构成。外层与骨外膜连续，为致密结缔组织，起固定作用；内层较疏松，称为滑膜（synovial membrane），表面光滑，可向关节腔内突出形成滑膜皱襞或绒毛。滑膜内层常被覆 1～4 层扁平或立方形的上皮样结缔组织细胞，称滑膜细胞（synovial cell）。

3. **关节腔**（articular cavity）　为关节软骨和关节囊围成的腔，腔内含少量由滑膜细胞分泌的黏性液体，称滑液（synovial fluid）。滑液主要成分为水分，内含透明质酸、黏蛋白、电解质等，起润滑和营养作用。

【学习小结】

　　软骨由软骨细胞和软骨膜构成。软骨细胞位于软骨陷窝中，分泌软骨基质。软骨周边的细胞幼稚、小而扁、散在；中部的细胞成熟、大而圆、分裂增殖形成同源细胞群。根据所含纤维的不同，软骨可分为透明软骨、弹性软骨和纤维软骨三种类型。

　　骨由骨组织、骨膜、骨髓等构成。骨组织由细胞和骨质构成。骨组织的细胞包括骨祖细胞、成骨细胞、骨细胞和破骨细胞。骨祖细胞形成成骨细胞，成骨细胞分泌形成类骨质后变为骨细胞，破骨细胞具有溶骨作用。类骨质钙化后形成坚硬的骨质，成熟骨组织的骨质以板层状形式存在。长骨由骨干、骨骺、关节软骨、骨膜和骨髓等构成。骨干主要成分为密质骨，由多层排列规则紧密的骨板构成，有环骨板、骨单位和间骨板三种形式。环骨板分布于骨干内、外表面；骨单位由多层哈弗斯骨板以同心圆方式环绕中央管构成，是长骨骨干的主要支撑结构；间骨板是充填于骨单位之间及骨单位和环骨板之间的不规则骨板。

　　骨的发生分为膜内成骨和软骨内成骨两种方式。膜内成骨是在原始结缔组织膜内直接成骨，是不规则骨和扁骨等的发生方式。软骨内成骨是首先形成透明软骨再改造替换成骨。长骨的加长是通过骺板软骨的不断增生和替换成骨的方式实现的，增粗则是通过骨干表面的骨形成和骨髓腔面的骨吸收而实现的。骨形成与骨吸收同时存在于骨的发生和改建过程，维持动态平衡。

　　关节由关节软骨、关节囊和关节腔构成。

【复习题】

1. 简述透明软骨的结构和功能。
2. 简述长骨骨干的结构和影响骨生长的因素。
3. 比较成骨细胞和破骨细胞的来源、结构及其功能。

（曾洪艳）

第五章 血 液

【学习目标】

一、掌握

1. 红细胞、白细胞和血小板的结构与功能。

2. 红骨髓的结构。

3. 造血干细胞和造血祖细胞的结构特点。

二、熟悉

1. 血液的组成。

2. 红细胞、各种白细胞和血小板的正常值。

三、了解

1. 造血诱导微环境的概念。

2. 血细胞发生过程的形态演变。

血液(blood)又称外周血,主要在骨髓生成,是流动于心血管内的液态组织。健康成人血液约有5L,占体重的7%。从血管抽取少量血液,加入适量肝素或枸橼酸钠等抗凝剂,静置或离心沉淀后,血液可分出三层:上层淡黄色的为血浆(plasma),下层为红细胞,中间的薄层为白细胞和血小板。因此,血液是由红细胞、白细胞、血小板和血浆组成。

血浆相当于细胞外基质,约占血液容积的55%,pH 7.3~7.4,其主要成分是水,占90%,其余为血浆蛋白、脂蛋白、酶、激素、无机盐和多种营养代谢产物,血浆蛋白主要包括白蛋白、球蛋白、纤维蛋白原等。血液流出血管后,溶解状态的纤维蛋白原转变为不溶解状态的纤维蛋白,其包裹血细胞和大分子血浆蛋白形成血凝块,并析出淡黄色液体,称血清(serum)。

血细胞约占血液容积的45%,属于血液的有形成分。血细胞的形态、数量、百分比和血红蛋白含量的测定结果称为血象(表2-5-1)。疾病状态下,血象常有显著变化,故成为疾病诊断的重要参考。瑞特(Wright)或吉姆萨(Gicmsa)染色为最常用的血涂片染色方法(图2-5-1)。

表2-5-1 血细胞分类和计数的正常值

血细胞名称	血细胞分类	正常值
红细胞		男:$(4.0~5.5)\times10^{12}/L$
		女:$(3.5~5.0)\times10^{12}/L$
白细胞		$(4.0~10)\times10^{9}/L$
	中性粒细胞	占50%~70%
	嗜酸性粒细胞	占0.5%~3%
	嗜碱性粒细胞	占0~1%
	单核细胞	占3%~8%
	淋巴细胞	占25%~30%
血小板		$(100~300)\times10^{9}/L$

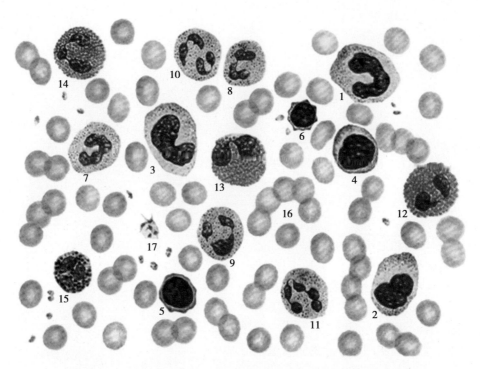

1~3. 单核细胞;4~6. 淋巴细胞;7~11. 中性粒细胞;12~14. 嗜酸性粒细胞;15. 嗜碱性粒细胞;16. 红细胞;17. 血小板。

图2-5-1　血细胞和血小板仿真图

第一节　红　细　胞

在扫描电镜下,红细胞(erythrocyte,red blood cell)呈双凹圆盘状,直径约 7.5μm,中央薄周缘较厚(图2-5-2)。因此,在血涂片中,红细胞中央部呈浅红色。这种形态与同体积的球形结构相比,表面积增大约25%,有利于细胞内外气体的迅速交换。

成熟红细胞无细胞核,也无细胞器,胞质内充满血红蛋白(hemoglobin,Hb)。正常成人血液中血红蛋白的含量,男性为 120~150g/L,女性为 110~140g/L。血红蛋白具有结合与运输 O_2 和 CO_2 的功能。

红细胞膜固定在一个能变形的圆盘状的网架结构上,称红细胞膜骨架(erythrocyte membrane skeleton),其主要成分为血影蛋白(spectrin)和肌动蛋白等。因此,当红细胞通过小于自身直径的毛细血管时,可改变形状,具有变形性。患遗传性球形红细胞增多症时血影蛋白分子结构异常,球形红细胞在通过脾时,易被巨噬细胞吞噬清除,导致先天性溶血性贫血。红细胞的细胞膜上有 ABO 血型抗原,根据血型抗原的不同,可将人血型分为 A、B、O 和 AB 四种,在临床输血中具有重要意义。

红细胞的平均寿命约为 120 天。因红细胞无任何细胞器,因而不能合成新的蛋白和代谢所需的酶类,衰老的红细胞变形性降低,在经过脾和肝脏时,被巨噬细胞吞噬清除。与此同时,未完全成熟的红细胞从骨髓进入血液。这些细胞内尚残留部分核糖体,用煌焦油蓝染色呈细网状,故称为网织红细胞(reticulocyte)(图

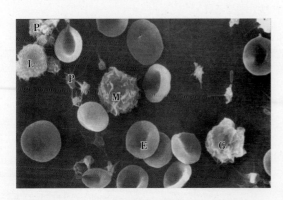

E. 红细胞;G. 粒细胞;M. 单核细胞;L. 淋巴细胞;P. 血小板。

图2-5-2　人血细胞扫描电镜图

2-5-3)。网织红细胞尚有一定的合成血红蛋白的能力,1~3天后,细胞内核糖体消失。成人网织红细胞占红细胞总数的0.5%~1.5%,新生儿较多,占3%~6%。骨髓造血功能发生障碍的患者,网织红细胞计数降低。

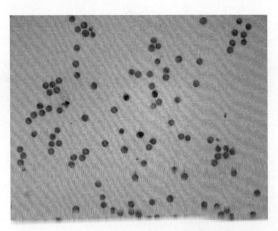

图2-5-3 网织红细胞光镜图(煌焦油蓝染色)

第二节 白 细 胞

白细胞(leukocyte,white blood cell)是有核的球形细胞,由骨髓生成,进入血液后一般于24小时内以变形运动方式穿过微血管壁,进入周围组织,发挥防御和免疫功能。根据其胞质内有无特殊颗粒,可将白细胞分为有粒白细胞和无粒白细胞。根据有粒白细胞内特殊颗粒的嗜色性,又分为中性粒细胞、嗜酸性粒细胞和嗜碱性粒细胞三种。无粒白细胞则分为单核细胞和淋巴细胞两种。

一、中性粒细胞

中性粒细胞(neutrophil)在5种白细胞中数量最多,直径10~12μm,核呈弯曲杆状或分叶,分叶核一般为2~5叶,叶间有染色质构成的细丝相连。若杆状核与2叶核的细胞增多,称核左移,这种情况一般出现在机体受严重的细菌感染时;若4~5叶核的细胞增多,称核右移,这说明骨髓的造血功能发生障碍。

中性粒细胞胞质呈浅粉红色,含许多细小颗粒,其中浅紫色的为嗜天青颗粒(azurophilic granule),浅红色的为特殊颗粒(specific granule)。嗜天青颗粒约占颗粒总数的20%,是一种溶酶体,含有酸性磷酸酶、髓过氧化物酶和多种酸性水解酶类等,能消化吞噬细菌和异物。电镜下嗜天青颗粒较大,呈圆形或椭圆形。特殊颗粒约占颗粒总数的80%,是一种分泌颗粒,内含溶菌酶、吞噬素(phagocytin)等,具有杀菌作用。电镜下特殊颗粒较小,呈哑铃形或椭圆形(图2-5-4)。

中性粒细胞的趋化作用和吞噬功能强,其吞噬对象主要为细菌,也吞噬异物。中性粒细胞在吞噬大量细菌后,自身也死亡,成为脓细胞。中性粒细胞从骨髓进入血液,停留6~8小时,然后离开,在结缔组织中存活2~3天。

二、嗜酸性粒细胞

嗜酸性粒细胞(eosinophil)直径为10~15μm,核多分为2叶,胞质内充满粗大的鲜红色嗜酸性颗粒。嗜酸性颗粒是一种特殊的溶酶体,除含一般溶酶体酶外,还含有组胺酶、芳基硫酸酯酶及阳离子蛋白等。

嗜酸性粒细胞也具有变形运动能力,其穿过毛细血管至病变部位,吞噬抗原抗体复合物。在发生过敏反应的部位,其释放的组胺酶能分解组胺,芳基硫酸酯酶能灭活白三烯,从而抑制过敏反应。嗜酸性粒细胞释放的阳离子蛋白,对寄生虫有很强的杀灭作用。当患过敏性疾病或寄生虫病时,血液中嗜酸性粒细胞增多。嗜酸性粒细胞在血液中停留6~8小时后进入结缔组织,在此可存活8~12天。

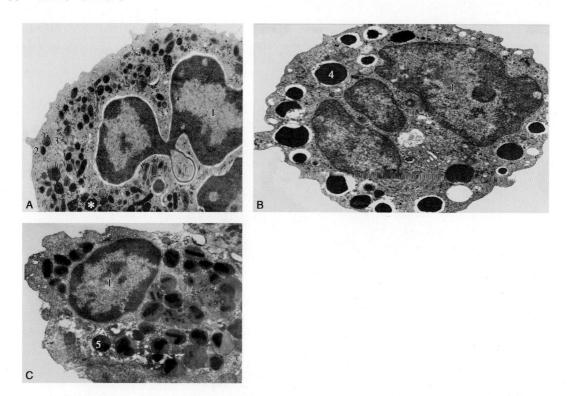

A. 中性粒细胞；B. 嗜碱性粒细胞；C. 嗜酸性粒细胞。1. 细胞核；2. 特殊颗粒；3. 糖原颗粒；4. 嗜碱性颗粒；5. 嗜酸性颗粒。＊示嗜天青颗粒。

图 2-5-4　三种粒细胞电镜图

三、嗜碱性粒细胞

嗜碱性粒细胞（basophil）在 5 种白细胞中数量最少，直径 $10\sim12\mu m$，核分叶，或呈 S 形或不规则形，着色浅。胞质内含有染成蓝紫色的嗜碱性颗粒，大小不等，分布不均。嗜碱性颗粒将核掩盖，致使细胞核轮廓不清。此外，嗜碱性颗粒具有异染性，用甲苯胺蓝可染成紫色。嗜碱性颗粒属于分泌颗粒，内含有肝素、组胺、嗜酸性粒细胞趋化因子等，细胞也可合成并分泌白三烯。嗜碱性粒细胞与肥大细胞因分泌物质基本相同，所以作用相似，均参与过敏反应，但两种细胞来源于骨髓中不同的造血祖细胞。嗜碱性粒细胞在组织中可存活 $10\sim15$ 天。

四、单核细胞

单核细胞（monocyte）是体积最大的白细胞，直径为 $14\sim20\mu m$，核呈肾形、马蹄形或不规则形，着色较浅。胞质丰富，呈弱嗜碱性，染成灰蓝色，胞质内含有许多细小分散的嗜天青颗粒。单核细胞在血流中停留 $12\sim48$ 小时后进入结缔组织或其他组织，分化成巨噬细胞等具有吞噬功能的细胞。

五、淋巴细胞

淋巴细胞（lymphocyte）呈圆形或椭圆形，根据细胞直径，可分为大、中、小三种。血液中的淋巴细胞以直径 $6\sim8\mu m$ 的小淋巴细胞为主，也含有小部分直径 $9\sim12\mu m$ 的中淋巴细胞。直径 $13\sim20\mu m$ 的大淋巴细胞一般存在于淋巴组织中，不存在于血液中。小淋巴细胞的核呈圆形，一侧常有浅凹，染色质浓密，着色深。小淋巴细胞的胞质很少，在核周形成很薄的一圈。中淋巴细胞的核染色质略稀疏，着色略浅，有的可见核仁。中淋巴细胞的胞质较多，胞质中含嗜天青颗粒。电镜下，淋巴细胞胞质含大量游离核糖体，以及溶酶体、粗面内质网、高尔基复合体和线粒体等。

淋巴细胞是主要的免疫细胞，其不仅产生于骨髓，而且产生于淋巴器官和淋巴组织，在机体防御疾病

过程中发挥关键作用。根据淋巴细胞的发生来源、形态特点和免疫功能等方面的不同,可分为三类:

（1）胸腺依赖淋巴细胞（thymus dependent lymphocyte）:简称 T 细胞,由胸腺产生,占血液淋巴细胞总数的 75%。

（2）骨髓依赖淋巴细胞（bone marrow dependent lymphocyte）:简称 B 细胞,产生于骨髓,占血液淋巴细胞总数的 10%~15%。

（3）自然杀伤细胞（nature killer cell）:简称 NK 细胞,产生于骨髓,约占 10%;为中淋巴细胞,溶酶体较多。

第三节　血　小　板

血小板（blood platelet）是从骨髓巨核细胞脱落的胞质小块,并不具有完整的细胞形态。血小板呈双凸圆盘状,直径 2~4μm,当受到机械或化学刺激时,如黏附于玻片,可伸出突起,呈不规则形。在血涂片上,血小板常聚集成群。血小板中央部称颗粒区（granulomere）,含有蓝紫色的血小板颗粒;周边部呈均质浅蓝色,称透明区（hyalomere）。电镜下,血小板表面吸附有血浆蛋白,其中有多种凝血因子。透明区含有微丝和微管,参与血小板形状的维持和变形。颗粒区有特殊颗粒、致密颗粒和少量线粒体。特殊颗粒较大,圆形,内含血小板因子Ⅳ、血小板源性生长因子（platelet derived growth factor, PDGF）、凝血酶敏感蛋白（thrombospondin）等。致密颗粒较小,内含 5-羟色胺、腺苷二磷酸（ADP）、腺苷三磷酸（ATP）、钙离子、肾上腺素等。血小板内还有开放小管系统和致密小管系统。开放小管系统的管道与血小板表面胞膜连续,借此可增加血小板与血浆的接触面积,这有利于摄取血浆物质和释放颗粒内容物。致密小管系统是封闭的小管,能收集钙离子和合成前列腺素等（图 2-5-5）。

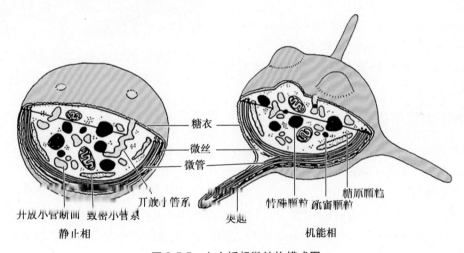

图 2-5-5　血小板超微结构模式图

血小板参与止血和凝血。当血管受损伤破裂时,血小板迅速黏附、聚集于破损处,凝固形成血栓,堵塞裂口、甚至小血管管腔。在这一过程中,血小板释放颗粒内容物,其中,5-羟色胺能促进血管收缩,血小板因子Ⅳ能对抗肝素的抗凝血作用,凝血酶敏感蛋白促进血小板聚集,PDGF 刺激内皮细胞增殖和血管修复,血浆内的凝血酶原转变为凝血酶,此酶促进纤维蛋白原变成不可溶性的纤维蛋白,使血液凝固成血块而止血。血小板寿命为 7~14 天。

第四节　骨髓和血细胞的发生

体内各种血细胞均有一定寿命,每天都有部分血细胞衰老死亡,同时又有相同数量的血细胞在骨髓内生成并进入血流,使外周血中血细胞的数量和质量维持动态平衡。

最早产生血细胞的部位是胚胎时期卵黄囊壁的血岛。胚胎发育的第 6 周,卵黄囊内的造血干细胞随血液循环迁入肝并开始造血;第12周,脾内造血干细胞增殖分化产生各种血细胞。胚胎后期骨髓开始造血并维持终生。

一、骨髓的结构

骨髓(bone marrow)位于骨髓腔内,分为红骨髓(red bone marrow)和黄骨髓(yellow bone marrow)。胎儿及婴幼儿时期的骨髓都是红骨髓,约从5岁始,长骨干的骨髓腔内出现脂肪组织,并随年龄增长而增多,成为黄骨髓。成人的红骨髓和黄骨髓约各占一半。红骨髓主要由造血组织和血窦构成,成人红骨髓分布在扁骨、不规则骨和长骨骺端的松质骨中。黄骨髓内尚保留少量幼稚血细胞,故有造血潜能,当机体需要时可转变为红骨髓。

(一) 造血组织

主要由网状组织、造血细胞和基质细胞组成。网状细胞和网状纤维构成造血组织的支架,网眼中充满不同发育阶段的各种血细胞,以及少量巨噬细胞、脂肪细胞、骨髓基质干细胞等(图2-5-6)。

造血细胞赖以生长发育的微环境称造血诱导微环境(hemopoietic inductive microenvironment)。造血微环境中还包括巨噬细胞、成纤维细胞、网状细胞、骨髓基质干细胞、血窦内皮细胞等基质细胞,这些基质细胞不仅起造血支架作用,并且能分泌多种造血生长因子(hematopoietic growth factors),调节造血细胞的增殖与分化。

(二) 血窦

血窦(sinusoid)也称窦状毛细血管(sinusoid capillary),管腔较大,直径可达40μm,形状不规则。管壁内皮细胞间的间隙较大,内皮基膜不完整,有利于成熟血细胞进入血液。

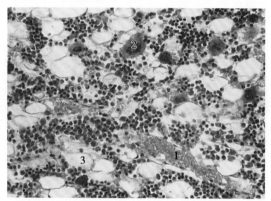

1. 血窦(内有大量红细胞);2. 巨核细胞;3. 脂肪细胞。

图2-5-6　红骨髓切片光镜图

二、造血干细胞和造血祖细胞

血细胞发生是造血干细胞在一定的微环境和某些因素的调节下,先增殖分化为各类血细胞的祖细胞,然后祖细胞定向增殖、分化成为各种成熟血细胞的过程。

(一) 造血干细胞

造血干细胞(hemopoietic stem cell)起源于人胚第3周初的卵黄囊壁等处的血岛,是生成各种血细胞的原始细胞,又称多能干细胞(multipotential stem cell)。出生后,造血干细胞主要存在于红骨髓,其次是脾和淋巴结,外周血内也有极少量。

造血干细胞的特性是:①增殖潜能强,在一定条件下可反复分裂并大量增殖;但在一般生理状态下,多数细胞处于G_0期静止状态;②有多向分化能力,在一些因素的作用下能分化形成不同的祖细胞;③有自我复制能力,细胞分裂后的部分子代细胞仍具原有特性,故造血干细胞可终身保持恒定的数量。

(二) 造血祖细胞

造血祖细胞(hemopoietic progenitor)是由造血干细胞分化而来的分化方向确定的干细胞,故也称定向干细胞(committed stem cell)。它们在不同的集落刺激因子(colony stimulating factor,CSF)作用下,分别分化为形态可辨认的不同种类的血细胞。①红细胞系造血祖细胞,在红细胞生成素(erythropoietin,EPO)作用下生成红细胞。EPO主要由肾分泌,肝也分泌少量。②粒细胞单核细胞系造血祖细胞,是中性粒细胞和单核细胞共同的祖细胞,其集落刺激因子由巨噬细胞等细胞分泌,包括粒细胞-巨噬细胞集落刺激因子(GM-CSF)等。③巨核细胞系造血祖细胞,需在血小板生成素(thrombopoietin,TPO)作用下形成巨核细胞集落,最终产生血小板。血管内皮细胞等可分泌TPO。嗜酸性粒细胞、嗜碱性粒细胞和淋巴细胞也都有各自的祖细胞和集落刺激因子。

三、血细胞发生过程的形态演变

血细胞的发生是一个连续发展的动态变化过程,各种血细胞的分化发育过程大致可分为三个阶段:原始阶段、幼稚阶段(又分早、中、晚三期)和成熟阶段(图2-5-7)。血细胞的形态演变也有一定的规律:①胞体由大变小,但巨核细胞则由小变大。②胞核由大变小,红细胞的核最终消失,粒细胞的核由圆形逐渐变成杆状乃至分叶;但巨核细胞的核由小变大,呈分叶状。核染色质由细疏变粗密,核的着色由浅变深,核仁由明显渐至消失。③胞质由少变多,除单核细胞和淋巴细胞仍保持嗜碱性外,胞质嗜碱性均逐渐变弱;胞质内的特殊结构或蛋白成分,如粒细胞中的特殊颗粒、巨核细胞的血小板颗粒、红细胞的血红蛋白,均从无到有,并逐渐增多。④除淋巴细胞仍保持很强的潜在分裂能力外,细胞分裂能力均从有到无。

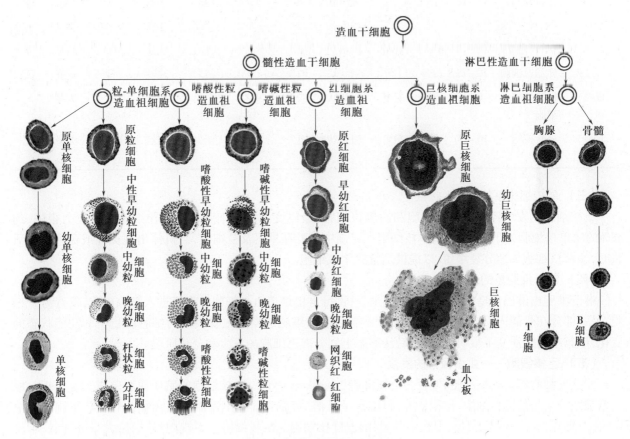

图 2-5-7 血细胞发生模式图

(一) 红细胞系的发生

红细胞系的发生历经原红细胞、早幼红细胞、中幼红细胞、晚幼红细胞,后者脱去细胞核成为网织红细胞,最终演变为成熟红细胞(表2-5-2)。从原红细胞发育至晚幼红细胞需3~4天。

表 2-5-2 红细胞发生过程的形态演变

发育阶段和名称		胞体大小/μm	胞体形状	核形状	染色质	核仁	核质比	胞质嗜碱性	胞质着色	血红蛋白	分裂能力
原始	原红细胞	14~22	圆	圆	细粒状	2~3个	>3/4	强	墨水蓝	无	有
幼稚	早幼红细胞	11~19	圆	圆	粗粒状	仍见	>1/2	很强	墨水蓝	开始出现	有
	中幼红细胞	10~14	圆	圆	粗块状	消失	约1/2	减弱	红蓝间染	增多	弱
	晚幼红细胞	9~12	圆	圆	致密块	消失	更小	弱	红	大量	无
成熟	网织红细胞	7~9	圆盘状					微	红	大量	无
	红细胞	7~8	圆盘状					无	红	大量	无

（二）粒细胞系的发生

三种粒细胞虽有各自的造血祖细胞，但它们的发育过程基本相同，都历经原粒细胞、早幼粒细胞、中幼粒细胞、晚幼粒细胞，进而分化为成熟的杆状核和分叶核粒细胞（表2-5-3）。从原粒细胞增殖分化为晚幼粒细胞需4~6天。骨髓内的杆状核粒细胞和分叶核粒细胞的贮存量很大，在骨髓停留4~5天后释放入血。在某些病理状态，如急性细菌感染，骨髓加速释放，外周血中的粒细胞可骤然增多。

表2-5-3　粒细胞发生过程的形态演变

发育阶段和名称		胞体大小/μm	胞体形状	核形状	染色质	核仁	核质比	胞质嗜碱性	胞质着色	嗜天青颗粒	特殊颗粒	分裂能力
原始	原粒细胞	11~18	圆	圆	细网状	2~6个	>3/4	强	天蓝	无	无	有
幼稚	早幼粒细胞	13~20	圆	卵圆	粗网状	偶见	>1/2	减弱	淡蓝	大量	少量	有
	中幼粒细胞	11~16	圆	半圆	网块状	消失	约1/2	弱	浅蓝	少	增多	有
	晚幼粒细胞	10~15	圆	肾形	网状块	消失	<1/2	极弱	浅红	少	明显	无
成熟	杆状核粒细胞	10~15	圆	杆状	粗块状	消失	<1/3	消失	淡红	少	大量	无
	分叶核粒细胞	10~15	圆	分叶	粗块状	消失	更小	消失	淡红	少	大量	无

（三）单核细胞系的发生

单核细胞的发生经过原单核细胞和幼单核细胞，最终变为单核细胞。幼单核细胞增殖能力很强，约38%的幼单核细胞处于增殖状态，单核细胞在骨髓中的贮存量不及粒细胞，当机体出现炎症或免疫功能活跃时，幼单核细胞加速分裂增殖，以提供足量的单核细胞。

（四）淋巴细胞系的发生

淋巴细胞由淋巴性造血干细胞发生而来，一部分淋巴性造血干细胞经血流进入胸腺皮质，发育为T细胞；另一部分在骨髓内发育为B细胞和NK细胞。淋巴细胞的发育主要表现为细胞膜蛋白和功能状态的变化，形态结构的演变不很明显，故不易从形态上划分淋巴细胞的发生和分化阶段。

（五）巨核细胞——血小板系的发生

原巨核细胞经幼巨核细胞，发育为巨核细胞（megakaryocyte），巨核细胞的胞质块脱落成为血小板。原巨核细胞分化为幼巨核细胞，体积变大，胞核常呈肾形，胞质内开始出现血小板颗粒。幼巨核细胞经过数次DNA复制，成为8~32倍体，但核不分裂，形成巨核细胞。巨核细胞呈不规则形，核巨大呈分叶状，胞质内形成大量血小板颗粒，它们聚集成团。然后，胞质内出现的大量分隔小管将胞质分隔成许多小区，每个小区内有一团血小板颗粒。巨核细胞伸出胞质突起从血窦内皮间隙伸入窦腔，其末端胞质脱落成为血小板。一个巨核细胞可生成2 000~8 000个血小板。

【学习小结】

血液由血浆和血细胞组成。血浆主要成分是水，其余为血浆蛋白和其他成分。血细胞包括红细胞、白细胞和血小板。红细胞呈双凹圆盘状，成熟红细胞无核，无细胞器，具有结合与运输O_2和CO_2的功能。网织红细胞是未完全成熟的红细胞，细胞内残留部分核糖体，其含量是评价骨髓造血功能的重要参考。

白细胞包括有粒白细胞和无粒白细胞，前者又分为中性粒细胞、嗜酸性粒细胞和嗜碱性粒细胞，后者分为单核细胞和淋巴细胞。中性粒细胞是数量最多的白细胞，核呈弯曲杆状或分叶，胞质含有嗜天青颗粒和特殊颗粒。中性粒细胞具有很强的趋化作用和吞噬功能，其吞噬对象以细菌为主。嗜酸性粒细胞的核多分2叶，胞质内充满粗大的鲜红色嗜酸性颗粒，嗜酸性颗粒是一种特殊的溶酶体，内含有阳离子蛋白、组胺酶、芳基硫酸酯酶,对抗寄生虫感染和减轻过敏反应起重要作用。嗜碱性粒细胞是数量最少的白细胞,核呈S形或不规则形,胞质内含有嗜碱性颗粒,它与肥大细胞的作用基本相同,也参与过敏反应。单核细胞是体积最大的白细胞,从血液进入结缔组织或其他组织后可分化为巨噬细胞等。淋巴细胞是主要的免疫细胞,包括胸腺依赖淋巴细胞(T细胞),骨髓依赖淋巴细胞(B细胞)和自然杀伤细胞(NK细胞)。血小板是骨髓巨核细胞脱落下来的胞质小块,参与止血和凝血。

造血器官生成各种血细胞,胚胎时期的卵黄囊、肝、脾、胸腺和骨髓均能造血;出生后红骨髓成为终生造血的主要器官。骨髓分为红骨髓和黄骨髓,红骨髓是造血组织,黄骨髓主要为脂肪组织,成人的红骨髓和黄骨髓约各占一半。造血干细胞是生成各种血细胞的原始细胞,造血祖细胞是由造血干细胞分化而来的分化方向确定的干细胞,可分化为各种血细胞。各种血细胞的分化发育过程大致可分为原始阶段、幼稚阶段和成熟阶段,其形态演变也有一定的规律。

【复习题】

1. 名词解释:网织红细胞;中性粒细胞;造血干细胞;造血祖细胞;造血诱导微环境。
2. 试述各种白细胞的形态结构特点及其生理功能。
3. 试述血小板的来源、结构和功能。

(葛　丽)

第六章 肌 组 织

【学习目标】

一、掌握

1. 三种肌纤维的光镜结构与功能。

2. 骨骼肌纤维的超微结构及粗、细肌丝的分子构筑。

二、熟悉

1. 肌组织的特性和概念。

2. 心肌纤维的超微结构特点。

三、了解

1. 骨骼肌纤维的收缩原理。

2. 平滑肌纤维的超微结构。

肌组织(muscle tissue)主要由具有收缩功能的肌细胞构成。肌细胞间有少量结缔组织、血管、淋巴管及神经。肌细胞因呈细长纤维形,故又称肌纤维(muscle fiber),其细胞膜称肌膜(sarcolemma),细胞质称肌质(sarcoplasm)。肌质中含有密集的肌丝(myofilament),它是肌纤维舒缩活动的物质基础。根据结构和功能特点,肌组织分为骨骼肌、心肌和平滑肌三种,前两种因有明暗相间的横纹,属横纹肌(striated muscle)。骨骼肌受躯体神经支配,属随意肌;心肌和平滑肌受自主神经支配,为不随意肌。

第一节 骨 骼 肌

骨骼肌(skeletal muscle)分布于头、颈、躯干和四肢,借助肌腱附着于骨骼上。致密结缔组织形成肌外膜(epimysium),包裹在整块肌肉外面。肌外膜的结缔组织伸入肌内,将其分隔形成肌束,包裹肌束的结缔组织称肌束膜(perimysium)。分布在每条肌纤维外面的结缔组织称肌内膜(endomysium)(图2-6-1)。除骨骼肌纤维外,在肌纤维表面还分布有一种扁平、有突起的肌卫星细胞(muscle satellite cell)。肌卫星细胞具有干细胞性质,当肌纤维受损伤后,肌卫星细胞可增殖分化,参与肌纤维的修复。

一、骨骼肌纤维的光镜结构

骨骼肌纤维呈长圆柱形,直径10~100μm,一般长1~40mm,长者可达10cm以上。骨骼肌纤维是多核细胞,一条肌纤维内含有几十个甚至几百个核,核呈扁椭圆形,位于肌膜下方(图2-6-2)。肌质内含有大量与细胞长轴平行排列的肌原纤维(myofibril)。每条肌原纤维上都有明暗相间的带,因而构成了骨骼肌纤维明暗相间的周期性横纹(cross striation)(图2-6-3)。肌原纤维上,暗带(dark band)又称A带,暗带中央有一条浅色窄带,称H带,H带中央还有一条深色的M线;明带(light band)又称I带,明带中央有一条深色的Z线。相邻两条Z线之间的一段肌原纤维称为肌节(sarcomere),每个肌节由1/2 I带+A带+1/2 I带组成。暗带的长度恒定,为1.5μm;明带的长度依骨骼肌纤维的收缩或舒张状态而异,最长可达2μm;而肌节的长度介于1.5~3.5μm。肌节递次排列构成肌原纤维,是骨骼肌纤维结构和功能的基本单位。

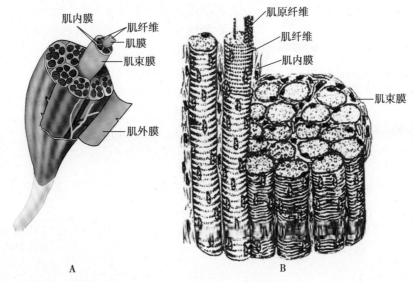

A. 一块骨骼肌;B. 一个肌束。

图 2-6-1　骨骼肌与肌膜模式图

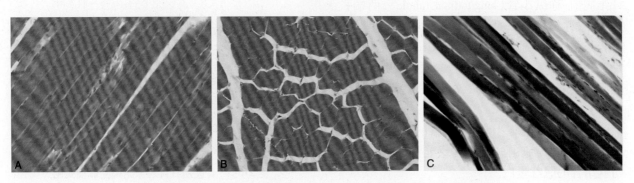

A. 纵切面(HE 染色);B. 横切面(HE 染色);C. 纵切面(铁苏木精染色)。

图 2-6-2　骨骼肌纤维光镜图

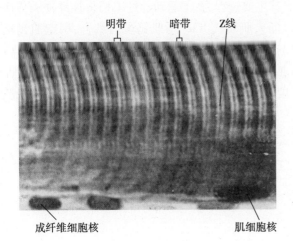

图 2-6-3　骨骼肌纤维纵切面光镜(油镜)图

二、骨骼肌纤维的超微结构

(一)肌原纤维

肌原纤维由粗、细两种肌丝构成,其沿肌原纤维的长轴规律排列。粗肌丝(thick filament)长约 1.5μm,直径 15nm,位于肌节中部,两端游离,中央借 M 线固定。细肌丝(thin filament)长约 1μm,直径 5nm,一端固定于 Z 线,另一端游离,伸至粗肌丝之间,止于 H 带的外侧。因此,明带仅由细肌丝构成,H 带仅有粗肌丝,H 带两侧的暗带部分两种肌丝皆有。

粗肌丝由肌球蛋白(myosin)分子组成(图 2-6-4)。肌球蛋白分子平行排列,集合成束,组成一条粗肌丝。肌球蛋白形如豆芽,分头和杆两部分,在头和杆的连接点及杆上有两处类似关节的结构,可以屈动。分子尾端朝向 M 线,头部朝向 Z 线,并突出于粗肌丝表面,形成电镜下可见的横桥(cross bridge)。肌球蛋白头部具有 ATP 酶活性,当与细肌丝的肌动蛋白结合时被激活,分解 ATP 并释放能量,使横桥向 M 线方向屈动。

细肌丝由肌动蛋白(actin)、原肌球蛋白(tropomyosin)和肌钙蛋白(troponin)三种分子组成(图 2-6-4)。

229

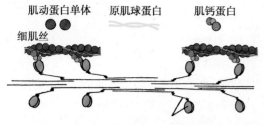

肌动蛋白单体　原肌球蛋白　肌钙蛋白
细肌丝

图 2-6-4　骨骼肌肌丝分子构成模式图

肌动蛋白分子单体呈球形,相互连接成串珠状,并形成双股螺旋链。每个肌动蛋白单体都有一个可与粗肌丝的肌球蛋白头部相结合的位点,但在肌纤维处于非收缩状态时,该位点被原肌球蛋白掩盖。原肌球蛋白由较短的双股螺旋多肽链组成,首尾相连,嵌于肌动蛋白双股螺旋链的浅沟内。肌钙蛋白呈球形,附着于原肌球蛋白分子上,可与 Ca^{2+} 相结合。

(二) 横小管

横小管(transverse tubule)又称 T 小管,是由肌膜向肌质内陷形成的小管,其走向与肌纤维长轴垂直,位于明带与暗带交界处(图 2-6-5)。同一平面上的横小管分支相互吻合环绕在每条肌原纤维周围,可将肌膜的兴奋迅速传递给每个肌节。

(三) 肌质网

肌质网(sarcoplasmic reticulum)是肌纤维中特化的滑面内质网,位于横小管之间,其中部纵行环绕在肌原纤维周围,称纵小管(longitudinal tubule);两端扩大呈扁囊状,称终池(terminal cistern)(图 2-6-5)。每条横小管与两侧的终池组成三联体(triad)。肌质网膜上有钙泵和钙通道。钙泵能逆浓度差把肌质中的 Ca^{2+} 泵入肌质网内贮存。当肌膜的兴奋经三联体传递到肌质网膜,钙通道开放,大量 Ca^{2+} 涌入肌质。

此外,肌原纤维之间含有丰富的线粒体、糖原颗粒和少量脂滴,为肌肉的收缩提供能量。肌质内还有可与氧结合的肌红蛋白。

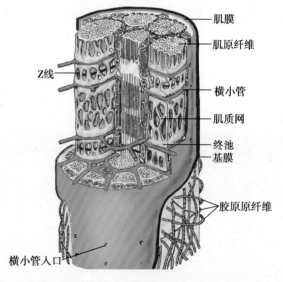

肌膜
肌原纤维
Z线
横小管
肌质网
终池
基膜
胶原原纤维
横小管入口

图 2-6-5　骨骼肌纤维超微结构立体模式图

三、骨骼肌纤维的收缩原理

目前认为,骨骼肌收缩是依据肌丝滑动原理进行的。其主要过程为:①运动神经末梢将神经冲动传递给肌膜;②肌膜的兴奋经横小管传递给肌质网,大量 Ca^{2+} 涌入肌质;③ Ca^{2+} 与肌钙蛋白结合,引起肌钙蛋白、原肌球蛋白发生构型或位置变化,暴露出肌动蛋白上与肌球蛋白分子头部结合的位点,两者迅速结合;④ATP 分解并释放能量,肌球蛋白的头及杆发生屈动,将细肌丝向 M 线方向牵引;⑤细肌丝向 M 线滑动,明带缩短,肌节缩短,肌纤维收缩,H 带也变窄,但暗带长度不变;⑥收缩结束后,肌质内的 Ca^{2+} 被泵回肌质网,肌钙蛋白等恢复原状,肌纤维松弛(图 2-6-6)。

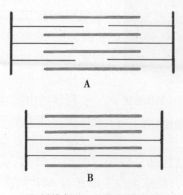

A

B

A. 肌纤维舒张;B. 肌纤维收缩。

图 2-6-6　骨骼肌肌丝滑动原理模式图

第二节 心 肌

心肌(cardiac muscle)分布于心壁和邻近心脏的大血管管壁上,其收缩有自动节律性,缓慢而持久,不易疲劳。

一、心肌纤维的光镜结构

心肌纤维呈短圆柱状,有分支,互连成网。多数心肌纤维有一个核,少数有双核,核呈卵圆形,位于细胞中央。心肌纤维的连接处,称为闰盘(intercalated disc),在 HE 染色的标本中呈着色较深的横行或阶梯状粗线。心肌纤维也呈明暗相间的周期性横纹,但不如骨骼肌纤维的横纹明显(图 2-6-7)。核周围的胞质内可见脂褐素,随年龄增长而增多。一般认为,心肌纤维无再生能力,损伤的心肌纤维由瘢痕组织代替。

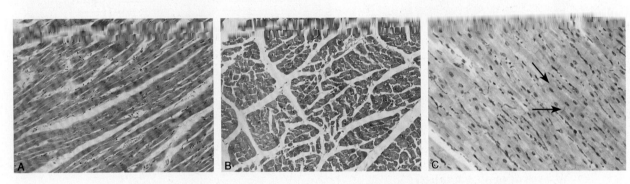

A.纵切面(HE 染色);B.横切面(HE 染色);C.纵切面(碘酸钠染色)。↑示闰盘。

图 2-6-7 心肌纤维光镜图

二、心肌纤维的超微结构

心肌纤维超微结构与骨骼肌相似,也含有粗、细两种肌丝及其组成的肌节。心肌纤维的特点是:①肌原纤维的粗细不等、界限不分明,肌原纤维间有极为丰富的线粒体。②横小管粗短,位于 Z 线水平。③肌质网较稀疏,纵小管不发达,终池小且数量少,多见横小管与一侧的终池紧贴形成二联体(diad)。因此,心肌纤维的贮钙能力低,收缩前尚需从细胞外摄取 Ca^{2+}。④闰盘的横向部位位于 Z 线水平,有中间连接和桥粒,使心肌纤维间的连接牢固;纵向部位有丰富的缝隙连接,便于细胞间化学信息的交流和电冲动的传导,分别使心房肌和心室肌整体的收缩和舒张同步化(图 2-6-8~图 2-6-10)。

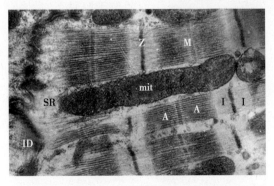

A.暗带;I.明带;Z.Z 线;M.M 线;SR.肌质网;
mit.线粒体;ID.闰盘。

图 2-6-8 心肌纤维透射电镜图

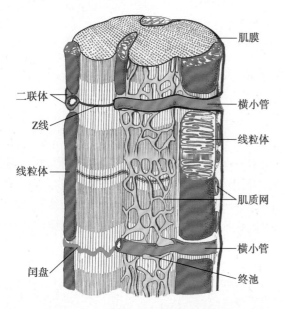

图 2-6-9　心肌纤维超微结构立体模式图

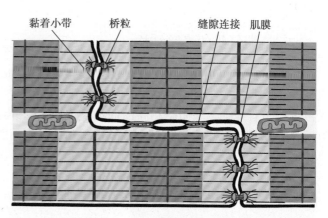

图 2-6-10　心肌纤维闰盘超微结构模式图

第三节　平　滑　肌

平滑肌(smooth muscle)广泛分布于消化管、呼吸道、血管等中空性器官的管壁内。

一、平滑肌纤维的光镜结构

平滑肌纤维呈长梭形,细胞核呈长椭圆形或杆状,1 个,位于中央;胞质嗜酸性,无横纹(图 2-6-11)。

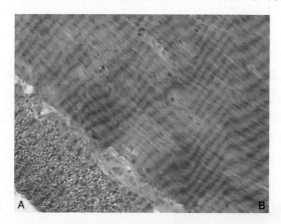

A.横切面;B.纵切面。

图 2-6-11　平滑肌纤维光镜图

平滑肌纤维一般长 200μm,直径 8μm;但在不同分布部位和生理状态下,平滑肌纤维的长度差别很大,如小血管壁平滑肌纤维短至 20μm,而妊娠期子宫平滑肌可长达 500μm。

二、平滑肌纤维的超微结构

平滑肌纤维内无肌原纤维,可见大量密斑(dense patch)、密体(dense body)、中间丝、细肌丝和粗肌丝(图 2-6-12)。密斑和密体均为电子致密的梭形小体,前者位于肌膜下,后者位于肌质中。密斑和密体之间由中间丝相连。细肌丝一端固定于密斑或密体上,另一端游离。粗肌丝均匀地分布在细肌丝之间。若干条粗肌丝和细肌丝聚集形成肌丝单位,又称收缩单位

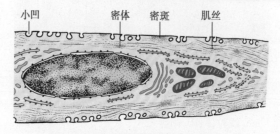

图 2-6-12　平滑肌纤维超微结构模式图

（图 2-6-13）。平滑肌纤维内只有少量肌质网，细胞收缩时也需从细胞外摄取 Ca^{2+}。

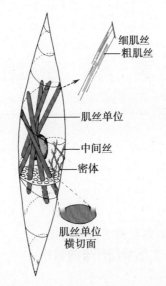

细肌丝
粗肌丝
肌丝单位
中间丝
密体
肌丝单位
横切面

图 2-6-13　平滑肌纤维超微结构模式图
示两种肌丝组成的收缩单位。

【学习小结】

　　肌组织主要是由具有收缩功能的肌细胞组成。肌细胞又称肌纤维，其细胞膜称肌膜，细胞质称肌质。根据结构和功能特点，肌组织分骨骼肌、心肌和平滑肌三种，前两种因有横纹，属横纹肌。

　　骨骼肌纤维呈长圆柱状，多个扁椭圆形细胞核位于肌膜下方。肌质内含有规律排列的肌原纤维，肌原纤维是由粗、细两种肌丝构成。骨骼肌具有明暗相间的横纹，其中暗带也称 A 带，明带也称 I 带，I 带中央深染的线称 Z 线，两条相邻 Z 线之间的一段肌原纤维称为肌节，是骨骼肌纤维结构与功能的基本单位。肌膜向肌质内陷形成横小管，横小管和两侧的终池构成三联体。

　　心肌纤维呈短圆柱状，有分支，横纹不如骨骼肌明显；细胞核位于中央，1~2 个；相邻纤维连接处形成闰盘。肌质网不如骨骼肌纤维发达；终池较小，与横小管形成二联体。

　　平滑肌纤维呈梭形，无横纹，一个杆状或椭圆形的核位于中央。肌质内无肌原纤维，含有大量密斑、密体、中间丝、细肌丝和粗肌丝。

【复习题】

　　1. 名词解释：肌节；三联体；闰盘；横小管；肌质网。
　　2. 试述骨骼肌纤维与心肌纤维光镜结构和超微结构的异同。
　　3. 试述骨骼肌纤维粗、细肌丝的分子结构。

（葛　丽）

第七章 神 经 组 织

【学习目标】

一、掌握
1. 神经元的形态结构与功能。
2. 突触的概念及类型;化学性突触的电镜结构与功能。
3. 神经纤维的概念、分类及功能;有髓神经纤维的结构。
二、熟悉
1. 神经元的分类。
2. 无髓神经纤维的结构。
3. 神经末梢的概念、分类及功能。
三、了解
1. 神经纤维与神经的关系。
2. 神经胶质细胞的类型、结构特点与功能。

神经组织主要由神经细胞(nerve cell)和神经胶质细胞(neuroglial cell)构成。神经细胞又称神经元(neuron),是神经系统的基本结构和功能单位,具有接受刺激、整合信息和传导冲动的功能。有些神经元还具有内分泌功能,如在下丘脑弓状核、室上核、室旁核等处的神经元可合成和分泌激素。神经胶质细胞分布于神经元之间,数量超过神经元 10~50 倍,对神经元不仅起支持、保护、营养和绝缘等作用,而且还参与神经递质和活性物质的代谢。

第一节 神 经 元

神经元大小不等,形态不一,但均可分为胞体和突起两部分,突起分为树突和轴突。

一、神经元的结构

(一)胞体

神经元胞体是细胞的营养和代谢中心,由细胞膜、细胞质和细胞核构成。

1. **细胞膜** 是可兴奋膜,能接受刺激、处理信息、产生和传导神经冲动。神经元细胞膜的性质取决于膜蛋白的种类、数量、结构和功能。有些膜蛋白是离子通道,如 Na^+ 通道、K^+ 通道、Ca^{2+} 通道和 Cl^- 通道等;有些膜蛋白是受体,与相应的神经递质结合后,可使某些特定的离子通道开放。

2. **细胞核** 位于胞体中央,大而圆,核膜明显,常染色质多,故着色浅,核仁大而明显。

3. **细胞质** 胞质内除含有线粒体、高尔基复合体、溶酶体等一般细胞器(图 2-7-1)外,还含有两种特征性结构:尼氏体和神经原纤维。

(1)尼氏体(Nissl body):光镜下呈嗜碱性的斑块或细颗粒状结构(图 2-7-2)。电镜下尼氏体是由大量平行排列的粗面内质网和游离核糖体构成。如果神经元胞体内含丰富的尼氏体和发达的高尔基复合体,则表明该神经元具有活跃的合成蛋白质的功能,主要合成更新细胞器上所需的结构蛋白、合成神经递质所需的酶类及肽类的神经调质。

（2）神经原纤维（neurofibril）：光镜下，在镀银染色切片中呈棕黑色细丝、交错排列成网，并伸入树突和轴突（图2-7-3）。电镜下，神经原纤维由神经丝和微管构成。神经丝是由神经丝蛋白构成的一种中间丝，与微管共同构成神经元的细胞骨架。此外，微管还参与胞质内的物质运输。

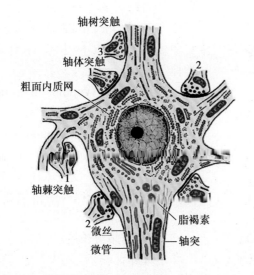

1.突触小体内有圆形清亮小泡，含乙酰胆碱；2.突触小体内有颗粒型小泡，含单胺类；3.突触小体内有扁平清亮小泡，含甘氨酸等。

图2-7-1　多极神经元及其突触超微结构模式图

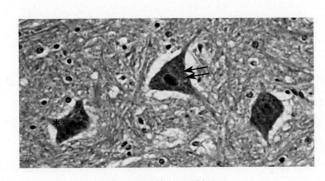

↑示尼氏体；＊示轴丘。

图2-7-2　脊髓灰质运动神经元光镜图（HE 染色）

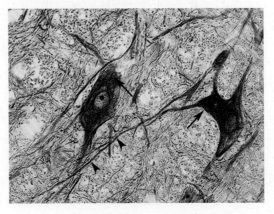

↑示神经原纤维；▲示神经纤维。

图2-7-3　脊髓灰质运动神经元光镜图（镀银染色）

（一）突起

根据其形态、结构和功能的不同分为树突和轴突两种。

1. 树突（dendrite）　每个神经元有一至多个树突，形如树枝状，从细胞体发出后反复分支并逐渐变细，分支上有短小的棘状突起，称树突棘（dendritic spine）。树突内胞质的结构与胞体相似。树突的主要功能是接受刺激，并将冲动传向细胞体。树突的分支和树突棘扩大了神经元接受刺激的表面积。

2. 轴突（axon）　每个神经元只有一个轴突，为胞体发出的一个细长突起。轴突长短不一，短的仅有数微米，长的可达1m以上。光镜下，胞体发出轴突的部位呈一个圆锥形隆起，称轴丘（axon hillock），此区不含尼氏体，故染色浅。轴突表面光滑，一般比树突细，且直径较均匀，可从主干呈直角发出侧支。轴突末端分支较多，形成轴突终末，可与其他神经元或者效应细胞形成突触。轴突表面的细胞膜称轴膜（axolemma），其内的细胞质称为轴质（axoplasm）。轴质内含大量神经原纤维和散在的滑面内质网、线粒体和小泡等，但无尼氏体和高尔基复合体，故不能合成蛋白质。如需更新轴突成分和合成神经递质，所需的蛋白质或酶需在胞体合成后再输送到轴突及其终末。轴丘处的轴膜较厚，膜下有电子密度高的致密层，常是神经元产生神经冲动的起始部位。神经冲动形成后在轴膜上向轴突终末传递，因此轴突的主要功能是传导神经冲动。

二、神经元的分类

根据不同的分类方式,神经元可以分为多种类型。

(一) 根据突起数量

可分为三类(图 2-7-4)。

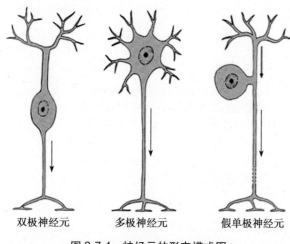

双极神经元　　　多极神经元　　　假单极神经元

图 2-7-4　神经元的形态模式图

1. **多极神经元**(multipolar neuron)　含一个轴突和多个(两个以上)树突,是体内数量最多的一类神经元。

2. **双极神经元**(bipolar neuron)　含一个树突和一个轴突。

3. **假单极神经元**(pseudounipolar neuron)从胞体发出一个突起,在离胞体不远处,该突起呈"T"形再分为两支,一支进入中枢神经系统,称为中枢突,另一支分布到外周组织或器官,称为周围突。

(二) 根据轴突长短

可分为两型。

1. **高尔基Ⅰ型神经元**　具有长轴突的大神经元。

2. **高尔基Ⅱ型神经元**　具有短轴突的小神经元。

(三) 根据神经元的功能

可分为三类。

1. **感觉神经元**(sensory neuron)　又称传入神经元,多为假单极神经元,胞体常分布在脑脊神经节内,周围突的终末分布于皮肤和肌肉等处接受刺激,并将信息通过中枢突传向中枢。

2. **运动神经元**(motor neuron)　又称传出神经元,常为多极神经元,胞体主要位于中枢神经系统的灰质和自主神经节内,突起参与白质和周围神经的组成,将神经冲动传给肌组织或腺细胞。

3. **中间神经元**(interneuron)　一般为多极神经元,分布于感觉神经元与运动神经元之间,起信息加工和传递作用。动物进化程度越高,中间神经元的数量越多。人类的中间神经元占神经元总数的99%以上,构成中枢神经系统内复杂的神经元网络。

(四) 根据神经元释放的神经递质

可分为五类。

1. **胆碱能神经元**　释放乙酰胆碱。

2. **去甲肾上腺素能神经元**　释放去甲肾上腺素。

3. **胺能神经元**　释放多巴胺、5-羟色胺等。

4. **肽能神经元**　释放脑啡肽、P 物质和神经降压肽等。

5. **氨基酸能神经元**　释放 γ-氨基丁酸、甘氨酸、谷氨酸等。

第二节　突　触

突触(synapse)是神经元与神经元之间,或神经元与效应细胞之间传递信息的部位,也是细胞与细胞之间一种特化的细胞连接。突触连接的形式多种多样,最常见的是一个神经元的轴突终末与另一个神经元的胞体、树突或树突棘连接,分别构成轴-体突触、轴-树突触或轴-棘突触。突触可分为化学突触(chemical synapse)和电突触(electrical synapse)两大类。

一、化学突触

通常所说的突触即指化学突触,是以神经递质作为传递信息的媒介。

电镜下,化学突触包括突触前成分(presynaptic element)、突触间隙(synaptic cleft)和突触后成分(postsynaptic element)三个部分。突触前、后成分彼此相对且增厚的胞膜分别称为突触前膜和突触后膜,两者之间的间隙称为突触间隙(图2-7-5)。突触前成分是神经元的轴突终末,在银染色切片中呈棕黑色球状或圆形颗粒,称为突触小体(synaptic knob)或突触扣结(图2-7-6)。

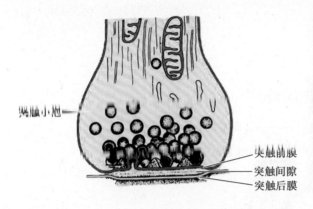

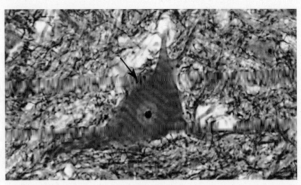

↑示突触小体。

图2-7-5　化学突触超微结构模式图　　　　图2-7-6　神经元光镜图(镀银染色)

(一) 突触前成分

是轴突终末的膨大部分,内有许多突触小泡(synaptic vesicle)和少量线粒体、滑面内质网、微管、微丝等。突触小泡内含有神经递质或神经调质。根据所含化学物质的不同,突触小泡的大小和形状不一。突触小泡表面附有一种蛋白质,称为突触素(synapsin),它把小泡与细胞骨架连接在一起。突触前膜比一般细胞膜略厚,胞质面附着有规则排列的致密突起,突起间容纳突触小泡。

(二) 突触后成分

是后一神经元或者效应细胞与突触前膜相对应的部分,主要为突触后膜。其特点是膜上有特异性的神经递质和调质的受体和离子通道。

(三) 突触间隙

为突触前、后膜之间彼此相对的狭小间隙,宽15~30nm。间隙内有来自两侧跨膜蛋白的胞外部分和细胞外基质分子等。

当神经冲动沿细胞膜传导至轴突终末时,轴膜产生的动作电位使突触前膜上的 Ca^{2+} 通道开放。细胞外液中的 Ca^{2+} 进入突触前成分,在ATP的参与下,突触素发生磷酸化。磷酸化的突触素与突触小泡的亲和力降低,使突触小泡与细胞骨架分离。小泡移至突触前膜并与之融合,通过出胞作用将小泡内神经递质释放入突触间隙。神经递质与突触后膜上的特异性受体相结合,使突触后膜上某些离子通道开放,改变突触后膜内、外离子的分布,引起突触后神经元(或效应细胞)的兴奋性或抑制性活动。使突触后膜发生兴奋作用的突触称为兴奋性突触,发生抑制作用的突触称为抑制性突触。突触的兴奋或抑制,取决于神经递质及其受体的种类。神经递质或调质在发挥作用后,立即被突触间隙内相应的酶灭活,或重吸收到突触前成分内被分解,参与形成新的突触小泡,从而迅速消除该神经递质的作用,以保证突触传递的灵敏性。

二、电突触

电突触是以电流作为信息载体,实际是一种缝隙连接,在某些低等动物中较发达,哺乳动物及人类很少见。

第三节 神经胶质细胞

神经胶质细胞数量较多,广泛分布于中枢神经系统和周围神经系统。神经胶质细胞形态多样,也有突起,但无轴突和树突之分,没有传导神经冲动的功能,对神经元起支持、营养、保护、绝缘和修复的作用。

一、中枢神经系统的神经胶质细胞

脑和脊髓的神经胶质细胞有四种(图 2-7-7)。

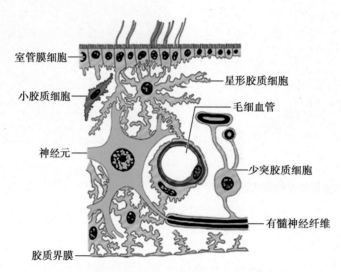

图 2-7-7 中枢神经系统神经胶质细胞与神经元和毛细血管的关系示意图

(一) 星形胶质细胞

星形胶质细胞(astrocyte)是体积最大的一种神经胶质细胞。胞体呈星形,细胞核较大、圆形或卵圆形、染色较浅,胞质内含有由胶质原纤维酸性蛋白(glial fibrillary acidic protein,GFAP)构成的胶质丝,后者参与细胞骨架的组成。星形胶质细胞发出的突起呈放射状伸展充填在神经元胞体及其突起之间,对神经元起支持和绝缘作用。有些突起末端膨大形成脚板,附着在毛细血管壁上形成血-脑屏障的神经胶质膜,或附着在脑和脊髓表面形成胶质界膜。星形胶质细胞可分为两种类型:①原浆性星形胶质细胞(protoplasmic astrocyte),多分布于脑和脊髓的灰质,突起粗短,分支多,表面粗糙,胞质内胶质丝较少;②纤维性星形胶质细胞(fibrous astrocyte),多分布于脑和脊髓的白质,突起细长,分支较少,表面光滑,胞质内胶质丝丰富。

(二) 少突胶质细胞

少突胶质细胞(oligodendrocyte)分布于神经元胞体附近和突起周围。胞体较星形胶质细胞小,核卵圆形、染色质致密,突起较少,其末端扩展为扁平薄膜,呈同心圆包绕神经元的轴突,形成中枢神经系统有髓神经纤维的髓鞘。

(三) 小胶质细胞

小胶质细胞(microglia)分布于灰质和白质内。胞体较小,细长或椭圆,核小、呈扁平或三角形,染色深。突起细长有分支,表面形成很多小棘突。小胶质细胞具有免疫和吞噬能力。通常认为它来源于血液中的单核细胞,属单核吞噬细胞系统。

(四) 室管膜细胞

室管膜细胞(ependymal cell)分布于脑室和脊髓中央管的腔面,细胞呈立方或柱状,单层排列形成室管膜。室管膜细胞表面有许多微绒毛,有些细胞表面有纤毛,纤毛的摆动有助于脑脊液流动。

二、周围神经系统的神经胶质细胞

（一）施万细胞

施万细胞（Schwann cell）又称神经膜细胞，是周围神经系统的髓鞘形成细胞。施万细胞外覆一层基膜，在周围神经再生中起重要作用。此外，施万细胞还可分泌神经营养因子，促进受损神经元存活和轴突再生。

（二）卫星细胞

卫星细胞（satellite cell）是神经节内包裹神经元胞体的一层扁平或立方形细胞，故又称被囊细胞，其胞核圆或卵圆形，染色较深，具有营养和保护神经节细胞的功能。

第四节　神经纤维和神经

一、神经纤维

神经纤维（nerve fiber）由神经元的长轴突及包绕在其外面的神经胶质细胞共同构成。在中枢神经系统神经纤维集合成束或散在分布，主要构成中枢神经系统的白质或传导束。在周围神经系统神经纤维集合成束，并由结缔组织包裹，形成神经。

根据包裹轴突的神经胶质细胞是否形成髓鞘（myelin sheath），可将神经纤维分为有髓神经纤维（myelinated nerve fiber）和无髓神经纤维（unmyelinated nerve fiber）两类。

（一）有髓神经纤维

1. 周围神经系统的有髓神经纤维　髓鞘由施万细胞包绕轴突形成，呈节段性，相邻两节段间未被髓鞘包裹的轴突处胞膜裸露，称为郎飞结（Ranvier node），相邻两个郎飞结之间的一段神经纤维称结间体（internode）。电镜下，每一个结间体的髓鞘是由一个施万细胞的细胞膜呈同心圆状反复环绕轴突，构成的明暗相间的板层状结构。髓鞘的化学成分主要是类脂和蛋白质，称为髓磷脂。在 HE 染色切片中，因类脂溶解而仅见残余的网状蛋白质（图 2-7-8）。如用镀银染色，在其纵切面上常见一些棕黑色的漏斗形斜裂，称为髓鞘切迹或施-兰切迹，是施万细胞内、外侧胞质穿越髓鞘的狭窄通道（图 2-7-9）。

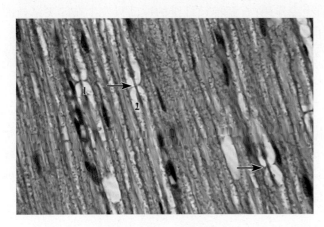

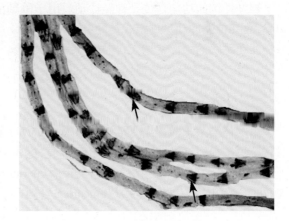

1. 轴突；2. 髓鞘。↑示郎飞结。

图 2-7-8　周围神经纤维纵切面光镜图（HE 染色）

↑示髓鞘切迹。

图 2-7-9　周围神经纤维纵切面光镜图（镀银染色）

在有髓神经纤维的髓鞘形成过程中，伴随轴突生长的施万细胞表面凹陷形成纵沟，轴突陷入纵沟内，沟两侧的细胞膜贴合形成轴突系膜。此后轴突系膜不断伸长并反复包绕轴突形成髓鞘（图 2-7-10）。由此可见，髓鞘是施万细胞的胞膜，原有的胞质被挤到髓鞘的内、外侧及近郎飞结处。施万细胞外表面有一层基膜，其最外一层细胞膜与基膜合称神经膜。

2. 中枢神经系统的有髓神经纤维　结构与周围神经系统的有髓神经纤维相似，但髓鞘由少突胶质细胞包绕轴突形成。一个少突胶质细胞可伸出多个突起，突起末端形成扁平薄膜分别包卷多个轴突形成髓鞘,其胞体位于神经纤维之间(图 2-7-11)。中枢有髓神经纤维的外表面没有基膜,髓鞘内也无髓鞘切迹。

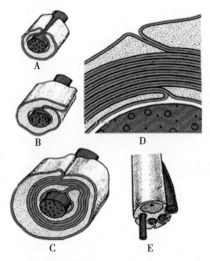

A~C. 髓鞘发生过程;D. 有髓神经纤维超微结构;E. 无髓神经纤维超微结构。

图 2-7-10　周围神经纤维髓鞘形成及超微结构模式图

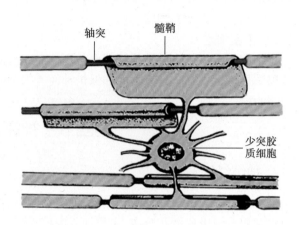

轴突　髓鞘

少突胶质细胞

图 2-7-11　少突胶质细胞与中枢有髓神经纤维关系模式图

(二) 无髓神经纤维

1. 周围神经系统的无髓神经纤维　由细小的轴突及包在外面的施万细胞构成。施万细胞表面内凹形成多个纵沟,轴突位于纵沟内。每个沟内可容纳一条或多条轴突,但不被施万细胞膜包裹形成髓鞘,故无郎飞结(图 2-7-10)。

2. 中枢神经系统的无髓神经纤维　轴突外无神经胶质细胞包裹,轴突裸露地走行于有髓神经纤维或神经胶质细胞之间。

神经纤维的功能是传导神经冲动。由于髓鞘的绝缘作用,有髓神经纤维的冲动只发生在郎飞结处的轴膜,故其神经冲动呈跳跃式传导,传导速度快。有髓神经纤维的轴突越粗,其髓鞘越厚,结间体也越长,神经冲动跳跃的距离就越大,传导速度也就越快。无髓神经纤维因无髓鞘和郎飞结,神经冲动沿轴膜连续传导,其传导速度比有髓神经纤维慢得多。

二、神经

周围神经系统的神经纤维被其外周的结缔组织包裹在一起,构成神经(nerve),分布到全身各组织和器官。每条神经纤维被薄层结缔组织包裹,称神经内膜(endoneurium)。若干条神经纤维集合而成神经纤维束,包绕在其外的结缔组织构成神经束膜(perineurium)。大小不等的神经束聚集形成神经,包裹在神经外表面的结缔组织称为神经外膜(epineurium)(图 2-7-12)。一条神经内的神经纤维粗细不等,有或无髓鞘。

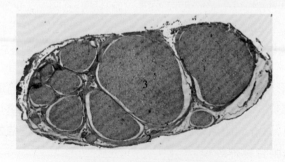

1. 神经束膜;2. 神经外膜;3. 神经束。

图 2-7-12　周围神经横断面光镜图(HE 染色)

第五节 神 经 末 梢

神经末梢(nerve ending)是周围神经纤维的终末部分,它们遍布于全身,形成各式各样的末梢装置,按其功能可分为感觉神经末梢和运动神经末梢两大类。

一、感觉神经末梢

感觉神经末梢(sensory nerve ending)是感觉神经元周围突的终末部分,与周围的组织共同构成感受器。感受器能接受内、外环境的各种刺激,并转化为神经冲动传向中枢,产生感觉。根据感受器形态结构的不同,感觉神经末梢可分为下列几种。

(一) 游离神经末梢

游离神经末梢(free nerve ending)是由感觉神经纤维的终末部分脱去髓鞘后反复分支所形成。其裸露的细支广泛分布在表皮、角膜和毛囊等上皮细胞间,或分布在真皮、骨膜、脑膜、血管外膜、肌腱、韧带、牙髓等各型结缔组织内(图2-7-13)。游离神经末梢感受冷、热、疼痛和轻触等刺激。

(二) 触觉小体

触觉小体(tactile corpuscle)分布于皮肤的真皮乳头内,其长轴与皮肤表面垂直,以手指掌侧的皮肤内居多。触觉小体呈卵圆形,外包有结缔组织被囊,囊内有许多横列的扁平细胞。有髓神经纤维进入小体前失去髓鞘,裸露的分支呈螺旋状盘绕在扁平细胞间(图2-7-14)。触觉小体的功能为感受触觉。

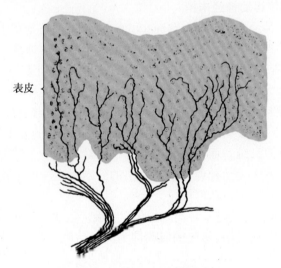

表皮

图2-7-13 游离神经末梢模式图

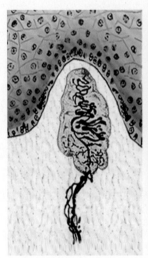
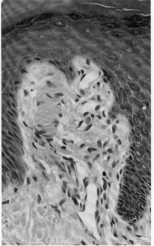

图2-7-14 触觉小体模式图(左)与光镜图(右)

(三) 环层小体

环层小体(lamellar corpuscle)体积较大,主要分布在皮下组织、腹膜、肠系膜、骨膜、韧带和关节囊等处。环层小体呈圆形或卵圆形,外包有结缔组织被囊,囊内有数十层同心圆排列的扁平细胞,中央为一条均质状圆柱体。有髓神经纤维进入小体时失去髓鞘,裸露的轴突进入小体中央的圆柱体内(图2-7-15)。环层小体的功能为感受压觉和振动觉。

(四) 肌梭

肌梭(muscle spindle)是分布于骨骼肌内的梭形结构,外包有结缔组织被囊,内含数条较细的骨骼肌纤维,称梭内肌纤维。梭内肌纤维的胞核成串排列或集中在肌纤维中央而使中段膨大,肌原纤维较少。感觉神经纤维进入肌梭前失去髓鞘,轴突的终末分支呈环状包绕梭内肌纤维的中段,或呈花枝样附着在邻近中段。肌梭内也有运动神经末梢,分布在梭内肌纤维的两端(图2-7-16)。肌梭主要是感受骨骼肌纤维的伸缩变化,即感知身体各部位的屈伸状态,属于本体感受器,在调节骨骼肌的活动中起重要作用。

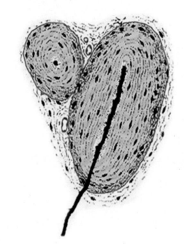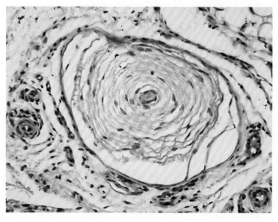

图 2-7-15　环层小体模式图（左）与光镜图（右）

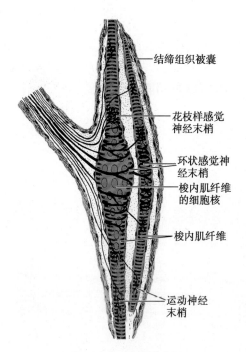

结缔组织被囊

花枝样感觉
神经末梢

环状感觉神
经末梢

梭内肌纤维
的细胞核

梭内肌纤维

运动神经
末梢

图 2-7-16　肌梭模式图

二、运动神经末梢

运动神经末梢（motor nerve ending）是运动神经元长轴突的终末部分，与其支配的肌组织或腺体共同构成效应器。运动神经末梢根据支配的组织不同分为下列两类。

（一）躯体运动神经末梢

躯体运动神经末梢（somatic motor nerve ending）是分布于骨骼肌的运动神经末梢。脊髓灰质前角或脑干的运动神经元轴突，在抵达骨骼肌纤维时脱去髓鞘，反复分支，每一分支末端形成葡萄状膨大，并与骨骼肌纤维形成突触连接，此连接区呈椭圆形板状隆起，称为运动终板（motor end plate）或神经-肌连接（图 2-7-17）。一个运动神经元可发出数条或上百条的分支，支配多条骨骼肌纤维。而一条骨骼肌纤维通常只受一个轴突分支的支配。一个运动神经元及其发出的分支所支配的全部骨骼肌纤维合称一个运动单位。

电镜下，运动终板是一种典型的化学突触。运动终板处的肌纤维表面凹陷成浅槽，槽底的肌膜即为突触后膜，其上形成许多深沟和皱褶，使突触后膜表面积增大。槽内嵌入的运动神经元轴突终末为突触前成分，内有大量含有乙酰胆碱的突触小泡。轴突终末与肌膜之间的间隙为突触间隙。当神经冲动沿轴突传至突触前成分时，突触前膜的 Ca^{2+} 通道开放，Ca^{2+} 进入轴突终末内，使突触小泡移向突触前膜并与之融合，小泡内的乙酰胆碱释放入突触间隙，与突触后膜上的乙酰胆碱 N 受体结合，改变肌膜两侧的离子分布而产生兴奋，从而引起肌纤维收缩。

（二）内脏运动神经末梢

内脏运动神经末梢（visceral motor nerve ending）是分布到内脏及心血管的平滑肌、心肌和腺上皮细胞等处的运动神经末梢。其神经纤维较细，无髓鞘，分支末端呈串珠状膨体即为突触前成分，贴附于肌纤维表面或穿行于腺细胞之

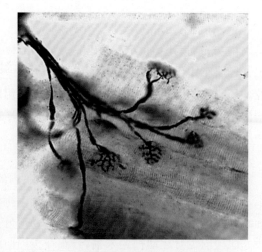

图 2-7-17　运动终板光镜图（氯化金染色）

间,与效应细胞形成突触,支配平滑肌、心肌的舒缩和腺细胞的分泌。

【学习小结】

　　神经组织由神经元和神经胶质细胞组成。神经元是神经组织的结构和功能单位,具有接受刺激、整合信息和传导冲动的能力。神经胶质细胞对神经元起支持、保护、营养、绝缘和修复的作用。

　　神经元由胞体、树突和轴突构成。胞体是神经元的营养和代谢中心。树突的功能主要是接受信息。轴突主要是传导冲动。胞体和树突含有尼氏体和神经原纤维,轴突无尼氏体但有神经原纤维。

　　神经元与神经元之间,或神经元与效应细胞之间传递信息的连接部位称突触,分为电突触和化学突触。化学突触以神经递质为媒介传递信息。电镜下化学突触的结构可分为突触前成分、突触间隙和突触后成分。

　　神经元的长轴突外包神经胶质细胞所构成的能够传导神经冲动的结构称为神经纤维,根据是否形成髓鞘可分为有髓神经纤维和无髓神经纤维。中枢神经系统有髓神经纤维的髓鞘形成细胞是少突胶质细胞,周围神经系统有髓神经纤维的髓鞘形成细胞是施万细胞。

　　周围神经纤维的末末部分分布于器官组织间形成神经末梢,分为感觉神经末梢和运动神经末梢两大类。

【复习题】

1. 试述一个多极神经元在光镜和电镜下的结构特点。
2. 说明化学突触的结构特点及信息传递过程。
3. 有髓神经纤维比无髓神经纤维传导速度快的组织结构基础是什么?
4. 比较中枢神经系统和周围神经系统中有髓神经纤维形成和结构的相同点与不同点。
5. 试述神经末梢的类型及各型的结构特点和功能。

(李娟娟)

第八章 心脏、脉管组织结构及功能

【学习目标】

一、掌握
1. 心壁的组织结构。
2. 动脉管壁的一般结构及各级动脉的结构特点与功能。
二、熟悉
1. 静脉管壁的结构特点。
2. 毛细血管的结构、分类及分布。
三、了解
1. 心瓣膜的结构。
2. 心脏传导系统的组成和功能。
3. 淋巴管系统的组成及结构特点。

心血管系统由心脏、动脉、毛细血管和静脉组成。心脏是推动血液流动的"泵",其搏出的血液经动脉运送到全身毛细血管,再经静脉回流到心脏,形成一个连续而封闭的管道系统。淋巴管系统由毛细淋巴管、淋巴管和淋巴导管组成。

第一节 心 脏

心脏是中空性器官,成年人的心脏重约500g,心壁非常厚,主要由心肌构成。心肌节律性的舒缩,推动血液在血管中流动,使机体各组织、器官得到血液供应。

一、心脏的结构

心壁从内向外分为三层:心内膜、心肌膜和心外膜。

(一) 心内膜

心内膜(endocardium)由内皮和内皮下层组成。内皮紧贴心腔内表面,为单层扁平上皮;内皮下层分为内、外两层。内层较薄,为细密结缔组织,含少量平滑肌纤维。外层靠近心肌膜,也称心内膜下层(subendocardial layer),为疏松结缔组织,内有小血管和神经。在心室的心内膜下层含有心脏传导系统的分支即浦肯野纤维(图2-8-1)。

(二) 心肌膜

心肌膜(myocardium)是心壁三层结构中最厚的一层,主要由心肌纤维构成(图2-8-1、图2-8-2)。心室的心肌膜较心房厚,以左心室的最厚。心肌纤维呈螺旋状排列,分为内纵、中环、外斜三层。心肌纤维多排列成束,肌束之间、心肌纤维之间分布有少量疏松结缔组织和丰富的毛细血管。心肌细胞对缺血很敏感,当心肌供血不足时易引起心绞痛和心肌梗死等。心房肌和心室肌不连续,它们之间存在着由致密结缔组织构成的支架结构,称心骨骼。心房肌和心室肌分别附着于心骨骼上。心房肌纤维较心室肌纤维细短,电镜下可见部分心房肌纤维内含电子密度较高的膜包颗粒,称心房特殊颗粒,内含心房钠尿肽,又称心钠素,

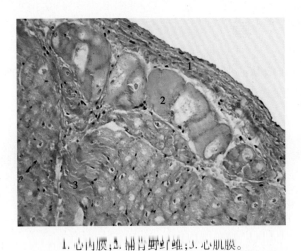

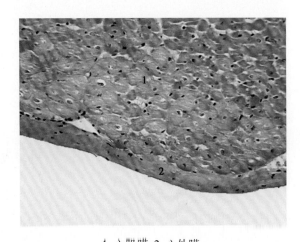

1. 心内膜;2. 浦肯野纤维;3. 心肌膜。

图 2-8-1　心内膜与心肌膜光镜图（HE 染色）

1. 心肌膜;2. 心外膜。

图 2-8-2　心肌膜与心外膜光镜图（HE 染色）

具有很强的排钠、利尿、扩血管和降低血压的作用。

（三）心外膜

心外膜（epicardium）即心包的脏层，为浆膜，外表面是间皮，间皮深部为薄层疏松结缔组织（图 2-8-2）。心外膜中含血管、神经，并常有脂肪组织。心包的脏、壁两层之间为心包腔，内有少量浆液，即心包液，心脏搏动时可减少摩擦。心包炎时，两层可发生粘连，使心脏搏动受限。

（四）心瓣膜

心瓣膜（cardiac valve）是心内膜突向心腔折叠形成的薄片状结构，其表面为内皮，内部是致密结缔组织，附着于心骨骼上，存在于左、右房室口和主动脉、肺动脉口处。心瓣膜的功能是防止血液逆流。

二、心脏传导系统

心脏传导系统由特化的心肌纤维构成，包括窦房结、房室结、房室束及其分支（图 2-8-3），其功能为产生冲动、传导兴奋，调节心肌有节律地收缩和舒张。窦房结位于右心房的心外膜深部，是心脏的起搏点，其余的传导系统位于心内膜下层。组成心脏传导系统的细胞有起搏细胞、移行细胞和浦肯野纤维三种。

（一）起搏细胞

起搏细胞简称 P 细胞，位于窦房结和房室结的中心部位，是心脏兴奋的起搏点。起搏细胞较普通心肌细胞小，呈梭形或多边形，分支较多，闰盘不明显，胞质内细胞器和肌原纤维较少，糖原较少。

（二）移行细胞

移行细胞位于窦房结和房室结的周边及房室束内，细胞结构介于起搏细胞和普通心肌纤维之间，但比普通心肌纤维细而短，胞质内的肌原纤维含量较起搏细胞略多，肌质网也较发达，具有传导冲动的作用。

（三）浦肯野纤维

浦肯野纤维（Purkinje fiber）又称束细胞，组成房室束及其分支，主要位于心室的心内膜下层。浦肯野纤维较普通心肌纤维短而粗，形态不规则，有 1~2 个细胞核，胞质中肌原纤维较少，而线粒体和糖原非常丰富，故 HE 染色浅。细胞间有发达的闰盘。浦肯野纤维穿入心室壁内与心室肌纤维相连，将冲动快速传到心室各处，引起心室肌纤维同步收缩。

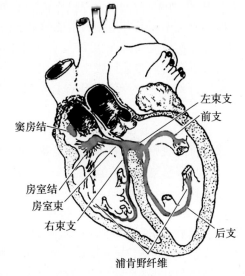

图 2-8-3　心脏传导系统模式图

<h1 style="text-align:center">第二节 脉 管</h1>

血管分为动脉、静脉和毛细血管三大类。动脉是将血液从心脏输送到各组织的血管。静脉是输送血液回流入心脏的血管。毛细血管是血液与细胞进行物质交换的场所。

一、动脉

根据动脉管腔的大小和管壁的结构特点,可分为大动脉、中动脉、小动脉和微动脉。各级动脉之间逐渐移行,没有明显的分界。

(一) 动脉管壁的一般结构

动脉管壁由内向外一般分为内膜、中膜、外膜三层(图 2-8-4)。

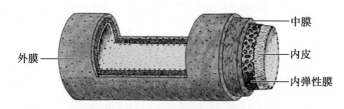

图 2-8-4 血管壁结构模式图

1. 内膜(tunica intima) 位于血管壁最内层,最薄,由内皮、内皮下层和内弹性膜组成。

内皮(endothelium)为单层扁平上皮,衬贴在心血管腔面,表面光滑,利于血液流动。电镜下,内皮细胞胞质内可见一些吞饮小泡和 W-P 小体。吞饮小泡具有向血管内、外输送物质的作用,以毛细血管的内皮中吞饮小泡最为显著。W-P 小体是一种有单位膜包裹的长杆状小体,是内皮细胞特有的细胞器,具有储存血管性血友病因子(vWF)的作用。vWF 是内皮细胞合成的一种大分子糖蛋白,可与凝血因子Ⅷ结合形成复合物,参与止血和凝血。

内皮下层(subendothelial layer)是位于内皮深部的薄层结缔组织,内含少量胶原纤维、弹性纤维,有时可见少许纵行平滑肌。

内弹性膜(internal elastic membrane)是位于内皮下层深面的一层膜状结构,由弹性蛋白组成,膜上有许多小孔。因血管壁收缩而常呈波浪状,通常以此作为动脉内膜和中膜的分界。

2. 中膜(tunica media) 位于内膜和外膜之间,其厚度和组织成分因血管种类不同而有差别。主要由结缔组织和平滑肌组成。平滑肌收缩有助于血液流动,弹性纤维具有使舒张的血管回缩的作用,胶原纤维对血管具有支持和维持张力的作用。有研究认为,血管平滑肌纤维可能是成纤维细胞的亚型,具有合成胶原纤维、弹性纤维和基质的能力。

3. 外膜(tunica adventitia) 由疏松结缔组织组成,内含纵行或螺旋状走行的胶原纤维和弹性纤维及成纤维细胞等。血管受损时,成纤维细胞具有修复外膜的能力。较大的动脉在中膜和外膜的交界处可见外弹性膜(external elastic membrane),由弹性蛋白构成。

(二) 各段动脉管壁的结构特点

1. 大动脉 包括主动脉、肺动脉、颈总动脉、无名动脉、锁骨下动脉、髂总动脉等。大动脉(large artery)因管壁中膜富含弹性膜和弹性纤维,具有很强的弹性,故又称弹性动脉(elastic artery)(图 2-8-5)。大动脉管壁各层结构特点如下:

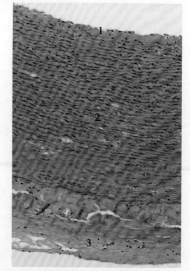

1. 内膜;2. 中膜;3. 外膜。

图 2-8-5 大动脉光镜图

（1）内膜：内皮细胞内 W-P 小体最为丰富。内皮下层较厚，为疏松结缔组织，内皮下层外是由多层弹性膜组成的内弹性膜，因与中膜的弹性膜相连续，所以大动脉内膜与中膜分界不清。

（2）中膜：中膜很厚，含 40~70 层的弹性膜，各层弹性膜之间由弹性纤维相连，弹性膜之间还有环形平滑肌和少量胶原纤维。

（3）外膜：较薄，由疏松结缔组织构成，没有明显的外弹性膜。外膜中含有小的血管，可营养外膜和中膜。

2. 中动脉 除大动脉外，在解剖学中有名称的动脉大多属于中动脉（medium-sized artery），其管径大于 1mm。中动脉中膜内富含平滑肌，故又称为肌性动脉（muscular artery）（图 2-8-6）。中动脉通过平滑肌的收缩和舒张，使血管管径缩小或扩大，从而调节分配到身体各处和各器官的血流量。因此，中动脉又称分配动脉。中动脉管壁各层结构特点如下：

（1）内膜：内皮下层较薄，内弹性膜明显，HE 染色呈嗜酸性，血管横断面上常呈波浪形，故内膜、中膜分界清晰。

（2）中膜：较厚，由 10~40 层环形排列的平滑肌组成，平滑肌之间有少量的弹性纤维和胶原纤维。

（3）外膜：厚度与中膜接近，由疏松结缔组织构成，常含有小的营养性血管、淋巴管和神经纤维。神经纤维可伸入中膜平滑肌，调节血管的舒缩。较大的中动脉中膜和外膜的交界处有明显的外弹性膜。

3. 小动脉和微动脉 小动脉（small artery）管径一般在 0.3~1mm 之间，结构与中动脉相似，但各层均变薄，中膜含 3~8 层平滑肌纤维，也属于肌性动脉（图 2-8-7）。管径较大的小动脉内弹性膜明显，一般无外弹性膜。管径在 0.3mm 以下的动脉称为微动脉（arteriole），无内、外弹性膜，中膜由 1~2 层平滑肌组成，外膜很薄（图 2-8-7）。小动脉和微动脉受神经和多种体液因子的调节，其管壁平滑肌的舒缩能调节器官和组织局部的血流量，并维持正常血压。因此，小动脉和微动脉又称外周阻力血管。

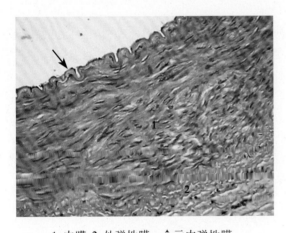

1. 中膜；2. 外弹性膜。↑示内弹性膜。

图 2-8-6 中动脉光镜图（HE 染色）

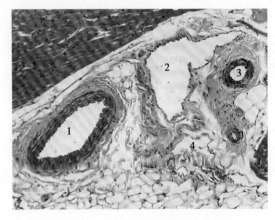

1. 小动脉；2. 小静脉；3. 微动脉；4. 微静脉。

图 2-8-7 小血管光镜图（HE 染色）

二、静脉

根据静脉管径的大小可分为微静脉、小静脉、中静脉和大静脉。管壁结构大致也分为内膜、中膜和外膜三层，但内、外弹性膜不明显，故三层结构分界不清。与伴行的动脉相比，静脉管径粗，管壁薄，管腔扁或不规则，结构的变异比动脉大。静脉外膜相对较厚，中膜薄，平滑肌和弹性纤维不如动脉丰富，但结缔组织成分较多，故静脉常呈塌陷状（图 2-8-8）。

（一）微静脉

微静脉（venule）管腔不规则，管径小于 200μm，内膜仅一层内皮，内皮外有或无平滑肌，外膜薄（图

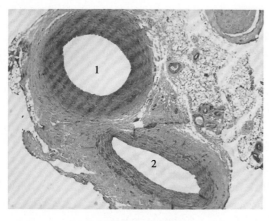

1. 中动脉;2. 中静脉。

图 2-8-8 中动脉与中静脉光镜图(HE 染色)

2-8-7)。紧接毛细血管的一段微静脉称毛细血管后微静脉,其管壁结构与毛细血管相似,但管径略粗,内皮细胞间隙较大,故通透性强,有利于物质交换。

(二)小静脉

小静脉(small vein)管径为 0.2~1mm,内皮外有一至数层平滑肌,外膜逐渐变厚(图 2-8-7)。

(三)中静脉

中静脉(medium-sized vein)管径为 1~9mm,内膜较薄,内弹性膜不发达或不明显。中膜比中动脉薄很多,环形平滑肌分布稀疏。外膜比中膜厚,主要为结缔组织,可见少量纵行平滑肌,无外弹性膜(图 2-8-8)。除大静脉外,解剖学中有名称的静脉大部分属于中静脉。

(四)大静脉

大静脉(large vein)为靠近心脏的静脉,包括上腔静脉、下腔静脉、无名静脉、奇静脉、颈内静脉、颈外静脉、门静脉、肺静脉等。内膜较薄,中膜不发达,由几层稀疏环形排列的平滑肌组成。外膜较厚,结缔组织中有较多纵行排列的平滑肌束。

(五)静脉瓣

管径在 2mm 以上的静脉常有静脉瓣(venous valve),是内膜向管腔内突入折叠而形成的,表面覆以内皮,内部为含有弹性纤维的结缔组织。瓣膜为两个半月形薄片状结构,其游离缘朝向血流方向,具有防止血液逆流的作用。

三、毛细血管

毛细血管(capillary)是分布最广、管径最细、管壁最薄的血管,其分支彼此吻合成网。不同的器官或组织内毛细血管网的密度差别很大,在代谢旺盛的器官和组织中,如心、肺、肾、骨骼肌等,毛细血管网较密;而在代谢较低的组织,如骨组织、肌腱和韧带等中,毛细血管网较稀疏。

(一)毛细血管的一般结构

毛细血管的管径一般为 6~8μm,管壁主要由一层内皮细胞、基膜和周细胞(pericyte)构成。横断面上,细的毛细血管仅由 1 个内皮细胞围成,较粗的由 2~3 个内皮细胞围成。基膜只有基板,基膜外有少许结缔组织。周细胞位于内皮细胞与基板之间,散在分布,细胞扁平且有突起(图 2-8-9)。毛细血管受损时,周细胞可增殖、分化为内皮细胞、平滑肌纤维和成纤维细胞,参与血管的生长和损伤修复。

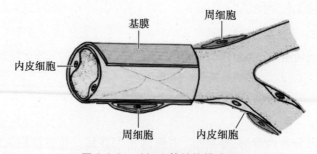

图 2-8-9 毛细血管结构模式图

(二)毛细血管的分类

光镜下,各种组织和器官中毛细血管的结构相似。电镜下,根据毛细血管内皮和基膜的结构特点,可将毛细血管分为三种类型(图 2-8-10)。

1. 连续毛细血管(continuous capillary) 内皮细胞连续,细胞间有紧密连接,基膜完整。内皮细胞胞

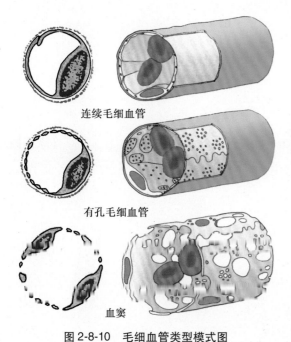

连续毛细血管

有孔毛细血管

血窦

图 2-8-10　毛细血管类型模式图

质内有丰富的吞饮小泡,组织和血液之间通过吞饮小泡进行物质交换。连续毛细血管主要分布在结缔组织、肌组织、中枢神经系统、肺和胸腺等处,参与机体内屏障性结构的形成。

2. **有孔毛细血管**(fenestrated capillary)　内皮细胞连续,细胞间也有紧密连接,基膜完整。内皮细胞不含核的部分很薄,上面有许多贯穿胞质的窗孔,直径 60~80nm,一般被 4~6nm 厚的隔膜封闭。内皮窗孔有利于中、小分子的物质交换。有孔毛细血管主要分布于胃肠黏膜、某些内分泌腺和肾血管球等处。

3. **血窦**(sinusoid)　也称不连续毛细血管,管腔较大且形态不规则。内皮细胞之间常有较大的间隙,内皮细胞质的窗孔大小不等,无隔膜,基膜性质,小连续或缺如,有利于大分子物质或血细胞的出入。血窦主要分布于肝、脾、骨髓和某些内分泌腺,不同器官内血窦的结构差别较大。

四、淋巴管系统

淋巴管系统是运输淋巴的管道,由毛细淋巴管、淋巴管和淋巴导管组成。人体中除软骨组织、骨组织、骨髓、表皮、眼球、牙等处没有淋巴管分布外,其余的组织和器官内大多分布着淋巴管。

(一)毛细淋巴管

毛细淋巴管以盲端起始于组织内,管腔较毛细血管更大且不规则,管壁薄,仅由一层内皮细胞和不完整的基膜构成,无周细胞。电镜下,内皮细胞间有较大的间隙,故通透性大,有利于大分子物质的进出。

(二)淋巴管

淋巴管结构与中、小静脉相似,但管腔更大、管壁更薄,管壁由内皮、少量平滑肌和结缔组织构成。瓣膜较丰富,可防止淋巴逆流。

(三)淋巴导管

淋巴导管包括胸导管和右淋巴导管,结构与大静脉相似,但管壁更薄,二层膜分界更不明显,中膜有环形和纵行排列的平滑肌,外膜薄,含营养血管和神经纤维。

【学习小结】

心脏壁由内向外分为心内膜、心肌膜和心外膜三层。心内膜由内皮、内皮下层构成,内皮下层分内、外两层,外层又称心内膜下层,含有蒲肯野纤维;心肌膜最厚,由心肌纤维构成;心外膜为浆膜。心脏传导系统由起搏细胞、移行细胞和蒲肯野纤维组成。

动脉和静脉管壁自内向外分为内膜、中膜和外膜三层。动脉与静脉根据管径大小、管壁厚薄及结构特点,都分为大、中、小、微动脉(静脉)四种。各级动脉的结构特点主要体现在中膜上,大动脉的中膜是 40~70 层的弹性膜,又称弹性动脉;中、小、微动脉的中膜主要由平滑肌构成,都属于肌性动脉。与伴行动脉相比较,静脉具有管壁薄、管腔大而不规则、三层膜分界不明显的特点。毛细血管由内皮、基膜和周细胞构成,分为连续毛细血管、有孔毛细血管和血窦三种类型。

淋巴管系统包括毛细淋巴管、淋巴管和淋巴导管,是将组织液中的水、电解质和大分子物质等输送入血的管道。

【复习题】

1. 试述心壁的组织学结构及其功能联系。
2. 试比较大、中、小、微动脉的结构特点和功能。
3. 试述三类毛细血管的结构特点和分布。

(李娟娟)

第九章 肺、肝、肾组织结构及功能

【学习目标】

一、掌握
1. 肺泡的结构与功能。
2. 肝小叶的组织结构。
3. 肾小体的结构与功能；近曲小管、远曲小管的结构特点和功能。
二、熟悉
1. 肺导气部的组成及结构变化规律；肺呼吸部的组成和各段的结构特点。
2. 肝门管区的位置和组成。
3. 球旁复合体的组成和功能。
三、了解
1. 肺血液循环特点。
2. 肝血液循环特点及肝内胆汁排泄途径。
3. 肾集合管的结构特点和功能。

第一节 肺

肺表面被覆浆膜，为胸膜脏层。肺组织分实质和间质。间质由结缔组织、血管、淋巴管和神经等构成。实质是指肺内支气管的各级分支及其终末的大量肺泡(图 2-9-1)。主支气管在肺内反复分支呈树枝状，称支气管树。主支气管由肺门进入肺后，顺序分支为叶支气管、段支气管、小支气管、细支气管、终末细支气管、呼吸性细支气管、肺泡管、肺泡囊和肺泡。其中从叶支气管到终末细支气管构成肺的导气部。自呼吸性细支气管以下各段均出现肺泡，有气体交换功能，故构成肺的呼吸部。每一细支气管连同以下各级分支和肺泡组成一个肺小叶(pulmonary lobule)(图 2-9-2)。肺小叶是肺的结构单位，呈锥体形，其尖端朝向肺门，底面向肺表面，透过胸膜脏层可见肺小叶底部轮廓，直径 1.0~2.5cm。每叶肺有 50~80 个肺小叶。临床上称以肺小叶为病变单位的急性化脓性炎症为小叶性肺炎。

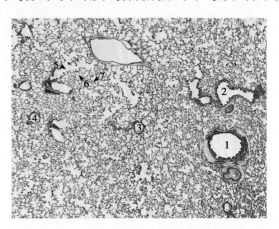

1. 小支气管；2. 细支气管；3. 终末细支气管；4. 呼吸性细支气管；5. 肺泡管；6. 肺泡囊；7. 肺泡。

图 2-9-1 肺光镜图

一、肺导气部

肺导气部的各段管道随分支越细，管径越小，管壁变薄，结构越趋简单。

(一) 叶支气管至小支气管

叶支气管至小支气管管壁结构与主支气管基本相似，但管径渐细，管壁渐薄，结构发生移行性改变。

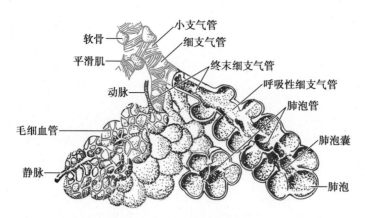

图 2-9-2　肺小叶立体模式图

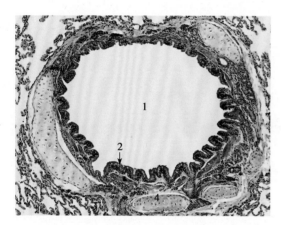

1. 小支气管;2. 假复层纤毛柱状上皮;3. 混合腺;4. 软骨片。

图 2-9-3　小支气管光镜图

空气流量。

主要变化为:上皮仍为假复层纤毛柱状上皮,但由厚逐渐变薄;杯状细胞、腺体和软骨片逐渐减少;固有层外平滑肌纤维相对增多,呈现为断续的环形平滑肌束(图 2-9-3)。

(二) 细支气管和终末细支气管

细支气管(bronchiole)直径约为 1.0mm,黏膜上皮由假复层纤毛柱状上皮逐渐变为单层纤毛柱状上皮。杯状细胞、腺体和软骨片逐渐减少或消失。环形平滑肌增多,黏膜常形成皱襞(图 2-9-4)。终末细支气管(terminal bronchiole)直径约为 0.5mm,上皮为单层柱状上皮。杯状细胞、腺体和软骨片全部消失,出现完整的环形平滑肌(图 2-9-5)。此时,肺内导气部由软骨为支架的管道逐渐变为肌性管道,以调节肺泡内的

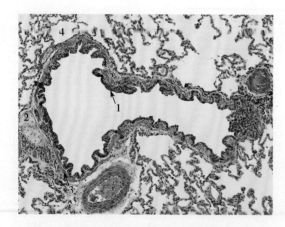

1. 单层纤毛柱状上皮;2. 软骨片;3. 平滑肌束;4. 肺泡。

图 2-9-4　细支气管光镜图

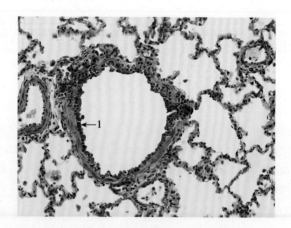

1. 单层柱状上皮细胞;2. 环形平滑肌层。

图 2-9-5　终末细支气管光镜图

电镜下,细支气管和终末细支气管上皮内可见一种分泌细胞,称克拉拉细胞(Clara cell)。细胞为柱状,游离面呈圆顶状凸向管腔。顶部胞质内可见发达的滑面内质网和分泌颗粒(图 2-9-6)。滑面内质网含有丰富的氧化酶系,可对吸入的毒物或药物进行生物转化和解毒。分泌颗粒以胞吐方式释放一种类表面活性物质,在上皮表面形成一层保护膜;克拉拉细胞分泌物中含有蛋白水解酶,可分解管腔中黏液,降低其黏稠度,利于排出。

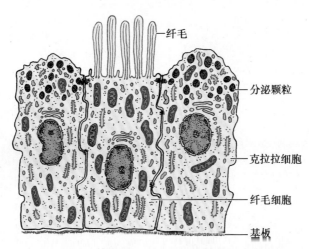

纤毛

分泌颗粒

克拉拉细胞

纤毛细胞

基板

图 2-9-6　终末细支气管上皮超微结构模式图

二、肺呼吸部

肺呼吸部是呼吸系统完成气体交换功能的重要部位,包括呼吸性细支气管、肺泡管、肺泡囊和肺泡,前三者都连有肺泡。

(一) 呼吸性细支气管

呼吸性细支气管(respiratory bronchiole)是导气部向呼吸部过渡的管道,其管壁上出现少量肺泡开口,因而管壁结构不完整。管壁上皮为单层立方上皮,有克拉拉细胞和少量纤毛细胞。上皮下有弹性纤维和少量环形平滑肌细胞。在肺泡开口处,单层立方上皮移行为单层扁平上皮(图 2-9-7)。

(二) 肺泡管

肺泡管(alveolar duct)是呼吸性细支气管的分支,管壁上有很多肺泡的开口,故管壁自身结构很少,仅在相邻肺泡开口之间保留少许,在光镜下呈现为结节状膨大结构。其表面覆以单层立方或单层扁平上皮,上皮深部有弹性纤维和平滑肌束(图 2-9-7)。

(三) 肺泡囊

肺泡囊(alveolar sac)与肺泡管相连,实为大量肺泡共同开口围成的囊腔结构。相邻肺泡开口之间没有环形平滑肌束,故无结节状膨大(图 2-9-7)。

(四) 肺泡

肺泡(pulmonary alveolus)是肺支气管树的终末部分,也是肺进行气体交换的主要场所。肺泡为直径约 200μm 的半球形小囊,开口于肺泡囊、肺泡管或呼吸性

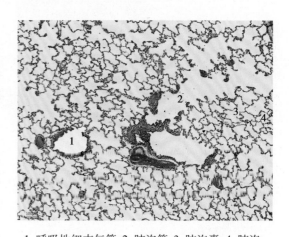

1. 呼吸性细支气管;2. 肺泡管;3. 肺泡囊;4. 肺泡。

图 2-9-7　肺呼吸部光镜图

细支气管的管腔(图 2-9-8、图 2-9-9)。成人每侧肺内有 3 亿~4 亿个肺泡,吸气时总表面积可达 140m²。肺泡壁由单层肺泡上皮组成。相邻肺泡之间的薄层结缔组织称肺泡隔。

1. **肺泡上皮**　由Ⅰ型肺泡细胞和Ⅱ型肺泡细胞构成。

(1) Ⅰ型肺泡细胞(type Ⅰ alveolar cell):覆盖肺泡约 95% 的表面积,细胞扁平,细胞含核部分较厚并向肺泡腔内突出,其余胞质部分菲薄,厚约 0.2μm,参与构成气-血屏障,是进行气体交换的重要部位(图 2-9-8、图 2-9-9)。电镜下,胞质内可见较多小泡,其内含有细胞吞入的表面活性物质和微小粉尘,小泡能将这些物质转运到肺泡外的间质内以便清除。肺泡上皮细胞之间均有紧密连接和桥粒,可防止组织液向肺泡内渗入。Ⅰ型肺泡细胞无分裂能力,损伤后由Ⅱ型肺泡细胞增殖分化补充。

(2) Ⅱ型肺泡细胞(type Ⅱ alveolar cell):位于Ⅰ型肺泡细胞之间,覆盖肺泡约 5% 的表面积。细胞呈

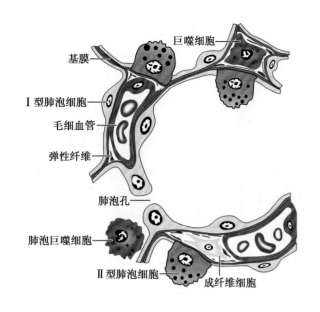

图 2-9-8　肺泡模式图

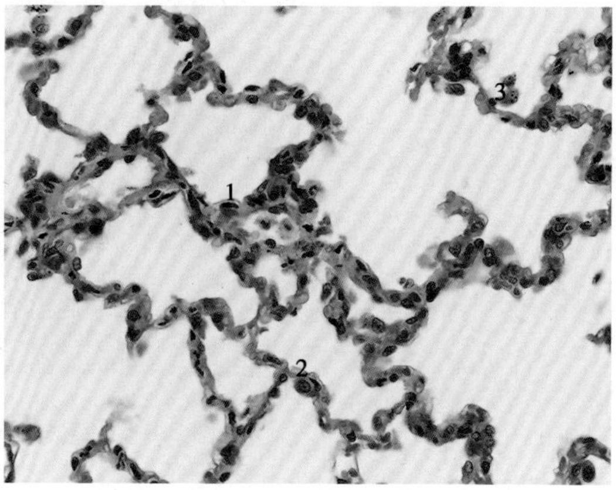

1. Ⅰ型肺泡上皮；2. Ⅱ型肺泡上皮；3. 尘细胞。

图 2-9-9　肺泡光镜图

圆形或立方形,光镜下,胞质着色浅,细胞核圆形(图 2-9-9)。电镜下,细胞质内富含线粒体、溶酶体及较发达的粗面内质网和高尔基复合体,核上方有较多分泌颗粒,颗粒大小不等,电子密度高,内有呈同心圆或平行排列的板层状结构,称板层小体(lamellar body)(图 2-9-10)。小体内的主要成分为磷脂(以二棕榈酰卵磷脂为主)、蛋白质和糖的复合物等。细胞以胞吐方式将这些物质分泌出来,铺展于肺泡上皮表面,形成一薄层液体膜,称表面活性物质(surfactant)。该物质能降低肺泡表面张力,防止肺泡塌陷及肺泡过度扩张,起到维持和稳定肺泡大小与结构的重要作用。某些早产儿其Ⅱ型肺泡细胞尚未发育完善或新生儿因先天缺陷致Ⅱ型肺泡细胞发育不良,表面活性物质合成和分泌障碍,致使肺泡表面张力增大,婴儿出生后肺泡不能扩张,出现新生儿呼吸窘迫综合征。患儿可因血氧不足,肺毛细血管通透性增加,血浆蛋白漏出,在肺泡上皮表面形成一层透明膜样物质,故又称新生儿透明膜病。

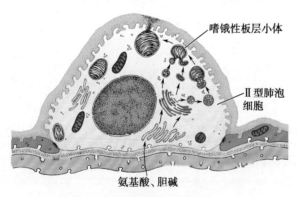

↑示板层小体形成过程。

图 2-9-10　Ⅱ型肺泡细胞超微结构模式图

2. **肺泡隔**(alveolar septum)　肺泡隔为相邻肺泡之间的薄层结缔组织,属于肺间质。肺泡隔内有密集的连续毛细血管和丰富的弹性纤维。毛细血管网有利于肺泡与血管内的气体交换,弹性纤维起回缩肺泡的作用。老年人的弹性纤维发生退化,吸烟可加速退化进程。肺泡弹性降低后,回缩较差,呼气时肺内残留气体增加,久之,肺泡过度扩大导致老年性肺气肿,影响呼吸功能。此外,肺泡隔内还有成纤维细胞、肺巨噬细胞、肥大细胞、毛细淋巴管和神经纤维。

肺巨噬细胞来源于血液单核细胞,数量较多,广泛分布于肺间质。肺巨噬细胞具有活跃的吞噬功能,能清除进入肺泡和肺间质的尘粒、细菌等异物,并能产生多种生物活性物质,发挥重要的免疫防御作用。肺巨噬细胞吞噬了大量进入肺内的尘埃颗粒后,称为尘细胞(dust cell)(图 2-9-9)。心力衰竭导致肺淤血时,可见大量含有含铁血黄素颗粒的巨噬细胞,即心衰细胞。吞噬了异物的肺巨噬细胞,可沉积在肺间质内,或进入肺泡腔随呼吸道分泌物排出,也可经淋巴管迁移至肺门淋巴结。

3. **肺泡孔**(alveolar pore)　肺泡孔直径为 10~15μm,为相邻肺泡之间气体流通的小孔(图 2-9-8),可均衡肺泡之间的气体含量。当某个终末细支气管或呼吸性细支气管阻塞时,肺泡孔起侧支通气作用,防止肺泡萎陷。但在肺部感染时,肺泡孔也是炎症蔓延的途径。

4. 气-血屏障(blood-air barrier)　气-血屏障是肺泡腔内的 O_2 与肺泡隔毛细血管内携带的 CO_2 之间进行气体交换所通过的结构。由肺泡表面活性物质层、I型肺泡细胞与基膜、薄层结缔组织、毛细血管基膜与连续内皮细胞构成。气-血屏障总厚度为 $0.2\sim0.5\mu m$,有利于气体迅速交换。临床上,肺炎、肺纤维化或肺水肿时,气-血屏障增厚,均会影响正常气体交换功能。

三、肺的血液供应

肺的血液供应有两个来源,即肺动脉和支气管动脉。肺动脉是肺的功能血管,管径较粗,为弹性动脉。肺动脉从右心室发出,至肺门进入肺,其分支与各级支气管伴行直至肺泡隔内形成毛细血管网。毛细血管内的血液与肺泡进行气体交换。支气管动脉是肺的营养血管,管径较细,为肌性动脉。该动脉发自胸主动脉或肋间动脉,与支气管伴行入肺,沿途在导气部各段管壁内分支形成毛细血管网,营养管壁组织。

第二节　肝

肝是人体最大的消化腺,具有复杂多样的生物化学功能。肝细胞既能分泌胆汁,参与脂类和脂溶性物质的消化,又能合成多种蛋白质和脂类物质,参与机体的物质代谢。此外,肝是清除体内有害物质的重要场所,在胚胎时期曾有造血功能。肝内大量巨噬细胞可发挥免疫防御功能。

肝的表面除裸区外,大部分覆盖浆膜,其下方为一层富含弹性纤维的致密结缔组织被膜。肝门部的结缔组织随门静脉、肝动脉和肝管的分支伸入肝内,将肝实质分隔成许多肝小叶。肝小叶之间各种管道密集的部位为门管区。

一、肝小叶

肝小叶(hepatic lobule)是肝的基本结构单位,呈多面棱柱体,高约2mm,宽约1mm,成人肝有50万~100万个肝小叶。有的动物(如猪)的肝小叶因周围结缔组织较多而分界明显,人的肝小叶间结缔组织较少而分界不清(图2-9-11)。肝小叶由中央静脉、肝板、肝血窦、窦周隙和胆小管组成(图2-9-12)。

(一) 中央静脉

中央静脉(central vein)位于肝小叶中央并沿其长轴走行(图2-9-12),管壁由一层内皮围成,周围仅有少量结缔组织,管腔上有肝血窦的开口(图2-9-13)。

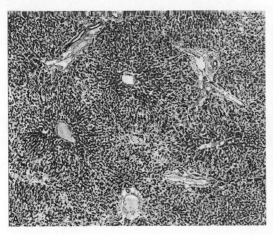
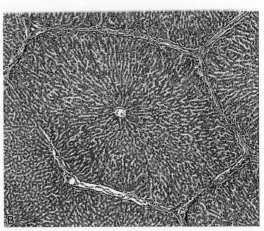

A. 人肝;B. 猪肝。

图 2-9-11　肝小叶切面光镜图

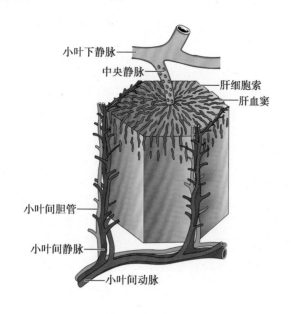

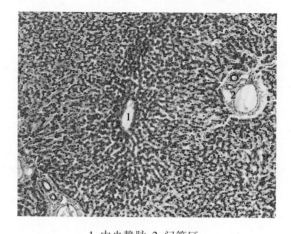

1. 中央静脉;2. 门管区。

图 2-9-13　肝小叶光镜图

图 2-9-12　肝小叶立体模式图

（二）肝板

肝细胞以中央静脉为中心,单行排列形成凹凸不平的板状结构,称为肝板(hepatic plate)。相邻肝板吻合成网,肝板上有孔,断面呈索状,又称肝索(hepatic cord)(图 2-9-14、图 2-9-15)。在肝小叶周边的肝板,其肝细胞较小,嗜酸性较强,称界板。

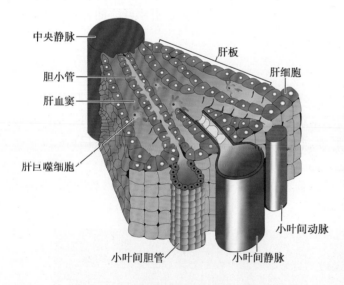

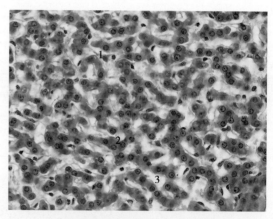

1. 肝巨噬细胞;2. 肝细胞;3. 肝血窦。

图 2-9-14　肝板、肝血窦与门管区模式图

图 2-9-15　肝小叶(局部)光镜图

肝细胞(hepatocyte)是构成肝小叶的主要成分,约占肝内细胞总数的80%。肝细胞呈多面体形,直径15~30μm。肝细胞有三种不同的功能面:血窦面、肝细胞连接面和胆小管面(图 2-9-16)。血窦面和胆小管面有发达的微绒毛,使细胞表面积增大,有利于进行物质交换。相邻肝细胞之间的连接面有紧密连接、桥粒和缝隙连接等结构。有的肝细胞之间还有贯通的细胞间通道。

肝细胞核大而圆,居中,染色浅,核膜清楚,有一至数个核仁。部分肝细胞有双核。肝的多倍体细胞数量多,这与肝细胞长期保持活跃状态有关,而且与肝潜在的强大再生能力相关。肝细胞胞质丰富,HE 染色多呈嗜酸性,当蛋白质合成旺盛时,胞质出现弥散分布的嗜碱性团块。电镜下,肝细胞含有粗面内质网、滑面内质网、高尔基复合体、线粒体、溶酶体等丰富的细胞器和内含物,在肝细胞的功能活动中起重要作用

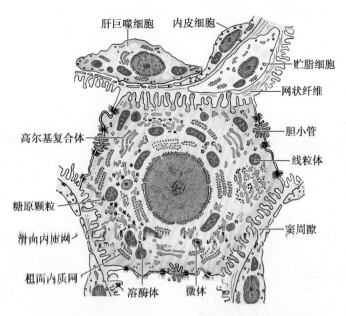

图 2-9-16　肝细胞、肝血窦、窦周隙及胆小管结构模式图

（图 2-9-15、图 2-9-16）。

（三）肝血窦

肝血窦（hepatic sinusoid）位于肝板之间，血窦腔大而不规则，可互相吻合成网状管道。血液从肝小叶的周边经血窦汇入中央静脉。血窦壁由内皮细胞组成，窦腔内含有肝巨噬细胞和 NK 细胞。

1. 肝血窦内皮细胞　内皮细胞扁而薄，有大量内皮窗孔，孔上无隔膜。内皮细胞间隙宽，内皮外无基膜，因此血窦内皮细胞具有很高的通透性，除血细胞和乳糜微粒外，血浆各种成分均可自由通过进入窦周隙。

2. 肝巨噬细胞　肝巨噬细胞又称库普弗细胞，多位于靠近小叶周边的血窦腔内。细胞形态不规则（图 2-9-17），其伪足可附于内皮细胞上或穿过内皮细胞窗孔及细胞间隙伸入窦周隙内。肝巨噬细胞来自血液单核细胞，具有活跃的吞噬功能，可清除从门静脉入肝的抗原异物和衰老红细胞，在监视、抑制及杀伤肿瘤细胞等方面发挥重要作用。

3. NK 细胞　肝血窦内较多的 NK 细胞，称为肝内大颗粒淋巴细胞，附着在内皮细胞或肝巨噬细胞上。此细胞在抵御病毒感染、防止肝内肿瘤及其他肿瘤的肝转移方面有重要作用。

（四）窦周隙

窦周隙（perisinusoidal space）为肝血窦内皮细胞与肝细胞之间宽约 0.4μm 的狭窄间隙（图 2-9-16）。由于肝血窦内皮细胞通透性大，故窦周隙内充满来自血窦的血浆，肝细胞血窦面的微绒毛浸于其中，因此窦周隙是

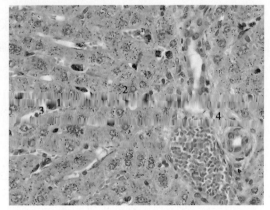

1. 肝巨噬细胞（含台盼蓝颗粒）；2. 肝细胞；3. 肝血窦；4. 门管区。

图 2-9-17　肝（台盼蓝注射）

肝细胞与血液之间进行物质交换的场所。窦周隙内含有贮脂细胞（fat-storing cell），又称肝星状细胞。细胞形态不规则，胞质内有许多大脂滴，其主要功能是参与维生素 A 的代谢和储存脂肪。在病理状态下，贮脂细胞可被激活异常增殖，合成细胞外基质，肝内纤维增多，与肝纤维化的发生有关。

（五）胆小管

胆小管（bile canaliculus）是相邻肝细胞的胞膜之间局部凹陷形成的微细管道（图 2-9-16），在肝板内连接成网。在 HE 染色中不易看到，用银染法或 ATP 酶组化染色法可清楚显示（图 2-9-18）。电镜下，可见肝

细胞胆小管面的质膜形成许多微绒毛,伸入管腔。胆小管周围的肝细胞膜形成由紧密连接、桥粒等组成的连接复合体,起封闭胆小管周围的细胞间隙,防止胆汁外溢的作用。当肝细胞发生变性、坏死或胆道堵塞引起胆小管内压升高时,均可使胆小管的正常结构遭到破坏,胆汁溢出并经窦周隙进入肝血窦,导致黄疸的发生。

二、肝门管区

在相邻肝小叶之间呈三角形或椭圆形的结缔组织区域内,常伴行小叶间静脉、小叶间动脉和小叶间胆管三种管道,该区域称为门管区(portal area)(图2-9-19)。每个肝小叶周围有3~4个门管区。小叶间静脉是门静脉的分支,管腔较大而不规则,管壁薄;小叶间动脉是肝动脉的分支,管腔小,管壁相对较厚。小叶间胆管管壁为单层立方上皮,它们向肝门方向汇集,最终形成左、右肝管出肝。

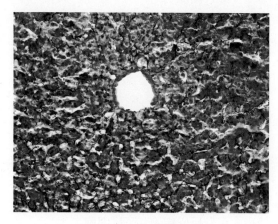

图2-9-18 胆小管光镜图

镀银染色胆小管呈黑色。

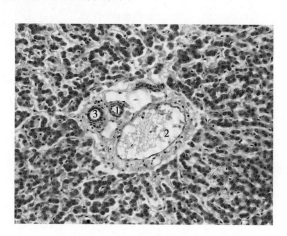

1.小叶间动脉;2.小叶间静脉;3.小叶间胆管。

图2-9-19 肝门管区光镜图

三、肝内血液循环

肝由门静脉和肝动脉提供双重血供。门静脉是肝的功能性血管,将胃肠道吸收的营养和某些有毒物质输入肝内进行代谢和转化;肝动脉是肝的营养血管,为肝提供氧及其他器官的代谢产物。

四、肝内胆汁排出途径

肝细胞分泌的胆汁,首先经胆小管从肝小叶中央流向周边,于肝小叶的边缘处汇入闰管或赫令管。出肝小叶后汇入小叶间胆管,继而向肝门方向汇集,最终形成左、右肝管出肝。

第三节 肾

肾(kidney)是人体主要的排泄器官,通过形成尿液,排出体内的代谢废物,参与调节人体的水盐代谢和离子平衡,以维持机体内环境的相对稳定。另外,肾还能产生多种生物活性物质,如肾素、前列腺素和促红细胞生成素等。

一、肾的一般结构

肾表面被覆由致密结缔组织构成的被膜。肾实质包括皮质和髓质。髓质主要由10~18个肾锥体(renal pyramid)构成,锥体尖端钝圆突入肾小盏,称肾乳头,乳头管开口于此处。肾锥体底部与皮质相连,从肾锥体底部呈放射状伸入皮质的条纹状结构称髓放线(medullary ray),位于髓放线之间的肾皮质称皮质迷路(cortical labyrinth)(图2-9-20)。每条髓放线及其周围的皮质迷路组成一个肾小叶(renal lobule)。每个肾锥体及其相连的皮质组成一个肾叶。位于肾锥体之间的皮质称肾柱(renal column)。

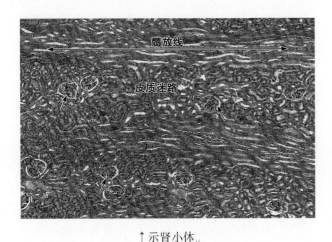

↑示肾小体。

图 2-9-20　肾皮质光镜图

由肾小体和肾小管组成。人体每个肾有约 150 万个肾单位，它们与集合管共同行使泌尿功能。

肾小体一端与肾小管相连，肾小管分为近端小管、细段和远端小管。近端小管和远端小管又分为曲部和直部。肾小管的起始段在肾小体附近盘曲走行，称近曲小管；继而直行进入髓放线或髓质，称近直小管；随后管径变细，为细段；细段折返后管径增粗，称远直小管。远直小管离开髓放线或髓质后，进入皮质迷路，盘曲行走于原肾小体周围，称远曲小管，最后汇入髓放线内的集合管（图 2-9-21）。近直小管、细段和远直小管三者构成 U 形的髓袢（medullary loop）。

根据肾小体在皮质中分布的位置不同，可将肾单位分为两种：浅表肾单位和髓旁肾单位。前者肾小体位于皮质浅层和中层，约占肾单位总数的 85%，体积较小，髓袢较短，在尿液滤过中起重要作用；后者肾小体位于皮质深部，约占肾单位总数的 15%，体积较大，髓袢较长，对尿液浓缩具有重要意义。

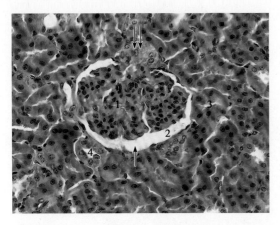

1. 血管球；2. 肾小囊腔；3. 近曲小管；4. 远曲小管。
↑↑示血管极；↑示尿极。

图 2-9-22　肾皮质迷路光镜图

二、肾实质

肾实质由大量肾单位和集合管构成，其间有由少量结缔组织、血管和神经等构成的肾间质。肾单位包括肾小体和肾小管，是尿液形成的结构和功能单位。集合管是收集、浓缩尿液的部位，开口于乳头管。肾小管汇入集合管，它们均是单层上皮构成的管道，合称泌尿小管。肾单位和集合管有规律地分布于肾实质，肾小体和肾小管的弯曲部分位于皮质迷路和肾柱内，肾小管的直行部分与集合管位于髓放线和肾锥体内。

（一）肾单位

肾单位（nephron）是肾的结构与功能单位，

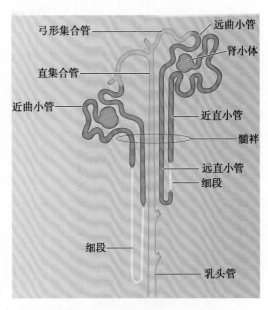

图 2-9-21　肾单位和集合管模式图

1. 肾小体（renal corpuscle）　呈球形，直径约 200μm，由血管球和肾小囊组成。肾小体有两个极，微动脉出入的一端称血管极，对侧与近曲小管相连的一端，称尿极（图 2-9-22、图 2-9-23）。

（1）血管球（glomerulus）：是一团盘曲在肾小囊中的毛细血管。血管球的一端为入球微动脉，另一端为出球微动脉。入球微动脉从血管极进入肾小囊内，分成 4~5 支，每支再分出袢状的毛细血管，毛细血管又互相吻合为网，继而汇合形成一条出球微动脉，由血管极处离开肾小囊。入球微动脉管径较出球微动脉大，使得毛细血管内血压较高。血管球为有孔型毛细血管，孔径 50~100nm，多无隔膜，有利于血液中小分子物质滤出。毛细血管内皮游离面覆有一层带负电荷、富含唾液酸的糖蛋白（细胞衣），对血液中的物质有选择性通透作用。

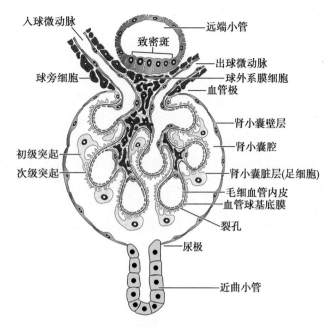

图 2-9-23 肾小体与球旁复合体立体模式图

血管球毛细血管基膜较厚,主要成分为Ⅳ型胶原蛋白、层粘连蛋白和蛋白多糖,它们共同形成以Ⅳ型胶原蛋白为骨架,孔径为 4~8nm 的分子筛,在血液物质滤过中起关键作用。

血管系膜又称球内系膜,是连接血管球毛细血管之间的少量结缔组织,主要由球内系膜细胞和系膜基质组成。球内系膜细胞形态不规则,细胞突起可伸至内皮与基膜之间。细胞核小、染色深,胞质中含较发达的粗面内质网、高尔基复合体、溶酶体和吞噬体,不仅能合成基膜和系膜基质的成分,还可吞噬和降解沉积在基膜上的免疫复合物,防止免疫复合物沉积,以维持基膜的通透性,并参与基膜的更新和修复。系膜基质填充于系膜细胞之间,在血管球内起支持和通透作用。

(2)肾小囊(renal capsule):是肾小管起始部膨大凹陷而成的杯形双层囊。肾小囊包绕血管球,外层(或称壁层)为单层扁平上皮,在肾小体尿极处与近曲小管相连续,在血管极处返折为内层(或称脏层)。脏层和壁层上皮之间的腔隙称肾小囊腔,与近曲小管腔相通(图 2-9-23)。内层由一层多突起的足细胞构成。足细胞体积较大,胞体凸向肾小囊腔,核染色较浅。扫描电镜下可见从足细胞胞体伸出几支粗大的初级突起,初级突起继而再发出许多指状的次级突起,相邻次级突起互相穿插嵌合成栅栏状,紧贴在血管球基膜外。次级突起之间有宽约 25nm 的裂隙,称裂孔(slit pore),孔上覆盖一层厚 4~6nm 的裂孔膜(slit membrane)(图 2-9-24)。次级突起末端内的微丝收缩可改变裂孔宽度,调节血管球的滤过率。

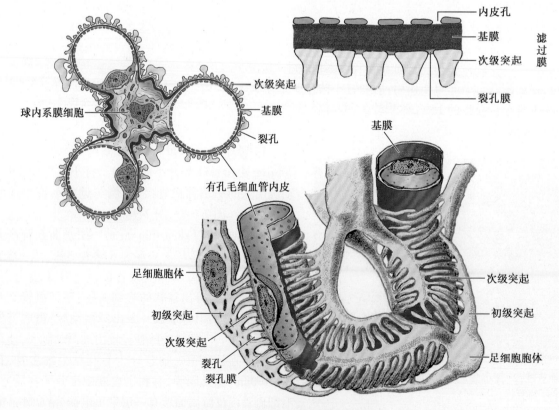

图 2-9-24 滤过屏障超微结构模式图

（3）滤过屏障：当血液流经血管球的毛细血管时，管内血压较高，血浆内部分物质经有孔毛细血管内皮、基膜和足细胞裂孔膜滤入肾小囊腔，这三层结构统称滤过屏障（filtration barrier）或滤过膜（filtration membrane）（图 2-9-24）。一般情况下，分子量小于 70kDa、直径小于 4nm、带正电荷的物质易于通过滤过膜，如葡萄糖、多肽、尿素、电解质和水等。滤入肾小囊腔的滤液称原尿，其成分与血浆相似，但不含大分子蛋白质。若滤过膜受损，如肾小球肾炎时，大分子蛋白质甚至血细胞均可通过损伤的滤过膜漏出，出现蛋白尿或血尿。

2. **肾小管** 是由单层上皮细胞围成的小管，上皮外有基膜及极少量结缔组织。肾小管有重吸收原尿成分和排泄等作用（图 2-9-25）。

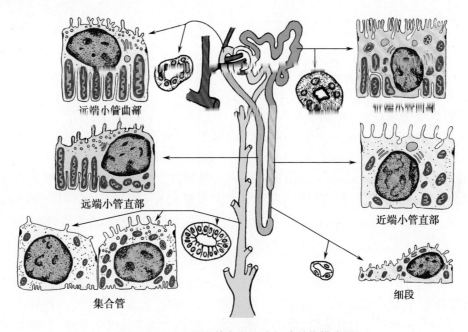

远端小管曲部　近端小管曲部　远端小管直部　近端小管直部　集合管　细段

图 2-9-25　泌尿小管各段上皮细胞结构模式图

（1）**近端小管**（proximal tubule）：是肾小管中最长最粗的一段，长约 14mm，约占肾小管总长的一半；管径 50~60μm。近端小管分曲部和直部两段，分别称为近曲小管和近直小管。

近曲小管（proximal convoluted tubule）：光镜下，腔小而不规则，管壁由单层立方或锥形细胞构成。细胞体积较大、分界不清，胞质嗜酸性，细胞游离面有刷状缘，基底部有纵纹。细胞核大而圆，位于近基底部。电镜下，可见小管上皮细胞游离面有大量密长的微绒毛整齐排列，构成光镜下所见的刷状缘，使细胞游离面的表面积明显扩大。细胞侧面有许多侧突，相邻细胞的侧突相互嵌合，故光镜下细胞分界不清。细胞基部有发达的质膜内褶，含许多纵向排列的杆状线粒体，形成光镜下可见的基底纵纹。侧突和质膜内褶使细胞侧面及基底面表面积扩大，有利于重吸收物的排出。基部质膜内还有丰富的 Na^+、K^+-ATP 酶（钠泵），可将细胞内钠离子泵出。

近直小管（proximal straight tubule）：其结构与曲部基本相似，但上皮细胞较矮，微绒毛、侧突和质膜内褶均不如曲部发达。

近端小管是原尿重吸收的主要场所，可重吸收原尿中几乎所有葡萄糖、氨基酸、蛋白质及大部分水、离子和尿素等，分泌 H^+、NH_3、肌酐和马尿酸等代谢产物。此外，还能转运和排出血液中的酚红和青霉素等药物。

（2）**细段**（thin segment）：管径细，直径 10~15μm，管壁为单层扁平上皮，细胞核呈椭圆形，含核部分突向管腔，胞质着色较浅，无刷状缘（图 2-9-26、图 2-9-27）。细段上皮甚薄，有利于水和离子通透。

（3）**远端小管**（distal tubule）：包括直部和曲部，分别称远直小管和远曲小管。与近端小管相比，管壁较薄，管腔较大而规则。细胞呈立方形，染色浅；细胞核位于近游离部。细胞间分界较清楚，游离面无刷状

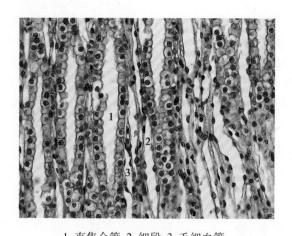

1. 直集合管；2. 细段；3. 毛细血管。

图 2-9-26　肾髓质浅部纵切面光镜图

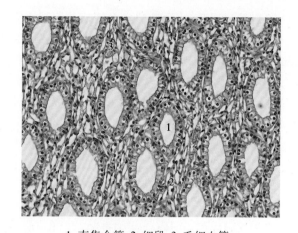

1. 直集合管；2. 细段；3. 毛细血管。

图 2-9-27　肾髓质深部横切面光镜图

缘，但细胞的基底纵纹明显。

远直小管（distal straight tubule）：管径约 $30\mu m$。电镜下，细胞表面有少量短而小的微绒毛，基底部质膜内褶发达。基部质膜上有丰富的 Na^+、K^+-ATP 酶，能主动向间质转运 Na^+。

远曲小管（distal convoluted tubule）：管径 $35\sim45\mu m$。其超微结构与直部相似，但质膜内褶不如直部发达。远曲小管是离子交换的重要部位，细胞有吸收水、Na^+ 和排出 K^+、H^+、NH_3 等作用，对维持体液的酸碱平衡起重要作用。醛固酮能促进此段重吸收 Na^+ 和排出 K^+；抗利尿激素能促进此段对水的重吸收，使尿液浓缩，尿量减少。

（二）集合管

集合管（collecting duct）全长 $20\sim38mm$，分为弓形集合管、直集合管和乳头管三段。弓形集合管很短，位于皮质迷路和肾柱内，呈弓状走行，一端连接远曲小管，另一端与直集合管相通。直集合管在髓放线和肾锥体内下行，至肾乳头处改称为乳头管，开口于肾小盏。直集合管管径由细变粗，上皮由单层立方渐变为单层柱状，至乳头管处成为高柱状上皮。集合管上皮细胞的胞质色淡而清亮，分界清楚（图 2-9-26、图 2-9-27），细胞核圆形，居中或近底部。集合管能进一步重吸收水和交换离子，对尿液浓缩和维持体内酸碱平衡起重要作用。此外，醛固酮和抗利尿激素还可调节其功能活动。另一方面，心房钠尿肽作用于集合管后，可减少集合管对水的重吸收，导致尿量增多。

血液在肾小体经滤过屏障进入肾小囊腔，形成原尿。原尿经过肾小管和集合管的重吸收、分泌和排泄后形成终尿，经乳头管排入肾小盏。成人一昼夜两肾可形成原尿约 180L，排出终尿 $1\sim2L$，仅占原尿的 1% 左右。

（三）球旁复合体

球旁复合体（juxtaglomerular complex），又称肾小球旁器，位于肾小体血管极，由球旁细胞、致密斑和球外系膜细胞组成。

1. 球旁细胞（juxtaglomerular cell）　是由近肾小体血管极处的入球微动脉平滑肌细胞分化而成的上皮样细胞（图 2-9-23）。细胞体积较大，呈立方形，核大而圆，胞质呈弱嗜碱性，细胞内有丰富的分泌颗粒，内含肾素（renin）。肾素是一种蛋白水解酶，能促进血管紧张素的生成，致血压升高。

2. 致密斑（macula densa）　为靠近肾小体血管极一侧的远端小管上皮细胞形成的椭圆形细胞密集区（图 2-9-23）。细胞核椭圆形，排列紧密，靠近细胞顶部；胞质色浅。致密斑是一种离子感受器，能敏锐地感受远端小管内 Na^+ 浓度变化。当 Na^+ 浓度降低时，可将信息传递给球旁细胞并促进其分泌肾素，继而增加远端小管和集合管对 Na^+ 的重吸收。

3. 球外系膜细胞（extraglomerular mesangial cell）　又称极垫细胞（polar cushion cell）（图 2-9-23）。球外系膜与球内系膜相延续，球外系膜细胞结构与球内系膜细胞相似，并与球旁细胞、球内系膜细胞之间有缝隙连接，因此认为它可能在球旁复合体功能活动中发挥信息传递作用。

三、肾间质

肾间质由肾内的结缔组织、血管和神经等构成。皮质内的结缔组织较少,愈接近肾乳头结缔组织愈多。髓质中的成纤维细胞因形态和功能较为特殊,被称为间质细胞。间质细胞呈不规则形或星形,胞质内除有较多的细胞器外,还有脂滴。该细胞可合成细胞外基质,产生前列腺素。前列腺素可舒张血管,促进尿液浓缩。此外,间质细胞还能产生促红细胞生成素,刺激骨髓中红细胞的生成。晚期肾病患者往往伴有贫血。

四、肾的血液循环

肾的血液循环与肾功能密切相关,具有以下特点:①肾动脉直接起始于腹主动脉,短而粗,血流量大,流速快;此外,肾内血管行走较直,血液能很快到达血管球。②90%的血液供应皮质,进入肾小体后被滤过。③入球微动脉较出球微动脉粗,使血管球内压较高,有利于滤过。④两次形成毛细血管网,即入球微动脉分支形成血管球,出球微动脉分布在肾小管周围形成球后毛细血管网。由于血液流经血管球时大量水分被滤出,因此球后毛细血管内的血液具有较高的胶体渗透压,可促进肾小管上皮细胞重吸收的物质进入血液。⑤髓质内的直小血管与髓袢伴行,有利于肾小管和集合管的重吸收和尿液浓缩。

▌▌【学习小结】▌▌

肺是人体重要的呼吸器官。肺表面被覆浆膜,肺实质由肺内支气管树及其终末的大量肺泡组成。从叶支气管到终末细支气管为肺的导气部,是气体进出肺泡的通道。其管壁结构变化规律为:上皮由假复层纤毛柱状上皮变为单层柱状上皮;杯状细胞、混合腺和软骨片逐渐减少甚至消失;固有层外平滑肌束逐渐增多直至为环形。呼吸性细支气管及其以下部分为肺的呼吸部,包括呼吸性细支气管、肺泡管、肺泡囊和肺泡,其各部组织结构的共同特点是管壁均有肺泡开口,肺泡是完成气体交换的部位。肺泡壁由Ⅰ型肺泡细胞和Ⅱ型肺泡细胞组成。前者参与气体交换;后者可分泌表面活性物质,降低肺泡表面张力、稳定肺泡大小与结构,还可增殖分化为Ⅰ型肺泡细胞。肺泡与血液进行气体交换所通过的结构称气-血屏障,包括肺泡表面活性物质层、Ⅰ型肺泡细胞与基膜、薄层结缔组织、毛细血管基膜与连续内皮。

肝是人体最大的消化腺,具有多种生理功能,被称为人体的"化工厂"。肝小叶是肝的基本结构和功能单位。肝小叶由中央静脉、肝板(肝索)、肝血窦、窦周隙和胆小管构成。中央静脉位于肝小叶中央,壁薄、多孔。肝板由肝细胞单行排列构成;肝细胞呈多边形,胞质嗜酸性,细胞核大而圆,着色浅,常见双核;电镜下胞质内含丰富的细胞器和内含物。肝板之间的间隙为肝血窦,腔大而不规则,含有肝巨噬细胞。肝血窦内皮细胞与肝细胞之间的狭小间隙为窦周隙,又称Disse隙,内含血浆和贮脂细胞,是肝细胞与血液之间进行物质交换的场所。胆小管是相邻肝细胞的细胞膜局部凹陷形成的微细管道,可运输胆汁。门管区位于肝小叶周围,其内有较多的结缔组织,含有小叶间静脉、小叶间动脉和小叶间胆管。

肾是产生尿液的重要器官,其基本结构和功能单位是肾单位,由肾小体与肾小管构成。肾小体由血管球和肾小囊构成,是形成原尿的结构。血管球是由入球微动脉发出的分支形成的袢状毛细血管网,盘曲于肾小囊中,毛细血管汇合成出球微动脉离开肾小囊。肾小囊是肾小管起始端膨大凹陷形成的杯状双层上皮囊,两层之间为肾小囊腔。外层为单层扁平上皮,内层细胞称足细胞。当血液流经血管球毛细血管时,血浆内部分物质经滤过屏障(由有孔内皮、基膜和足细胞裂孔膜构成)滤入肾小囊腔,形成原尿,再进入肾小管。肾小管包括近端小管(包括曲部和直部)、细段和远端小管(包括曲部和直部)。近曲小管是重吸收功能最强的一段,远曲小管是离子交换的重要部位。原尿中的绝大部分水、营养物质和无机盐经过肾小管和集合管后被重吸收入血,最终形成浓缩的终尿。肾除了泌尿功能外,还能产生肾素、前列腺素和促红细胞生成素等物质。

【复习题】

1. 试述肺进行气体交换的结构基础。
2. 简述肝小叶的结构与功能。
3. 试述肾小体的组织结构及其在原尿形成过程中的功能。

（杨丽娟）

第十章 胚胎学总论

【学习目标】

一、掌握

1. 受精的概念、部位、意义及条件。

2. 胚泡的形成及结构。

3. 植入的概念、时间、部位及植入后子宫内膜的变化。

4. 二胚层胚盘、三胚层胚盘和相关结构的形成及三胚层的分化。

5. 胎盘的结构及功能。

二、熟悉

1. 精子的成熟、获能及卵的成熟。

2. 卵裂的概念与桑葚胚的形成。

3. 胎膜的组成。

4. 胎盘屏障的结构特点和功能。

三、了解

1. 胚外中胚层、胚外体腔、体蒂及胚体形成。

2. 胚胎各期外形特征和胚胎龄的推算。

3. 双胎、多胎和连体双胎的定义与形成。

人体胚胎学(human embryology)是研究人体从受精卵到新生个体的发生和发育过程中形态结构变化规律及其机制的科学,研究内容包括生殖细胞发生、受精、胚胎发育、胚胎与母体关系及先天性畸形等。

人胚胎在母体子宫内经过38周(约266天)的发育,成为成熟的胎儿而娩出。通常将人胚胎的发育过程分为两个时期:①胚期(embryonic period):从受精卵形成到第8周末,此期内受精卵由单个细胞经过迅速而复杂的增殖分化,各器官及胚体外形发育初具人体雏形,这个时期的个体称为胚(通常称胚胎),此期以质变为主;②胎期(fetal period):从胚胎发育的第9周至出生,胚胎逐渐长大,各器官、系统继续发育,功能也逐渐出现和完善,这个时期的个体称为胎(通常称胎儿),此期以量变为主。

第一节 生殖细胞和受精

一、精子

精子在睾丸的生精小管发生。从青春期开始,生精小管的精原细胞不断分裂增殖,并生长成初级精母细胞,其染色体核型为46,XY。初级精母细胞经过两次减数分裂形成四个精子细胞,其中有两个精子细胞的染色体核型为23,X,另两个精子细胞的染色体核型为23,Y(图2-10-1)。精子细胞不再分裂,经过复杂的形态变化,形成蝌蚪形的精子。

精子在附睾中进一步成熟,具有定向运动能力和使卵子受精的潜能。精子头端被糖蛋白覆盖,阻止顶体酶释放,精子只有通过女性生殖管道时,糖蛋白被去除,才能获得使卵子受精的能力,此现象称为获能

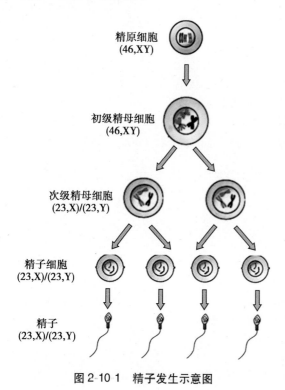

精原细胞
(46,XY)

初级精母细胞
(46,XY)

次级精母细胞
(23,X)/(23,Y)

精子细胞
(23,X)/(23,Y)

精子
(23,X)/(23,Y)

图 2-10 1　精子发生示意图

（capacitation）。精子在女性生殖管道内能存活 1~3 天，但受精能力仅可维持 24 小时左右。

二、卵子

卵子是在卵巢内发生的。卵细胞的发生类似于精子的发生，也经过两次减数分裂，染色体数目比正常的体细胞减少一半。

女性进入青春期后，初级卵母细胞（染色体核型为 46,XX）开始发育，在排卵前完成第一次减数分裂，形成一个次级卵母细胞和一个小的第一极体。次级卵母细胞开始第二次减数分裂，但停留在分裂中期，排卵后，在精子穿入的刺激下完成第二次减数分裂，形成一个成熟的卵细胞和一个小的第二极体。如果卵细胞不受精，则第二次减数分裂不能完成，并于排卵后 12~24 小时后退化。

初级卵母细胞经过两次减数分裂形成一个卵细胞和三个极体，卵细胞的染色体核型为 23,X，极体不久自行退化（图 2-10-2）。

三、受精

精子与卵子结合成受精卵的过程称受精（fertilization），通常发生在输卵管的壶腹部。

（一）受精的过程

精子进入女性生殖管道后，大量获能精子释放出顶体酶，以溶解卵子周围的放射冠和透明带，这个过程称顶体反应（acrosome reaction）。精子细胞膜与卵子细胞膜融合后，精子的细胞核与细胞质进入卵子内。精卵结合后，发生透明带反应（zona reaction），即透明带结构改变，从而阻止其他精子穿越，保证了正常的单精受精。精子钻进卵子后，核膨大变圆，形成雄原核。卵子立即完成第二次减数分裂，形成成熟的卵，其核称雌原核。两个原核逐渐靠近，并互相融合，染色体互相混合，形成二倍体的受精卵（图 2-10-3）。

（二）受精的意义

1. 受精标志着新生命的开始　受精激活了代谢缓慢的卵子，启动受精卵进行细胞分裂和分化，形成新的个体。

2. 受精恢复染色体数目　单倍体的精子与卵子结合形成受精卵，恢复了二倍体核型，来自双亲的遗传物质随机组合，使新个体既有亲代的遗传特性，又有不同于亲代的特异性。

3. 受精决定新个体的遗传性别　胚胎的遗传性别取决于受精时精子所含的性染色体，带有 Y 染色体的精子与卵子结合，发育为男性；带有 X 染色体的精子与卵子结合，发育为女性。

（三）受精的条件

1. 发育正常并获能的精子与发育正常的卵子在限定时间相遇是受精的基本条件。受精一般发生在排卵后的 12~24 小时内，精子进入女性生殖管道 24 小时之内未与

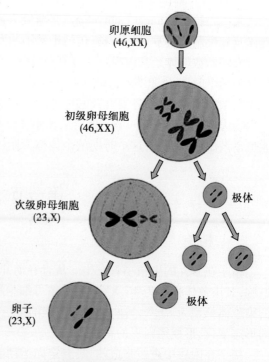

卵原细胞
(46,XX)

初级卵母细胞
(46,XX)

次级卵母细胞
(23,X)

极体

卵子
(23,X)

极体

图 2-10-2　卵子发生示意图

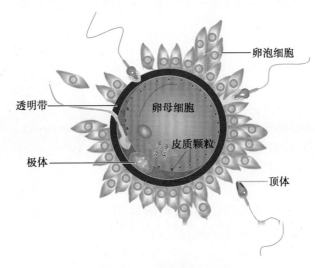

图 2-10-3 受精过程示意图

卵细胞相遇,即丧失受精能力;卵子排出 24 小时内,具有受精的能力。

2. 精子的质和量是保证受精的重要条件。正常成年男子每次射出精液量为 3~5ml,内含精子 3 亿~5 亿个。如果精液中含精子数少于 400 万/ml,或畸形精子如大头、小头、双头、双尾等超过 40%,或者精子活动能力太弱,常导致受精概率降低,并且容易发生胚胎畸形。

3. 男性与女性生殖管道必须畅通。如果男性或女性生殖管道堵塞,精子和卵子不相遇,受精就不能实现。采用避孕套、子宫帽、输卵管和输精管粘堵或结扎等避孕措施,可阻止精子与卵子相遇,达到避孕或绝育目的。

第二节 胚泡形成和植入

一、卵裂和胚泡形成

(一)卵裂

受精卵早期的细胞分裂称卵裂。卵裂(cleavage)形成的细胞称卵裂球(blastomere)。在受精第 3 天,受精卵已分裂形成 12~16 个卵裂球,形成一个实心胚,形似桑葚,称为桑葚胚(morula)(图 2-10-4)。输卵管平滑肌的节律性收缩及上皮细胞纤毛的摆动,使受精卵一边进行卵裂,一边逐渐向子宫腔方向移动。

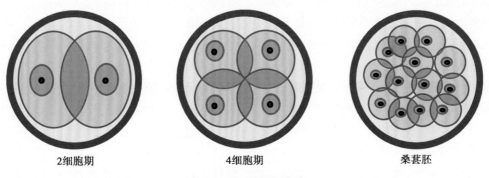

| 2细胞期 | 4细胞期 | 桑葚胚 |

图 2-10-4 卵裂示意图

(二)胚泡形成

桑葚胚进入子宫腔,细胞继续分裂,当卵裂球数目增至 100 个左右时,细胞间出现若干小的腔隙,并逐渐融合成一个大腔,腔内充满液体。此时,透明带开始溶解,胚演变为中空的囊泡状,称为胚泡(blastocyst)或囊胚。

胚泡由三部分构成(图2-10-5):

1. **内细胞群** 在胚泡腔一侧紧贴于滋养层内面的一团细胞,称为内细胞群(inner cell mass),未来发育为胚体和部分胎膜。

2. **滋养层** 胚泡壁为一层扁平细胞,与吸收营养有关,称为滋养层(trophoblast),以后参与胎盘和部分胎膜的形成。

3. **胚泡腔** 胚泡内由滋养层围成的腔称为胚泡腔(blastocoele)。

随着胚泡的形成,胚泡外面的透明带变薄,逐渐溶解、消失,胚泡与子宫内膜接触,开始植入(图2-10-6)。

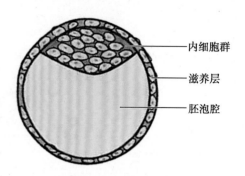

图 2-10-5 胚泡示意图

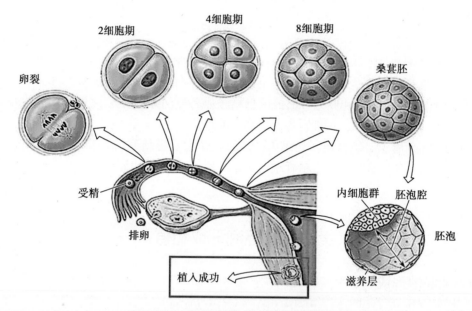

图 2-10-6 排卵、受精、卵裂和植入示意图

二、植入与蜕膜形成

(一)植入

胚泡逐渐陷入子宫内膜的过程,称植入(implantation)或称着床(imbed)(图2-10-7)。

1. **植入的时间** 植入开始于受精后的第5~6天,完成于第11~12天。

2. **植入的条件** ①雌激素和孕激素的分泌正常,达到一定水平;②胚泡准时进入了子宫腔,透明带要适时消失;③子宫内环境必须正常;④子宫内膜发育阶段与胚泡发育同步。如果母体内分泌失调,胚泡不能适时到达子宫腔,或子宫腔内有异物干扰(如宫内避孕器),植入就不能完成。

3. **植入过程** 胚泡植入时,内细胞群一侧的滋养层首先与子宫内膜接触,分泌蛋白水解酶,溶蚀子宫内膜,形成一个小缺口,胚泡由此缺口逐渐侵入子宫内膜。胚泡完全埋入子宫内膜后,缺口周围的子宫内膜上皮增生,修复缺口,植入完成。

4. **植入部位** 胚泡的植入部位通常在子宫底和子宫体上部。若植入靠近宫颈处,在此形成胎盘将覆盖宫颈口,成为前置胎盘,自然分娩时可堵塞产道而导致难产,或发生胎盘早期剥离而引起大出血。若植入发生在子宫以外的部位,称异位妊娠,常发生在输卵管,偶见于卵巢、腹膜腔、肠系膜等处(图2-10-8)。由于局部组织不能适应胎儿的生长发育,故多引起胚胎早期死亡,少数胚胎发育到较大后破裂,可造成大出血。

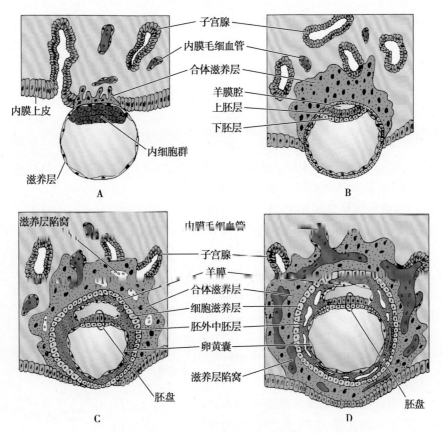

A. 植入第 7 天；B. 植入第 8 天；C. 植入第 9 天；D. 植入第 12 天。

图 2-10-7 植入过程示意图

（二）蜕膜形成

胚泡植入时，子宫内膜正处于分泌期，植入后血液供应更丰富，子宫内膜进一步增厚，腺体分泌更加旺盛，子宫内膜的这些变化称蜕膜反应。胚泡植入后的子宫内膜改称蜕膜（decidua）。

根据胚泡与蜕膜的位置关系，可将蜕膜分为三部分（图 2-10-9）：①基蜕膜（decidua basalis），位于胚泡

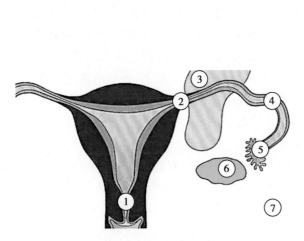

1. 宫颈口；2. 输卵管子宫部；3. 肠系膜；4. 输卵管壶腹
部；5. 输卵管漏斗部；6. 卵巢；7. 腹腔。

图 2-10-8 异位妊娠示意图

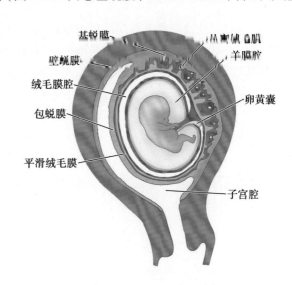

图 2-10-9 胚胎与子宫蜕膜关系示意图

深部的蜕膜,它将随着胚胎的发育而不断扩大,参与胎盘的形成;②包蜕膜(decidua capsularis),包被在胚泡表面的蜕膜;③壁蜕膜(decidua parietalis),胚泡植入处以外的蜕膜。包蜕膜与壁蜕膜之间为子宫腔,随着胚胎发育长大,包蜕膜与壁蜕膜逐渐靠近,最后合并,子宫腔随之消失。

第三节　胚层的形成

一、二胚层的形成

受精后第 2 周,胚泡植入后,内细胞群不断分裂增殖分化,形成两层不同细胞,邻近滋养层的一层柱状细胞,称上胚层(epiblast),面向胚泡腔的一层立方细胞,称下胚层(hypoblast)。两个胚层紧密相贴,共同形成圆盘状的结构,称胚盘(embryonic disc),也称二胚层胚盘(图 2-10-10)。

在二胚层胚盘形成的同时,上胚层和滋养层之间出现一空隙,称羊膜腔(amniotic cavity)。羊膜腔由羊膜上皮细胞围成,羊膜腔内的液体称羊水。下胚层周缘的细胞向腹侧生长,逐渐围成一个囊,称卵黄囊(yolk sac)。滋养层、羊膜腔和卵黄囊是提供营养和起保护作用的附属结构(图 2-10-10)。

此时,胚泡腔内出现松散分布的星状细胞和细胞外基质,充填于细胞滋养层和卵黄囊、羊膜腔之间,形成胚外中胚层(图 2-10-7)。继而胚外中胚层细胞间出现腔隙,腔隙逐渐汇合增大,在胚外中胚层内形成一个大腔,

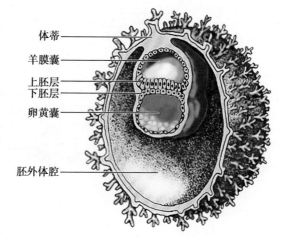

体蒂
羊膜囊
上胚层
下胚层
卵黄囊

胚外体腔

图 2-10-10　二胚层胚盘示意图

称胚外体腔。胚外中胚层则分别附着于滋养层内面及卵黄囊和羊膜腔的外面。随着胚外体腔的扩大,二胚层胚盘和其背腹两侧的羊膜腔、卵黄囊仅由少部分胚外中胚层与滋养层直接相连,这部分胚外中胚层称体蒂(body stalk),以后参与脐带的形成(图 2-10-10)。

二、三胚层的形成

第 3 周初,在二胚层胚盘尾端的中轴线上,上胚层细胞增生,形成一条纵行的细胞索,称原条(primitive streak)(图 2-10-11)。原条细胞不断增生,并向腹侧内陷,在上、下胚层之间向左右及头尾方向伸展,形成新的细胞层,称胚内中胚层(intraembryonic mesoderm),即中胚层(图 2-10-12)。胚内中胚层细胞进入下胚层,全部置换下胚层细胞,形成的一层新细胞,称内胚层(endoderm);原上胚层改称外胚层(ectoderm)。第 3 周末,胚盘由两层演变成三胚层胚盘(图 2-10-13)。中胚层在向头尾扩展时,在头、尾部各遗下一个圆形区无中胚层,此处内、外胚层直接相贴,分别称为口咽膜和泄殖腔膜(图 2-10-11)。

原条的出现,决定了胚盘的头尾方向,原条出现的一端,即为胚体的尾端。在原条演变的同时,原条头端的细胞也分裂增殖,形成一半圆形隆起,称原结(图 2-10-11)。原结细胞迅速增生,并在内、外胚层之间的中线上向头端伸展,形成一管状结构,以后发育成为一条纵行细胞索,称脊索。脊索是人体胚胎早期暂时性中轴器官,对神经管的形成有诱导作用,以后退化成为人体椎间盘中的髓核。

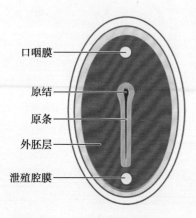

口咽膜
原结
原条
外胚层
泄殖腔膜

图 2-10-11　胚盘外胚层细胞迁移示意图

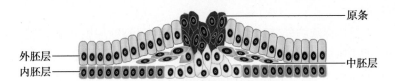

图 2-10-12　中胚层形成示意图

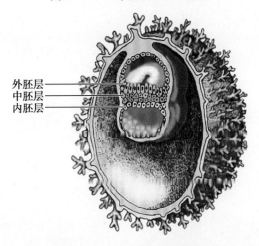

图 2-10-13　三胚层胚盘示意图

第四节　三胚层的分化和胚体形成

一、三胚层的分化

在胚胎发育过程中,结构和功能相同的细胞分裂增殖,形成结构和功能不同的细胞,称分化。在第 4~8 周,三个胚层逐渐分化,形成了人体的各种细胞和组织,各种组织构成了人体的器官(表 2-10-1)。

表 2-10-1　三胚层分化的各种组织和器官一览表

胚层	分化的组织和器官
外胚层	表皮、毛发、指甲、皮脂腺和汗腺等上皮 口腔、牙釉质、唾液腺、肛门上皮 鼻腔和鼻旁窦的上皮 垂体和肾上腺髓质 角膜、视网膜、晶状体、外耳道和内耳迷路的上皮 神经系统
中胚层	结缔组织、真皮、软骨、骨和血液 平滑肌、骨骼肌和心肌 肾和输尿管 眼球纤维膜、血管膜、脑脊髓膜 睾丸、附睾、输精管和精囊腺 卵巢、输卵管和子宫 肾上腺皮质 心血管、淋巴管、淋巴结、脾、骨髓、胸膜、腹膜、心包膜
内胚层	咽以下消化管各段的上皮、肝、胰、胆囊的上皮 呼吸道(喉以下)及肺泡上皮 膀胱、尿道及前列腺的上皮 阴道上皮 中耳鼓室与咽鼓管的上皮、鼓膜内层上皮 甲状腺和甲状旁腺的上皮 胸腺和扁桃体的上皮

（一）外胚层的分化

随着脊索的发生,位于其背侧的外胚层细胞形成一条纵行板状结构,称神经板(neural plate),神经板两侧隆起,形成神经褶,两褶的中央凹陷,称神经沟(neural groove)。随着神经沟的加深,两侧的神经褶逐渐靠拢融合,形成神经管(neural tube)。神经管的头侧部分发育较快,形成脑的各个部分;尾侧部分形成脊髓(图2-10-14)。此外,外胚层还形成皮肤的表皮及其附属结构、牙釉质、角膜、视网膜、晶状体、内耳膜迷路、腺垂体及口腔、鼻腔和肛门的上皮等结构。

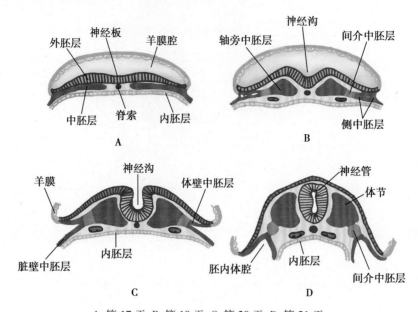

A. 第17天;B. 第19天;C. 第20天;D. 第21天。

图2-10-14　中胚层早期分化与神经管形成示意图

在神经沟闭合形成神经管时,神经板外侧缘的一些细胞迁移到神经管背侧,形成两条位于神经管背侧的细胞索,称神经嵴。神经嵴分化形成周围神经系统、肾上腺髓质的嗜铬细胞、皮肤的黑素细胞等。

（二）内胚层的分化

随着胚盘的周缘部向腹侧卷折,使平膜状的胚盘变成圆桶状的胚体。内胚层被包入胚体内形成原肠,是原始的消化管。原肠的头侧部分称前肠,头端起始于口咽膜;原肠的尾侧部分称后肠,尾端终于泄殖腔膜;原肠与卵黄囊相通连的部分,称中肠。原肠主要形成消化管、消化腺、气管、肺、膀胱、尿道和阴道等处的上皮,以及中耳、甲状腺、甲状旁腺、胸腺等器官的上皮。

（三）中胚层的分化

中胚层形成后,靠近胚体中轴线的中胚层增生,形成两条增厚的细胞带,由内向外依次分为轴旁中胚层、间介中胚层和侧中胚层(图2-10-15)。紧靠脊索两侧的中胚层称轴旁中胚层。轴旁中胚层呈节段性增殖,形成块状细胞团,称体节(somite)。体节有42~44对,将来形成背侧的皮肤真皮和皮下组织、骨骼肌及中轴骨骼等。

体节外侧的中胚层称间介中胚层(intermediate mesoderm)。间介中胚层以后分化成泌尿系统和生殖系统的主要器官和结构。间介中胚层外侧的中胚层称侧中胚层(lateral mesoderm)。随着胚体的发育,在侧中胚层内形成的腔隙称胚内体腔。胚内体腔将分化形成心包腔、胸膜腔和腹膜腔。胚内体腔将侧中胚层分成两层,与内胚层相贴的部分,称脏壁中胚层(splanchnic or visceral mesoderm);与外胚层相贴的部分,称体壁中胚层(somatic or parietal mesoderm)。脏壁中胚层将分化形成消化、呼吸系统的肌组织、血管和结缔组织等;体壁中胚层将分化形成胸腹部和四肢的皮肤真皮、骨骼、骨骼肌和血管等。

此外,在三个胚层之间,还有一些散在的中胚层细胞,称间充质(mesenchyme)细胞。间充质细胞是一种干细胞,具有多向分化的能力,可分化形成肌组织、结缔组织和血管等。

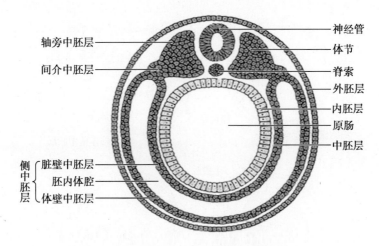

图 2-10-15　中胚层结构示意图

一、胚体形成

随着胚层的分化,胚体外形也随之发生相应的变化。第 4 周初,由于体节及神经管生长迅速,胚盘中央部的生长速度远较胚盘边缘快,致使扁平的胚盘向羊膜腔内隆起。随着胚的生长,在胚盘的周缘出现了明显的卷折,头、尾端的卷折称头褶(head fold)和尾褶(tail fold),两侧缘的卷折称为侧褶(lateral fold)。头褶、尾褶及侧褶逐渐加深,圆盘状的胚盘变为圆柱状的胚体。

胚盘卷折主要是由于胚盘各部分生长快慢不同,羊膜腔扩展较快等因素,使胚盘向腹侧卷曲形成向背拱起的柱状胚体。胚体被包于羊膜腔的羊水内;外胚层包于胚体外表,内胚层卷折到胚体内;体蒂和卵黄囊连于胚体腹侧脐处,外包羊膜,形成脐带。到第 8 周末,胚体已初步具备了人体的外形和各器官的原基,以后的发育主要是各器官组织的生长和进一步分化。

第五节　胎膜和胎盘

一、胎膜

胎膜(fetal membrane)是胚胎发育中形成的附属结构,主要包括绒毛膜、羊膜、卵黄囊、尿囊和脐带(图 2-10-16)。胎膜对胚胎起保护和与母体进行物质交换的作用。当胎儿娩出时,胎儿即与胎膜脱离,相继由母体排出。

(一) 绒毛膜

绒毛膜(chorion)由滋养层和胚外中胚层发育形成。胚泡植入子宫内膜后,滋养层迅速增生分化为细胞滋养层和合体滋养层,两层细胞在胚泡表面形成一些绒毛状突起,称为初级绒毛干。第 3 周初,胚外中胚层逐渐伸入绒毛干内,改称为次级绒毛干。胚胎第 3 周末,绒毛膜的胚外中胚层内形成血管网,并与胚体内的血管相通,此时的绒毛改称三级绒毛干。三级绒毛干不断分支,绒毛干顶端的细胞滋养层细胞增生、穿过合体滋养层进入蜕膜并沿之扩展,彼此连接,在合体滋养层和蜕膜的表面扩展形成一层细胞滋养层壳。细胞滋养层壳的形成使绒毛膜与子宫蜕膜牢固结合,并将合体滋养层与蜕膜组织分隔开来。

在胚胎发育的早期,绒毛膜的表面绒毛分布均匀。第 8 周后,面向子宫包蜕膜面的绒毛,因受压营养不良而逐渐消失,称平滑绒毛膜(smooth chorion);面向子宫基蜕膜面的绒毛,因营养丰富而枝干繁茂,称丛密绒毛膜(villous chorion),将来形成胎盘的胎儿部分。

绒毛膜是胎儿和母体进行物质交换的重要结构,绒毛浸浴在绒毛间隙内的母血中,胚胎通过绒毛从母血中吸收氧气和营养物质并排出代谢废物。绒毛膜还有重要的内分泌功能。

在绒毛膜的发育中,如果绒毛内血管未能通连,则引起胚胎死亡;如果绒毛中轴的结缔组织变性水肿,

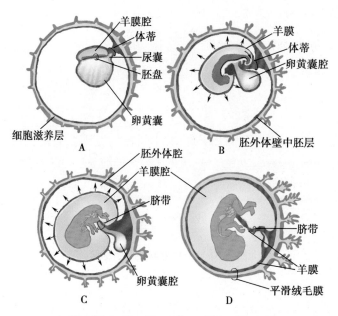

A. 第 3 周；B. 第 5 周；C. 第 10 周；D. 第 20 周。

图 2-10-16 胎膜演变示意图

形成大小不等的葡萄状或水泡样结构，称葡萄胎或水泡状胎块；如果绒毛滋养层细胞过度增生、发生癌变，称绒毛膜上皮癌。

（二）羊膜

羊膜（amnion）是半透明的薄膜。羊膜由羊膜上皮和薄层胚外中胚层构成。羊膜所围成的腔，称羊膜腔（amniotic cavity）。随着胚体的形成，羊膜腔迅速扩大，胚体向腹侧卷曲，羊膜和羊膜腔将整个胚体包围，胚体即位于羊膜腔中。由于羊膜腔的不断扩大，使羊膜和绒毛膜逐渐接近，最后融合，胚外体腔消失。

羊膜腔中充满羊水（amniotic fluid）。妊娠早期的羊水无色透明，主要由羊膜上皮分泌和羊膜血管渗透形成。妊娠中晚期，羊水逐渐混浊，含有胎儿的分泌物、排泄物和脱落的上皮等。

胎儿在羊水中生长发育。羊水能保护胎儿免受震荡和挤压；防止胎儿与羊膜粘连；分娩时，羊水还有扩张宫颈，冲洗并润滑产道的作用。

足月胎儿的羊水为 1 000～1 500ml。羊水超过 2 000ml，为羊水过多；羊水少于 500ml，为羊水过少。羊水过多或过少多伴有胎儿的发育异常。如羊水过多常见于消化管闭锁或神经系统发育障碍等。羊水过少常见于胎儿无肾或尿路阻塞等。

穿刺抽出羊水，进行脱落细胞的染色体检查或测定羊水中某些物质的含量，可以早期诊断某些先天性疾病。

（三）卵黄囊

卵黄囊（yolk sac）位于胚盘腹侧，其壁由内胚层和胚外中胚层共同构成。胚胎第 4 周，卵黄囊顶部的内胚层随着胚盘向腹侧包卷，形成原始消化管，卵黄囊被包入脐带，其与原始消化管相连的部分逐渐缩小变窄，称卵黄蒂；胚胎第 5～6 周，卵黄蒂闭锁，脱离消化管，卵黄囊也随之退化。如果胎儿出生时卵黄蒂未闭锁，肠管便可通过此管与外界相通，肠内容物即可从此处溢出，形成先天性畸形，称脐粪瘘。如果卵黄蒂根部未退化，则在回肠壁上遗留一个小憩室，称梅克尔憩室。

人体的造血干细胞和原始生殖细胞分别起源于卵黄囊壁的胚外中胚层和卵黄囊尾侧壁上的内胚层。卵黄囊在鸟类胚胎很发达，内有大量卵黄，为胚胎发育提供营养。人类胚胎卵黄囊内无卵黄，不发达，退化早，基本上是生物进化过程的重演。

（四）尿囊

胚胎第 3 周，从卵黄囊尾侧向体蒂内突出形成一个小囊，称尿囊（allantois）。人胚的尿囊不发达。随着圆柱状胚体的形成,使尿囊根部纳入胚体内,形成脐尿管和膀胱的一部分;尿囊的其余部分被卷入脐带内并逐渐退化。尿囊壁上的胚外中胚层形成一对尿囊动脉和一对尿囊静脉。随着脐带的形成,尿囊动、静脉分别演变为一对脐动脉和一条脐静脉。脐尿管将来闭锁形成脐中韧带,如果出生后脐尿管仍未闭锁,膀胱中的尿液就会通过此管溢出脐外,这种先天性畸形称脐尿瘘。

(五) 脐带

脐带(umbilical cord)是连接胎儿和胎盘之间的一条圆索状结构。早期脐带表面包有羊膜,内有体蒂、卵黄囊、尿囊、一对脐动脉和一条脐静脉。随胚胎的发育,卵黄囊和尿囊闭锁消失,脐带内仅有一对脐动脉和一条脐静脉及结缔组织。所以脐带是胎儿与胎盘物质运输的通道。

足月胎儿的脐带长约55cm。若脐带超过80cm,称脐带过长,容易发生脐带绕颈或缠绕打结,影响胎儿发育,严重时可导致胎儿死亡;若脐带短于35cm,称脐带过短,胎儿分娩时易造成胎盘过早剥离,引起产妇大出血。

二、胎盘

(一) 胎盘的形态

足月胎儿的胎盘(placenta)呈椭圆形或圆盘状,质软,直径为15~20cm,厚2~3cm,重500~600g。胎盘的中央部厚,边缘薄。胎盘的胎儿面因有羊膜覆盖,表面光滑,中央有脐带相连;胎盘的母体面粗糙,可见由不规则浅沟分隔成的15~30个胎盘小叶(图2-10-17)。

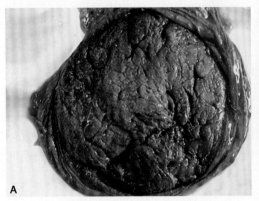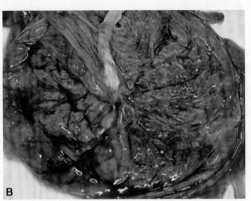

A.母体面;B.胎儿面。

图 2-10-17 胎盘的形态

(二) 胎盘的结构

胎盘由胎儿的丛密绒毛膜和母体子宫的基蜕膜共同构成(图2-10-18)。胎盘的丛密绒毛膜上的绒毛很发达,在绒毛周围有许多腔隙,称绒毛间隙。绒毛间隙内充满了来自母体子宫小动脉的血液,绒毛浸浴在母血中,与母血进行物质交换。

(三) 胎盘的血液循环

在胎盘内,母体血和胎儿血是互不相混的两套血液循环通路。母体的血液循环起自子宫动脉的分支,子宫螺旋动脉经基蜕膜开口于绒毛间隙,血液流经绒毛间隙后,经基蜕膜的小静脉回流至母体的子宫静脉。胎儿的血液循环起自脐动脉,在胎盘内分支成许多小动脉,这些小动脉最后形成绒毛内的毛细血管。胎儿的血液借绒毛与绒毛间隙内的母体血液进行物质交换后,经胎盘的小静脉汇入脐静脉,流回胎儿体内。

胎儿血和母体的血液在胎盘内进行物质交换所通过的结构称胎盘屏障(placental barrier)或胎盘膜。胎盘屏障由三层结构构成:①绒毛膜表面的滋养层细胞及其基膜;②绒毛内的毛细血管内皮及其基膜;③两层基膜间的结缔组织。

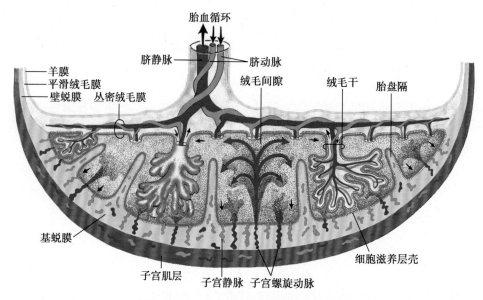

图 2-10-18　胎盘结构与血液循环示意图

（四）胎盘的功能

1. 物质交换功能　胎盘是母体和胎儿之间进行物质交换的场所。胎儿体内的代谢产物和二氧化碳等废物须通过母体排出，而胎儿生长发育所需的营养物质和氧气都来自母体。所以，胎儿排出和摄取的过程必须通过胎盘的物质交换功能才能实现。

2. 防御屏障功能　胎盘屏障是分隔母体血和胎儿血的结构，有选择性通透作用。母体血液中的大分子物质、多数细菌和其他致病微生物不能通过胎盘屏障，所以胎盘是胎儿的一道重要的防御屏障，对胎儿具有保护作用。

胎盘屏障对多数细菌和致病微生物具有抵御功能，但不能阻止有些病毒（如风疹、麻疹、水痘、脊髓灰质炎、艾滋病和脑炎病毒等）、药物、化学物质的通过，导致胎儿宫内感染或致畸。因此妊娠期间应预防感染，谨慎用药。

3. 内分泌功能　胎盘的合体滋养层细胞分泌多种激素，这对妊娠的正常进行和胎儿的生长发育起着极为重要的作用。①绒毛膜促性腺激素（human chorionic gonadotropin）：能促进母体卵巢内黄体的生长发育，以维持妊娠。在受精后的第 2 周，绒毛膜促性腺激素出现于孕妇尿中，第 8 周达高峰，以后逐渐减少直到分娩。临床上常检测尿中有无此种激素作为早期妊娠的辅助诊断。②人胎盘雌激素（human placental estrogen）和人胎盘孕激素（human placental progesterone）：妊娠第 4 个月开始分泌，以后逐渐增多。人胎盘雌激素和人胎盘孕激素在母体妊娠黄体退化后，继续维持妊娠。③人胎盘催乳素（human placental lactogen）又称绒毛膜催乳素，受精后第 2 个月出现，第 8 个月达高峰，直至分娩。人胎盘催乳素能促进母体乳腺的生长发育和胎儿的生长发育。

第六节　胚胎各期外形特征和胚胎龄的推算

胚胎龄的推算通常可以采用月经龄和受精龄两种方式。临床上常以月经龄推算胚胎龄，即从妊娠妇女末次月经的第 1 天算起，至胎儿娩出共约 40 周。由于女性月经周期常易变化的影响，胚胎龄的推算难免有误差。胚胎学者则常用受精龄，即从受精之日为起点推算胚胎龄。受精一般发生在末次月经第 1 天之后的 2 周左右，故从受精到胎儿娩出约经 38 周。

胚胎学家根据大量胚胎标本的观察研究，总结归纳出各期胚胎的外形特征和平均长度，以此作为推算胚胎龄的依据。第 1~3 周，主要根据胚的发育状况和胚盘的结构；第 4~5 周，常利用体节数及鳃弓与眼耳鼻等原基的出现情况;第8周,则依据四肢与颜面的发育特征(表2-10-2)。胎龄的推算,主要根据颜面、皮肤、毛发、四肢、生殖器等的发育状况,并参照身长、足长和体重等(表2-10-3)。

表 2-10-2　胚的外形特征与长度

胚龄/周	外形特征	长度/mm
1	受精、卵裂,胚胎形成,开始植入	
2	圆形二胚层胚盘,植入完成,绒毛膜形成	0.1~0.4(GL)
3	梨形三胚层胚盘,神经板和神经褶出现,体节初现	0.5~1.5(GL)
4	胚体渐形成,神经管形成,体节3~29对,鳃弓1~2对,眼鼻耳原基初现,脐带与胎盘形成	1.5~5.0(CRL)
5	胚体屈向腹侧,鳃弓5对,肢芽出现,手板明显,体节30~44对	4~8(CRL)
6	肢芽分为两节,足板明显,视网膜出现色素,耳郭突出现	7~12(CRL)
7	手足板相继出现指趾初形,体节不见,颜面形成,乳腺嵴出现	10~21(CRL)
8	手指足趾明显,指趾出现分节,眼睑出现,尿生殖膜和肛膜先后破裂,外阴可见,性别不分,脐疝明显	19~35(CRL)

注:此表主要参照 Jirasek(1983)。GL,最长值;CRL,顶-臀长。

表 2-10-3　胎儿外形主要特征及身长、足长与体重

胎龄/周	外形特征	身长(CRL)/mm	足长/mm	体重/g
9	眼睑闭合,外阴性别不可辨	50	7	8
10	肠袢退回腹腔,指甲开始发生,眼睑闭合	61	9	14
12	外阴可辨性别,颈明显	87	14	45
14	头竖直,下肢发育好,趾甲开始发生	120	20(22.0)	110
16	耳竖起	140	27(26.3)	200
18	胎脂出现	160	33(32.9)	320
20	头与躯干出现胎毛	190	39(37.9)	460
22	皮肤红皱	200	45(43.2)	630
24	指甲全出现,胎体瘦	230	50(49.8)	820
26	眼睑部分打开,睫毛出现	250	55(54.0)	1 000
28	眼重新打开,头发出现,皮肤略皱	270	59(61.9)	1 300
30	趾甲全部出现,胎体平滑,睾丸开始下降	280	63(63.4)	1 700
32	指甲平齐指尖,皮肤浅红光滑	300	68(67.4)	2 100
36	胎体丰满,胎毛基本消失,趾甲平齐趾尖,肢体弯曲	340	79(73.4)	2 900
38	胸部发育好,乳房略隆起,睾丸位于阴囊或腹股沟管,指甲超过指尖	360	83(77.1)	3 400

注:足长括号内数据是应用 B 型超声测中国女性妊娠胎儿足长所得均数,其他数据均参照 Moore(1988)直接测量胎儿结果。CRL,顶-臀长。

胚胎长度的测量标准有 3 种:①最长值(greatest length,GL),多用于测量第 1~3 周的胚;②顶-臀长(crown-rump length,CRL),又称坐高,用于测量第 4 周及以后的胚胎;③顶-跟长(crown-heal length,CHL),又称立高,常用于测量胎儿。

第七节　双胎、多胎和连体双胎

一、双胎

一次分娩出生两个胎儿,称双胎或孪生(twins)。双胎可分单卵双胎和双卵双胎。

(一) 单卵双胎

由一个受精卵发育成两个胎儿的双胎,称单卵双胎(monozygotic twins)。发生单卵双胎的原因可能有(图 2-10-19):

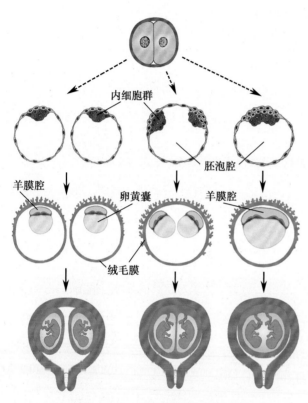

图 2-10-19　单卵双胎形成示意图

各自有自己的羊膜腔、绒毛膜、胎盘和脐带。

1. 卵裂球分离　通过卵裂形成两个卵裂球,两者分开,发育成两个胚泡,每个胚泡发育成一个胎儿,有各自的胎盘、绒毛膜、羊膜腔和脐带。

2. 形成两个内细胞群　在胚泡时期形成两个内细胞群,每个内细胞群发育成一个胎儿。它们具有共同的绒毛膜和胎盘,但各自有自己的羊膜腔和脐带。

3. 形成两个原条　在一个胚盘上形成两个原条和脊索,从而形成两个胎儿。两个胚胎共用一个绒毛膜、羊膜腔和胎盘,各有一条脐带。

单卵双胎的两个胎儿的遗传基因、性别、血型相同,相貌和生理特点也很相似。两个个体之间可以互相进行组织和器官移植而不发生免疫排斥反应。

(二) 双卵双胎

卵巢一次排出两个卵,各自受精,分别发育成一个胎儿,称双卵双胎(dizygotic twins)。双卵双胎的两个胎儿的遗传基因不同,性别可以相同,也可以不同,外貌和生理特性犹如兄弟姐妹。他们

二、多胎

一次分娩两个以上的胎儿,称多胎(multiple birth)。多胎来自一个受精卵,称单卵多胎;来自多个受精卵的多胎称多卵多胎;如果多胎中既有单卵性的,也有多卵性的,则称为混合性多胎。多胎发生率极低,但近年随着临床应用促性腺激素治疗不孕症及试管婴儿技术的应用,其发生率有所增高。

三、连体双胎

连体双胎(conjoined twins)是指两个未完全分离的单卵双胎。当一个胚盘出现两个原条并分别发育为两个胚胎时,若两原条靠得较近,胚体形成时发生局部连接,则导致连体双胎。连体双胎有对称型和不对称型两类。对称型指两个胚胎大小相同,根据连接的部位可分为头连体、臀连体、胸腹连体等。不对称型指两个胚胎一大一小,小者常发育不全,形成寄生;如果小而发育不全的胚胎被包裹在大的胎体内则称胎中胎。

【学习小结】

受精是指精子与卵子结合成受精卵的过程,通常发生在输卵管的壶腹部,一般发生在排卵后的12~24小时内。受精的意义是标志着新生命的开始、恢复染色体数目及决定新个体的遗传性别。

受精第3天,形成12~16个卵裂球构成的实心胚,形似桑葚,称为桑葚胚。桑葚胚进入子宫腔并分裂形成100个细胞左右的胚泡,由内细胞群、滋养层和胚泡腔三部分构成。

植入是指胚泡逐渐陷入子宫内膜的过程,开始于受精后第5~6天,完成于第11~12天。植入部位通常在子宫底、体部。若植入靠近宫颈处,则形成前置胎盘;若植入发生在子宫以外的部位,称异位妊娠。

受精后第2周,形成由上胚层和下胚层构成的圆盘状的二胚层胚盘。第3周末,胚盘由两层演变成三胚层胚盘。三胚层形成后经过增殖和分化,形成各种细胞和组织,构成人体的器官。伴随着三胚层分化,扁圆形胚盘逐渐变为圆柱形的胚体。到第8周末,胚体外表已初具人形。

胎膜是胚胎发育中形成的附属结构,主要包括绒毛膜、羊膜、卵黄囊、尿囊和脐带,对胚胎起保护和与母体进行物质交换的作用。胎盘由胎儿的丛密绒毛膜和母体子宫的基蜕膜共同构成,内部含有两套血液循环通路,具有物质交换、防御屏障及内分泌功能。

【复习题】

1. 何谓受精? 简述受精的部位、过程、意义及条件。
2. 何谓植入? 简述植入的时间、条件、过程及部位。
3. 简述胎盘的形态、结构及功能。
4. 简述单卵双胎的发生机制及特点。

(李雅娜)

第三篇　病理学概论

第一章　病理学绪论

【学习目标】

一、掌握
病理学的概念和内容。
二、熟悉
1. 病理学在医学中的地位和研究方法。
2. 病理学的观察方法。
三、了解
病理学的发展。

病理学(pathology)是研究疾病发生的原因(etiology,病因学),在病因作用下疾病发生发展的过程(pathogenesis,发病学),机体在疾病过程中发生的细胞与组织的形态学变化(pathological change,病理变化),由这些变化引起的临床表现及转归和结局(clinical pathological correlation,临床病理联系)等,揭示疾病的发生发展规律,从而阐明疾病本质的医学核心学科。是现代医学的基石,为掌握疾病的诊断、治疗和预防奠定科学的理论基础。同时,诊断病理学是重要的临床学科,作出疾病的病理学诊断和鉴别诊断,直接为临床防治疾病服务。

第一节　病理学的内容和任务及在医学中的地位

一、病理学的内容和任务

病理学包括总论和各论,本书只介绍总论,总论主要阐述不同疾病的共同病变与发生发展的共同规律,包括细胞和组织的适应与损伤、损伤的修复、局部血液循环障碍、炎症、肿瘤及免疫性疾病。各论是研究和阐述各种不同疾病的特殊规律,分别讨论具体疾病的特点,认识疾病的共同规律有利于认识疾病的特殊规律。此外增加了第八章临床病理讨论(clinical pathological conference,CPC)案例,通过10个案例分析提高学生的实践能力和临床思维能力,学以致用。病理学诊断或观察结果是临床诊断及拟订治疗方案的基础,也是病变转归和预后分析的依据,因此,病理学习中要特别注意局部与整体、形态与功能、病理变化与临床病理联系之间的有机联系,通过学习和掌握病理学的基本概念和基本理论,为炎症性疾病、免疫性疾病及恶性肿瘤等重大疾病的预防、诊断、治疗和科学研究奠定必备的基础。

二、病理学在医学中的地位

(一) 病理学是基础医学与临床医学之间的桥梁

病理学是医学学科和医疗实践的主干课程和重要内容。病理学的学习,需要应用人体细胞、组织、器官的形态、功能、代谢等各种知识,综合分析,融会贯通,才能掌握疾病发生发展的规律。病理学以生物学、解剖学与组织胚胎学、病原生物学、免疫学、遗传学等为基础,同时,病理学也是医学院校课程中第一门讲授疾病的学科,它又为临床诊断学、医学影像学、外科学、内科学、妇产科学、儿科学、五官科学、精神病学及神经病学等临床医学学科,提供不可或缺的背景知识。因此,病理学是基础医学和临床医学间相互连接的桥梁,可以汇集和联系基础医学和临床医学各学科的知识内涵,深化培养学生综合、科学、全面地认识疾病及其特征的思维能力和分析能力。

(二) 病理学(诊断)在医学诊断中的权威性

病理学是一门具有极强实践性和应用性特点的学科,病理学知识和病理学诊断是临床诊治疾病的根本依据。例如有关损伤、修复、血液循环障碍、炎症和肿瘤等基本病理现象,是临床上许多症状、体征和综合征产生的基础和原因,不了解这些知识,就不能正确理解和把握疾病诊治的脉络。又如内镜、影像学、功能学和生化学检查,虽然在发现和诊断疾病中起到重要作用,但病埋组织学和细胞学诊断仍是许多疾病特别是肿瘤的最后确诊手段。临床疑难病例、医院医疗纠纷和某些司法裁定等,都离不开病理学诊断这个权威依据。

简言之,病理学是医学核心学科,在医学教育、临床诊疗和科学研究上都有着不可或缺的地位,正如加拿大籍著名医生和教育家 Sir William Osler 说的"As is our pathology, so is our medicine",即病理学为医学之本。医学上把病理诊断作为诊断的"金标准",当作医学诊断中的"法官",病理学家被誉为医生的医生(Pathologist are doctors' doctor)。

第二节　病理学的研究方法

按照研究对象的不同,病理学的研究方法叫分为三类:人体病理学研究方法、实验病理学研究方法、临床试验与流行病学研究方法。

一、人体病理学研究方法

以患者体内得到的细胞、组织、器官等为研究对象,探索病理学问题及对疾病作出最后诊断,称为人体病理学(human pathology)研究方法。

1. 尸体解剖(autopsy)　简称尸检,即对死者的遗体进行系统的病理剖验。尸检的作用主要有:①确定诊断,查明死因,分析各种病变的主次和相互关系,协助临床总结疾病诊断和治疗的经验教训;②发现和确定某些传染病、地方病、流行病和新疾病病种;③积累各种疾病的病理资料,用于医疗、教学和科研,或为医疗事故鉴定收集证据;④有助于推进器官组织移植手术的开展。

2. 活体组织检查(biopsy)　简称活检,即采用局部手术切除、内镜钳取、细针穿刺、搔刮等方法,取得患者活体病变组织进行病理诊断。活检的目的在于:①取得新鲜标本,在活体情况下对患者疾病性质作出诊断,并提示病情的分期和分级状况,作为治疗和判断预后的依据;②活体组织快速冰冻切片法,可对手术中的患者作出即时诊断,协助术中选择术式和范围;③多次定期活检,可随诊观察病情演变,判断疗效;④对新鲜活体组织进行检查还有利于对病变部位蛋白质、酶、糖、核酸等物质的构成和功能进行实时测定。活检是外科病理学(又称诊断病理学)最基本的检查方法。

3. 细胞学检查(cytology)　又称脱落细胞学,是指采集病变处脱落或细针吸取的细胞,涂片染色后进行诊断。细胞来源于各种采集器在病变部位采集的脱落细胞、分泌物(如痰、乳腺溢液)、排泄物(如尿、粪)及细针穿刺等细胞样本。优点是方法简单、患者痛苦小,可重复,适合大样本人群普查。缺点是没有组织结构,细胞分散且常有变性,可能会出现假阴性的结果,有时也需要活检进一步证实。

国外把 autopsy、biopsy 和 cytology 称为病理科室和病理医生的"ABC"。

二、实验病理学研究方法

以疾病的动物模型或在体外培养的细胞、组织或器官为对象的研究方法,称为实验病理学(experimental pathology)研究方法,主要用于验证和补充人体病理学研究方法的不足。

1. 动物实验　包括急性和慢性动物实验。主要目的是:①复制人类疾病模型,通过复制过程和人为干预,研究疾病病因、发病和转归的规律,建立疾病现象的动物模型;②利用动物自发性疾病,人为控制某些条件,对疾病发生发展过程和实验治疗结果进行观察;③进行一些不宜在人体上进行的研究,如致癌、致畸和毒物致病等。但动物实验的结果不能机械地套用于人体,必须比较分析整合后,才能作为人体疾病研究的补充。

2. **细胞、组织和器官培养** 将细胞、组织或器官在适宜条件下进行体外培养,可研究不同病因作用下病变发生发展的过程。其优点是周期短、条件单一、干预因素易于控制;缺点是离开了复杂的体内整体环境,其结果必然与体内疾病过程有别。如可利用体外培养的人体和动物的正常细胞系或肿瘤细胞系,观察病毒感染或其他致癌因素作用下,细胞如何发生恶性转化,发生了哪些分子生物学改变,以及有无可能利用抗癌药物、免疫因子、射线等抑制或逆转其转化过程等。

三、临床试验与流行病学研究方法

采用个体或群体临床流行病学方法,对患者做周密细致的临床病理过程的观察和实验性疗效的随诊,可探索疾病动态发展的趋势,分析判断在分子水平、细胞水平、器官水平及个体水平、群体水平等不同层面所获得疾病资料间的相互关系,为人类疾病的诊断和治疗提供综合性信息。

第三节 病理学的诊断技术

肉眼和光镜形态学观察技术,是病理学学习和研究的最基本技术。免疫组织化学技术、电镜技术、计量分析技术及分子生物学技术等一些新方法,也越来越成为病理学学习、研究和诊断的常用技术。

一、大体观察

运用肉眼或辅以放大镜和度量衡工具,可观察测量被检物体及其病变的大小、形状、重量、色泽、质地、界限、表面与切面状况、位于器官什么部位及与周围组织和器官的关系等。许多疾病具有明显的肉眼变化,大体观察可见到病变的整体形态和病变处于哪一阶段,是病理医师的基本功,也是医学生学习病理学的主要方法之一。

二、组织学与细胞学观察

取病变组织制成切片或细胞学涂片、染色,经不同染色后,用光学显微镜(光镜)观察,通过分析、综合病变特点,可作出疾病的病理诊断。组织病理学和细胞病理学诊断技术对于判断病变性质(如炎症或肿瘤)、提供肿瘤分级分期情况、决定手术切除范围等极为重要,是诊断和研究疾病的最基本的病理学方法。组织切片最常用的苏木精-伊红染色(HE 染色)法是迄今为止最常用的基本方法。如仍不能作出诊断,尚要辅以特殊染色和新技术。

三、电子显微镜技术

电子显微镜(电镜)较光镜的分辨率要高几百倍至数万倍,因此利用透射电镜、扫描电镜可对细胞内部或表面超微结构和成分进行观察,不仅可将亚细胞(如细胞器、细胞骨架)或大分子(如蛋白质、核酸)的形态结构联系起来研究,还可在超微结构水平进行组织发生、细胞类型、分化程度及功能产物的观察。免疫电镜、电镜细胞化学技术、电镜图像分析技术及全景显微摄影技术等,都是电镜技术的进一步发展与拓延。

四、组织化学和细胞化学技术

组织化学(histochemistry)和细胞化学(cytochemistry)技术又称为特殊染色技术,是利用某种显色剂能与不同化学成分特异性结合的特性,通过光镜或电镜观察,显示组织细胞结构中蛋白质、酶类、核酸、糖类、脂类等化学成分。如利用过碘酸希夫染色(PAS 染色)可显示糖原,苏丹Ⅲ和苏丹Ⅳ可显示中性脂肪,刚果红染色可显示淀粉样物质等。

五、免疫组织化学和免疫细胞化学技术

免疫组织化学（immunohistochemistry）和免疫细胞化学（immunocytochemistry）技术是近年发展并普遍应用的技术，是利用已知抗原与抗体的特异性结合的原理，经光镜或电镜观察，来检测组织细胞中未知的抗体或抗原，借以判断被测抗原或抗体的有无、部位及含量，确定正常或肿瘤组织及细胞的来源、分化方向和功能产物。已常规用于临床对多种疾病进行病理学诊断和鉴别诊断。一种较新的此类技术是激光扫描共聚焦显微镜技术，可对细胞涂片和冰冻切片中的细胞进行免疫荧光和荧光原位杂交观察，实现对细胞和亚细胞结构的断层扫描，定量测定细胞内酸碱度、细胞离子含量、细胞间通讯、细胞膜流动性等，被称为"细胞 CT"。

六、分子生物学技术

研究核酸、蛋白质、糖等大分子结构、功能、代谢、信息传递、表达调控等技术称为分子生物学技术，主要包括：聚合酶链反应（PCR）、原位杂交（ISH）基因芯片、组织芯片、荧光原位杂交（FISH）、流式细胞术、测序技术等，这些技术在病理领域的发展及应用，使临床疾病的诊断与治疗水平得到极大的提高。

第四节　病理学的发展

病理学是最古老的研究疾病病因和发病机制的医学学科。无论是西方现代医学中的病理学科，还是中国传统医学中的病因病机学说，都在医学发展的最初阶段就得以建立，并随着科学的发展和人类对于疾病认识的深化，不断地得到充实、更新和发展。

一、病理学的形成与发展

西方医学是以病理学为最终客观依据的医学。古希腊医师 Hippocrates（公元前 460—公元前 375 年）很早就提出了"体液论"学说，认为疾病是由体内血液、黏液、黄胆汁、黑胆汁分泌的失衡所致。18 世纪之后，由于解剖学、微生物学、病理学的重大发现，医学进入了现代时代。意大利医学家 Morgani（1682—1771 年）发表了《疾病的位置和原因》一书，详细记录了疾病时器官发生的大体形态变化，提出了器官病理学（organ pathology）的概念，开创了现代病理学研究的先河。19 世纪初，意大利的 Rokitansky 写出了巨著《病理解剖学》，编绘了大量器官病变的精细图谱，极大地丰富和发展了器官病理学。与此同时，法国生理学家 Bernard 首先倡导了以研究活体疾病为对象的实验病理学（experimental pathology），开始在动物身上复制人类疾病，孕育了现代实验病理学的雏形。此后，随着显微镜的发明与使用，德国病理学家 Virchow（1821—1902 年）提出，细胞的改变和功能障碍是一切疾病的基础，致病因子引起人体病变具有局部性、定位性和独立性的特点，由此创立了有划时代意义的细胞病理学（cellular pathology）。器官病理学和细胞病理学学说，特别是细胞病理学学说，不仅为现代病理学，而且为所有的医学学科奠定了基础。

20 世纪中叶以来，由于电镜技术的出现，特别是近 30 年来现代免疫学、现代遗传学和分子生物学的兴起，免疫组织化学、形态计量和图像分析技术、核酸蛋白质分子生物学等新技术的应用，逐渐产生了新的病理学分支，如超微病理学（ultrastructural pathology）、免疫病理学（immunopathology）、遗传病理学（genetic pathology）、定量病理学（quantitative pathology）、分子病理学（molecular pathology）等。病理学的发展，使疾病的病因与病变、形态与功能、定性与定量、静态与动态、基础与临床等多方面研究，更加有机地结合起来，具有了更好的客观性、重复性和可比性，也拓宽了现代病理学的研究领域。

二、我国病理学的发展

中国医药学有着十分悠久的历史，在春秋战国至三国时期（公元前 770—公元 265 年），《黄帝内经》《难经》《神农本草经》《伤寒杂病论》等著作相继问世，《黄帝内经》（秦汉时期）、《诸病源候论》（隋唐时代）等，都曾对疾病发生的原因和机制提出过理论探讨。战国时期阴阳五行学说得到了引申和发展，借以

解释说明人体的生理病理现象。该学说认为世界由木、火、土、金、水等五种基本物质组成,由于"六淫"(风、寒、暑、湿、燥、火)和"七情"(喜、怒、忧、思、悲、恐、惊)损伤机体而致病。南宋时期宋慈的《洗冤集录》,更是详细地记录了伤痕病变、尸体剖验、中毒鉴定等案例,孕育了早期病理解剖学特别是法医病理学的萌芽。

我国现代病理学始于 20 世纪初。尤其是新中国成立以来,我国病理学家编著出版了许多具有我国特色的病理学教科书和参考书,并注意吸收国外的先进技术及理论,结合他们在教学、科研及尸检和活检诊断工作中积累的宝贵经验,反复修订、再版,培养出一批又一批病理学专业队伍和医学专业人才,在肿瘤(如肝癌、食管癌、鼻咽癌)、传染病和寄生虫病(如严重急性呼吸综合征和新冠肺炎、血吸虫病、黑热病)、地方病(如克山病、大骨节病)、心血管疾病(如动脉粥样硬化、冠心病和高血压)等方面,都取得了可喜的研究成果。同时在我国,病理尸检、活检、细胞学检查等为临床疾病的诊治提供了理论指导。

今天,随着科学技术的进步,学科间相互渗透和发展,病理学得到了飞速发展,病理学在整个医学学科教学、科研和临床工作将发挥更加重要作用。

【学习小结】

病理学是研究疾病的病因、发病机制、形态结构、功能和代谢等方面的改变,揭示疾病的发生发展规律,从而阐明疾病本质的医学学科。病理学包括总论和各论。本教材的总论主要阐述不同疾病的共同病变与疾病发生发展的共同规律。病理学是沟通基础医学和临床医学的"桥梁"学科,医学上把病理学诊断作为诊断的"金标准"。人体病理学研究方法包括 ABC,即 autopsy(尸检)、biopsy(活检)和 cytology(细胞学)检查。肉眼和光镜观察是病理学最基本观察方法。

【复习题】

1. 什么是病理学? 病理学在医学中的地位如何?
2. 病理学的主要研究方法有哪些?
3. 什么是活检? 它与细胞学检查有何不同?

(阮永华)

第二章　细胞和组织的适应与损伤

【学习目标】

一、掌握
1. 细胞和组织适应性变化(萎缩、肥大、增生、化生)的概念和病理变化。
2. 细胞和组织可逆性损伤(水样变性、脂肪变性、玻璃样变性)的概念和病理变化。
3. 坏死的概念、类型、病理变化和结局。
二、熟悉
1. 萎缩、肥大、增生、化生的类型。
2. 淀粉样变性、黏液样变性、病理性色素沉着和病理性钙化的概念和病理变化。
3. 凋亡的概念、形态特征及坏死和凋亡的异同。
三、了解
1. 细胞和组织损伤的原因与发生机制。
2. 凋亡的发生机制。
3. 各种损伤对机体产生的影响。

当机体所处内外环境稳定时,细胞和组织的结构和功能呈现正常状态。当生理性的负荷过度或机体受到致病因素的刺激时,细胞的代谢、功能和形态结构可发生异常改变。当内外刺激因素作用程度较轻时,细胞和组织或器官可表现为适应性调整,抵御刺激因子的损害;当刺激超过细胞和组织的耐受能力时,细胞和组织发生损伤,轻度损伤大多是可逆的,损伤因素消除后,细胞代谢、功能和形态结构可恢复正常或者相对正常状态;损伤严重时,可引起细

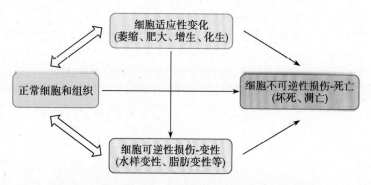

图 3-2-1　正常、适应、可逆性损伤、不可逆性损伤细胞连续变化示意图

胞核的固缩、碎裂和溶解等过程,诱发不可逆性损伤,引起细胞死亡(图 3-2-1)。刺激因素的性质、强弱、持续时间和受累细胞的遗传特性、状态共同决定了细胞发生适应性改变、可逆性损伤或者不可逆性损伤。

第一节　适　　应

机体的细胞、组织或器官在内外环境因素的刺激下,通过自身的代谢、功能和形态结构的相应改变而产生非损伤性应答反应的过程,称为适应(adaptation)。适应性反应过程形态上的改变主要是细胞生长和分化的改变,包括细胞数目、细胞体积和细胞类型的改变。根据细胞形态改变的不同,适应性过程可以分为四种类型,萎缩(细胞数目减少、体积缩小)、肥大(体积增大或伴数目增多)、增生(细胞数目增多)和化生(细胞类型改变)(图 3-2-2)。当内外环境刺激的强度和时间超过机体适应的能力限度时,细胞和组织

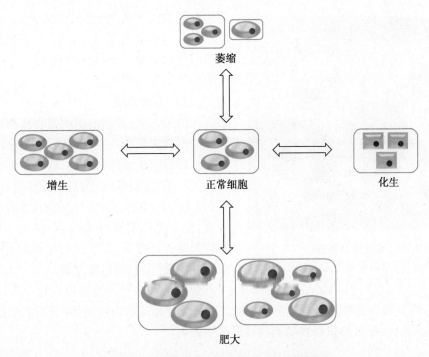

图 3-2-2 萎缩、肥大、增生和化生过程模式图

将受到损伤甚至发生死亡,适应可以认为是机体介于正常与损伤之间的一种中间状态。一般情况下,当内外刺激因素去除后,大多数细胞会从适应状态逐步转变为正常状态。

一、萎缩

萎缩(atrophy)是指已发育正常的细胞、组织或器官的体积缩小。值得注意的是,机体的组织器官未发育(aplasia)或发育不全(hypoplasia)不属于萎缩的范畴。组织器官的萎缩除了因实质细胞内物质丧失而引起的体积缩小外,常常还伴有实质细胞数量的减少。萎缩引起组织器官的实质细胞体积或者数目减少的同时,常伴有间质的增生,造成组织、器官的体积比正常还大,称为假性肥大。

(一)萎缩的类型

根据引起萎缩的原因不同,萎缩可以分为生理性萎缩和病理性萎缩两类。

1. 生理性萎缩(physiological atrophy) 生理性萎缩常与发育和年龄有关。机体的组织和器官发育到一定时期开始萎缩,如青春期后胸腺逐渐变小,更年期后生殖系统中卵巢、子宫、睾丸也始萎缩;随着年龄的增加,特别是老年人,几乎所有的组织和器官都发生不同程度的变小,称为老年性萎缩,以脑、心和肝等重要组织器官最为明显。

2. 病理性萎缩(pathological atrophy) 根据病因不同分为:

(1)营养不良性萎缩:常见于营养物质摄入不足、局部供血障碍和慢性疾病引起的过度消耗。根据萎缩累及的范围分为:①全身营养不良性萎缩,常见于慢性消耗性疾病如糖尿病、恶性肿瘤、消化道梗阻等患者。全身营养不良性萎缩时,全身脂肪和肌肉组织先发生萎缩,最后重要组织器官(心、肝、脑等)发生萎缩。由于长期营养不良引起全身性萎缩,称为恶病质。②局部营养不良性萎缩,常见于局部组织供血不足如动脉壁发生硬化和玻璃样变性时,引起血管腔狭窄,相应组织供血不足引起萎缩。

(2)失用性萎缩:常见于器官组织长期功能减退,如卒中、骨折、手术后患者长期不活动,局部代谢能力降低引起肌肉萎缩和骨质疏松。

(3)去神经性萎缩:常见于运动神经元或轴突损害,神经调节作用丧失,引起效应器官的萎缩,如脊髓灰质炎患者因脊髓前角运动神经元损伤导致所支配的肌肉失去了神经调节而后逐渐萎缩。

(4)压迫性萎缩:常见于局部器官组织长期受压,导致实质细胞缺血缺氧而引起的萎缩。如结石引起尿路阻塞时尿液潴留引起肾盂积水压迫肾实质使之萎缩(图 3-2-3),另外局部血液循环障碍导致淤血也

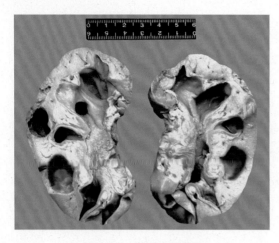

图 3-2-3 肾压迫性萎缩
肾盂积水、扩张，肾皮质髓质受压萎缩。

可引起周围组织和细胞的受压萎缩。

（5）内分泌性萎缩：常见于内分泌器官功能低下时所引起的萎缩。如垂体功能低下时，可使甲状腺、肾上腺和性腺等器官萎缩。

（二）病理变化

大体形态上，萎缩的组织器官体积减小，重量减轻，色泽变深或成褐色外观。光镜下，萎缩的组织器官的实质细胞数目减少或体积缩小，间质常出现纤维组织的增生。当心肌细胞和肝细胞发生萎缩时，胞质内可见脂褐素（细胞内未被蛋白酶体或溶酶体消化的膜性细胞器）沉着，称为褐色萎缩（brown atrophy）。电镜下，可以观察到大量的自噬泡，发生机制是细胞处于饥饿状态（缺少营养物质）引起的自噬现象。

萎缩是一种可逆性的适应性反应，当诱因去除后，发生萎缩的器官、组织和细胞可逐渐恢复正常。如诱因持续存在或者强度增加，萎缩的细胞可通过程序化死亡（凋亡）的方式消失，导致组织器官功能的减退甚至丧失。

二、肥大

细胞、组织或器官体积的增大称为肥大（hypertrophy）。组织、器官的肥大通常来源于实质细胞体积的增大，肥大亦可伴有实质细胞数量的增加。实质细胞体积的增大主要由于胞内细胞器的增多，包括线粒体、内质网、核糖体、溶酶体等，细胞器的增多使得细胞的代谢和功能增强，形态上表现为细胞体积的增大或者伴有细胞数目的增多。

（一）肥大的类型

根据肥大的性质，可分为生理性肥大（physiological hypertrophy）和病理性肥大（pathological hypertrophy）两类。根据引起肥大的原因不同可分为代偿性肥大（compensatory hypertrophy）和内分泌性肥大（endocrine hypertrophy），前者主要由组织器官功能负荷过重导致，又称为功能性肥大；后者往往由激素分泌过多引起。

1. 生理性肥大 生理状态下需求增加所导致。

（1）代偿性肥大：健美和举重运动员，由于生理状态下需求的旺盛引起骨骼肌的肥大增粗。

（2）内分泌性肥大：女性在妊娠和哺乳期，在雌激素和孕激素作用下，子宫和乳腺肥大，肥大器官的实质细胞同时存在体积的增大和数目的增加。

2. 病理性肥大 病理状态下负荷增加和功能亢进所导致。

（1）代偿性肥大：高血压患者，细小动脉的玻璃样变性引起外周循环阻力的增加，引起左心室心肌肥大（图 3-2-4）。另外，一侧肾脏的摘除或者功能丧失，另外一侧的肾脏也可以发生代偿性肥大。

（2）内分泌性肥大：甲状腺功能亢进的患者，由于甲状腺激素分泌增多，引起甲状腺滤泡上皮细胞肥大。

（二）病理变化

大体形态上，肥大的组织器官体积呈现均匀增大，重量增加。光镜下，肥大的组织器官的实质细胞体积增大，胞内细胞器的数量明显增多，细胞功能增强，同时细胞内 DNA 含量也增加，细胞核增大，染色加深；某些肥

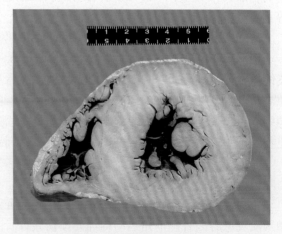

图 3-2-4 心脏向心性肥大
左心室壁及室间隔增厚、乳头肌增粗。

大可以伴有细胞数目的增加。

肥大在满足机体功能增加和代谢旺盛的同时,其代偿性作用也是有限度的。当细胞肥大过度时,细胞的血氧供应相对不足,引起细胞功能异常和损伤,导致失代偿的发生。

三、增生

细胞有丝分裂活跃引起组织或器官内细胞数目增多称为增生(hyperplasia),常引起组织或器官体积的增大。增生的发生机制一方面来源于调控细胞增殖的基因过度表达,另一方面则与细胞程序化死亡过程(凋亡)被抑制有关。

(一)增生的类型

根据增生的性质,可分为生理性增生(physiological hyperplasia)和病理性增生(pathological hyperplasia)两类。根据引起增生的原因不同可分为代偿性增生(compensatory hyperplasia)和内分泌性增生(endocrine hyperplasia)。

1. 生理性增生

(1)代偿性增生:正常情况下,只有少量肝细胞(<1%)发生分裂增殖,而当肝脏被部分切除后,进行分裂增殖的肝细胞比例明显增多(约10%),逐步恢复肝脏的正常大小。

(2)内分泌性增生:在雌激素作用下,青春期女性乳腺的正常发育及子宫内膜的增生。

2. 病理性增生

(1)代偿性增生:机体发生慢性炎症时,致炎因子的长期作用引起组织或者器官内实质细胞和间质细胞的增多。机体修复过程中,成纤维细胞和血管内皮细胞在生长因子的刺激下增生(详见本篇第三章损伤的修复)。

(2)内分泌性增生:男性雄激素过高引起前列腺增生的发生;女性雌激素分泌增加引起子宫内膜腺体的增生。

(二)病理变化

大体形态上,增生的组织器官呈现弥漫性增大或者局限性增大(单发或者多发),重量增加。光镜下,增生的组织器官的细胞数目增多,细胞体积正常或稍增大。增生引起的细胞数目的增多不局限于实质细胞,也包括间质细胞数量的增多。

增生与肥大虽然是两种不同的病理过程,但是在诱因、发生机制和病理变化特别是大体形态方面存在很多相同点,因此两个病理过程往往相伴发生。例如分裂能力强的组织或器官,无论是生理性还是病理性的原因引起的体积的增大,往往是细胞体积增大和数目增多共同发生所引起的。

代偿性或者内分泌性增生,当诱因消除后,常常增生就同时停止,但是有些增生在病因消除后仍持续存在,使细胞增殖过程失去正常的控制,则会演变成肿瘤性增生,最终导致组织或者器官发生肿瘤。

四、化生

在环境因素的刺激下,组织或器官内一种已分化成熟的细胞类型被另一种分化成熟的细胞类型所取代的过程,称为化生(metaplasia)。化生发生机制是细胞内基因异常表达调控的结果,其过程是由发生所在部位具有分裂增殖和多向分化能力的未分化细胞或干细胞发生转分化(transdifferentiation)引起。

(一)化生的类型

化生一般只能转变为同源性细胞。根据化生发生的组织不同可以分为上皮组织化生和间叶组织化生两类。

1. 上皮组织化生

(1)鳞状上皮化生:最常见,柱状上皮、立方上皮和尿路上皮均可发生鳞状上皮化生。例如长期炎症或者吸烟,可引起支气管纤毛柱状上皮转化为鳞状上皮。鳞状上皮化生常常具有可复性,但是如果是长期持续刺激,也会成为癌变的基础。

(2)柱状上皮化生:通常由慢性炎症的刺激所导致。慢性胃炎发生时,胃黏膜上皮转变为小肠或大肠黏膜上皮组织,称为肠上皮化生(intestinal metaplasia),简称肠化。宫颈发生慢性炎症时,鳞状上皮可被黏膜柱状上皮取代,形成肉眼所见的宫颈糜烂。

2. 间叶组织化生 间叶组织化生最为常见的是纤维结缔组织转变为骨组织或者软骨组织,多由纤维组织受损和增生引起。不同于上皮组织的化生,间叶组织的化生往往是不可逆的过程。

(二)病理变化

大体形态上,发生化生的组织往往没有太明显的改变,少数可见刺激因素引起的炎症或糜烂。光镜下,发生化生部位的细胞形态发生了类型上的改变,与周围未发生化生的细胞形态形成明显的对比。

化生对于机体的意义是双向的,例如呼吸道黏膜柱状上皮鳞状化生虽然可以增加机体抵御外界刺激的能力,但是却失去了柱状上皮的纤毛结构,减弱了黏膜自净能力。另外研究显示,上皮化生与多种消化道恶性肿瘤存在一定的相关性。

在胚胎发育和多种疾病(肿瘤、慢性炎症、纤维化疾病)过程中往往可以观察到上皮-间质转化(epithe-lial-mesenchymal transition,EMT)过程,主要指上皮细胞转化为具有间质细胞表型的生物学过程,多种蛋白和信号通路分子参与了EMT过程的调控。

第二节 细胞可逆性损伤

细胞和组织在超过其适应能力的内外环境因素的刺激下,细胞和间质发生物质代谢、组织化学、超微结构、光镜乃至肉眼可见的异常变化,称为损伤(injury)。损伤因素的性质、强度、持续时间及损伤细胞的遗传特性、适应性、所处状态共同决定了损伤的类型和结局。根据细胞损伤的程度和结局不同,可以分为可逆性损伤和不可逆性损伤两大类。本节重点介绍损伤的原因、损伤的机制、可逆性损伤的主要类型和病理变化。

一、损伤的原因

机体所处的外环境和机体内环境均存在可以诱导细胞发生损伤的因素,这些因素大多作用于细胞,继而引起组织或器官的损伤和功能异常,也有少数直接作用于组织,发生机械性损伤。根据引起损伤的性质和机制的不同,损伤的原因可归纳为以下几类。

(一)缺氧

缺氧(hypoxia)是常见的引起细胞损伤的原因。局部组织和细胞的缺血缺氧往往是由局部血液循环障碍所导致,如栓子堵塞血管或者血管内形成斑块均可引起相应的供血部位的组织和细胞发生缺血缺氧。全身的缺血缺氧往往由环境缺氧(高原地带)、贫血和血红蛋白载氧能力下降(吸烟、CO中毒)所引起。

(二)生物因素

人类多种疾病的发生都与病原生物相关,包括病毒、细菌、支原体、立克次体、螺旋体和寄生虫等。生物性因素诱导损伤的机制包括侵入机体后生长和运动所引起的机械性损伤、血液中繁殖和释放毒素引起的菌血症和败血症、作为外源性抗原诱发变态反应(肾小球疾病)。

(三)物理因素

物理因素在日常生活中非常常见,如高温烫伤烧伤、低温寒冷引起的冻伤、电流引起的电击伤、强外力引起的皮肤创伤和骨折等。机制包括直接作用于组织的机械性损伤和作用于细胞引起细胞内遗传物质损伤或重要蛋白质的变性。

(四)化学因素

引起组织和细胞损伤的化学物质包括外源性和内源性两大类。外源性物质包括强酸、强碱、氰化物、生物毒素,也包括在疾病治疗过程中药物引起的毒副作用;内源性物质主要是细胞代谢产物和坏死产生的毒性产物。

(五)免疫因素

免疫功能缺陷和免疫反应异常是导致组织和细胞损伤的原因。HIV可导致机体淋巴细胞(CD4$^+$T细胞)损伤,引起机体免疫功能缺陷;支气管哮喘、风湿病、结核病及肾小球肾炎可引起变态反应,导致组织、细胞发生损伤,引发自身免疫性疾病如系统性红斑狼疮、类风湿关节炎等,可引起机体免疫反应异常,导致组织和细胞的损伤。

(六)遗传因素

先天性遗传物质缺陷(基因异常表达、染色质畸变)可以引起细胞结构和功能的异常,从而导致先天性疾病的发生或者诱发疾病的遗传易感性。如 21-三体综合征(唐氏综合征)是由染色体异常(多了一条 21 号染色体)而导致的疾病,*BRCA1* 和 *BRCA2* 基因突变可增加患乳腺癌和卵巢癌的风险。

(七)营养因素

机体营养物质摄入过剩或不足均可以导致细胞和组织的损伤,诱导多种疾病的发生。如高脂饮食可以导致肝细胞发生脂肪变性和动脉粥样硬化斑块的形成,硒摄入不足可以导致心肌细胞损伤,引起地方性心肌病(克山病),锌摄入不足可以引起脑细胞发育异常。

二、损伤的机制

各种因素诱导细胞损伤的机制主要包括细胞膜的损伤、细胞器的损伤和细胞内大分子物质结构和功能的异常。

(一)细胞膜的损伤

细胞膜损伤的原因包括机械作用、毒素和补体活化引起的细胞溶解、自由基和脂质过氧化反应引起的膜磷脂减少、缺血缺氧引起的膜磷脂减少和细胞膜相结构损伤、离子泵和离子通道损伤。

细胞膜损伤早期表现为细胞膜通透性减弱或者丧失,细胞膜信息和物质交换能力降低,进一步发展细胞膜结构受到破坏,使得细胞膜和细胞骨架分离,细胞正常的结构和功能受损。细胞膜损伤是细胞损伤的关键环节,细胞膜受损后胞质内细胞器继而发生功能障碍。

(二)细胞器的损伤

参与细胞损伤过程的细胞器包括线粒体(主要)、内质网、溶酶体和核糖体。

1. 线粒体的损伤 线粒体是细胞内最重要的细胞器,参与细胞内氧化磷酸化过程,是正常细胞 ATP 产生的主要场所,另外线粒体还参与细胞内生长、凋亡及信号转导过程。引起线粒体损伤的主要原因是组织和细胞的缺血缺氧,另外细胞内游离钙浓度的升高也会引起线粒体功能受损。线粒体受损对细胞的影响主要表现在两个方面,ATP 生成下降和启动凋亡过程。细胞内大量的生物学过程都需要 ATP 的参与,特别是离子泵功能的维持,同时由于氧化磷酸化的减弱,无氧糖酵解水平增强,导致细胞内酸中毒,引起细胞损伤。线粒体损伤时,线粒体嵴变短,线粒体肿胀引起线粒体内外膜电势下降,处于内外膜之间的细胞色素 C 释放到胞质中,诱导细胞凋亡的发生。

2. 内质网的损伤 内质网是另一种细胞内重要的细胞器,其主要功能是合成蛋白质、脂类和钙离子主要的储存场所。缺血缺氧、中毒、药物均可以引起内质网功能的异常,受损后一方面引起分泌性和跨膜蛋白合成的减少,另外一方面引起储存钙的快速释放,引起细胞内钙超载,导致线粒体和细胞受损。研究显示,内质网受损时可引起内质网应激,通过发生未折叠蛋白反应(unfolded protein response,UPR)来缓解应激反应,一定程度的内质网应激可以保护细胞免受损伤,当应激程度过强或者持续时间过长时,亦可发生内质网应激介导的凋亡的发生,进一步加重损伤。

3. 溶酶体和核糖体的损伤 组织和细胞缺血缺氧、线粒体受损及自由基产生均可引起溶酶体和核糖体的损伤。溶酶体膜损伤时,引起通透性增加,释放水解酶引起细胞自溶。核糖体功能的受损影响细胞蛋白质的合成,从而影响细胞正常的结构和功能。

(三)大分子物质的损伤

损伤因素主要引起细胞内蛋白质、脂质、核酸等大分子物质结构和功能的异常。细胞内活性氧类物质增多、内质网和核糖体等细胞器损伤、遗传变异等因素都会引起细胞内蛋白质翻译和合成、脂质蓄积、染色体畸变和基因异常表达,导致细胞结构和功能出现异常,最终引起细胞损伤。

三、细胞可逆性损伤

根据程度和性质不同,损伤可分为可逆性损伤(变性)和不可逆性损伤(死亡)。本部分主要介绍可逆性损伤,不可逆损伤见本章第三节。

细胞可逆性损伤(reversible injury)又称为变性(degeneration),是指在损伤因素作用下,由于代谢或清除功能异常,导致细胞内或细胞间质出现异常物质或者正常物质异常蓄积的现象,常伴有细胞功能的低下。根据诱因和形态的不同,细胞可逆性损伤主要分为细胞水肿、脂肪变性、玻璃样变性、淀粉样变性、黏液样变性、病理性色素沉着和病理性钙化等。

(一) 细胞水肿

细胞水肿(cellular swelling)是损伤因素引起细胞内液体和离子稳态异常,导致细胞内水分增多,又称为细胞的水样变性(hydropic degeneration)。水样变性通常是细胞损伤中最早出现的改变。

1. 原因和发生机制　线粒体受损是水样变性发生的主要原因,缺血缺氧、病原生物的感染、毒性物质等因素均可以引起细胞线粒体功能异常。线粒体功能受损主要引起细胞内ATP生成障碍,导致依赖于ATP的离子泵(Na^+-K^+)功能下降,细胞膜对电解质的主动运输能力降低,引起细胞内水蓄积、钠离子浓度增高和钾离子浓度降低。

2. 病理变化　肝、肾、心等实质器官好发水样变性,受累器官肉眼可见体积增大、苍白色、边缘圆钝。光镜下可见细胞体积增大、淡染,胞质内大量的红染细颗粒状物质(线粒体和内质网等细胞器肿胀)。水样变性

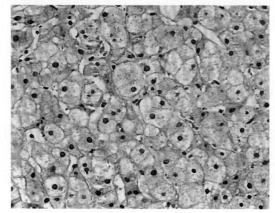

图 3-2-5　肝细胞水样变性
胞质淡染、红染细颗粒状、部分细胞发生气球样变。

严重时,细胞基质高度疏松成空泡状、细胞核淡染肿胀,整个细胞膨大如气球,称为气球样变(图 3-2-5)。

(二) 脂肪变性

甘油三酯蓄积于非脂肪细胞的细胞质中,称为脂肪变性(fatty degeneration)或脂肪变。

1. 原因和发生机制　高脂饮食、酗酒、缺血缺氧、中毒、营养不良、糖尿病及肥胖都可导致细胞发生脂肪变性。以肝脂肪变性为例,主要的机制包括:

①甘油三酯合成过多:酗酒可以引起内质网和线粒体功能异常,促进α-磷酸甘油合成新的甘油三酯。②脂蛋白和载脂蛋白合成减少:当肝细胞因缺血缺氧、中毒导致细胞损伤时,其合成脂蛋白和载脂蛋白能力下降,使得脂肪成分无法正常输出而蓄积于细胞内,引起脂肪变性。③肝细胞内脂肪酸增多:缺血缺氧引起肝细胞无氧糖酵解水平增多,乳酸大量转化为脂肪酸,同时导致脂肪酸的氧化过程障碍,利用率下降。

2. 病理变化　肉眼观,轻度脂肪变性时受累器官外观无明显变化。中重度脂肪变性时,可见器官体积增大、边缘圆钝、颜色变黄,触之有油腻感。光镜下,细胞胞质内可见球形脂滴,脂滴的大小、数目与病变程度成正比。石蜡切片中,HE染色过程中细胞内的脂滴被有机溶剂溶解,光镜下呈现空泡状(图 3-2-6)。冰冻切片中,利用苏丹Ⅲ染色脂肪被染成橙红色,利用锇酸染色脂肪可被染成黑色。肝脏是脂肪代谢的主要场所,肝脂肪变性最为常见,其次为心脏和肾脏。

(1) 肝脂肪变性:最常见,缺氧、淤血、中毒、感染等因素均可引起肝脏发生脂肪变性,诱因不同脂肪变性

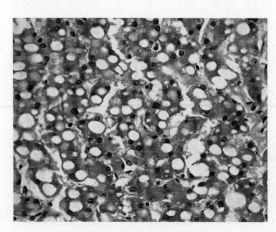

图 3-2-6　肝细胞脂肪变性
HE染色下胞质内见大小不等的空泡,细胞核挤向一侧。

在肝脏中的分布也不同。慢性淤血时,肝小叶中央区因淤血引起的缺氧较重,脂肪变性首先发生在此区域;磷中毒时,因肝小叶周边的肝细胞对磷中毒更为敏感,故脂肪变性首先发生在小叶周边区域;当感染和严重中毒时,脂肪变性可累及全部肝细胞,发生弥漫性肝脂肪变性,称为脂肪肝(fatty liver)。重度肝脂肪变性,可引起肝细胞发生不可逆性损伤(坏死),进而可进展为肝硬化。

(2)心肌脂肪变性:缺氧、淤血、中毒是心肌细胞脂肪变性常见的原因,此外一些感染也可引起心肌脂肪变性。因血管分布原因,心肌脂肪变性程度不同,脂肪变性较重区域心肌呈现黄色、脂肪变性轻的区域呈现正常心肌的暗红色,形成黄红色相间的分布,状似虎皮,称为虎斑心,可见于慢性酒精中毒或缺氧(如严重贫血患者)的左心室内膜下和乳头肌部位。心肌脂肪变性较重时,可引起心肌收缩功能异常,严重可导致心力衰竭的出现。

(3)肾脂肪变性:肾小球疾病、缺氧、淤血和中毒时,引起肾小球毛细血管基底膜损伤,肾小管过量重吸收原尿中的脂蛋白导致肾发生脂肪变性。肉眼观,脂肪变性的肾脏体积增大,切片可见皮质增厚、颜色呈现浅黄色。光镜下,近端小管上皮细胞内可见脂滴,严重时可累及远端小管和集合小管上皮细胞。

(三)玻璃样变性

细胞内或间质中出现均质、半透明的玻璃样物质,称为玻璃样变性(hyaline degeneration),或称为透明变性。

1. **原因和发生机制** 先天遗传因素和后天多种因素的综合作用,引起细胞内蛋白质合成、折叠、结构及降解过程异常,导致细胞内蛋白质蓄积,或因疾病等因素引起蛋白质变性交联和局部组织内的蓄积,形成 HE 染色下均质红染蛋白质类物质。

2. **病理变化** 根据发生部位的不同,玻璃样变性主要分为三种。

(1)细胞内玻璃样变:细胞内大量蛋白质蓄积在胞质内,光镜下表现为嗜伊红的均质红染的小体或者团块。当发生蛋白尿或者肾小球功能障碍时,肾小管上皮细胞将肾小球滤过的血浆蛋白重吸收后在肾小管上皮细胞胞质内出现大小不等的红染小滴(玻璃样小滴)。肝脏发生病毒性肝炎或者酒精引起的肝病时,肝细胞内由于胞质中细胞中间丝前角蛋白变性,可形成马洛里小体(Mallory body)。慢性炎症时,浆细胞胞质粗面内质网中免疫球蛋白蓄积呈红染的玻璃样物质称为拉塞尔小体(Russell body)。

(2)血管壁玻璃样变性:好发于肾、脑等细小动脉。缺氧(CO 中毒)、高血压(机械性压力和冲击)等因素可引起血管内皮细胞受损,通透性增加,血浆蛋白渗入内膜下,呈均质、红染无结构的状态,使得细小动脉壁增厚、变硬、管腔狭窄,引起供血器官的局部缺血。

(3)纤维结缔组织玻璃样变性:常见于纤维瘢痕组织内,胶原蛋白交联、变性、融合,胶原纤维增粗导致。肉眼观,半透明、灰白色、质地坚韧。光镜下,呈现均质红染的带状或片状结构。

(四)淀粉样变性

细胞间质内蛋白质和糖胺聚糖复合物的蓄积称为淀粉样变性(amyloid degeneration),因蓄积物具有淀粉染色的特征而得名。

1. **原因和发生机制** 慢性炎症和内分泌功能异常往往可以导致淀粉样变性的发生。淀粉样蛋白成分主要来源于免疫球蛋白轻链、肽类激素、降钙素前体蛋白和血清淀粉样 A 蛋白等。发生机制往往由于机体缺少消化具有 β-折叠结构的大分子物质的酶类,导致其在组织间蓄积。

2. **病理变化** 淀粉样变主要发生在细胞间质、小血管基膜下,肉眼观呈现灰白色、质地硬,有弹性。光镜下,HE 染色呈现均质红染无结构物质。刚果红染色为橘红色,遇碘变为棕褐色,再加入硫酸后呈现蓝色。

(五)黏液样变性

细胞间质内糖胺聚糖和蛋白质的蓄积,称为黏液样变性(mucoid degeneration)。常见于间叶组织肿瘤、急性风湿病病灶、动脉粥样硬化的血管壁。肉眼观,组织肿胀、切面灰白透明、似胶冻状。光镜下,病变部位间质疏松,有多突起的星芒状纤维细胞散在分布于灰蓝色黏液基质中。甲状腺功能减退时,因透明质酸酶活性受抑,皮肤和皮下组织中,含有透明质酸的黏液样物质蓄积,形成黏液水肿(myxedema)。

（六）病理性色素沉着

病理情况下，内源性和外源性色素增多并积聚于细胞内外的现象，称为病理性色素沉着（pathological pigmentation）。内源性色素主要包括含铁血黄素、脂褐素、黑色素和胆红素等，外源性色素主要包括炭末、文身色素等。

1. 含铁血黄素（hemosiderin） 由巨噬细胞吞噬红细胞，巨噬细胞溶酶体降解血红蛋白产生的铁蛋白微粒聚集，成分是 Fe^{3+} 与蛋白质结合形成。光镜下，具有折光性，HE 染色下呈现金黄色或棕黄色，普鲁士蓝染色呈现蓝色。慢性淤血、局部出血及溶血性贫血时，由于红细胞的漏出或者红细胞破坏可出现明显的含铁血黄素的沉积。

2. 脂褐素（lipofuscin） 细胞在多种不利的生存条件下（营养不足），细胞发生自体吞噬（自噬）过程，自噬体吞噬细胞内损伤的细胞器和功能异常的蛋白质，与溶酶体结合形成自噬溶酶体对细胞器和蛋白进行降解，脂褐素是自噬溶酶体内未被消化的细胞器和蛋白，主要成分为磷脂和蛋白质的混合物。光镜下，呈现黄褐色微颗粒状。脂褐素多见于慢性消耗性疾病和老年人。

3. 黑色素（melanin） 是黑色素细胞胞质中的黑褐色颗粒，由酪氨酸氧化经左旋多巴聚合而形成。黑色素不仅存在于黑色素细胞中，还可聚集于皮肤基底部的角质细胞或真皮的巨噬细胞内。黑色素瘤、色素痣及基底细胞癌时，局部的黑色素可以明显增多。

4. 胆红素（bilirubin） 胆管中的主要色素，来源于血红蛋白（不含铁），红细胞衰老破坏后的产物。光镜下，呈现粗糙的金色颗粒状。血中胆红素增高时，患者出现皮肤黏膜黄染。

5. 炭末（coal dust） 外源性色素，主要通过呼吸进入到肺组织。光镜下可见大小不等的炭末颗粒，不具有折光性。大量的炭末沉积可使整个肺部呈现黑色，诱发肺纤维化和肺气肿等疾病。

（七）病理性钙化

病理情况下，骨和牙齿之外的组织中出现固态钙盐沉积的现象，称为病理性钙化（pathological calcification）。固态钙盐的主要成分是磷酸钙，其次为碳酸钙。

1. 类型 根据有无钙磷代谢异常，病理性钙化分为两种类型。

（1）营养不良性钙化（dystrophic calcification）：常见类型，机体钙磷代谢正常，钙盐主要沉积在变性、坏死组织或者异物中。发生机制可能与局部碱性磷酸酶增多或者变性、坏死引起的酸性环境相关。好发于动脉粥样硬化斑块内、结核病灶、瘢痕组织中。

（2）转移性钙化（metastatic calcification）：机体钙磷代谢功能异常、血钙浓度升高，使得钙盐沉积于正常组织内。常发生于血管和间质组织。多见于维生素 D 摄入过多、甲状旁腺功能亢进、骨肿瘤等。

2. 病理变化 肉眼呈现细小颗粒或者团块状，触之有砂砾感，镜下呈现蓝色，颗粒状或片块状。少量钙盐沉积可溶解和吸收，对机体的影响不大。大量钙盐沉积时，可引起组织器官功能的异常诱导疾病的发生，例如血管壁的硬化，可以引起血管变硬、变脆，引起急性心血管疾病的发生；输尿管、膀胱、胆囊等部位的沉积，可以诱导机体形成结石；心瓣膜的钙化可以引起瓣膜变性，导致狭窄或者关闭不全。

第三节 细胞死亡

细胞发生致死性代谢、结构和功能障碍，引起细胞发生不可逆性损伤（irreversible injury），即细胞死亡（cell death）。生理和病理状态下均可发生细胞死亡，是细胞最重要的生物学行为之一。细胞死亡主要包括坏死和程序性死亡（主要为凋亡）两种类型。坏死是细胞病理性死亡的主要形式，凋亡主要见于细胞的生理性死亡，也见于某些病理过程中。两者的诱因、发生机制、病理变化、对机体的影响均不同。生理状态下细胞的程序化死亡主要由细胞内基因主动调控。病理状态下，内外刺激因素的性质、强度、持续时间、受累细胞的状态和细胞内参与细胞生长、死亡调控基因的表达情况共同决定了细胞经由哪种方式死亡。常见的细胞程序性死亡形式除了细胞凋亡，还有细胞焦亡（pyroptosis）、程序性坏死或坏死性凋亡（necroptosis）、细胞自噬（autophagy）和铁死亡（ferroptosis）。

一、坏死

坏死(necrosis)是以酶溶性变化为特点的活体内局部组织中细胞的死亡。坏死主要由可逆性损伤进一步发展导致,少数也可由强的致损伤因素直接导致。坏死的形态学变化可以是由损伤细胞内的水解酶降解所致,也可以由游走的白细胞释放的水解酶的作用引起。另外,由于损伤和随后的细胞内酸中毒,使细胞结构蛋白和酶蛋白性质发生改变,引起蛋白质变性也是坏死形态学变化的原因。

(一) 坏死的基本病变

细胞死亡后数小时可发生一系列的自溶性变化。当细胞坏死后,其镜下的形态学特征主要有细胞核、细胞质和细胞外间质的改变。

1. 细胞核的变化 坏死的主要形态学标志,主要表现为:

(1) 核固缩(pyknosis):细胞核染色质浓缩,细胞核体积减小,嗜碱性增强,深染。

(2) 核碎裂(karyorrhexis):核膜破裂、核染色质崩解为小碎片分散在细胞的胞浆中。

(3) 核溶解(karyolysis):在核酸酶和蛋白酶的作用下,细胞核 DNA 和蛋白质被分解,细胞核染色质嗜碱性减弱,核染色变浅,只能见到核的轮廓,死亡细胞核往往1~2天内将会逐步消失。

致坏死因素作用较弱或者由可逆性损伤逐步转变为不可逆性损伤时,坏死细胞的细胞核按照核固缩、核碎裂、核溶解顺序逐渐发生。当损伤因素强烈时,细胞核也可由正常状态直接发生最后的核溶解。

2. 细胞质的变化 细胞质嗜酸性增强,主要是由于坏死引起的胞质内蛋白质的变性、核糖体解聚消失、糖原颗粒减少。电镜超微结构显示,坏死细胞线粒体内质网肿胀形成空泡、线粒体基质无定形钙致密物堆积。

3. 间质的变化 间质细胞损伤往往发生于实质细胞坏死后,在各种溶解酶的作用下,间质的基质崩解,胶原纤维肿胀、断裂和液化,最后与坏死细胞融合成片状模糊的无结构红染物质。

除了细胞核和细胞质发生明显改变外,坏死细胞的细胞膜在坏死早期通透性明显增加引起细胞内具有特异性的酶活性降低和血清中相应酶水平增高,这为临床诊断坏死提供了参考指标。例如,心肌梗死后血浆中乳酸脱氢酶、肌酸磷酸激酶等酶水平升高;肝细胞损伤时,血中谷丙转氨酶升高;胰腺坏死时,血中胰淀粉酶升高。

(二) 坏死的类型

由于酶的分解作用或蛋白质变性所占比例及坏死发生的部位不同,形态学上坏死组织呈现出不同的变化。凝固性坏死和液化性坏死是常见的两种类型。此外,还有干酪样坏死、脂肪坏死、纤维素样坏死和坏疽等一些特殊类型的坏死。当组织以蛋白质变性为主,易发生凝固性坏死;当组织内有大量水解酶,多导致液化性坏死。

1. 凝固性坏死(coagulative necrosis) 是细胞坏死的最常见类型,多见于心、肾和脾等实质器官。是指蛋白质变性凝固,同时溶酶体酶水解作用减弱,坏死组织失水变干,坏死区呈灰白色或灰黄色、干燥、质实。最常见的原因是组织的缺血缺氧(局部血液循环障碍)导致梗死的发生。肉眼观,坏死组织呈现灰白或者土黄色,坏死组织与正常组织界限清楚,质地较硬,坏死灶周围常出现炎性充血出血带。镜下特点为细胞微细结构消失,坏死组织的细胞核固缩、碎裂、溶解,胞质呈嗜酸性染色,组织结构轮廓仍可保存(图3-2-7)。

2. 液化性坏死(liquefactive necrosis) 常发生于蛋白质含量少,水分和磷脂含量高的组织,坏死细胞和浸润的中性粒细胞释放水解酶,组织被分解为液态。多见于感染引起的脓肿,另外脑组织好发液化性坏死,称

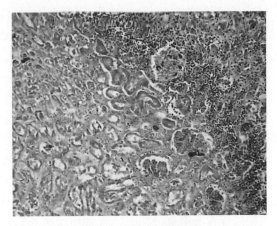

图 3-2-7 肾凝固性坏死

右上角为炎症反应带和正常肾皮质结构,左下角凝固性坏死区肾小管、肾小球等肾组织结构轮廓尚可辨认,但肾小管上皮细胞和肾小球细胞微细结构消失。

为脑软化。液化性坏死镜下表现为组织结构消失,细胞完全被消化。

3. 特殊类型坏死

(1) 干酪样坏死(caseous necrosis):凝固性坏死的特殊类型,主要见于结核分枝杆菌引起的坏死。肉眼观,坏死区呈黄色,状似干酪,称为干酪样坏死。镜下组织结构轮廓消失、可见红染无结构颗粒状物质,是更为彻底的凝固性坏死。因坏死组织中含有大量的脂质,干酪样坏死物不易发生溶解吸收。

(2) 脂肪坏死(fat necrosis):液化性坏死的特殊类型,分为创伤性和酶解性两种。创伤性的脂肪坏死常见于乳房外伤,脂肪细胞发生破裂,脂滴外溢,巨噬细胞吞噬脂滴后形成泡沫细胞。酶解性脂肪坏死常见于急性胰腺炎引起的胰腺组织受损,释放胰酶分解周围的脂肪组织,生成甘油和脂肪酸。其中脂肪酸和钙离子结合,形成肉眼可见的灰白色钙皂,呈现灰白色斑点或者斑块。

(3) 纤维素样坏死(fibrinoid necrosis):常见于结缔组织和小血管壁。坏死组织结构消失,形成类似纤维素的细丝状、颗粒状或小条块状,强嗜酸性并深红染的无结构物质,由于其与纤维素染色性质相似,故名纤维素样坏死。常见于变态反应性疾病,如风湿病的早期病变、系统性红斑狼疮、肾小球肾炎,其发生机制与抗原抗体复合物引发的胶原纤维肿胀崩解、结缔组织免疫球蛋白沉积或血浆纤维蛋白渗出有关。

(4) 坏疽(gangrene):坏疽是指局部组织大块坏死并继发腐败菌感染,分为干性、湿性和气性三种类型,前两者多为继发于血液循环障碍引起的缺血坏死。湿性坏疽和气性坏疽常伴全身中毒症状。在坏死类型上,干性坏疽多为凝固性坏死,湿性坏疽可为凝固性坏死伴液化性坏死。

1) 干性坏疽(dry gangrene):常见于动脉阻塞但静脉回流尚通畅的四肢末端,因水分散失较多,故坏死区干燥皱缩呈黑色,黑色主要是降解血红蛋白后铁与硫化氢形成的硫化铁的沉积,与邻近正常组织界限清楚,腐败变化较轻(图3-2-8)。干性坏疽常见于动脉粥样硬化、血栓闭塞性脉管炎和冻伤等疾病。

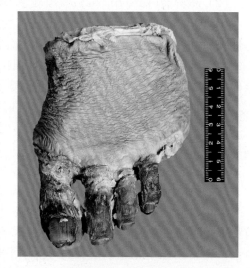

图 3-2-8　足干性坏疽
累及脚趾,呈黑色,与周围组织边界清楚,干枯,小趾已脱落缺失。

2) 湿性坏疽(moist gangrene):多发生于与外界相通的内脏,如肠、子宫、肺等,也可见于发生于动脉阻塞及静脉回流受阻的肢体。坏死区水分较多,与周围正常组织界限不清,腐败菌易于繁殖,肉眼呈蓝绿色或污黑色。坏死组织腐败分解产生毒素如被吸收,可引起全身中毒症状,甚至感染性休克。

3) 气性坏疽(gas gangrene):湿性坏疽的特殊类型,合并产气荚膜梭菌等厌氧菌感染。常见深达肌肉的开放性创伤。除发生坏死外,细菌分解坏死组织可产生大量气体,使坏死区按之有"捻发"音。气性坏疽中毒症状明显并且病变发展迅速,需紧急处理,否则造成严重后果。

(三) 坏死的结局

1. 溶解吸收　常见于小的坏死灶,坏死细胞及浸润的中性粒细胞释放水解酶和蛋白酶,溶解液化坏死物质,通过周围淋巴管或血管吸收,巨噬细胞吞噬清除不能被吸收的碎片。坏死物质清除后留下的组织缺损,通过肉芽组织的填充和细胞再生进行修复。

2. 分离排出　见于坏死灶较大时,坏死物质不易被溶解吸收。此时坏死组织周围发生炎症反应,浸润的炎细胞释放蛋白酶,使得坏死边缘坏死组织被溶解吸收,最终导致坏死组织与正常组织分离,最后形成溃疡或者空洞等组织缺损。发生于皮肤、黏膜浅表的组织缺损称为糜烂(erosion),较深的皮下和黏膜下的组织缺损称为溃疡(ulcer)。深部组织坏死后形成的只开口于皮肤黏膜表面的盲性管道,称为窦道(sinus)。连接两个内脏器官或从内脏器官通向体表的异常通道,称为瘘管(fistula)。具有自身管道的器官(肺、肾)坏死物液化后,可经自然管道(支气管、输尿管等排出),形成的空腔称之为空洞(cavity)。

3. 机化与包裹　小的坏死灶内的坏死组织、血栓、脓液、异物等被肉芽组织(主要成分为新生毛细血管、成纤维细胞和炎细胞)取代的过程,称为机化(organization)。当坏死灶较大时,坏死物质不能被完全溶解吸收,或因坏死灶较大,新生的肉芽组织难以向中心部完全机化,坏死灶则由周围增生的肉芽组织包围,称为包裹(encapsulation)。机化和包裹的肉芽组织最终发展形成瘢痕组织。

4. 钙化　主要是坏死部位引起的营养不良性钙化,大量钙盐沉积在坏死组织中。

(四) 坏死的影响

坏死对机体的影响往往都是负面的,其对机体损伤程度往往与坏死的范围及发生坏死的细胞的再生能力和生理功能有关。如小范围的肝细胞坏死,肝细胞可以通过再生进行修复,对机体的影响不大,但是如果发生广泛、大面积的肝细胞坏死,则可导致机体的急性死亡。机体内细胞的再生能力是不同的,如表皮的细胞再生能力较强,而心肌细胞和神经细胞不能再生,同时心脏和脑是人体重要的组织器官,因此发生在心脏和脑的坏死会对机体产生严重的后果。

二、程序性细胞死亡

程序性细胞死亡(programmed cell death)是机体为了维持内环境稳定或在某些因素的刺激下,在一定时间内,细胞按预定的程序发生的主动性的死亡,这种细胞死亡具有严格的基因时空性和选择性。程序性死亡最常见的类型是凋亡(apoptosis),凋亡是基因程序化表达所致的活体内单个细胞或小团细胞的主动性死亡方式。其在形态和生化特征上都有别于坏死(表3-2-1)。凋亡涉及一系列基因的激活、表达及调控等,不仅与胚胎发生、发展、个体形成、器官细胞平衡和稳定有密切关系,而且在人类肿瘤、自身免疫性疾病、病毒性疾病等的发生上具有重要意义。

表 3-2-1　坏死与凋亡的区别

特征	坏死	凋亡
诱因	病理性刺激	生理或轻微病理性刺激
细胞数量	成群细胞死亡	单个或小团细胞
细胞膜、核、质	膜破裂,核固缩、碎裂、溶解,胞质消散	膜完整,染色质边集、核碎裂,胞质致密
细胞间质	胶原肿胀、崩解、液化	无明显变化
基因组 DNA	随机降解	有控降解
细胞自溶	有	无
凋亡小体	无	有
基因调控	无	有
炎症反应	有	无
结局	修复	巨噬细胞或相邻实质细胞吞噬凋亡小体

1. 凋亡的形态学和生物化学特征

(1) 光镜下所见:

①细胞皱缩:细胞体积缩小、细胞质致密浓缩、水分减少,结构紧密、胞质高度嗜酸性。②染色质固缩边集:核染色质浓集成致密团块,附着于核膜周边呈现新月状,进而碎裂成大小不一的碎片。③凋亡小体(apoptosis body)形成:细胞膜不断出芽脱落或内陷,形成由胞膜包裹的大小不等的凋亡小体。凋亡小体具有强的嗜酸性。病毒性肝炎时肝细胞内的嗜酸性小体实为肝细胞凋亡。凋亡小体是细胞凋亡的重要形态学标志,可被巨噬细胞和相邻其他实质细胞吞噬、降解。④质膜完整:凋亡过程中因胞膜完整、细胞不释放内容物,不伴有炎症反应,也不诱发周围细胞的增生修复。故凋亡过程往往只涉及单个细胞,对周围细胞的影响很小。

(2) 电镜下所见:凋亡细胞表面微绒毛及细胞突起消失,细胞连接松解,细胞皱缩,胞膜完整,细胞器密集、不同程度退变的染色质固缩、边集,常呈新月形。胞膜出"芽"并很快脱落形成凋亡小体,凋亡小体可见于腺腔内或被巨噬细胞、上皮细胞等吞噬。细胞凋亡发生很快,持续 2~4 小时。

（3）生物化学特征:凋亡过程的生化特征主要表现为含半胱氨酸的天冬氨酸蛋白酶(caspases)的激活,激活后进一步调节蛋白和 DNA 的降解。染色质 DNA 在核小体单位之间的连接处断裂,形成 50~300kbp 长的 DNA 大片段或 180~200bp 整数倍的寡核苷酸片段,在凝胶电泳上表现为梯形电泳图谱(DNA ladder),是检测凋亡发生的重要标志。

2. 凋亡的机制　细胞发生凋亡首先接受凋亡信号,然后引起凋亡调控分子间的相互作用,进而激活调节蛋白水解酶的活性,进入连续反应过程。细胞凋亡可分为三条主要通路,即线粒体通路、内质网通路、死亡受体通路。

（1）线粒体通路:此通路由 Bcl-2 家族成员之间相互作用,促凋亡的 Bcl-2 家族成员 Bad、Bid、Bax 和 Bim 在收到凋亡信号后,转移到线粒体中,引起线粒体膜通透性改变,促进细胞色素 C 的释放。细胞色素 C 与凋亡蛋白酶激活因子-1(apoptotic protease activating factor-1, Apaf-1)结合形成多聚复合体,活化 caspase-9,导致下游的 caspase-3 激活,从而诱导细胞凋亡。

（2）内质网通路:由内质网失常引起,包括 PERK 通路和 caspase-7 通路。内质网是细胞内蛋白质合成的主要场所,同时也是 Ca^{2+} 的主要储存库。内质网 Ca^{2+} 平衡的破坏或者内质网蛋白的过量积累,诱导位于内质网膜的 caspase-12 的表达,同时诱导胞质的 caspase-7 转移到内质网表面。caspase-7 可激活 caspase-12,激活的 caspase-12 进一步剪切 caspase-3 引发细胞凋亡。蛋白激酶 R 样内质网激酶(protein kinase R-like ER kinase, PERK)是一种位于内质网膜上的 I 型跨膜蛋白,属于 eIF2α 上游激酶家族。PERK 激活后促进真核起始因子 eIF2α 磷酸化,抑制细胞中蛋白质的合成,同时通过活化转录活化因子 4 和 6,上调 *CHOP* 基因的表达,*CHOP* 能够导致活性氧产生,引发内质网应激反应介导凋亡。同时,也可引起 Bcl-2 表达的下降,导致 Bax 从细胞质转运至线粒体,启动线粒体凋亡通路。

（3）死亡受体通路:死亡受体为一类跨膜蛋白,属肿瘤坏死因子受体(*TNFR*)基因超家族。当配体与之结合后,这些受体被激活并引起凋亡。通常死亡配体通过使受体多聚化启动信号转导,受体多聚化后引起相关接头蛋白的结合并激活 caspase。目前已知的死亡受体有 5 种,TNFR-1、Fas(CD95)、DR3、TRAIL-R1(DR4)和 TRAIL-R2(DR5)。

活性 caspase-3 是凋亡反应中的关键蛋白酶,是多种凋亡途径的共同下游效应部分,阻断 caspase-3 级联反应可有效地阻止细胞凋亡。除了以上这些基因蛋白外,还有许多基因蛋白在凋亡中也起着很重要的作用。随着对细胞凋亡机制的深入认识,我们将找到有效的手段来调控细胞的凋亡过程。

3. 凋亡的检测方法

（1）光学显微镜:可以观察到凋亡细胞染色质浓缩、边集,胞质浓缩,细胞表面有"出芽"现象,可见凋亡小体。分辨率较低,不易区分坏死和凋亡,仅适用于对凋亡的初步判断。

（2）荧光显微镜:比光学显微镜的精确度更高些,常用特异性染料与 DNA 结合,以细胞核染色质的形态学改变为指标来评判细胞凋亡的进展情况。镜下可以观察到凋亡细胞的细胞核改变和凋亡小体的形成。

（3）电子显微镜:透射电镜可清楚地观察到细胞结构在凋亡不同时期的变化,是迄今为止判断凋亡最经典、最可靠的方法,被认为是确定细胞凋亡的金标准。早期可见细胞核内染色质高度凝聚、出现空泡结构;细胞凋亡的晚期,细胞核裂解为碎块,产生凋亡小体。但是标本处理过程复杂,不适于大批标本检测,且有时凋亡很难与正常细胞有丝分裂相鉴别。

另外,还有其他方法可以检测凋亡。比如线粒体膜势能的检测、DNA 片段化检测、脱氧核糖核苷酸末端转移酶介导的缺口末端标记法(terminal-deoxynucleotidyl transferase mediated nick end labeling, TUNEL)、caspase-3 活性的检测等。

4. 细胞凋亡的意义　细胞凋亡是生物体发育过程中普遍存在的现象,当细胞遇到内、外环境因子刺激时启动,通过这种方式去除体内不需要的细胞。凋亡的细胞散在于正常组织细胞中,无炎症反应,不遗留瘢痕。对维持机体正常生理功能和自身稳定十分重要。

（1）生理性的凋亡

1）胚胎发育的正常过程:胚胎发育成熟的过程中,有一些细胞恰当地死亡,有一些细胞恰当地诞生,身体才能正常发育。等到发育成熟后,人体内细胞的诞生和死亡处于一个动态平衡阶段。

2) 激素依赖性组织的消散:如子宫内膜月经周期的改变、绝经后卵巢滤泡闭锁、产后子宫的复旧等。

3) 免疫系统的发育:在免疫系统成熟过程中,机体通过凋亡将无用的或对自身有害的免疫细胞清除。如胸腺中经阴性选择发育的 T 细胞的自体分泌性死亡、淋巴细胞在生长因子减少后出现的死亡。

(2) 病理性的凋亡

1) 细胞凋亡过度:导致心血管疾病、神经元退行性疾病及病毒感染(如艾滋病,某些 T 细胞过度凋亡)等疾病的发生。

2) 细胞凋亡不足与过度并存:也可以引起疾病,如动脉粥样硬化时,内皮细胞凋亡过度,平滑肌细胞凋亡不足等。

3) 细胞凋亡不足或缺乏:可以使相关细胞寿命延长,导致肿瘤发生。针对自身抗原的 T 细胞未能通过细胞凋亡而被清除,进而攻击自身组织,产生自身免疫性疾病(如系统性红斑狼疮)。

程序性细胞死亡还包括细胞焦亡、程序性坏死或坏死性凋亡、细胞自噬和铁死亡。

坏死性凋亡其形态学类似坏死,发生机制类似凋亡。坏死性凋亡选择不依赖 caspase 的方式,由受体相关激酶 1 和 3(receptor associated kinase 1 and 3)形成复合物并活化信号调酶引起。

细胞焦亡是一种最近发现的细胞程序性死亡方式,表现为细胞不断胀大直至细胞膜破裂,导致细胞内容物的释放进而激活强烈的炎症反应,其形态发生更像坏死。发生于病原体感染细胞,由 caspase-1 活化,激活 IL-1,从而引起感染细胞的死亡。

此外,细胞死亡也可由细胞自噬(autophagy)引起。自噬是将受损细胞器及大分子物质通过溶酶体降解再利用的过程。自噬过程中,细胞利用溶酶体内的水解酶将细胞质内受损的亚细胞器、非正确折叠的蛋白质等物质降解为脂肪酸、氨基酸等物质,并将这些物质循环再利用,维持细胞内物质与能量的稳定,使细胞在不同生理状态下保持正常。基础水平的自噬是维持细胞稳态所必需的,同时自噬参与抗衰老、分化及发育、免疫及清除微生物、肿瘤等疾病的过程。自噬有三种类型:巨自噬(macroautophagy)、微自噬(micro-autophagy)和伴侣分子介导的自噬(chaperone-mediated autophagy,CMA)。其中,巨自噬最常见。LC3-Ⅱ、Beclin-1 和 P62 均是自噬的标志性蛋白。自噬由自噬相关基因(autophagy-related gene,ATG)执行精细的调控。在饥饿、低氧、药物等因素作用下,待降解的细胞成分周围会形成双层结构分隔膜,随后分隔膜逐渐延伸,最终将待降解的胞质成分完全封闭形成自噬体(autophagosome);自噬体形成后将通过细胞骨架微管系统运输至溶酶体,二者融合形成自噬溶酶体(autophagolysosome);最终其内容物在溶酶体酶作用下被细胞降解利用。

自噬与凋亡之间存在着复杂的交互调控。二者拥有类似的刺激因素和调节蛋白,能互相协调转化。自噬与凋亡可以当作促进细胞死亡,也可以作用相反,自噬不引起细胞死亡,反而促进细胞存活,自噬也可以作为能量供应者保障凋亡顺利进行。

【学习小结】

适应性改变关注的对象是组织或器官实质细胞的改变,包括细胞体积、数目和形态的改变。缺血、缺氧和中毒是诱导细胞发生损伤的主要原因,诱导损伤的机制主要是引起细胞器和大分子物质功能的异常及细胞膜的破坏。细胞水样变性、脂肪变性和玻璃样变性在光镜下的主要改变分别是细胞器肿胀引起的胞质内大量的红染细颗粒状物、胞质内大小不等的脂滴和蛋白质蓄积引起的嗜伊红的均质红染的小体或者团块。

细胞坏死是一个被动过程,常常累及多个细胞,细胞膜受损,主要形态学标志是细胞核的变化,包括核固缩、核碎裂、核溶解三种形式。凋亡是活体内单个细胞的程序性死亡,属于主动过程。既可见于生理状态,又可见于病理状态。凋亡细胞的质膜(细胞膜和细胞器膜)不破裂,不引发死亡细胞的自溶,也不引起急性炎症反应,主要形成凋亡小体。

【复习题】

1. 细胞和组织的适应主要有哪些类型及病理变化？
2. 简述水样变性、脂肪变性和玻璃样变性的病理变化。
3. 简述坏死的病理变化、类型和结局。
4. 细胞坏死和细胞凋亡有哪些区别？

病案 3-2-1

患者，女性，46 岁。10 天前被自行车撞及左小腿后侧腓肠肌处，皮肤略有损伤，事后小腿肿胀，疼痛难忍。

第二天出现红肿热痛，第 3 天体温升高达 39℃。第 4 天下肢高度肿胀，下达足背，最大周径为 48cm，疼痛更甚，在皮肤裂口处流出血水。在当地医院用大量抗生素治疗，未见效果。第 6 天，左足踇指呈污黑色。第 10 天黑色达足背，与正常组织分界不清。随后到当地医院就诊，行左下肢截肢术。病理检查，左下肢高度肿胀，左足部污黑色，纵行剖开动、静脉后，见动、静脉血管内均有暗红色线状的固体物阻塞，长约10cm，与管壁黏着，固体物镜检为混合血栓。

问题：1. 患者所患何病？
　　　2. 其发生机制是什么？

（钟加滕）

第三章 损伤的修复

【学习目标】

一、掌握

1. 修复、再生、纤维性修复的概念；不同类型细胞的再生潜能；上皮组织、纤维组织、血管及神经组织的再生机制和过程。

2. 肉芽组织的概念、形态特点、作用及结局。

3. 一期愈合与二期愈合的区别；骨折愈合的基本过程。

二、熟悉

1. 生理性再生与病理性再生的区别；软骨组织的再生机制和过程；瘢痕组织的概念、形态特点及作用。

2. 创伤愈合的基本过程。

三、了解

1. 干细胞及其在再生中的作用；影响细胞再生的因素。

2. 影响创伤愈合的因素。

损伤造成机体局部细胞和组织丧失,由邻近的成体干细胞分裂增生,对所形成的缺损进行修补恢复的过程,称为修复(repair)。修复过程有两种形式:①由损伤周围的同种细胞分裂增生来完成修复,称为再生(regeneration),如果完全恢复了原组织的结构和功能,则称为完全再生;②由纤维结缔组织来修复,称为纤维性修复,以后形成瘢痕,故也称瘢痕修复,属于不完全再生。在多数情况下,两种形式的修复常同时存在,主要因多种组织常同时发生损伤。另外,炎症反应始终伴随着组织损伤和修复的过程,否则修复将难以进行。

第一节 再 生

再生分为生理性再生和病理性再生。生理性再生是指在生理过程中,有些细胞、组织不断老化、凋亡,由新生的同种细胞不断补充,以保持细胞、组织原有的结构与功能。例如,表皮的表层角化细胞经常脱落,而表皮的基底细胞不断增生、分化,予以补充;消化道黏膜上皮1~2天就更新一遍;红细胞寿命平均为120天,白细胞的寿命长短不一,短的如中性粒细胞,只存活1~3天,因此需要不断从淋巴造血组织输出新生的细胞进行补充;子宫内膜周期性脱落又由基底部细胞增生加以恢复。病理性再生是指病理状态下,细胞、组织损伤后发生的再生。现在理论认为再生需要具有分化和复制潜能的前体细胞或一定数量自我更新的干细胞(stem cell)。其中,成体干细胞在再生过程中发挥着重要功能。这些成体干细胞存在于骨髓和特定组织中,在相应组织发生损伤后,通过动员原位或骨髓中的成体干细胞完成组织修复。

一、细胞周期和不同类型细胞的再生潜能

细胞周期(cell cycle)由间期(interphase)和分裂期(mitotic phase, M 期)构成。间期又可分为 G_1 期

（DNA 合成前期）、S 期（DNA 合成期）和 G_2 期（分裂前期）。不同种类的细胞具有不同的再生能力；主要是由于其细胞周期的时程长短不同，在单位时间里可进入细胞周期进行增殖的细胞数不相同。一般而言，低等动物比高等动物的细胞或组织再生能力强。就个体而言，幼稚组织比分化成熟的组织再生能力强；平时易受损伤的组织及在生理状态下经常更新的组织再生能力强。按再生能力的强弱，可将人体细胞分为三类。

1. **不稳定细胞**（labile cells）　又称持续分裂细胞（continuously dividing cell），是一类再生能力相当强的细胞，由其构成的组织超过 1.5% 的细胞处于分裂期。这类细胞总在不断地增殖，以代替衰亡或破坏的细胞，如表皮细胞、呼吸道和消化道黏膜被覆细胞、泌尿生殖器官管腔的被覆细胞、淋巴及造血细胞、间皮细胞等。这些组织中存在着成体干细胞，干细胞在每次分裂后，子代之一分化为相应的成熟细胞，另一个子代细胞则继续保持干细胞的特性，表皮的基底细胞即为典型的成体干细胞。

2. **稳定细胞**（stable cells）　又称静止细胞（quiescent cell），这类细胞在生理情况下一般较稳定，长期处于静止期，一旦受到损伤的刺激后，则表现出较强的潜在的再生能力。属于这类细胞的有各种腺体和腺样器官的实质细胞（肝细胞、肾小管上皮细胞、肺泡上皮细胞）、间充质干细胞及其分化衍生细胞（成纤维细胞、内皮细胞、骨细胞等）。平滑肌细胞和软骨细胞也属于这类细胞，但一般情况下再生能力很弱。由其构成的组织处于分裂期的细胞低于 1.5%，此类组织中无干细胞存在。目前认为，器官的再生能力是由其复制潜能决定的，而不是处于分裂期的细胞数量。

3. **永久性细胞**（permanent cells）　又称非分裂细胞（nondividing cell），这类细胞无再生能力，神经细胞、心肌细胞和骨骼肌细胞就属于这类细胞。神经细胞一旦遭受损伤则永久性缺失，但不包括神经纤维。脑组织小软化灶可由胶质细胞修复而形成胶质瘢痕。心肌细胞和骨骼肌细胞损伤后则由肉芽组织增生来修复，即纤维性修复，形成瘢痕组织。

二、干细胞及其在再生中的作用

干细胞是一类具有自我更新和多向分化潜能的原始细胞群。干细胞具有以下特点：①属非终末分化细胞，终生保持未分化或低分化特征，缺乏分化标记。②可在较长时间处于静止状态。③能无限增殖分裂。④干细胞可通过非对称分裂，使一个子细胞不可逆地走向分化的终端——成为功能专一的分化细胞，另一个保持亲代的特征，即仍作为干细胞保留下来。根据个体发育过程中出现的先后次序不同，干细胞可分为胚胎干细胞（embryonic stem cell）和成体干细胞（adult stem cell）。胚胎干细胞是全能干细胞，具有向三个胚层分化的能力，可以分化为成体所有类型的成熟细胞，起源于着床前胚胎内细胞群。成体干细胞是指具有自我更新和一定分化潜能的未分化细胞，存在于各组织器官中。以下简要介绍两种类型的干细胞及其在细胞再生和组织修复中的作用。

（一）胚胎干细胞

胚胎干细胞是在人胚胎发育早期——囊胚中未分化的细胞。囊胚外层称滋养层，是一层扁平细胞，可发育成胚胎的支持组织如胎盘等。中心的腔称囊胚腔，腔内一侧的细胞群称内细胞群，这些细胞具有全能性，可进一步分裂、分化、发育成个体。当内细胞群在培养皿中培养时，我们称之为胚胎干细胞（图 3-3-1）。

胚胎干细胞研究的意义：①利用其作为材料，运用干细胞研究方法，最终阐明人类正常胚胎的发生发育、非正常胚胎的出现等的复杂调控机制；②对生物医学领域的一系列重大研究，如致畸致瘤实验、组织移植、细胞治疗和基因治疗等都将产生重

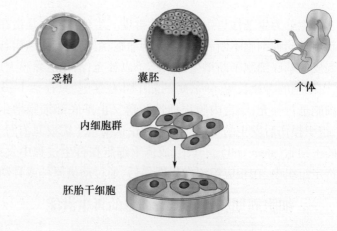

图 3-3-1　胚胎干细胞的提取模式图

要影响;③任何涉及丧失正常细胞的疾病,如神经变性疾病(帕金森病、亨廷顿舞蹈症、阿尔茨海默病等)、糖尿病、心肌梗死等都可以从干细胞移植中获益,因为它具有发育分化为所有类型组织细胞的能力。

(二) 成体干细胞

机体内多种分化成熟的组织中存在成体干细胞,如间充质干细胞、表皮干细胞、造血干细胞、肌肉干细胞、肝脏干细胞、神经干细胞等。现已发现,部分组织中的成体干细胞不仅可以向本身组织进行分化,也可以向无关组织类型的成熟细胞进行分化,称之为转分化(transdifferentiation),这些转分化的分子机制一旦被阐明,就有望利用患者自身健康组织的干细胞,诱导分化成可替代病变组织功能的细胞来治疗各种疾病。人们渴望从自体中分离出成体干细胞,在体外定向诱导分化为靶组织细胞并保持增殖能力,将这些细胞回输人体内,从而达到长期治疗的目的。这样既克服了异体细胞移植引起的免疫排斥,又避免了胚胎干细胞来源不足及相应的社会伦理问题。

(三) 骨髓干细胞在组织修复与细胞再生中的作用

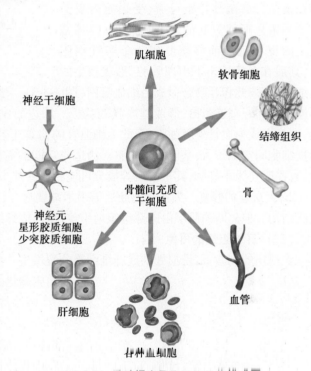

骨髓组织内有两类干细胞,即造血干细胞和骨髓间充质干细胞。前者是体内各种血细胞的唯一来源,它主要存在于骨髓外周血、脐带血中。在临床治疗中,造血干细胞应用较早,造血干细胞移植,就是应用超大剂量化疗和放疗以最大限度杀灭患者体内的肿瘤细胞,同时全面摧毁其免疫和造血功能,然后将正常人造血干细胞输入患者体内,重建造血和免疫功能,达到治疗疾病的目的。造血干细胞移植可以治疗急性白血病、慢性白血病、重型再生障碍性贫血、地中海贫血、恶性淋巴瘤、多发性骨髓瘤等血液系统疾病及小细胞肺癌、乳腺癌、睾丸癌、卵巢癌、神经母细胞瘤等多种实体肿瘤。

骨髓另一种成体干细胞是间充质干细胞(mesenchymal stem cell,MSC),具有干细胞的共性。间充质干细胞具有向骨、软骨、脂肪、肌肉及肌腱等组织分化的潜能,在人的骨骼肌、脂肪、骨膜、脐血、外周血中存在间充质干细胞。间充质干细胞分化的组织类型广泛,理论上能分化为所有的间质组织类型,如分化为心肌组织,可构建人工心脏;分化为真皮组织,则在烧伤治疗中有广阔的应用前景;分化为骨、软骨或肌肉、肌腱,在治疗创伤性疾病中具有应用价值(图3-3-2)。间充质干细胞在组织工程学研究上的优势:①方便取材同时对机体无害。简单的骨髓穿刺即可获得自体骨髓,进而取到间充质干细胞。②自体间充质干细胞诱导而来的组织,在进行移植时不存在组织配型及免疫排斥问题。

图3-3-2　骨髓间充质干细胞分化模式图

三、组织再生的机制和过程

(一) 上皮组织的再生

1. **被覆上皮再生**　鳞状上皮出现缺损时,创缘或底部的基底层细胞分裂增生,同时组织干细胞分化增殖,迁移到缺损中心,先形成单层上皮,以后增生分化为鳞状上皮。胃肠黏膜的上皮出现缺损后,邻近的基底部细胞和组织干细胞分化增殖来修补。起初新生的上皮细胞为立方形,以后逐渐增高成柱状细胞。

2. **腺上皮再生**　腺上皮的再生能力虽较强,但依损伤的状态再生的情况有差异:如果腺上皮有损伤而基底膜完整,则可由残存细胞分裂补充,完全恢复原来的腺体结构;如腺体构造(包括基底膜)完全被破坏,则难以完全再生。肝细胞的再生能力较活跃,可分为三种情况:①部分切除肝脏后,肝细胞分裂增生,肝脏在短期内就能恢复原来的大小;②肝细胞坏死时,只要肝小叶网状支架完整,不论范围大小,肝小叶周边区再生的肝细胞即可沿支架延伸,恢复原来的结构;③较广泛的肝细胞坏死,肝小叶网状支架塌陷,此时肝细胞仍然可以再生,但难以恢复原来小叶结构,成为结构紊乱的肝细胞团,称为结节状肝细胞再生。同时网状纤维胶原化,或者由于肝细胞反复坏死及炎症刺激,纤维组织大量增生。目前已确认在肝实质细胞和胆管系统结合部位即肝脏的赫令管存在干细胞,具有分化成肝细胞和胆管上皮细胞的双向潜能。在慢性肝炎、肝硬化、肝癌、肝衰竭时,可见此种细胞明显增生,修复损伤的肝脏。

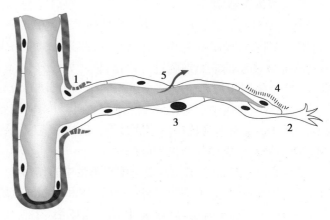

1. 基底膜溶解;2. 细胞移动和趋化;3. 细胞增生;4. 细胞管腔形成、成熟及生长抑制;5. 细胞间通透性增加。

图3-3-3　毛细血管再生模式图

(二) 血管的再生

1. 毛细血管的再生　毛细血管的再生是以生芽(budding)的方式来完成的。首先基底膜在蛋白分解酶作用下分解,受损处内皮细胞分裂增生形成突起的幼芽,继而后续细胞增生内皮细胞向前移动形成一条实性细胞索,其后在血流冲击下出现管腔,形成新生的毛细血管,彼此相互吻合形成毛细血管网(图3-3-3)。增生的内皮细胞分化成熟时还分泌Ⅳ型胶原、纤维粘连蛋白和层粘连蛋白,形成基底膜的基板。周边的成纤维细胞分泌Ⅲ型胶原及基质,组成基底膜的网板,本身则成为血管外膜细胞,至此毛细血管的构筑遂告完成。新生的毛细血管通透性较高,主要是由于内皮细胞间空隙较大,基底膜不完整。为适应功能的需要,这些毛细血管还会不断改建,有些改建为小动脉,有些改建为小静脉,其平滑肌等成分可能由血管外未分化间充质细胞分化而来。

2. 大血管的修复　大血管离断后需手术端端吻合,断端两侧内皮细胞分裂增生,互相连接,恢复原来内膜结构。但离断的肌层由肉芽组织增生连接,形成纤维性修复。

(三) 纤维组织的再生

在损伤的刺激下,受损处的成纤维细胞分裂增生。成纤维细胞可由静止状态的纤维细胞转变而来,或由未分化的间充质细胞分化而来。幼稚的成纤维细胞体积大,两端常有突起,可见星状突起,胞质呈略嗜碱性。胞核体积大,染色淡,有1~2个核仁。其合成蛋白的功能很活跃,电镜下,胞质内可见丰富的粗面内质网及核蛋白体。当成纤维细胞停止分裂后,开始合成并分泌前胶原蛋白,在细胞周围形成胶原纤维,随着细胞逐渐成熟,变成纤维细胞,纤维细胞呈长梭形,胞质少,核深染。

(四) 神经组织的再生

脑及脊髓内的神经细胞损伤后不能再生,由神经胶质细胞及其纤维形成胶质瘢痕进行修复。外周神经受损时,如果与其相连的神经细胞仍然存活,则可完全再生。首先,整个远端和近端数个郎飞结的髓鞘及轴突崩解,然后神经鞘细胞自两端增生,在断端处形成带状的合体细胞将断端相连。近端轴突向远端延伸的速度约为每天1mm,最后达到末梢鞘细胞,鞘细胞产生髓磷脂将轴索包绕形成髓鞘(图3-3-4)。此再生过程常需数月以上才能完成。

若离断的两端之间有瘢痕或其他组织阻隔,或者两端相隔太远,或者失去远端,再生轴突均不能到达远端,而与增生的结缔组织混杂在一起,卷曲成团,成为创伤性神经瘤,引起

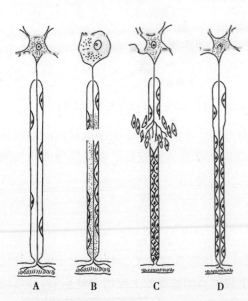

A. 正常神经纤维;B. 神经纤维断离,远端及近端的一部分髓鞘及轴突崩解;C. 神经膜细胞增生,轴突生长;D. 神经轴突达末端,多余部分消失。

图3-3-4　神经纤维再生模式图

顽固性疼痛。

(五) 软骨组织和骨组织的再生

软骨再生是从软骨膜的增生起始的,早期幼稚细胞形似成纤维细胞,慢慢发育成熟变为软骨母细胞,并形成软骨基质。软骨母细胞变为静止的软骨细胞被埋在软骨陷窝内。软骨再生能力弱,软骨组织缺损较大时由纤维组织参与修复。

骨组织再生能力强,骨折后可完全修复(参见本章第三节)。

四、影响细胞再生的因素

创伤修复是多种细胞、生长因子和细胞外基质之间相互作用的复杂的动态过程。细胞死亡和各种因素引起的细胞损伤,皆可刺激细胞增殖。作为再生的关键环节,细胞的增殖在很大程度上受细胞外微环境和各种化学因子的调控。过量的刺激因子或抑制因子缺乏,均可导致细胞增生和肿瘤的失控性生长。细胞的增殖可通过缩短细胞周期来实现,但促进休眠细胞重新进入细胞周期却是其最重要的环节。

(一) 细胞外基质在细胞再生过程中的作用

细胞外基质(extracellular matrix,ECM)是由大分子构成的错综复杂的网架。细胞外基质为细胞的生存及活动提供适宜的场所,并可通过信号转导系统影响细胞的形状、代谢、功能、迁移、增殖和分化。近年来的研究证明,尽管不稳定细胞和稳定细胞都具有完全的再生能力,但再生的细胞能否重新构建为正常组织结构尚依赖细胞外基质的调控,因为后者在调节细胞的生物学行为方面发挥更为主动和复杂的作用。由其提供的信息可以调控胚胎发育、组织重建与修复、创伤愈合、纤维化及肿瘤的侵袭等。其主要成分如下:

1. **胶原蛋白**　胶原蛋白(collagen)是动物体内含量最丰富的蛋白质,由成纤维细胞、成骨细胞、软骨细胞、某些平滑肌细胞等起源于间充质的细胞及多种上皮细胞合成、分泌,它遍布于体内各种器官和组织,是细胞外基质中的框架结构,对细胞的生长、分化、细胞黏附及迁移都有明显的影响。此外,它还能启动外源性凝血系统,参与凝血过程。目前已发现的胶原至少有19种,由不同的结构基因编码,具有不同的化学结构及免疫学特性。分泌到细胞外的胶原再聚合为直径20~200nm的胶原原纤维(collagen fibril),若干胶原原纤维经糖蛋白黏合成粗细不等的胶原纤维(collagenous fiber)。胶原纤维的合成受多方面因素的影响和调控,如细胞内脯氨酸的含量直接影响前胶原-多肽链的合成。缺氧或缺乏维生素C或Fe^{2+}等辅助因子,导致前胶原-多肽链的羟化受到抑制,造成前胶原蛋白合成障碍,影响创伤愈合。聚合时,如胶原蛋白分子内和分子间的交联障碍(常因赖氨酰氧化酶不足所致),将影响胶原纤维的稳固性。

2. **弹力蛋白(elastin)**　弹力纤维网络赋予各种组织如血管、皮肤、肺等以弹性,弹力纤维的伸展性比同样横截面积的橡皮条至少大5倍。弹力蛋白由两种类型短肽段交替排列构成。一种是疏水短肽赋予分子以弹性;另一种短肽为富含丙氨酸及赖氨酸残基的螺旋,负责在相邻分子间形成交联。通过赖氨酸残基参与的交联形成富于弹性的网状结构。老年组织中弹力蛋白的生成减少,降解增强,以致组织失去弹性。

3. **粘连糖蛋白(adhesive glycoprotein)**　包括纤维粘连蛋白(fibronectin,FN)、层粘连蛋白(laminin,LN)等。该类物质既能与其他细胞外基质结合,又能与特异性的细胞表面蛋白结合。如此,便将不同的细胞外基质、细胞外基质与细胞之间联系起来。

(1) FN:FN是一种大型的糖蛋白。存在于所有脊椎动物,可由成纤维细胞、单核细胞、内皮细胞及其他细胞产生。FN的主要作用为与细胞外基质中各类成分结合及介导细胞间黏附,从而将细胞连接到细胞外基质上。血小板凝集、正常血凝块形成离不开血浆FN的作用。此外,FN对单核细胞和中性粒细胞有趋化作用,并可吸引成纤维细胞和内皮细胞向损伤区移动。肉芽组织中的FN还具有引导和促进上皮细胞移动、覆盖创面的作用。

(2) LN:LN相对分子质量为820kD,是含糖量很高(占15%以上)的糖蛋白,具有50条左右N连接的糖链,是迄今所知糖链结构最复杂的糖蛋白,主要存在于基底膜(basal lamina)的透明层。LN主要通过与细胞表面的整合蛋白结合,进而发挥生理作用。LN对细胞的黏附、分化、移行和增殖均有影响。LN又称Ⅳ型胶原基质。与Ⅳ型胶原一起构成基底膜,是胚胎发育中出现最早的细胞外基质成分。

4. 糖胺聚糖与蛋白多糖 糖胺聚糖(glycosaminoglycan,GAG)是由重复二糖单位构成的无分枝长链多糖。GAG 依组成糖基、连接方式、硫酸化程度及位置的不同可分为六种,即透明质酸、硫酸软骨素、硫酸皮肤素、硫酸乙酰肝素、肝素、硫酸角质素。透明质酸(hyaluronic acid,HA)是唯一不发生硫酸化的糖胺聚糖,在溶液中 HA 分子呈无规则卷曲状态,由于其表面有大量带负电荷的亲水性基团,可结合大量水分子,因而即使浓度很低也能形成黏稠的胶体,占据很大的空间,产生膨压。除 HA 及肝素外,其他几种氨基多糖均不游离存在,而与核心蛋白质(coreprotein)共价结合构成蛋白多糖。

蛋白多糖(proteoglycans,PG):蛋白多糖是构成细胞外基质的主要成分,许多蛋白多糖单体常以非共价键与透明质酸形成多聚体。蛋白多糖多聚体的分子量可达 180kD 以上,其体积可超过细菌。由于分子巨大,彼此之间及与其他大分子之间(如胶原蛋白和弹力蛋白)互相联结,形成三维结构充填于细胞间质内,起到分子筛的作用,从而允许水溶性物质,气体分子和代谢产物通过,而对病原微生物等较大颗粒物的扩散发挥屏障作用。此外,它参与体内的凝胶和溶胶体系,对物质交换、渗透压平衡等起重要作用,因而影响细胞的新陈代谢、识别、生长与分化、增生、游走等生理活动。另外,蛋白多糖具有伸缩性,能根据创伤愈合后机体功能的需要,对创伤修复所形成的瘢痕组织进行改建。

5. 细胞黏附分子(cell adhesion molecules,CAMs) 细胞黏附分子是位于细胞表面的糖蛋白,通过介导细胞与细胞、细胞与外基质间的相互作用,参与多细胞生物的多种生理及病理过程。可大致分为五类:整合素、选择素、免疫球蛋白超家族、钙黏素及透明质酸黏素。按其基因家族可将它们分类为免疫球蛋白超家族(immunoglobulin super family,IF)、整合蛋白超家族(integrin super family,IgSF)、钙黏素(cadherin)和选择蛋白家族(selection family,SF)四大类及其他如 CD44 等。

细胞黏附分子以受体-配体结合的方式使细胞之间、细胞与细胞外间质、细胞-间质-细胞黏附,对于胚胎的形成、建立和维持组织结构与功能、细胞间识别、黏附及信号传递、介导白细胞向正常及炎症组织或部位移动或定位等均有重要作用,并与免疫细胞早期发育分化、细胞激活及非 MHC 限制性细胞杀伤、细胞的增殖与分化、创伤愈合、凝血、炎症的发生、扩散及肿瘤浸润、转移等密切相关。

损伤修复过程中,细胞外基质经代谢调整,其成分也会有所改变,如Ⅲ型胶原减少而Ⅰ型胶原增多,使组织变硬,抗张力程度增强。慢性炎症时,某些间叶来源细胞(如肝脏的贮脂细胞,肺泡隔间叶细胞)可增生、激活,并转化为成纤维细胞,最终引起细胞外基质过度增多和沉积,器官发生纤维化、硬化。

(二)抑素与接触抑制

抑素(chalone)具有组织特异性,似乎任何组织都可以产生一种抑素抑制本身的增殖,例如已分化的表皮细胞能分泌表皮抑素,抑制基底细胞增殖。当皮肤受损使已分化的表皮细胞丧失时,抑素分泌终止,基底细胞分裂增生,直到增生分化的细胞达到足够数量和抑素达到足够浓度为止。前面提到的 TGF-β 虽然对某些间叶细胞增殖起促进作用,但对上皮细胞则是一种抑素。此外干扰素、前列腺素 E_2 和肝素在组织培养中对成纤维细胞及平滑肌细胞的增生都有抑素样作用。

皮肤创伤,缺损部周围上皮细胞分裂增生迁移,将创面覆盖而相互接触时,或部分切除后的肝脏,当肝细胞增生达到原有大小时,细胞即停止生长,而不至堆积起来,这种现象称为接触抑制(contact inhibition)。细胞缝隙连接(可能还有桥粒)可能参与了接触抑制的调控。肿瘤细胞丧失了接触抑制的特性,因而可表现为无限制地异常增生。

(三)与再生有关的几种生长因子

当细胞受到损伤因素的刺激后,释放一些生长因子(growth factors),刺激同类细胞或同一胚层发育来的细胞增生,促进修复过程。尽管有许多化学介质都可影响细胞的再生与分化,但以多肽类生长因子最为关键。它们除刺激细胞的增殖外,还参与了损伤组织的重建。有些生长因子可作用于多种类型的细胞,而有些生长因子只作用于特定的靶细胞。生长因子同样也在细胞移动、收缩和分化中发挥作用。以下介绍几种已被公认并能分离纯化的重要生长因子:

1. 成纤维细胞生长因子(fibroblast growth factor,FGF) 生物活性十分广泛,几乎可刺激所有间叶细胞,但主要作用于内皮细胞,特别在毛细血管的新生过程中,能使内皮细胞分裂并诱导其产生蛋白溶解酶,后者溶解基底膜,便于内皮细胞穿越、生芽。

2. **血小板源性生长因子**(platelet derived growth factor,PDGF)　来源于血小板的颗粒,能引起成纤维细胞、平滑肌细胞和单核细胞的增生和游走,并能促进胶质细胞增生。

3. **表皮生长因子**(epidermal growth factor,EGF)　是一种约6kD、含有53个氨基酸残基的多肽。对上皮细胞、成纤维细胞、胶质细胞及平滑肌细胞都有促进增殖的作用,同时还能促进透明质酸、纤维粘连蛋白、糖蛋白等胞外基质的合成。

4. **转化生长因子**(transforming growth factor,TGF)　许多细胞都分泌TGF。TGF-β的氨基酸序列有33%～44%与EGF同源,可与EGF受体结合,故与EGF有相同作用。TGF-β由血小板、巨噬细胞、内皮细胞等产生,它对成纤维细胞和平滑肌细胞增生的作用依其浓度而异,低浓度诱导PDGF合成、分泌,为间接分裂原;高浓度则抑制PDGF受体表达,使其生长受到抑制。此外TGF-β还促进成纤维细胞趋化,产生Ⅰ、Ⅲ型胶原和纤维粘连蛋白,抑制胶原降解,促进纤维化发生。

5. **血管内皮生长因子**(vascular endothelial growth factor,VEGF)　最初从肿瘤组织中分离提纯。对肿瘤血管的形成有促进作用,也可促进正常胚胎的发育、创伤愈合及慢性炎症时的血管增生。

VEGF还可明显增加血管的通透性,进而促进血浆蛋白在细胞基质中沉积,为成纤维细胞和血管内皮细胞长入提供临时基质。由于仅内皮细胞存在VEGF受体(Ⅲ型酪氨酸受体KDR和flt-1),故其对其他细胞增生的促进作用都是间接的。

6. **胰岛素样生长因子**(insulin-like growth factor,IGF)　IGF是一类多功能的细胞增殖、分化调控因子,其化学结构与胰岛素原相近,包括两种类型,即IGF-Ⅰ和IGF-Ⅱ。IGF可调控细胞的增殖和分化,支持细胞的存活,在胚胎发育中有重要作用。局部应用IGF-Ⅰ可促进损伤神经的再生和修复,还对内皮细胞有趋化作用,可以刺激血管内皮细胞迁移到创伤部位,促进新生血管的形成。体外实验表明,IGF-Ⅰ可以促进成纤维细胞的生长,虽然它对皮肤切口的动物模型没有活性作用,但与其他生长因子合用则加速了这种创伤模型的愈合。

7. **细胞因子**(cytokines)　有些细胞因子也是生长因子,例如白细胞介素-1(IL-1)和肿瘤坏死因子(TNF)能刺激成纤维细胞的增殖及胶原合成,TNF还能刺激血管再生。此外还有许多细胞因子和生长因子,如造血细胞集落刺激因子、神经生长因子、IL-2(T细胞生长因子)等,对相应细胞的再生都有促进作用。

生长因子具有多功能性,同一细胞可以产生多种生长因子,同一生长因子又有多种功能,相互之间的作用错综复杂。在损伤部位,多肽生长因子与细胞膜上相应受体结合,并激活该受体使其具有内源性激酶活性。后者使大量底物发生磷酸化,当然这些底物是参与信号转录和第二信使生成的。通过激酶的扩大效应激活核转录因子,启动DNA合成,最终引起细胞分裂。在体内,细胞的增殖又受周期素(cyclins)蛋白家族调控,当周期素与周期素依赖性激酶(cycline-dependent kinase,CDK)形成复合体时,涉及细胞分裂的有关蛋白质的磷酸化将受到抑制,进而控制了细胞的分裂。可见机体存在着刺激增生与抑制增生两种机制,两者处于动态平衡,如刺激增生机制增强或抑制增生机制减弱,则促进增生,反之增生受到抑制。值得一提的是,与内分泌不同,生长因子是通过自分泌(autocrine)和旁分泌(paracrine)在局部发挥作用的。

总之,细胞的再生涉及多种信号之间的整合及相互作用。某些信号来自多肽生长因子、细胞因子和生长抑素等,而另一些则来自细胞外基质的组成成分并通过整合素依赖性信号传递系统进行传递。虽然某一信号传递系统可被其特异类型的受体所激活,但还存在信号传递系统之间的相互作用,从而使信号得以整合进而调节细胞增殖及细胞的其他生物学行为。

第二节　纤维性修复

各种损伤因子可导致机体局部组织结构的破坏,包括实质细胞和间质细胞的坏死、缺损,因此其修复过程不能单纯由实质细胞的再生来实现,而需通过纤维性修复(fibrous repair)完成。此过程中肉芽组织增生,溶解、吸收损伤局部的坏死组织及其他异物,并填补组织缺损,以后肉芽组织转化成以胶原纤维为主的瘢痕组织,使缺损得以修复。

一、肉芽组织

(一) 概念

肉芽组织(granulation tissue)是由新生薄壁的毛细血管及增生的成纤维细胞构成,并伴有炎细胞浸润,肉眼表现为鲜红色、颗粒状,柔软湿润,形似鲜嫩的肉芽而得名。为幼稚阶段的纤维结缔组织。

(二) 肉芽组织的形态特点

1. **肉眼观察**　肉芽组织的表面呈细颗粒状,鲜红色,柔软湿润,触之易出血而无痛觉,形似嫩肉。

2. **镜下观察**(图 3-3-5、图 3-3-6)

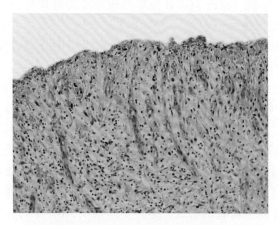

图 3-3-5　肉芽组织镜下结构(低倍)

显微镜下所示肉芽组织结构,可见多量新生的毛细血管,而组织深部毛细血管数量减少,可见大量成纤维细胞及炎细胞。

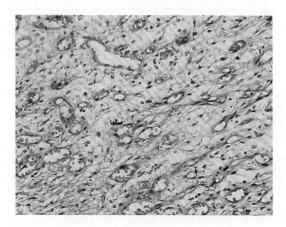

图 3-3-6　新生毛细血管和炎细胞

显微镜所示肉芽组织局部结构,可见大量新生的毛细血管,毛细血管间可见成纤维细胞及炎细胞浸润。

(1) 大量新生的毛细血管:在肉芽组织形成初期,可见大量呈实性条索状、管腔狭窄或无管腔、缺乏基底膜的毛细血管"芽"。新生的毛细血管内皮细胞数量较多,内皮细胞核体积较大,呈椭圆形,向腔内突出。新生的毛细血管以小动脉为中心,在小动脉周围平行排列、呈袢状弯曲。同时新生的毛细血管与丰富的增生活跃的成纤维细胞一起构成微小团块,均匀分布,向创面或缺损的中心部垂直生长,并突出于创面,形成肉眼所见的鲜红色细颗粒状外观。另外,新生的毛细血管通透性较高,血浆蛋白如纤维蛋白原和血浆纤维粘连蛋白渗出血管周围,为生长中的成纤维细胞和内皮细胞提供临时基质。

(2) 增生的成纤维细胞:成纤维细胞产生基质及胶原,早期基质较多,以后则胶原逐渐增多。肉芽组织中一些成纤维细胞的胞质中含有细肌丝,此种细胞除有成纤维细胞的功能外,尚有平滑肌的收缩功能,因此称其为肌成纤维细胞(myofibroblast),与肉芽组织和瘢痕的收缩有密切关系。

(3) 多少不等的炎细胞:炎细胞中常以巨噬细胞为主,也有多少不等的中性粒细胞及淋巴细胞、嗜酸性粒细胞。巨噬细胞能分泌 PDGF、FGF、TGF-β、IL-1 及 TNF,加上创面凝血时血小板释放的 PDGF,可进一步刺激成纤维细胞及毛细血管增生。巨噬细胞及中性粒细胞能吞噬细菌及组织碎片,这些细胞破坏后释放出各种蛋白水解酶,能分解坏死组织及纤维蛋白。另外,在创伤愈合后期,巨噬细胞还可调节细胞基质的合成与降解,使胶原反复溶解沉积和更新,起到瘢痕组织改建的目的。如为感染性损伤,则炎细胞较多,且以中性粒细胞为主;否则,炎细胞少且以单核细胞、淋巴细胞等为主。

发生在组织、器官内部的瘢痕性修复,也是通过上述的肉芽组织增生来吸收和取代坏死组织、血栓、炎性渗出物等,不同的是肉芽组织位于这些异物的四周,向异物中心部增生推进,毛细血管向中心部辐辏集中或是分布较紊乱。早期肉芽组织内常含较多的水肿液,但不含神经纤维,故无疼痛。

(三) 肉芽组织的作用

肉芽组织在组织损伤修复过程中有以下重要作用:

1. **抗感染保护创面**　如伤口中细菌、细小的异物、一些可溶性物质或少量坏死组织,可刺激中性粒细胞、巨噬细胞发挥吞噬作用,通过细胞内水解酶的消化作用使之分解,同时通过毛细血管吸收,消除感染,清除异物,保护伤口洁净,以利愈合。

2. 机化或包裹坏死、血栓、炎性渗出物及其他异物 肉芽组织在向伤口生长的同时也是对伤口中血凝块、坏死组织等异物的置换过程,只有当血凝块、坏死物被肉芽组织完全机化后,才能给伤口愈合创造良好的条件,否则将会影响愈合过程。

3. 填补创口及其他组织缺损 当伤口感染被控制,异物被吸收后,良好的肉芽组织才能生长,填补伤口。正常情况下,肉芽组织将开放性创口填平后不再生长。若肉芽组织生长过度,高出表面,会影响上皮覆盖,故临床将其切除;如果肉芽组织形成不足,不能将其填平,会阻止四周上皮覆盖。

(四) 肉芽组织的结局

肉芽组织在组织损伤后 2~3 天内即可开始出现,从周围向中心(如组织内坏死)或自下向上(如体表创口)生长推进,填补创口或机化、包裹异物。随着时间的推移(1~2周),肉芽组织按其生长的先后顺序,逐渐成熟。其主要形态标志为:水分逐渐被吸收;部分毛细血管闭塞、数目减少,按正常功能的需要仅有少数毛细血管管壁增厚,改建为小动脉和小静脉;炎细胞减少并逐渐消失;成纤维细胞产生越来越多的胶原纤维,同时成纤维细胞数目逐渐减少、胞核变细长而深染,变为纤维细胞。时间再长,胶原纤维量更多,而且发生玻璃样变性,细胞和毛细血管成分更少。至此,肉芽组织成熟为纤维结缔组织并转变为老化阶段的瘢痕组织。

二、瘢痕组织

(一) 概念

瘢痕(scar)组织是指肉芽组织经改建成熟形成的纤维结缔组织。

(二) 瘢痕组织的形态特点

肉眼观察:颜色灰白或苍白色、半透明、局部呈收缩状态,质硬韧、缺乏弹性。

镜下观察:瘢痕组织由大量交错或平行分布的胶原纤维束组成,纤维束往往发生玻璃样变呈均质红染有光泽,纤维细胞很稀少,核深染而细长,组织内小血管稀少(图 3-3-7)。

(三) 瘢痕组织的作用

1. 瘢痕组织的形成对机体有利的一面 ①通过把损伤的创口或其他缺损长期牢固地填补并连接起来,保持组织器官的完整性。②由于瘢痕组织含大量胶原纤维,虽然抗张力强度只有正常组织的 70%~80%,但也足以使创缘牢固地连接起来。如果承受力大而持久或胶原形成不足,加之瘢痕缺乏弹性,可造成瘢痕膨出,在腹壁可形成疝,在心室壁可形成室壁瘤。

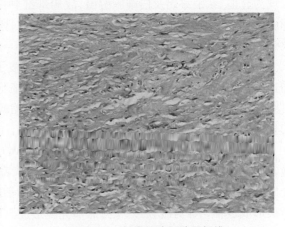

图 3-3-7 纤维细胞和胶原纤维
显微镜所示瘢痕组织局部结构,可见大量胶原纤维,其间可见纤维细胞,毛细血管较少。

2. 瘢痕组织的形成对机体不利的一面 ①瘢痕性粘连。常常不同程度地影响器官的功能,尤其是在各器官之间或器官与体腔壁之间发生的纤维性粘连。②瘢痕收缩。当其发生于泌尿道、胃肠道、输卵管等空腔器官时,则可引起管腔狭窄,如胃溃疡瘢痕形成可引起幽门梗阻;当其发生于关节附近时,常常引起活动受限或关节挛缩。关于瘢痕收缩的机制可能是由于含有大量肌成纤维细胞或其中的水分丧失所致。③肥大性瘢痕。系胶原的交联过程发生障碍所致,仅限于创伤局部的瘢痕组织增生过度。其发生机制不清,一般认为与体质有关;也有人认为,可能与瘢痕组织中缺血缺氧,促使其中的肥大细胞分泌生长因子,使肉芽组织增长过度有关。如果这种肥大性瘢痕突出于皮肤表面并向周围不规则地扩延,称为瘢痕疙瘩(keloid),临床上又常称为"蟹足肿",好发于胸、背部,不能自行消退。④器官硬化。器官内广泛损伤导致瘢痕组织增生玻璃样变性,导致器官变硬。

瘢痕组织内的胶原纤维在胶原酶的作用下,经历一系列的解聚、切割、变性胶原、降解等过程,从而使瘢痕缩小、软化。胶原酶主要来自成纤维细胞、中性粒细胞和巨噬细胞等,其中最关键的是基质金属蛋白酶(matrix metalloproteinase,MMP)。

正常组织内的细胞外基质处于不断更新的动态平衡之中,胶原降解酶的合成或活化、胶原生成细胞的增生活化受到多种可溶性因子的调节。其中较为重要的有 TNF、PDGF、IL-1、EGF、TGF-β 等。因此,要解决器官硬化和瘢痕收缩等的关键是在细胞外基质和细胞生长调控等分子病理水平上,阐明如何调控肉芽组织中胶原的合成和分泌,以及如何加速瘢痕中胶原的分解与吸收。

第三节 创 伤 愈 合

创伤愈合(wound healing)是指机体遭受机械性致伤因素后,皮肤等组织出现离断或缺损后的愈合过程,包括各种组织的再生和肉芽组织增生、瘢痕形成的复杂组合。创伤愈合包括细胞的迁移、细胞外基质重构和细胞增殖三个基本过程,表现出各种过程的协同作用。

一、皮肤创伤愈合

(一) 创伤愈合的基本过程

损伤部位的固有组织细胞及血小板和嗜碱性粒细胞在损伤发生后释放修复介质,从而启动细胞的迁移。这些介质的作用包括:①调节血管渗透性;②降低受损组织级联反应;③启动修复级联反应。轻度的创伤仅限于皮肤表皮层,可通过上皮再生愈合。稍重者有皮肤和皮下组织断裂,并出现伤口;严重的创伤可有肌肉、肌腱、神经的断裂及骨折。下面以皮肤手术切口为例叙述创伤愈合的基本过程,并以此类推黏膜的创伤愈合。

1. **伤口的早期变化** 伤口局部有不同程度的组织坏死和血管断裂出血,数小时内便出现炎症反应,表现为充血、浆液渗出及白细胞游出,故局部红肿。早期白细胞浸润以中性粒细胞为主,3 天后则以巨噬细胞为主。伤口中的血液和渗出液中的纤维蛋白原很快凝固形成凝块,有的凝块表面干燥形成痂皮,凝块及痂皮起着保护伤口的作用。

2. **伤口收缩** 2~3 天后边缘的整层皮肤及皮下组织向中心移动,于是伤口迅速缩小,直到 14 天左右停止。伤口收缩是由伤口边缘新生的肌成纤维细胞的牵拉作用引起的,而与胶原无关。因为伤口收缩的时间正好是肌成纤维细胞增生的时间。伤口收缩的意义在于缩小创面。不过在各种具体情况下伤口缩小的程度因伤口部位、伤口大小及形状不同而不同。

3. **肉芽组织增生和瘢痕形成** 大约从第 3 天开始从伤口底部及边缘长出肉芽组织填平伤口。毛细血管的增长速度是每日延长 0.1~0.6mm,其方向大都垂直于创面,并呈袢状弯曲。第 5~6 天起成纤维细胞开始产生胶原纤维,其后一周胶原纤维形成甚为活跃,以后逐渐缓慢下来。随着胶原纤维越来越多,出现瘢痕形成过程,大约在伤后一个月瘢痕完全形成。可能由于局部张力的作用,瘢痕中的胶原纤维最终与皮肤表面平行。

4. **表皮及其他组织再生** 创伤发生后数小时,创缘区的表皮干细胞即开始增生,并以阿米巴样运动移行至创痂下,沿着创口真皮表面的纤维粘连蛋白-纤维蛋白毡垫,向伤口中心迁移,24~48 小时即可形成单层上皮,覆盖于肉芽组织的表面。当这些细胞彼此相遇时,则停止迁移,并增生、分化成为鳞状上皮。

健康的肉芽组织对表皮再生十分重要,因为它可提供上皮再生所需的营养及生长因子。由于异物及感染等刺激而过度生长的肉芽组织(exuberant granulation),高出于皮肤表面,会阻止表皮再生。此外,如果肉芽组织长时间不能将伤口填平,并形成较大瘢痕,则上皮再生也将延缓。另外,在伴有感染或血液循环障碍时,肉芽组织表面颗粒不匀,苍白水肿,分泌物多,甚至有脓苔,松弛无弹性,不易出血,肉芽组织量明显不足,临床常称为感染性肉芽组织(infected granulation)或不良肉芽,由于影响创口愈合,常需将其切除。若伤口过大(一般认为直径超过 20cm 时),则再生表皮很难将伤口完全覆盖,往往需要植皮。

肌腱断裂后,初期也是瘢痕修复,但随着功能锻炼而不断改建,胶原纤维可按原来肌腱纤维的方向排列,达到完全再生。皮肤附属器(毛囊、汗腺及皮脂腺)如遭完全破坏,则不能完全再生,而出现瘢痕修复。

（二）创伤愈合的类型

根据损伤程度及有无感染,创伤愈合可分为3种类型。

1. **一期愈合**(healing by first intention)　见于组织缺损少、创缘整齐、无感染、经黏合或缝合后创面对合严密的伤口。这种伤口炎症反应轻微,只有少量的血凝块,24~48小时内表皮再生便可将伤口覆盖,伤后第3天,肉芽组织增生并伴细胞外基质合成增加。伤后第4~6天,胶原纤维连接创口两侧(达临床愈合标准,可以拆线),新生血管的形成最为显著,上皮细胞密度几近正常,表面已有胶质化出现,然而肉芽组织中的毛细血管和成纤维细胞仍继续增生,胶原纤维不断极胀,切口瘢痕呈鲜红色,甚至可略高出皮肤表面。随着水肿消退,血管组织退化,浸润的炎细胞减少,第二周末瘢痕开始"变白"。

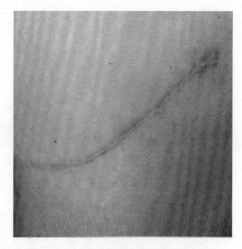

图 3-3-8　一期愈合形成线状瘢痕

这个"变白"的过程需数月的时间。1个月后覆盖切口的表皮结构已基本正常,纤维结缔组织仍富于细胞,胶原纤维不断增多,抗拉力强度在3个月达到顶峰,切口数月后形成一条白色线状的瘢痕(图 3-3-8、图 3-3-9A)。

2. **二期愈合**(healing by second intention)　见于组织缺损较大、创缘不整、哆开、无法整齐对合,或伴有感染的伤口。这种伤口的愈合和一期愈合比较有以下不同(表 3-3-1):①由于感染,或由于坏死组织多,继续引起局部组织变性、坏死,炎症反应明显。这种伤口只有等到感染被控制,坏死组织被清除,再生才能开始;②伤口大,伤口收缩明显,从伤口底部及边缘长出多量的肉芽组织将伤口填平;③愈合的时间较长,通常需4~5周或更久,形成的瘢痕较大(图 3-3-9B)。

3. **痂下愈合**(healing under scab)　是指伤口表面的渗出物、血液及坏死组织干燥后形成黑褐色硬痂,在痂皮下进行愈合的过程。待上皮再生完成后,痂皮将自行脱落。如深Ⅱ度或Ⅲ度烧伤后皮革样硬痂下的愈合过程即属此类。由于痂皮干燥,不利于细菌生长,故对伤口有一定的保护作用。但如果痂下有细菌感染或渗出物较多时,痂皮将影响渗出物的排出,反而不利于创口愈合,故常需实施"削痂"或"切痂"手术,以暴露创面,加速愈合。由于表皮在再生之前必须溶解与其相邻的痂皮,然后才能继续向前生长,因此痂下愈合所需时间更长。

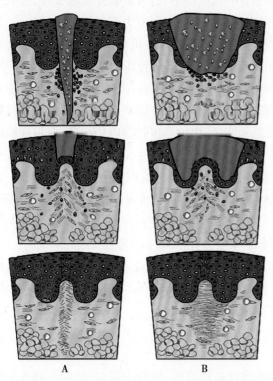

A. 创伤一期愈合模式图;B. 创伤二期愈合模式图。

图 3-3-9　创伤愈合模式图

二、骨折愈合

骨折(bone fracture)指骨的连续性和完整性中断。骨的再生能力很强。骨折愈合的好坏与骨折的部位、性质、错位的程度与所需的时间、年龄及引起骨折的原因等因素有关。一般而言,经过良好复位后的单纯性外伤性骨折,几个月内,便可恢复正常结构和功能,完全愈合。骨折愈合过程可分为以下几个阶段(图 3-3-10):

1. **血肿形成**　骨组织和骨髓都富含血管,骨折后常伴有大量出血,填充在骨折的两断端及其周围组织间;骨折时除骨组织被破坏外,也一定伴有附近软组织的损伤或撕裂。出血和组织损伤在断端形成血肿。一

表 3-3-1 一期愈合与二期愈合的比较

特点	一期愈合	二期愈合
伤口状态	缺损小,无感染	缺损大,或伴有感染
创缘情况	可缝合,创缘整齐、对合紧密	不能缝合,创缘无法整齐对合、哆开
炎症反应	轻,再生与炎症反应同步	重,感染控制、坏死清除后,开始再生
再生顺序	先上皮覆盖,再肉芽组织生长	先肉芽组织填平伤口,再上皮覆盖
愈合特点	愈合时间短,瘢痕小	愈合时间长,瘢痕大

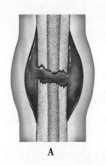 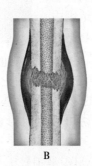 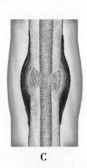 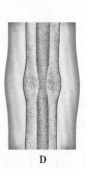

A. 血肿形成;B. 纤维性骨痂形成;C. 骨性骨痂形成;D. 骨痂改建。

图 3-3-10 骨折愈合过程模式图

般在 6~8 小时内血肿发生血液凝固。和其他组织的创伤一样,此时在骨折局部还可见少量炎细胞浸润。骨折时由于骨膜的血管、骨皮质及骨折处营养骨髓随之发生断裂,因此在骨折发生的 1~2 天内,可见到骨髓组织的坏死,骨皮质亦可发生范围不等的缺血性坏死,如果骨坏死范围不大,可被破骨细胞吸收,有时死骨可脱落、游离而形成死骨片。骨坏死在镜下表现为骨陷窝内的骨细胞消失而变为空穴。

2. **纤维性骨痂形成** 在骨折后的 2~3 天,从骨外膜及骨内膜处,血肿开始机化。这些成纤维细胞实质上多数是骨母细胞及软骨母细胞的前身。上述增生的组织逐渐填充并连接骨折的断端,继而发生纤维化形成纤维性骨痂,或称临时性骨痂,肉眼上骨折局部呈梭形肿胀。经 1 周左右,上述增生的肉芽组织及纤维组织部分可进一步分化,形成透明软骨。透明软骨的形成可能与血液供应较缺乏有关。此外,也与骨折断端的活动度及承受应力过大有关。一般多见于骨外膜的骨痂区,而少见于骨髓内骨痂区,但当骨痂内有过多的软骨形成时会延缓骨折的愈合时间。

3. **骨性骨痂形成** 骨折愈合过程进一步发展,骨母细胞产生新生骨基质逐渐取代上述纤维性骨痂。开始形成的骨基质为类骨组织,以后发生钙盐沉着,形成编织骨(woven bone),即骨性骨痂,属膜内成骨,分别由骨内、外膜紧贴骨皮质内、外形成内骨痂和外骨痂。而填充于骨折断端间和髓腔内的纤维组织,逐渐转化为软骨组织。和骨发育时的软骨化骨一样,软骨组织发生钙盐沉积而演变为骨组织,参与骨性骨痂的形成。

此时所形成的编织骨,由于其骨小梁排列比较紊乱,结构不够致密,故仍达不到正常功能需要。这些骨痂不断钙化加强,当其达到足以抵抗肌收缩及旋转力和剪力的强度时,则骨折达到临床愈合标准,一般需 4~8 周。此时,X 线可见骨折处有梭形骨痂阴影,但骨折线仍隐约可见。

骨折愈合过程中,膜内成骨比软骨内成骨快,而膜内成骨又以骨外膜为主。因此,任何对骨外膜的损伤均对骨折愈合不利。

4. **骨性骨痂的改建或重塑** 上述骨痂建成后,骨折的断端仅被幼稚的、排列不规则、结构不够致密的编织骨连接起来。为了适应骨活动时所受应力,坚强的板层骨替代编织骨,这一过程需 8~12 周。成熟骨板的改建、形成过程是在破骨细胞的骨质吸收及骨母细胞的新骨形成的协调作用下进行的,即在骨的应力轴线以外破骨细胞相对活跃，使多余的骨痂被逐渐吸收而清除；而骨的应力轴线上骨母细胞相对活跃，有更多的新骨形成。经过上述步骤，髓腔重新沟通，骨折处恢复正常骨结构。

以上步骤为骨折二期愈合的主要过程，一期愈合是完全解剖复位和绝对固定的条件下，骨折断端通过哈弗系统（Haversian system）重建而直接发生连接，X线上无明显外骨痂形成，而骨折线逐渐消失。

三、影响创伤愈合的因素

损伤的程度、伤口有无坏死组织、组织的再生能力和异物及有无感染等因素决定愈合的时间、修复的方式及瘢痕的大小。因此，治疗原则应是防止再损伤和感染、缩小创面（如对合伤口）及促进组织再生。影响创伤愈合的因素包括全身和局部两个方面。

（一）全身因素

1. **营养**　维生素中以维生素 C 对愈合最重要。这是由于 α-多肽链中的两个主要氨基酸——脯氨酸及赖氨酸，必须经过羟化酶的作用，才能形成前胶原分子，而维生素 C 具有催化羟化酶的作用。因此，维生素 C 缺乏时前胶原分子难以形成，从而影响了胶原纤维的形成。严重的蛋白质缺乏，尤其是含硫氨基酸（如胱氨酸、甲硫氨酸）缺乏时，肉芽组织及胶原形成不良，伤口愈合延缓。微量元素中锌对创伤愈合有重要作用，其作用机制可能与锌是细胞内一些氧化酶的成分有关。手术后伤口愈合迟缓的患者，皮肤中锌的含量大多比愈合良好的患者低，因此补锌能促进愈合。

2. **年龄**　青少年的组织再生能力强、愈合快。老年人则相反，组织再生力差，愈合慢，此与老年人血管硬化，血液减少有很大关系。

3. **药物影响**　抗癌药中的细胞毒性药物可延缓愈合。肾上腺皮质激素和促肾上腺皮质激素能抑制炎症，不利于消除伤口感染，还能抑制肉芽组织生长和胶原合成，加速胶原分解。

4. **某些疾病影响**　心力衰竭、糖尿病、肝硬化、尿毒症及一些免疫缺陷病等均可影响再生与修复的过程。

（二）局部因素

1. **感染与异物**　感染是影响组织修复的最常见原因。金黄色葡萄球菌、大肠埃希菌、溶血性链球菌、铜绿假单胞菌等致病菌能产生一些毒素和酶，能引起组织坏死，溶解基质或胶原纤维，加重局部组织损伤，妨碍创伤的愈合。伤口感染时，渗出物很多，可增加局部伤口的张力，常使愈合中的伤口或已缝合的伤口裂开，坏死组织及其他异物，也妨碍愈合，并易继发感染。因此，伤口感染，或有较多的坏死组织及异物时，必然是二期愈合。临床上对于创面较大，已被细菌污染但尚未发生明显感染的伤口，施行清创术以清除坏死组织、异物和细菌，并可在确保没有感染的情况下，缝合创口。这样有可能使本来发生二期愈合的伤口，达到一期愈合。

2. **局部血液循环**　局部血液循环一方面保证组织再生所需的营养和氧，另一方面对控制局部感染及坏死物质的吸收也起重要作用。因此，局部血液供应良好时，则再生修复较为理想。相反，如下肢有静脉曲张或动脉粥样硬化等病变，局部血液循环不良时，则该处伤口愈合迟缓。

3. **神经支配**　正常的神经支配对组织再生有一定的作用。例如自主神经的损伤，使局部血液供应发生变化，对再生的影响较为明显。麻风引起的溃疡不易愈合，是因为神经受累致使局部神经性营养不良的缘故。

4. **电离辐射**　X线、γ射线、电子束等均能直接造成难愈性的皮肤溃疡，复合照射时也可妨碍其他原因引起的创面愈合。这与射线损伤小血管、破坏细胞、抑制组织再生等因素有关。

骨折时，上述因素及骨折的类型和数量、软组织的损伤程度等因素均对骨折的愈合有影响。需要指出的是对骨折断端及时而正确地复位、牢靠地固定及适时和恰当地进行功能锻炼对骨折的顺利愈合尤为重要。

【学习小结】

　　修复包括再生和纤维性修复两种方式,再生是损伤周围的同种细胞分裂增生来修复。人体细胞按照再生能力分为不稳定细胞、稳定细胞、永久细胞三种类型;被覆上皮、淋巴造血细胞及间皮细胞属于不稳定细胞,各种腺体和腺样器官的实质细胞比如肝细胞、肺泡上皮细胞、成纤维细胞、内皮细胞、平滑肌细胞属于稳定细胞,神经细胞、心肌细胞、骨骼肌细胞是永久细胞。胚胎干细胞和成体干细胞在组织修复和细胞再生中发挥重要作用。鳞状上皮缺损时,是由创缘或底部的基底细胞分裂增生来完成;腺上皮的再生依损伤的状态有区别;毛细血管是以生芽的方式再生;大血管离断后不能再生主要是由于肌层不能再生;外周神经受损时,只要与其相连的神经细胞仍然存活即可以完全再生。影响细胞再生的因素包括细胞外基质、生长因子、抑素与接触抑制。纤维性修复的病理学基础是肉芽组织。肉芽组织的成分包括三多一少,毛细血管多、成纤维细胞多、炎细胞多、胶原纤维少。肉芽组织的主要功能包括抗感染保护创面、填补创口及其他的组织缺损、机化或包裹坏死及其他异物。肉芽组织逐渐成熟为纤维结缔组织老化为瘢痕组织。皮肤创伤愈合的基本过程包括伤口早期变化、伤口收缩、肉芽组织的增生和瘢痕形成、表皮及其他组织再生。创伤愈合包括一期愈合、二期愈合、痂下愈合。一期愈合见于组织缺损少、创缘整齐、无感染、经黏合或缝合后创面对合严密的伤口。二期愈合见于组织缺损较大、创缘不整、哆开、无法整齐对合,或伴有感染的伤口。痂下愈合是指伤口表面的渗出物、血液及坏死组织干燥后形成黑褐色硬痂,在痂皮下进行愈合过程。骨折愈合分四个阶段:血肿形成、纤维性骨痂形成、骨性骨痂的形成、骨性骨痂的重塑与改建。全身因素和局部因素均可影响创伤愈合。

【复习题】

　　1. 各种细胞的再生能力是如何进行分类的? 请各自举例。

　　2. 损伤修复过程中肉芽组织的形态特点、作用及结局如何?

　　3. 某饭店厨师切菜时,不慎将示指切断,2 小时后在医院骨科行断指再植术,术后断指存活,请问有哪些组织参与损伤修复? 并简述各组织修复的特点。

病案 3-3-1

　　患者,男性,40 岁。反复上腹部疼痛伴反酸 3 年多,曾多次呕血。钡餐示:胃窦小弯见一龛影(示缺损),边缘光滑,邻近黏膜呈放射均匀纠集。胃镜:胃窦小弯侧有一直径 2cm 溃疡,幽门管水肿、狭窄。诊断:胃消化性溃疡伴幽门狭窄。

　　问题: 1. 试从胃壁的组织结构探讨溃疡修复时涉及的再生能力。

　　　　　 2. 溃疡不易愈合的因素有哪些?

(张朝霞)

第四章　局部血液循环障碍

人体在心脏搏动下,血液在心血管系统内按一定方向循环流动称为血液循环。血液循环障碍可分为局部性和全身性两大类。局部血液循环障碍多由局部因素引起,表现为某一局部组织、器官的血容量异常,如充血、缺血;局部血液性质和血管内容物的异常,如血栓形成、栓塞及其引起的梗死;血管壁通透性和完整性的改变,如出血、水肿等。全身性血液循环障碍是整个心血管系统功能失调的结果,常见于心力衰竭、休克等。全身性血液循环障碍和局部性血液循环障碍是密切相关、相互影响的。本章主要讲述局部血液循环障碍。

第一节　充血和淤血

充血(hyperemia)和淤血(congestion)都是指局部组织血管内血液含量的增多,前者是主动性,后者是被动性,因此发生的部位、原因、病变和对机体的影响不同。

一、充血

器官或局部组织因动脉输入血量的增多,是一种主动过程,一般简称充血,也称动脉性充血(arterial hyperemia),表现为局部组织或器官小动脉和毛细血管扩张,血液输入量增加。

(一) 充血的类型

1. **生理性充血**　在生理情况下,器官和组织的功能活动加强,是由局部代谢增强所引起的。如运动时骨骼肌充血,进食后胃肠道黏膜充血,妊娠时子宫充血,情绪激动时头面部充血等。

2. **减压后充血**　当局部组织或器官长期受压后,血管张力降低,一旦压力突然解除后(例如止血带或绷带后及腹腔巨大肿瘤摘除后),组织内的细动脉发生反射性扩张,称为减压后充血。

3. **炎症性充血**　在炎症反应的早期,由于致炎因子引起的神经轴突反射使血管舒张神经兴奋及血管活性胺类介质的作用,细动脉扩张充血,局部组织变红和肿胀,为炎症性充血,是一种病理状态下局部组织或器官发生的充血。

（二）病理变化

充血的器官和组织内血量增多，体积可轻度增大。动脉血氧含量较高，局部组织颜色鲜红。由于局部细动脉扩张，血流加快，物质代谢增强而温度升高。

（三）对机体的影响

动脉性充血多属暂时性的血管反应。原因消除后，局部血量恢复正常，通常对机体无不良后果。但在有高血压或动脉粥样硬化等疾病的基础上，由于情绪激动等原因可造成脑血管充血、破裂。

二、淤血

局部器官或组织由于静脉血液回流受阻，使血液淤积于小静脉和毛细血管内而发生的充血，是一种被动过程，一般简称淤血，也称静脉性充血（venous hyperemia）。

（一）淤血的原因

1. **静脉受压**　因压迫使静脉管腔狭窄或闭塞、血流受阻而导致相应部位的器官和组织淤血。如妊娠子宫压迫髂总静脉引起的下肢淤血；肿瘤压迫局部静脉导致相应器官或组织的淤血；肠疝嵌顿、肠套叠、肠扭转时压迫肠系膜静脉，引起局部肠段的淤血等。

2. **静脉阻塞**　如静脉血栓形成，或侵入静脉内的肿瘤细胞形成瘤栓，可以造成静脉血回流障碍。

3. **心力衰竭**　二尖瓣瓣膜病和高血压病引起左心衰竭时，心脏不能排出正常容量的血液进入动脉，心腔内血液滞留，压力增高，阻碍了静脉的回流，造成淤血。如肺淤血。

（二）病理变化

淤血的组织或器官往往呈暗红色，体积增大或肿胀。体表如指/趾端、口唇等处的淤血，由于血液内氧合血红蛋白减少，还原血红蛋白增多，局部可呈紫蓝色，称为发绀（cyanosis）。由于淤血区域的血流缓慢、缺氧，使组织代谢功能降低，产热减少，同时因血管扩张，使散热增加，故体表淤血处温度降低。其组织学表现为，淤血区小静脉和毛细血管扩张、充满血细胞。

（三）对机体的影响

淤血对机体的影响取决于淤血的范围、部位、程度、发生的速度及侧支循环建立的状况。淤血可导致局部组织水肿，长期淤血导致血管内流体静压升高和缺氧，局部组织内中间代谢产物增多，损害了毛细血管，使其通透性增高，严重时出血，如淤血性水肿、淤血性出血；淤血同时可引起实质细胞的萎缩、变性、坏死；淤血还可引起结缔组织增生，导致淤血性硬化。

临床上常见的重要器官淤血为肺淤血和肝淤血。

1. **肺淤血**　由左心衰竭引起，左心室内压力升高，阻碍肺静脉回流，造成肺淤血。急性期时，肺体积增大，暗红色，切面可见泡沫状红色血性液体。组织学可见肺泡壁毛细血管扩张充血，肺泡间隔水肿，部分肺泡腔内充满水肿液，可见出血。慢性期时，肺泡壁毛细血管扩张充血更为明显，肺泡间隔变厚和纤维化。肺泡腔内可见吞噬含铁血黄素颗粒的巨噬细胞，称为心衰细胞（heart failure cells）（图3-4-1）。若发生肺淤血性硬化时，质地变硬，呈棕褐色，称为肺褐色硬化（brown duration）。

2. **肝淤血**　由右心衰竭引起，肝静脉回流受阻，血液淤积在肝小叶循环的静脉端，导致小叶中央静脉及肝窦扩张淤血。急性期时，肝脏体积增大，呈暗红色。组织学可见小叶中央静脉和肝窦扩张，充满红细胞，严重时可有小叶中央肝细胞萎缩、坏死。汇管区附近的肝细胞缺氧程度较轻（由于靠近肝小动脉），有时仅出现肝脂肪变性。慢性期时，小叶中央区因严重淤血呈暗红色，两个或多个小叶中央淤血区相连，而小叶周边肝细胞因脂肪变性呈黄色，这样导致在肝的切面上出现红（淤血区）、黄（肝脂肪变区）相间的状似槟榔切面的条纹，称为槟榔肝（nutmeg liver），即慢性肝淤血（图3-4-2）。

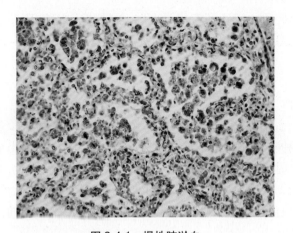

图 3-4-1 慢性肺淤血
肺泡壁毛细血管扩张、充血,肺泡间隔增厚,肺泡腔内可见心衰细胞及红细胞。

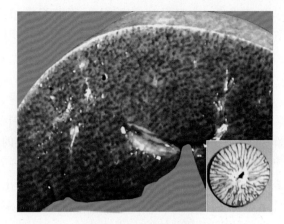

图 3-4-2 慢性肝淤血
肝的切面上出现红(淤血区)与黄(肝脂肪变区)相间的条纹,状似槟榔切面(见右下角插图)。

第二节 出 血

血液从心腔或血管溢出,称为出血(hemorrhage)。

一、出血的原因和类型

(一) 破裂性出血

由心脏或血管壁破裂所致,称为破裂性出血。

1. **血管壁的机械性损伤** 如割伤、刺伤、弹伤等。

2. **血管或心脏的病变** 如血管壁的动脉粥样硬化破裂,心肌梗死后心脏破裂等。

3. **血管周围病变** 如消化性溃疡侵蚀溃疡底部的血管,恶性肿瘤侵及其周围的血管,肺结核病变时,侵蚀肺组织造成空洞,损伤肺泡壁的血管等。

4. **静脉、毛细血管破裂** 如肝硬化时,食管下段静脉曲张破裂出血;局部软组织损伤时,毛细血管破裂出血等。

(二) 漏出性出血

因为毛细血管通透性增高,血液通过扩大的内皮细胞间隙和受损的基底膜漏出血管外,称为漏出性出血。

1. **血管壁通透性增加** 是常见出血原因,一般由缺氧、感染、中毒等因素引起。如感染、出血热、毒素、中毒等损伤血管壁致通透性增高;或免疫复合物沉着于血管壁导致变态反应性血管炎,损伤血管壁。

2. **血小板功能障碍或减少** 常见的一些血液病,如再生障碍性贫血、白血病等均可使血小板减少;或使血小板破坏或消耗过多的疾病,如原发性或继发性血小板减少性紫癜等;还有弥散性血管内凝血(disseminated intravascular coagulation, DIC);以及某些骨髓内广泛性肿瘤转移导致血小板降低等。

3. **凝血因子缺乏** 如血友病 A(凝血因子Ⅷ缺乏)、血友病 B(凝血因子Ⅸ缺乏)等;肝脏疾病如肝炎、肝硬化、肝癌时,凝血因子Ⅶ、Ⅸ、Ⅹ减少等。

二、病理变化

可分为外出血和内出血。

1. **外出血** 如鼻出血;支气管扩张症或肺结核空洞引起咯血;消化性溃疡引起呕血;胃或结肠出血导致便血;泌尿道出血引起尿血;还有瘀点(petechiae),如出血点为直径 1~2mm 时,发生在皮肤、黏膜、浆膜等;紫癜(purpura)为出血直径为 3~5mm 的改变;瘀斑(ecchymosis)为出血灶直径超过 1cm 的皮下出血。

2. **内出血**　心包积血、胸腔积血、腹腔积血和关节腔积血等。还有皮下血肿、硬脑膜下血肿、腹膜后血肿等。如少量出血时,仅能在显微镜下看到组织内有数量不等的红细胞或含铁血黄素。

三、对机体的影响

出血对机体的影响取决于出血的类型、出血量、出血速度和出血部位。

少量缓慢的出血可自行停止,或血管内皮受损处的血小板黏集,经凝血过程形成血凝块而止血。少量局部组织出血或体腔积血,可被吸收或机化;较大的血肿吸收不完全则可被机化或纤维包裹。破裂性出血若出血过程迅速,在短时间内丧失循环血量 20%~25% 时,可发生出血性休克。若重要器官发生出血,如心脏破裂引起心包内积血,或脑出血,尤其是脑干出血,即使出血量不多,亦可引起严重的后果,导致死亡。慢性出血可引起缺铁性贫血。还有局部器官或组织的出血,如视网膜出血可引起视力消退或失明;脑的内囊出血,可引起对侧肢体偏瘫等。

第三节　血栓形成

在活体的心血管腔内血液发生凝固或血液中某些有形成分凝集形成固体质块的过程,称为血栓形成(thrombosis),所形成的固体质块称为血栓(thrombus)。

在生理状态下,血液中的凝血因子不断地、有限度地被激活,形成微量纤维蛋白,沉积在血管内膜上,同时被激活的纤溶酶所溶解。已激活的凝血因子可以被单核巨噬细胞系统吞噬而灭活,这种凝血系统和纤溶系统的动态平衡,保证了血液潜在的可凝固性和生理情况下的流体状态。但在某些能促进凝血因素的作用下,可打破其动态平衡,触发凝血过程,导致血栓形成。

一、血栓形成的条件

(一)心血管的内膜损伤

心脏及血管内膜因各种因素损伤时,其表面的内皮细胞可发生变性、坏死,导致内膜下的胶原纤维暴露,由此引发血小板的析出和黏集,同时激活血液中的凝血因子Ⅻ,启动了内源性凝血系统;损伤内膜又释放组织因子、刺激外源性凝血系统,从而促动血液凝固性增高,引起血液凝固,导致血栓形成。心血管内膜损伤是血栓形成的最重要和最常见的原因。心血管内膜的损伤,在临床上多见于静脉内膜炎、动脉粥样硬化、风湿性或细菌性心内膜炎、心肌梗死处损伤的心内膜,多有血栓形成。

(二)血流状态的改变

包括血流缓慢、形成旋涡和血流停滞等,这也是血栓形成的重要条件。正常时,血液中的有形成分红细胞、白细胞和血小板,在血流的中轴流动(轴流),与血管壁隔着一层血浆(边流)。当血流缓慢或产生旋涡时,轴流消失,血小板逐渐进入边流,增加与血管壁接触和黏附的机会,同时,血流缓慢也不易把已被激活的凝血因子和已黏集的血小板稀释冲走,从而有利于血栓形成。因此,临床上静脉内血栓形成比动脉多4倍,下肢静脉的血栓形成比上肢静脉多3倍;心力衰竭、手术后久病卧床的患者,二尖瓣狭窄时的左心房、血管分岔处等部位,均因血流缓慢或血流不规则,有利于血小板黏集,而容易形成血栓。

(三)血液凝固性增高

由于血小板和凝血因子增多,或纤溶系统的活性降低,导致血液凝固性增高,易于形成血栓。临床上,在严重创伤、产后或大手术后等大量失血的情况下,血液中含有大量幼稚的血小板,这种血小板黏性较大,易于黏集下沉;同时纤维蛋白原、凝血酶原及其他凝血因子等的含量也增加,易于形成血栓。某些晚期恶性肿瘤及胎盘早期剥离的患者,因大量组织因子释放入血,激活外源性凝血系统,常可发生多数静脉血栓。

形成血栓的条件往往是同时存在的。虽然心血管内膜损伤是血栓形成的最重要和最常见的原因,但在不同的状态下,血流缓慢及血液凝固性的增高也可能是重要的因素。

二、血栓形成的过程及类型

（一）形成过程

内皮细胞损伤后,暴露出内皮下的胶原,激活血小板和凝血因子Ⅻ,启动了内源性凝血过程。同时,损伤的内皮细胞释放组织因子,激活凝血因子Ⅶ,启动外源性凝血过程。这样,血小板活化,引发血小板黏附,随后释出血小板颗粒,再从颗粒中释放出 ADP、血栓素 A_2、5-HT 及血小板第Ⅸ因子等物质,使血流中的血小板不断地在局部黏附,首先形成可逆的血小板小堆。随着内源性及外源性凝血途径启动,变为不可逆的血小板血栓,成为血栓的起始点。

（二）类型

1. **白色血栓（pale thrombus）**　常位于血流较快的心瓣膜、心腔内和动脉内。例如在急性风湿性心内膜炎时,在二尖瓣闭锁缘上形成的血栓为白色血栓。在静脉性血栓中,白色血栓位于血栓的头部,即延续性血栓的起始部。肉眼观察白色血栓呈灰白色小结节或赘生物状,表面粗糙、质实,与血管壁紧密黏着,不易脱落。镜下主要由血小板及少量纤维蛋白构成,血小板血栓在镜下呈无结构的淡红色,其间可见少量纤维蛋白。电镜下见血小板的轮廓,但颗粒消失。

2. **混合血栓（mixed thrombus）**　白色血栓在静脉内形成血栓头部后,其下纤维蛋白形成网状结构,网内充满大量的红细胞。由于这一过程反复交替进行,致使所形成的血栓在肉眼观察时呈灰白色和红褐色层状交替结构,称为层状血栓,即混合血栓。静脉内的延续性血栓的体部为混合血栓,呈粗糙、干燥、圆柱状,与血管壁粘连。发生于心腔内、动脉粥样硬化溃疡部位或动脉瘤内的混合血栓可称为附壁血栓（mural thrombus）。发生于左心房内的血栓,由于心房的收缩和舒张,混合血栓呈球形。镜下混合血栓主要由淡红色无结构的呈分支状或不规则珊瑚状的血小板小梁（肉眼呈灰白色）和充满小梁间纤维蛋白网的红细胞（肉眼呈红色）所构成,血小板小梁边缘可见有中性粒细胞附着。

3. **红色血栓（red thrombus）**　主要见于静脉内,当混合血栓逐渐增大并阻塞血管腔时,血栓下游局部血流停止,血液发生凝固,成为延续性血栓的尾部。红色血栓形成过程与血管外凝血过程相同。镜下见在纤维蛋白网眼内充满血细胞,成分类似正常血液。肉眼上红色血栓呈暗红色,新鲜时湿润,有一定弹性,与血管壁无粘连,与死后血凝块相似。可在一定时间后,血栓内的水分被吸收而变得干燥、无弹性、质脆易碎,可脱落形成栓塞。

在静脉内,常依次形成由白色血栓（头部）、混合血栓（体部）和红色血栓（尾部）构成的延续性血栓（图 3-4-3）。

4. **透明血栓（hyaline thrombus）**　主要在于细血管微循环的血管内,只能在显微镜下观察到,又称为微血栓（micro thrombus）,或透明血栓,主要由嗜酸性同质性的纤维蛋白构成,又称为纤维素性血栓（fibrinous thrombus）。最常见于弥散性血管内凝血（DIC）。

三、对机体的影响

血栓形成对破裂的血管起堵塞破裂口的作用,可阻止出血,这对机体是有利的,如胃或十二指肠慢性溃疡的底部和肺结核空洞壁的血管,如在病变侵蚀时已形成血栓,则有可能避免大出血的危险。但在多数情况下血栓形成对机体产生不利的影响,严重时可造成致命的危害。

（一）堵塞血管

动脉血栓未完全阻塞血管管腔时,可引起局部组织缺血、缺氧,导致细胞变性或萎缩等;如完全阻塞,可引起局部

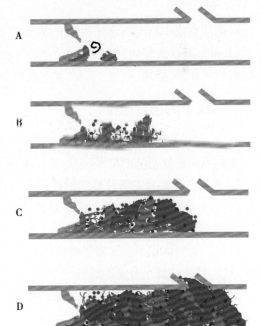

A.静脉瓣膜内血流形成漩涡,血小板沉积;
B.血小板继续沉积形成小梁,小梁周有白细胞黏附;C.血小板小梁间形成纤维蛋白网,网眼之内充满红细胞;D.血管腔阻塞,局部血流停滞致血液凝固。

图 3-4-3　静脉内血栓形成示意图

组织的缺血性坏死,如冠状动脉血栓形成引起的心肌梗死,静脉血栓形成后,若未建立有效的侧支循环,则引起局部淤血、水肿、出血,甚至坏死。另外,如果纤溶酶活性不足,血栓存在时间较长时则发生机化。即在血栓形成后的1~2天,已开始有内皮细胞、成纤维细胞和肌成纤维细胞从血管壁长入血栓并逐渐取代血栓。由肉芽组织逐渐取代血栓的过程,称为血栓机化。此时血栓与血管壁紧密黏着不再脱落。也可完全堵塞血管。在血栓机化过程中,由于水分被吸收,血栓干燥收缩或部分溶解而出现裂隙,周围新生的血管内皮细胞长入并被覆于裂隙表面形成新的血管,并相互吻合沟通,使被阻塞的血管部分重建血流,这一过程称为再通(recanalization)。

（二）栓塞

血栓内的纤溶酶激活和白细胞崩解释放的溶蛋白酶可使血栓软化并逐渐被溶解。但大的血栓多为部分软化,在血栓未和血管壁牢固粘连之前,若被血液冲击可形成碎片状或整个脱落,随血流运行到组织器官中,在与血栓大小相应的血管中停留造成血栓栓塞。

（三）导致心瓣膜病

心瓣膜上的血栓机化,可引起瓣膜增厚、变硬、缩短,造成瓣膜关闭不全,瓣叶粘连可造成瓣膜口狭窄,导致心瓣膜病,如风湿性心内膜炎等。若长时间存在的血栓可发生钙盐沉着,称为钙化(calcification)。血栓钙化后成为静脉石(phlebolith)或动脉石(arteriolith)。机化的血栓,在纤维组织玻璃样变的基础上也可发生钙化。心脏瓣膜钙化或血管钙化,是导致心血管事件发生的危险因子之一。

（四）广泛性出血

弥散性血管内凝血时微循环内广泛性纤维素性血栓形成可导致广泛性出血。在纤维蛋白凝固过程中,凝血因子大量消耗,加上纤维素形成后促使血浆素原激活,血液凝固障碍,可引起患者全身广泛性出血和休克,称耗竭性凝血障碍病。

第四节　栓　　塞

在循环血液中出现不溶于血液的异常物质,随血流运行到不能通过处阻塞血管腔的现象称为栓塞(embolism),阻塞血管的异常物质称为栓子(embolus)。栓子可以是固体、液体或气体,最常见的栓子是脱落的血栓。此外,脂肪、空气、羊水、寄生虫和虫卵、细菌团和肿瘤细胞团等也可引起栓塞。

一、栓子的运行途径

栓子一般随血流方向运行,最终停留在口径与其相当的血管并阻断血流。

来自不同血管系统的栓子,运行途径不同。

1. 来自左心腔或主动脉系统的栓子　左心腔或主动脉系统的栓子,随动脉血流运行,阻塞于各器官的小动脉内,常见于脑、脾、肾及四肢的指、趾部等。

2. 来自右心腔和静脉系统的栓子　右心腔和静脉系统的栓子,随血流进入肺动脉主干及其分支,引起肺栓塞。某些体积小而又富于弹性的栓子(如脂肪栓子)可通过肺泡壁毛细血管回流入左心,再进入体循环系统,阻塞动脉小分支。

3. 来自肠系膜静脉等门静脉系统的栓子　肠系膜静脉等门静脉系统的栓子,可引起肝内门静脉分支的栓塞。

4. 交叉性栓塞又称反常性栓塞　偶见来自右心腔或腔静脉系统的栓子,在右心腔压力升高的情况下通过先天性房(室)间隔缺损到达左心,再进入体循环系统引起栓塞。罕见有静脉脱落的小血栓经肺动脉未闭的动脉导管进入体循环而引起栓塞。

5. 逆行性栓塞　极罕见于下腔静脉内血栓,在胸、腹压突然升高(如咳嗽或深呼吸),使血栓一时性逆流至肝、肾、髂静脉分支并引起栓塞。

二、栓子的类型及其对机体的影响

（一）血栓栓塞

由血栓或血栓的一部分脱落引起的栓塞称为血栓栓塞（thromboembolism）。血栓栓塞是栓塞最常见的原因，由于血栓栓子的来源、大小和栓塞部位的不同，对机体的影响也有所不同。

1. **肺动脉栓塞**　肺动脉栓塞主要由血栓栓子引起，血栓栓子约90%以上来自下肢深部静脉，特别是股静脉和髂静脉，偶可来自盆腔静脉，很少来自下肢浅静脉。较小的栓子栓塞于肺动脉的小分支，多见于肺下叶，肺动脉和支气管动脉之间有丰富的吻合支，支气管动脉的血流可以通过吻合支供应该区肺组织，则不引起严重后果；但若栓塞前肺已有严重淤血，致微血管内压力升高，使栓塞的局部肺组织支气管动脉的供血受阻，则可以引起肺组织坏死（肺出血性梗死）；若栓子小且数目较多，广泛地栓塞于肺动脉多数小分支，或栓子大，栓塞肺动脉主干或较大分支，患者可突然出现呼吸困难、发绀、休克等症状，严重者可因急性呼吸循环衰竭而猝死。

肺动脉栓塞症引起猝死的机制主要是巨大的血栓嵌顿在肺动脉的主干上，刺激了肺动脉上的神经感受器，通过神经反射引起心跳、呼吸停止，同时也可由肺循环的机械性堵塞所致。当肺动脉主干或较大分支被阻塞时，肺动脉内阻力急剧增加，导致急性右心衰竭，同时左心回心血量减少，使冠状动脉灌流不足导致心肌缺血。此外，栓塞时肺动脉反射性地收缩及血栓栓子内的血小板释放的某些成分引起肺动脉、支气管动脉及冠状动脉广泛性痉挛也是导致患者猝死的原因。

2. **体循环动脉栓塞**　栓子绝大多数来自左心（如亚急性感染性心内膜炎时心瓣膜赘生物、二尖瓣狭窄时左心附壁血栓），其次为动脉粥样硬化溃疡和动脉瘤内膜表面的血栓，动脉栓塞以下肢、脑、肾、脾为常见，当栓塞的动脉缺乏有效的侧支循环时，则可引起局部组织梗死。

（二）脂肪栓塞

脂肪栓塞（fat embolism）是循环血流中出现游离脂滴阻塞于小血管所导致的栓塞，常见于长骨骨折或脂肪组织严重挫伤时，脂肪细胞破裂释出脂滴入血。创伤性脂肪栓塞的栓子随静脉血流到肺，直径小于20μm的脂滴可通过肺泡壁毛细血管，经肺静脉和左心，引起全身器官的栓塞，尤其是脑，大于20μm的脂肪栓子则栓塞于肺。

脂肪栓塞的后果取决于栓塞部位及脂肪量的多少，少量脂滴入血，可被巨噬细胞吞噬、吸收，或由血中酯酶所分解、清除，一次进入肺循环内的脂肪量达9～20g时，可使75%肺循环受阻而导致患者死亡。

（三）气体栓塞

大量空气迅速进入血液循环或原溶于血液内的气体迅速游离，形成气泡而阻塞心血管，称为气体栓塞（gas embolism）。前者为空气栓塞，后者为氮气栓塞。

1. **空气栓塞（air embolism）**　可见于分娩或流产时，由于子宫强烈收缩，空气进入破裂的子宫壁静脉窦。还有颈部、胸部较大的静脉破裂时，由于负压吸引，空气经破口进入静脉（如头颈部、胸部外伤和手术，锁骨下静脉插管输液等），空气进入右心后，由于心脏搏动，将空气和血液搅拌形成大量血气泡，而黏稠和泡沫状液体表面的张力很大，因而压缩性很大，当心脏收缩时，气泡阻塞肺动脉出口，血不易被有效地搏出，心舒张时气泡又恢复变大，阻碍血液回流，导致严重的循环障碍。患者可出现呼吸困难、发绀，致猝死。进入右心的部分气泡可经肺动脉小分支和毛细血管到左心，引起体循环各器官的栓塞，一般迅速进入血液的气体在100ml左右，即可导致循环衰竭。

2. **氮气栓塞**　溶解于血液内的气体迅速游离而引起的气体栓塞见于减压病（decompression sickness）。减压是指从高压环境急速转到常压环境或从常压环境骤然转入低压环境。由于气压突然降低，使原来已溶解于血液内的气体（氧气、二氧化碳和氮气）很快游离，其中氧和二氧化碳可再溶解于体液内被吸收，氮气在体液内溶解迟缓，于是形成无数气泡造成广泛栓塞，因而又称氮气栓塞。减压病又称沉箱病（caisson disease）和潜水员病（diver disease），可见于潜水员从深海过快浮出水面时，或飞行员乘无密封舱飞机迅速飞入高空时,主要预防办法是控制减压速度,如果一旦发生本病,可用高压氧舱进行治疗。减压病是潜水运动第二常见的死亡原因。

(四) 羊水栓塞

羊水栓塞(amniotic fluid embolism)是在分娩过程中,羊水进入母体血液循环所致,是产科少见的严重并发症。在分娩过程中,当羊膜破裂后,尤其又有胎儿阻塞产道时,子宫强烈收缩,宫内压增高,可将羊水压入破裂的子宫壁静脉窦内,经血液循环入肺动脉分支及毛细血管内引起羊水栓塞。少量羊水也可通过肺毛细血管到左心引起全身各器官栓塞。本病发病急,患者常突然发生呼吸困难、发绀和休克,大多数羊水栓塞的患者死亡,死亡率大于80%。羊水栓塞引起死亡的原因与肺动脉系统急性机械性阻塞导致急性右心衰竭有关;羊水的成分作为抗原引起过敏性休克;羊水含有凝血致活酶样物质激活凝血过程,造成母体发生弥散性血管内凝血,也是致死的原因。

第五节　梗　死

器官或局部组织由于动脉血流阻断,又不能及时有效地建立侧支循环而引起的缺血性坏死,称为梗死(infarction)。

一、梗死的原因

任何引起血管管腔阻塞,导致局部组织血液循环中断和缺血的原因均可引起梗死。一般由动脉阻塞引起,静脉阻塞引起局部血流停滞导致的缺血缺氧,亦可引起梗死。

1. **血栓形成**　是梗死最常见的原因,如冠状动脉或脑动脉粥样硬化继发的血栓形成,引起心肌梗死或脑梗死。

2. **动脉栓塞**　也是梗死常见原因,在脾、肾和肺等脏器发生的梗死多由血栓栓塞引起。

3. **血管受压闭塞**　见于动脉受外在肿瘤压迫引起局部组织梗死;肠扭转、肠套叠和嵌顿疝时,肠系膜静脉和动脉先后受压闭塞,局部血流中断引起梗死。

4. **动脉痉挛**　多数在已有动脉粥样硬化时,在诱因的刺激下,动脉发生持续性痉挛,亦可引起梗死。

二、病理变化

梗死的基本病变是局部组织坏死。梗死的形状取决于该器官的血管分布,如肾、脾、肺等器官的血管呈树枝状分布,故梗死灶呈锥形,切面呈扇面形,其尖端位于血管阻塞处,底为器官的表面。但心肌梗死灶形状呈不规则,或地图状;肠系膜血管呈扇形分支,故肠梗死灶呈现节段性。梗死灶的质地取决于坏死的类型,当肾、脾、心脏等脏器发生梗死时,多表现为凝固性坏死。新鲜的梗死组织由于组织崩解,局部胶体渗透压增高而吸水膨胀,局部略向表面隆起,切面略突出。陈旧性梗死较干燥、质硬、表面下陷。当梗死发生于脑组织,多表现为液化性坏死,新鲜梗死的脑组织质地软(脑软化)而疏松,日久后液化,周围由胶质组织增生包绕而呈现囊状。梗死灶的颜色取决于病灶的含血量,含血量少,颜色灰白,称为贫血性梗死(anemic infarct),常发生于组织较致密、侧支循环不丰富的实质器官,如脾、肾、心等,当动脉分支阻塞时,局部组织缺血缺氧而引起贫血性梗死。梗死灶呈锥形,切面为楔形,灰白或灰黄色,尖端指向血管阻塞的部位,底部靠器官表面,梗死区周围有明显的充血出血带,新鲜时呈暗红色,红细胞破坏分解呈棕黄色,如脾贫血性梗死(图3-4-4)。若梗死器官含血量多,颜色暗红,称为出血性梗死(hemorrhagic infarct),常发生于组织较疏松和有严重淤血的器官,如肺、肠等。出血性梗死需具备三个条件:双重血流供给或具有丰富的血管吻合支、组织疏松、严重淤血并动脉血流阻断。梗死区有明显出血呈暗红色,其周围的充血出血带不明显,如肺出血性梗死(图3-4-5),镜下梗死区肺泡壁凝固性坏死,肺泡轮廓隐约可见,腔内充满红细胞。败血性梗死(septic infarct)是由含细菌的栓子阻塞血管引起。梗死灶内可见细菌团及大量炎细胞浸润,若

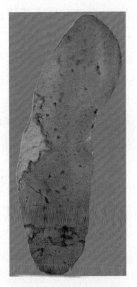

图 3-4-4 脾贫血性梗死
梗死区呈灰白色,有明显的充血出血带围绕。

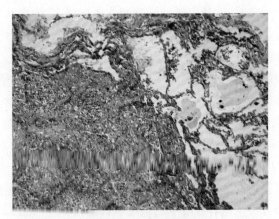

图 3-4-5 肺出血性梗死
梗死区肺泡壁凝固性坏死,肺泡腔内充满红细胞,
未梗死区见慢性肺淤血。

有化脓性细菌感染,可形成脓肿。常见于急性感染性心内膜炎患者。

三、梗死对机体的影响

梗死对机体的影响取决于梗死发生的器官,梗死灶的大小、部位及有无细菌感染等因素。发生于脾、肾等器官的小范围梗死对机体影响不大。脾梗死累及包膜,可因局部炎症反应而有刺痛感,肾有较好的代偿功能,肾梗死通常只引起腰痛和血尿,局部梗死不至于影响肾功能。心肌梗死可影响循环功能,严重者可导致心功能不全,甚至致死。脑梗死因部位不同而有不同症状,梗死灶大者可致死。肺梗死有胸膜刺激征和咯血,若阻塞血管的栓子内含细菌,则形成败血性梗死,继发局部感染灶的形成。肠梗死如不及时摘除,可造成肠瘘引起腹腔感染而后果严重。

第六节 水 肿

水肿(edema)指过多的液体在组织间隙或体腔中积聚。临床上将体腔内过多的液体积聚称为积液(hydrops),如胸腔积液、腹腔积液等。水肿不是一种独立的疾病,而是许多疾病中一种常见的病理过程。根据水肿的分布范围,可分为全身水肿和局部水肿;按水肿发生的原因,可分为心性水肿、肝性水肿、肾性水肿、营养不良性水肿等;有的水肿至今原因不明。水肿发生的基本机制是血管内外和体内外液体交换失衡,不同类型的水肿有其不同的临床特征和发生机制,对机体的影响程度亦有差别。

一、水肿发生的机制

正常人体组织间液的量保持相对恒定,这种恒定主要依赖于血管内外和体内外液体交换的动态平衡。一旦体液平衡发生紊乱即可导致组织间液增多而发生水肿。

(一)血管内外液体交换失衡导致组织间液增多

血管内外液体交换主要在毛细血管进行,液体自毛细血管动脉端滤出,其中大部分经毛细血管静脉端回流,小部分含蛋白质较多的液体进入淋巴管,成为淋巴液,再流入静脉血管。内外液体交换动态平衡的维持,由两个作用相反的力量所决定:毛细血管流体静压和组织液体静压。上述两种力量的对比决定着液体的流向和流量。此外,毛细血管壁的通透性及淋巴液回流对液体交换及平衡也具有重要影响。

以上一个或多个因素发生异常变化时,即可导致血管内外液体交换失衡,组织液生成大于回流而导致水肿的发生。

1. 毛细血管流体静压增高 毛细血管流体静压又称毛细血管血压,当静脉回流受阻使静脉压及毛细血管血压增高时,毛细血管动脉端液体滤出增多,而静脉端回流入血的液体减少,此时,常伴有淋巴回流增加。当组织液增多超过淋巴回流的代偿限度时,可导致组织间液积聚而发生水肿。

静脉淤血是毛细血管血压增高的主要原因,是发生心源性水肿的主要机制。临床上可见于左心衰竭引起的肺静脉淤血导致的肺水肿。右心衰竭引起的体循环静脉淤血导致的皮下水肿,尤其是下肢水肿。局部静脉压增高的常见原因是静脉腔内血栓形成及静脉受压(如肿瘤压迫)等。

2. 血浆胶体渗透压降低 血浆胶体渗透压是限制血浆从毛细血管滤出,促进回吸收组织间液的主要因素。血浆胶体渗透压降低时,毛细血管动脉端滤出的液体增多,而静脉端回吸收减少,组织间液的生成大于回流,从而引起水肿。

血浆胶体渗透压的高低主要取决于血浆蛋白尤其是白蛋白的含量。人体的白蛋白由肝合成。肝功能障碍的患者白蛋白合成减少。当血浆白蛋白低于 20g/L 时,就会引起水肿。引起血浆白蛋白减少的主要原因:蛋白质丢失过多,如肾病综合征时血浆蛋白大量从尿中丢失;白蛋白合成减少,如严重肝细胞损害(肝硬化)和长期严重营养不良引起的水肿病;消耗增多,如慢性消耗性疾病、恶性肿瘤等。

3. 微血管壁通透性增高 正常毛细血管壁只容许微量血浆蛋白滤出。当毛细血管壁通透性增高时,可使大量血浆蛋白滤出至组织间液,造成血浆胶体渗透压降低和组织间液的胶体渗透压升高,结果导致组织间液过多积聚而引起水肿。

微血管壁通透性增高主要由毛细血管内皮细胞收缩产生裂隙引起,其常见原因包括感染、缺氧、酸中毒、某些变态反应性疾病等。炎症介质(如组胺、激肽等)释放增多,导致内皮细胞收缩而使微血管壁的通透性增高。

4. 淋巴回流受阻 淋巴回流是组织间液回流入血的一个重要组成部分。正常时,淋巴管不仅能将滤出的略多于回收的部分组织间液及所含的少量蛋白质输送回血液循环中,而且在组织间液增多时,还能代偿性地增加回流,防止液体在组织间隙中过多积聚。但当淋巴回流受阻时,就可导致富含蛋白质的淋巴液在组织间隙中积聚而形成淋巴水肿。淋巴回流受阻的常见原因:淋巴管受肿瘤阻塞,如乳腺癌时局部皮肤水肿引起的橘皮样外观;淋巴管被丝虫成虫阻塞引起象皮腿。

(二)体内外液体交换失衡导致钠、水潴留

正常人体钠、水的摄入量与排出量保持动态平衡。这种动态平衡的维持主要是通过肾的调节来实现的。正常肾小球滤过的钠、水总量中的 99%~99.5%被肾小管重吸收,仅 0.5%~1%从尿中排出。肾小球滤过率和肾小管重吸收功能保持动态平衡,称之为球-管平衡。如果肾小球滤过率降低而肾小管重吸收未相应减少,则肾排出钠、水就会减少;如果肾小球滤过率正常,而肾小管重吸收增多,肾排出钠、水也会减少;如果肾小球滤过率降低而肾小管重吸收增多,则肾排出钠、水更加减少。这是肾性水肿的主要机制。

二、水肿对机体的影响

(一)有利效应

在血容量明显增加时,水肿的发生使大量液体转移到组织间隙中,可防止循环系统压力急剧上升,从而避免引起血管破裂和急性心力衰竭的危险。炎性水肿时,水肿液能稀释细菌及其毒素,阻止细菌扩散;还可通过渗出液将抗体输送至炎症病灶,增强局部抵抗力。

(二)有害效应

水肿对器官组织功能的影响,因水肿发生的部位、速度和程度不同而不同。水肿发生在四肢和体表,对生命活动无明显影响,可引起局部组织受压和血液循环障碍,造成局部组织细胞营养不良,组织抵抗力下降,易发生感染及伤口不易修复等。重要生命器官或部位的水肿,则可引起严重后果甚至危及生命。如喉头水肿可引起窒息；肺水肿可导致急性呼吸功能障碍；脑水肿使颅内压增高；心包积液可影响心脏功能，使心输出量减少等。

【学习小结】

局部血液循环障碍包括充血、淤血、出血、血栓形成、栓塞、梗死和水肿。充血为动脉性充血。淤血为静脉性充血，淤血可导致淤血性水肿、出血、实质细胞损伤和淤血性硬化。出血可分为破裂性出血和漏出性出血。血栓形成是血液在活体心血管腔内发生凝固或某些有形成分凝集形成固体质块的过程。血栓形成的条件有心血管内膜的损伤、血流状态的改变和血液凝固性增高。血栓分为白色血栓、混合血栓、红色血栓和透明血栓。栓塞是指循环血液中出现不溶于血液的异常物质，随血液流动阻塞血管腔的现象，包括血栓栓塞、脂肪栓塞、羊水栓塞、空气栓塞等类型。梗死是指局部组织或器官因血流供应迅速阻断而引起的缺血性坏死，包括贫血性梗死和出血性梗死等。水肿是指过多液体在组织间隙或体腔内积聚，水肿的发生机制包括血管内外液体交换失衡和机体内外液体交换失衡。

【复习题】

1. 淤血有哪些表现？对机体有什么影响？
2. 血栓形成的条件是什么？血栓的类型有哪些？
3. 栓塞与梗死之间是怎样的关系？

病案 3-4-1

患者，男性，42岁，因骑助动车跌倒，左小腿肿痛，急诊诊断为左小腿胫腓骨骨折，长靴形石膏固定后，回家卧床休息。此后，小腿肿痛逐渐缓解，伤后两周又出现左下肢肿痛，去医院复查，拆除石膏重新包扎，回去后肿胀仍无改善，并渐向大腿发展，4天后坐起吃饭时，突然高叫一声，心跳呼吸停止，抢救无效死亡。

问题：1. 石膏固定后，回家卧床休息，小腿肿痛为什么逐渐缓解？
2. 为什么伤后两周又出现左下肢肿痛，拆除石膏重新包扎后仍无改善，还渐向大腿发展？
3. 患者突然死亡的原因是什么？

(姜文霞)

第五章 炎 症

【学习目标】

一、掌握

1. 炎症的概念及基本病理变化。
2. 血管通透性增加的原因与机制。
3. 白细胞渗出的过程,以及白细胞在局部的作用。
4. 炎性介质的概念,主要炎症介质的作用。
5. 炎症的病理类型及特点。
6. 肉芽肿的概念及其组成。

二、熟悉

1. 炎症过程中血流动力学变化过程。
2. 液体渗出的机制及作用。
3. 白细胞的吞噬过程及白细胞杀伤降解作用的机制。
4. 炎症的局部表现和全身反应。
5. 增生性炎的分类及病理特点。

三、了解

1. 炎症的结局。
2. 炎性息肉、炎性假瘤的概念及其常见部位。

炎症是人类十分常见的病理过程,可发生于机体任何部位和任何组织。当机体遭受内、外源性损伤因子刺激时皆可发生以防御为主的炎症反应。如果没有炎症反应,机体将不能控制感染和修复损伤,人们将不能长期生存于充满致病因子的自然环境中。但是在某些情况下,炎症对机体也有潜在的危害。

第一节 炎 症 概 述

一、炎症的概念

炎症(inflammation)是具有血管系统的活体组织对各种损伤因子的刺激所发生的防御反应。炎症是多种疾病的基本病理过程,其中局部的血管反应是炎症的主要特征,也是防御反应的中心环节。因此,只有当生物进化到具有血管系统时才能完成真正意义上的炎症反应。

炎症是损伤、抗损伤和修复的动态过程。当各种损伤因子直接或间接损伤机体的组织和细胞时,在损伤周围组织中的前哨细胞(例如巨噬细胞),识别损伤因子及组织坏死物,并产生炎症介质。炎症介质激活宿主的血管反应及白细胞反应,使局部血管内的白细胞和液体渗出到损伤部位,稀释、中和、杀伤及清除有害物质,使炎症反应消退与终止,同时通过实质细胞和间质细胞的增生,修复损伤的组织。炎症实际是以损伤起始,愈复告终的复杂病理过程。

二、炎症的原因

损伤因子对细胞和组织造成损伤的同时也能引起机体的炎症反应。因此,这种损伤因子也称为致炎因子。常见的致炎因子包括:

1. **生物性因子**　引起炎症最常见的原因,包括细菌、病毒、立克次体、支原体、原虫、真菌、螺旋体和寄生虫等。由生物病原体引起的炎症又称为感染(infection)。不同的病原体引起炎症的机制各不相同:细菌及其释放的内毒素和外毒素或分泌某些酶激发炎症;病毒通过在细胞内复制,致感染细胞变性坏死而引发炎症;某些病原体例如寄生虫和结核分枝杆菌,通过其抗原性诱发免疫反应而损伤组织。

2. **变态反应**　当机体免疫反应状态异常时,可引起不适当或过度的免疫反应,均可造成组织损伤而引发炎症。例如超敏反应引起的过敏性鼻炎、荨麻疹,变态反应引起的肾小球肾炎、结核病,自身免疫性损伤引起的系统性红斑狼疮、类风湿关节炎等。

3. **物理性因子**　高温、低温、机械性创伤、紫外线和放射线等。

4. **化学性因子**　包括外源性和内源性化学物质。外源性化学物质有强酸、强碱、强氧化剂和芥子气等。内源性化学物质有坏死组织的分解产物,也包括病理条件下堆积于体内的代谢产物,如尿素等。药物和其他生物制剂使用不当也可能引起炎症。

5. **组织坏死**　缺血或低氧等原因可引起组织坏死,组织坏死是潜在的致炎因子。例如,在新鲜梗死灶的边缘所出现的出血充血带,便是炎症反应。

6. **异物**　手术缝线、二氧化硅晶体或物质碎片等残留在机体组织内也可以引起炎症。

第二节　炎症局部的基本病理变化

炎症的基本病理变化包括局部组织的变质、渗出和增生。在炎症过程中,它们通常以一定的先后顺序发生,病变的早期以变质或渗出为主,病变的后期以增生为主。但变质、渗出和增生是相互联系的,一般来说,变质是损伤性过程,渗出和增生是抗损伤和修复过程。

一、变质

炎症局部组织发生的变性和坏死统称为变质(alteration)。变质是由致病因子直接作用,或由局部血液循环障碍及炎症反应产物的间接作用引起。变质可发生于实质细胞和间质细胞。实质细胞常出现的变质性变化包括细胞水肿、脂肪变性、凝固性坏死和液化性坏死等。间质成分(如纤维结缔组织)常出现的变质性变化包括黏液样变性和纤维素样坏死等。变质反应的轻重不但取决于致病因子的性质和作用强度,还取决于机体的反应状态。

二、渗出

炎症局部组织血管内的液体、蛋白质和细胞成分,通过血管壁进入组织间隙、体腔、体表和黏膜表面的过程叫渗出(exudation)。渗出的成分称为渗出物或渗出液(exudate)。渗出是炎症最具特征性的变化,将抵抗病原微生物的白细胞和血浆蛋白(例如抗体、补体、纤维素)运送到炎症病灶,在局部发挥重要的防御作用。尤其是在炎症早期阶段和急性炎症时特别明显。

炎症的渗出过程是在局部血流动力学改变及血管通透性增加的基础上发生的,炎症介质在渗出过程中发挥重要作用。

(一)血管反应

1. **血流动力学改变**　炎症过程中组织发生损伤后,很快出现血流动力学改变,即血管口径和血流量发生改变(图 3-5-1)。①细动脉短暂收缩,损伤发生后立即出现,仅持续几秒钟。②细动脉、毛细血管扩张,局部血流因而加快,血流量增加,形成动脉性充血(即炎性充血)。此时炎症区组织代谢增强,造成局部发红和发热。③随着炎症的发展,静脉端毛细血管和小静脉也扩张,血流速度由快变慢,血管通透性升

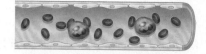
1. 正常血流

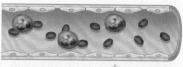
2. 血管扩张，血流加快

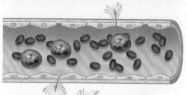
3. 血管进一步扩张，血流变慢，血浆渗出

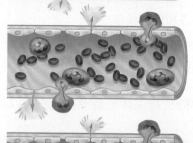
4. 血流缓慢，白细胞游出血管

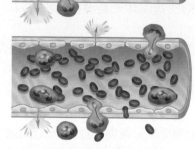
5. 血流显著缓慢，白细胞游出增多，红细胞漏出

图 3-5-1　血流动力学变化模式图

高，导致静脉性充血。此时富含蛋白质的液体渗出到血管外，使局部血管内血液浓缩，黏稠度增加。最后扩张的血管内充满红细胞，发生血流淤滞(stasis)。血流淤滞有利于白细胞靠近血管壁、黏附于血管内皮细胞表面并渗出到血管外。血流动力学改变的速度取决于致炎因子的种类和刺激强度，其发生机制与神经因素(轴突反射)、体液因素(化学介质)的作用有关。

2. **血管通透性增加**　微循环血管的通透性主要取决于血管内皮细胞的完整性。在炎症过程中，下列机制可影响血管通透性增加(图3-5-2)：

（1）内皮细胞收缩：内皮细胞在受到组胺、缓激肽、白三烯等炎性介质的刺激后，迅速发生收缩，并在内皮细胞间出现缝隙(宽0.5~1.0μm)，这是血管通透性增加的最常见原因。该过程持续时间较短(15~30分钟)，而且是可逆的，故称速发短暂反应(immediate transient response)。通常发生在细静脉，可能与细静脉的内皮细胞具有较多炎性介质受体有关。另外，炎症时缺氧及细胞因子如白细胞介素-1(IL-1)、肿瘤坏死因子和γ干扰素等，可引起内皮细胞内骨架结构重组，也会引起内皮细胞的收缩。该反应发生较晚，多在损伤后4~6小时出现，且持续时间较长，一般超过24小时。

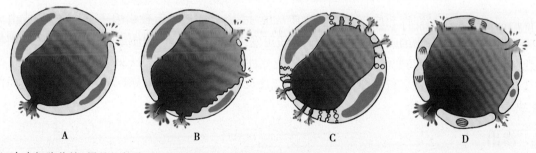

A. 内皮细胞收缩，累及细静脉；B. 内皮细胞损伤，累及全部微循环；C. 穿胞作用增强，累及细静脉；D. 再生内皮细胞，累及毛细血管。

图 3-5-2　血管通透性增加的机制模式图

（2）内皮细胞损伤：严重烧伤和化脓菌感染时可直接损伤内皮细胞，使之坏死脱落，这种损伤使血管通透性迅速增加，可持续数小时到数天，直至损伤血管形成血栓或内皮细胞修复为止，此过程称为速发持续反应(immediate sustained response)。这种损伤可累及所有微循环血管，包括毛细血管、细静脉和细动脉。另外，炎症早期黏附于内皮细胞的白细胞被激活后，所释放的活性氧代谢产物和蛋白水解酶，也可造成内皮细胞损伤和脱落。这种由白细胞介导的损伤主要发生在细静脉及肺和肾小球的毛细血管。

（3）内皮细胞穿胞作用增强：内皮细胞胞质内存在的囊泡性细胞器相互连接形成穿胞通道。穿胞作用(transcytosis)是指富含蛋白质的液体通过穿胞通道穿越内皮细胞的现象。某些因子如血管内皮生长因子(VEGF)可增加穿胞通道的数量和/或管径大小,使血管通透性增加。

(4) 新生毛细血管高通透性:在炎症修复过程中,局部内皮细胞增生形成的新生毛细血管,由于内皮细胞本身分化尚未成熟,细胞间连接不健全,加之 VEGF 等因子的作用,使新生毛细血管具有高通透性。

(二) 液体渗出

引起液体渗出的机制较为复杂,其中血管通透性增加是液体渗出的主要原因。此外,随着血管壁通透性增加,富含蛋白质的液体外渗到血管外,导致血浆胶体渗透压下降,而组织内胶体渗透压升高,以及血管扩张所引起的血管内流体静压升高等,都是导致液体渗出的原因。

1. 渗出液的成分 渗出液的成分与致炎因子、炎症部位和血管壁损伤程度等因素有关。当血管壁受损较轻时,渗出液主要为水、盐类和分子量较小的白蛋白;当血管壁受损较重时,渗出液为分子量较大的球蛋白,甚至是纤维蛋白原。

2. 渗出液与漏出液的比较 单纯因血管内流体静压升高所形成的漏出液(transudate),与炎症时的渗出液在发病机制和成分上均有不同(表 3-5-1)。但两者均可在组织内积聚形成水肿或积液。渗出液若积聚在组织间隙可形成炎性水肿(inflammatory edema),积聚到浆膜腔则形成炎性积液(inflammatory hydrops)。

表 3-5-1 渗出液和漏出液的比较

特点	渗出液	漏出液
原因	炎症	非炎症
蛋白量	>30g/L	<30g/L
细胞数	通常>500×10^6^/L	通常<100×10^6^/L
比重	>1.018(多数>1.020)	<1.018
外观	混浊	澄清
凝固性	易自凝	不自凝

3. 渗出液在炎症中的作用 通常情况下,渗出液对机体具有积极意义:①稀释和中和毒素,减轻毒素对局部组织的损伤;②为局部浸润的白细胞带来营养物质,带走代谢产物;③渗出液所含的抗体和补体等有利于杀灭病原微生物;④渗出液中的纤维蛋白原所形成的纤维蛋白(纤维素)交织成网,不仅可限制病原微生物的扩散,还有利于吞噬细胞发挥吞噬作用,纤维素网在炎症后期可成为修复的支架,并有利于成纤维细胞产生胶原纤维;⑤炎症区的病原微生物和毒素随淋巴液回流到局部淋巴结,有利于产生细胞和体液免疫。

然而,渗出液过多有压迫和阻塞等不利影响,例如肺泡内渗出液堆积可影响换气功能;心包腔或胸膜腔积液过多时,可压迫心脏或肺脏;严重的喉头水肿可引起窒息;过多的纤维素渗出不能完全吸收时,可发生机化并引起器官的粘连。

(三) 白细胞渗出

血液中的白细胞通过血管壁游出到血管外的过程,称为白细胞渗出。白细胞出现在局部组织间隙的现象称炎性细胞浸润,是炎症反应最重要的形态学特征。白细胞渗出过程,包括白细胞边集和滚动、黏附和游出、在组织中游走等阶段,并在趋化因子的作用下到达炎症灶,在局部发挥重要的防御作用(图 3-5-3)。

1. 白细胞边集和滚动 在毛细血管后小静脉,随着血流缓慢和液体的渗出,白细胞离开血管中心的轴流,到达血管的边缘部,称为白细胞边集(leukocytic margination)。靠边的白细胞与血管内皮细胞形成一过性的、可复性的黏着,并沿着内皮细胞表面翻滚,称为白细胞滚动(leukocytic rolling)。这种白细胞滚动主要与细胞表面的黏附分子有关。

黏附分子可分为四大类:选择素家族、整合素家族、免疫球蛋白超家族和钙黏蛋白家族。这些黏附分

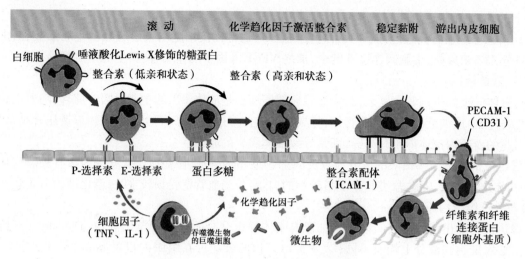

图 3-5-3 中性粒细胞的渗出过程模式图

子有些存在于内皮细胞,有些存在于白细胞,它们以受体和配体相对应的形式相互结合。介导白细胞滚动的黏附分子是选择素,内皮细胞通常不表达或低表达选择素,而炎症时感染灶内释放的细胞因子等激活内皮细胞,内皮细胞的 P 选择素和 E 选择素表达增加,通过与白细胞表面糖蛋白的唾液酸化 Lewis X 结合,介导中性粒细胞、单核细胞、T 细胞在内皮细胞表面的滚动。

2. 白细胞黏附 白细胞紧紧黏附于内皮细胞是白细胞从血管中游出的前提。该过程是由白细胞表面的整合素与内皮细胞表达的配体(免疫球蛋白超家族分子)介导的。整合素分子是由 α 和 β 亚单位组成的异二聚体,不仅介导白细胞与内皮细胞的黏附,还介导白细胞与细胞外基质的黏附。免疫球蛋白超家族分子包括两种内皮细胞黏附分子:细胞间黏附分子-1(ICAM-1)和血管细胞黏附分子-1(VCAM-1),它们分别与白细胞表面的整合素受体结合。

炎症过程中介导白细胞滚动、黏附的机制包括:黏附分子重新分布、诱导新的黏附分子合成、增加黏附分子的数目及增强彼此间的亲和性等。炎症介质和某些细胞因子可以调节这些黏附分子的表达和功能状况。如果黏附分子的表达发生缺陷,影响细胞的黏附作用,可发生反复或难以控制的感染,如白细胞黏附缺陷症。

3. 白细胞游出 白细胞穿过血管壁进入周围组织的过程,称为白细胞游出(transmigration)。白细胞黏附后,其胞质形成伪足伸入内皮细胞连接处,整个白细胞以阿米巴运动的方式逸出内皮细胞缝隙,短暂停留后,白细胞分泌胶原酶降解血管基底膜进入周围组织。白细胞和内皮细胞表面的血小板内皮细胞黏附分子-1(PECAM-1,又称 CD31),在白细胞游出过程中具有重要作用。各种白细胞都以同样的方式游出,一个白细胞需要 2~12 分钟才能完全通过血管壁。红细胞无游走能力,当血管壁损伤严重时,红细胞可通过损伤部位外漏到血管外,称作红细胞漏出,这与白细胞游出完全不同,属于被动过程。主要是由血液流体静压升高,炎症反应强烈或血管壁损伤严重等因素所致。

炎症的不同阶段游出的白细胞种类有所不同。在急性炎症的早期(6~24 小时),中性粒细胞最先游出,48 小时后则以单核细胞浸润为主,其原因在于:①中性粒细胞寿命短,24~48 小时后逐渐崩解消失,而单核细胞在组织中寿命长;②炎症的不同阶段所激活的黏附分子和化学趋化因子不同,已证实中性粒细胞能释放单核细胞趋化因子,因此中性粒细胞游出后,必然引起单核细胞游出;③中性粒细胞停止游出后,单核细胞可继续游出。此外致炎因子的不同,渗出的白细胞种类也不同,化脓菌感染以中性粒细胞浸润为主,病毒感染以淋巴细胞浸润为主,一些过敏反应以嗜酸性粒细胞浸润为主。

4. 趋化作用 白细胞向着化学刺激物做定向移动的现象,称为趋化作用(chemotaxis)。这些化学刺激物称为趋化因子(chemotactic agents)。在趋化因子的作用下,游出的白细胞不断地向炎症病灶聚集。

趋化因子有外源性和内源性两大类。最常见的外源性趋化因子是可溶性细菌产物,特别是含有 N-甲酰甲硫氨酸末端的多肽。内源性趋化因子包括补体成分(特别是 C5a)、白三烯(主要是 LTB_4)和细胞因子

（特别是 IL-8 等）。趋化因子具有特异性，有些趋化因子只吸引中性粒细胞，而另一些趋化因子则吸引单核细胞或嗜酸性粒细胞。此外不同的炎症细胞对趋化因子的反应也不同，中性粒细胞和单核细胞对趋化因子的反应较明显，而淋巴细胞对趋化因子的反应较弱。

白细胞受趋化因子的吸引、向炎症方向做定向运动，是白细胞膜上有趋化因子的受体（特异性 G 蛋白偶联受体），二者结合后，发生一系列信号传递和生化反应，使细胞内游离钙离子浓度增高，激活 GTP 酶（鸟苷三磷酸酶）和一系列激酶。这些信号导致肌动蛋白聚合并分布在细胞运动的前缘，而肌球蛋白纤维则分布在细胞后缘，白细胞通过延伸丝状伪足而拉动细胞整体，向趋化因子所在方向移动。

5. **白细胞在炎症局部的作用**　游出的白细胞聚集到炎症病灶后，可发挥吞噬作用和免疫作用，这是炎症防御反应中极其重要的一环。除此之外，白细胞也可对局部组织造成损伤和破坏。

（1）吞噬作用：白细胞吞噬病原体、组织碎片和异物的过程，称为吞噬作用（phagocytosis）。具有吞噬作用的白细胞称为吞噬细胞，主要有中性粒细胞和巨噬细胞。中性粒细胞，又称小吞噬细胞，吞噬能力较强，胞质含有丰富的中性颗粒，其内主要含髓过氧化物酶、酸性水解酶、中性蛋白酶、溶菌酶等，在杀伤、降解病原微生物过程中发挥重要作用。中性粒细胞常见于炎症早期、急性炎症和化脓性炎。炎症灶中的巨噬细胞来自血液的单核细胞和局部的组织细胞，胞质丰富，含有丰富的溶酶体，其内富含酸性磷酸酶和过氧化物酶。巨噬细胞受到外界刺激被激活后，细胞体积增大、溶酶体酶水平增高、吞噬和杀伤的能力增强，能吞噬比较大的病原体、异物、坏死组织碎片，甚至整个细胞。此外，激活的巨噬细胞还能分泌参与炎症反应的生物活性物质。巨噬细胞常见于急性炎症后期、慢性炎症，尤其是肉芽肿性炎。

吞噬过程包括识别和附着、吞入、杀伤和降解三个阶段（图 3-5-4）。

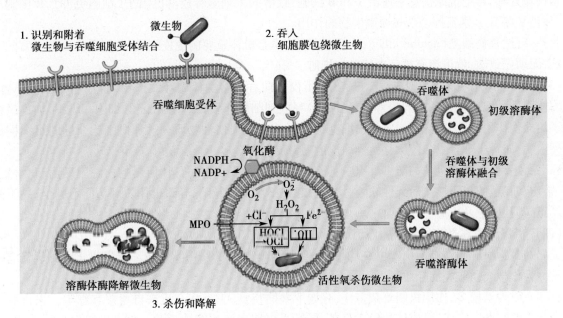

NADPH. 还原型辅酶Ⅱ；NADP+. 辅酶Ⅱ；MPO. 髓过氧化物酶。

图 3-5-4　白细胞吞噬过程模式图

①识别和附着（recognition and attachment）：调理素（opsonins）是存在于血清中的一类能增强吞噬细胞吞噬功能的蛋白质，主要包括抗体 Fc 段、补体 C3b 和凝集素。调理素包裹微生物而提高吞噬作用的过程称为调理素化。吞噬细胞借助其表面存在的调理素受体（Fc 和 C3b 受体和凝集素受体），识别并黏着调理素化的微生物，提高吞噬作用。个别整合素受体（如 Mac-1 或 CR3）可直接识别细菌的脂多糖，无须借助调理素，此现象称为非调理素化吞噬。②吞入（engulfment）：吞噬细胞表面附着调理素化的细菌等颗粒状物体后，胞质便伸出伪足，随着伪足的延伸和相互融合，由吞噬细胞膜包围吞噬物形成泡状小体，即吞噬体（phagosome）。吞噬体逐渐脱离细胞膜进入细胞内部，并与初级溶酶体颗粒融合，形成吞噬溶酶体（phagolysosome）。③杀伤和降解（killing and degradation）：进入吞噬溶酶体的细菌可被依赖氧的机制和不

依赖氧的机制杀伤和降解。

依赖氧的机制主要是通过活性氧代谢产物杀伤微生物。这个过程使白细胞的耗氧量激增，可达正常的 $2\sim20$ 倍，并激活白细胞还原型辅酶Ⅱ（NADPH）氧化酶，后者使 NADPH 氧化而产生超氧负离子（O_2^-）。大多数超氧负离子经自发性歧化作用转变为过氧化氢（H_2O_2）。H_2O_2 不足以杀灭细菌，中性粒细胞胞质内的嗜天青颗粒中含有髓过氧化物酶（MPO），MPO 可催化 H_2O_2 和 Cl^- 产生次氯酸（$HOCl\cdot$）。

$$2O_2+NADPH \xrightarrow{\text{NADPH 氧化酶}} 2O_2^-+NADP^++H^+$$

$$H_2O_2+Cl^- \xrightarrow{\text{MPO}} HOCl\cdot+H_2O$$

$HOCl\cdot$ 是强氧化剂和杀菌因子。H_2O_2-MPO-卤素体系是中性粒细胞最有效的杀菌系统。活性氮（主要是 NO）也参与微生物杀伤，作用机制与活性氧相似。

对微生物的杀伤还可以通过不依赖氧机制，如溶酶体内的细菌通透性增加蛋白（bacterial permeability-increasing protein，BPI），通过激活磷脂酶和降解细胞膜磷脂，使细菌外膜通透性增加杀伤病原微生物。还有溶菌酶等也有溶解细菌细胞壁的作用。微生物被杀伤后，在吞噬溶酶体内被酸性水解酶降解。

通过吞噬作用，大多数病原微生物被杀伤和降解。但有些病原微生物（如结核分枝杆菌）虽被吞噬却不一定被杀伤，在吞噬细胞内处于静止状态，且不易受抗生素和机体防御作用的影响。一旦机体抵抗力下降，这些病原微生物又能迅速繁殖，并可随吞噬细胞的游走在体内播散。

（2）免疫作用：发挥免疫作用的细胞主要为单核细胞、淋巴细胞和浆细胞。抗原进入机体后，巨噬细胞将其吞噬处理，再把抗原信息呈递给 T 和 B 细胞，致敏的 T 细胞释放淋巴因子（细胞免疫），B 细胞产生抗体（体液免疫），分别发挥杀伤病原微生物的作用。

此外，自然杀伤细胞（natural killer cell，NK 细胞）也是机体重要的免疫细胞，其胞质内含有丰富的嗜天青颗粒，无须先致敏，就可溶解被病毒感染的细胞。

（3）组织损伤作用：白细胞在吞噬过程中，不仅向吞噬溶酶体内释放产物，而且还可以将产物（例如溶酶体酶、活性氧自由基、前列腺素、白三烯等）释放到细胞外间质中，损伤正常细胞和组织，加重最初致炎因子的损伤作用。此外，坏死崩解的白细胞也能释放大量损伤性物质。这种白细胞介导的组织损伤见于多种疾病，如肾小球肾炎、哮喘、移植排斥反应、肺纤维化等。

综上所述，白细胞在机体的防御反应中具有极为重要的核心作用。任何影响白细胞黏附、化学趋化、吞入、杀伤和降解的先天性或后天性缺陷，均可引起白细胞功能缺陷，导致机体防御功能不健全，易于感染或反复感染，甚至危及生命。

（四）炎症介质在炎症过程中的作用

炎症的血管反应和白细胞反应主要是通过一系列化学因子的作用实现的。参与和介导炎症反应的化学因子称为化学介质或炎症介质（inflammatory mediator）。

炎症介质种类繁多，作用机制复杂多样，有如下共同特点：①炎症介质来自血浆和细胞。来自血浆的炎性介质主要在肝脏合成，以前体的形式存在，需经蛋白酶水解才能被激活。来自细胞的炎症介质，常以颗粒的形式储存于细胞内，需要的时候释放到细胞外，或在致炎因子作用下由细胞合成并释放。②多数炎症介质通过与靶细胞表面的受体结合发挥其生物活性，但某些炎症介质本身具有酶活性（如溶酶体蛋白酶）或能介导氧代谢产物造成组织损伤等作用。③炎症介质可刺激靶细胞产生次级炎症介质，从而使初级炎症介质的作用放大或被抵消。④一种炎症介质可作用于一种或多种靶细胞，对不同的细胞和组织产生不同的作用。⑤多数炎症介质半衰期很短，被激活或释放到细胞外后，很快被相关酶降解灭活，或被拮抗分子抑制或清除。

1. 细胞释放的炎症介质

（1）血管活性胺：包括组胺（histamine）和 5-羟色胺（serotonin，5-HT），储存在细胞的分泌颗粒中，在急性炎症反应时最先释放。

组胺主要存在于肥大细胞和嗜碱性粒细胞的颗粒中，也存在于血小板内，当接受刺激时，它们通过脱颗粒方式释放出来。能引起组胺释放的刺激因子包括:引起损伤的冷、热等物理因子,免疫反应,补体片段(C3a 和 C5a),白细胞来源的组胺释放蛋白,某些神经肽(如 P 物质),细胞因子(如 IL-1 和 IL-8)等。组胺可使细动脉扩张和细静脉通透性增加,对嗜酸性粒细胞具有趋化作用。

5-HT 主要存在于血小板和肠嗜铬细胞。当血小板与胶原纤维、凝血酶、免疫复合物等接触后,血小板发生聚集并释放 5-HT,其作用主要与血管通透性增加有关。

(2) 花生四烯酸代谢产物:花生四烯酸(arachidonic acid,AA)是存在于细胞膜磷脂分子中的二十碳不饱和脂肪酸。在致炎因子作用下,细胞的磷脂酶被激活,使 AA 从细胞膜磷脂中释放出来。AA 本身无炎症介质作用,当 AA 释放后通过环氧合酶途径产生前列腺素和凝血素,以及通过脂质氧合酶途径产生白三烯和脂质素等代谢产物,从而发挥炎症介质作用(图 3-5-5)。

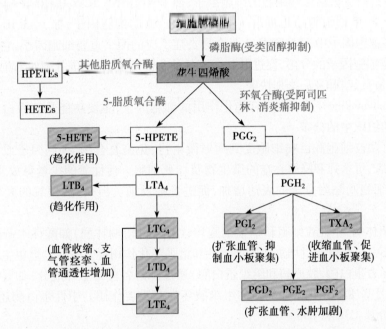

HPETEs. 羟基过氧二十碳四烯酸;HETEs. 羟基二十碳四烯酸;5-HPETE. 5-羟基过氧二十碳四烯酸;5-HETE. 5-羟基二十碳四烯酸;PGE$_2$、PGD$_2$、PGF$_2$、PGI$_2$. 前列腺素 E$_2$、D$_2$、F$_2$、I$_2$;LTA$_4$、LTB$_4$、LTC$_4$、LTD$_4$、LTE$_4$. 白三烯 A$_4$、B$_4$、C$_4$、D$_4$、E$_4$;TXA$_2$. 凝血素 A$_{2B}$

图 3-5-5　炎症过程中花生四烯酸的代谢

前列腺素(prostaglandins,PG)是 AA 通过环氧合酶途径生成的代谢产物,包括 PGE$_2$、PCD$_2$、PGF$_2$、PGI$_2$ 和凝血素 A$_2$(TXA$_2$)等,分别由特异性酶作用于中间产物而产生。由于不同细胞含有不同的酶,所以不同细胞产生的 AA 代谢产物不同。在血小板内产生凝血素 A$_2$(TXA$_2$),能够使血小板聚集和血管收缩;在肥大细胞、巨噬细胞和血管内皮细胞内产生 PGE$_2$、PGD$_2$、PGF$_2$ 和 PGI$_2$ 等,使血管扩张、水肿加剧、引起发热和疼痛等作用。临床上的解热镇痛药物就是通过对环氧化酶的抑制作用和减少 PG 合成控制炎症的发展。

白三烯(leukotriene,LT)是 AA 通过脂质氧合酶途径产生的,AA 首先转化为 5-羟基过氧二十碳四烯酸(5-HPETE),然后再转化为 5-羟基二十碳四烯酸(5-HETE)以及白三烯 LTA$_4$、LTB$_4$、LTC$_4$、LTD$_4$、LTE$_4$ 等。5-HETE 是中性粒细胞的趋化因子。LTB$_4$ 是中性粒细胞的趋化因子和白细胞功能反应(黏附于内皮细胞、产生氧自由基和释放溶酶体酶)的激活因子。LTC$_4$、LTD$_4$、LTE$_4$ 主要由肥大细胞产生,能引起血管收缩、支气管痉挛和血管通透性增加。药物齐留通(zileuton)是通过抑制脂质氧合酶,抑制白三烯的产生,用于治疗哮喘。

脂质素(lipoxins,LX)也是 AA 通过脂质氧合酶途径产生的,是白三烯的内源性拮抗剂。主要功能是抑制中性粒细胞的黏附及趋化反应,与炎症的消散有关。

(3) 血小板激活因子(platelet activating factor,PAF):PAF 来源于肥大细胞、嗜碱性粒细胞、中性粒细胞、单核巨噬细胞、血管内皮细胞及血小板本身,是一种具有生物活性的磷脂类炎症介质,能激活血小板、增加血管通透性及引起支气管收缩等作用。PAF 在极低浓度下可使血管扩张和小静脉通透性增加,还可促进白细胞与内皮细胞黏附及白细胞趋化和脱颗粒反应。人工合成的 PAF 受体的拮抗剂可抑制炎症反应。

(4) 细胞因子(cytokines):是由多种细胞产生的多肽类物质,主要由激活的淋巴细胞和巨噬细胞产生,不仅参与免疫反应,还可以影响和调节其他炎症细胞的功能。这些细胞因子可分为:①调节淋巴细胞的细胞因子,如 IL-2、IL-4 促进淋巴细胞生长;②调节自然免疫的细胞因子,如肿瘤坏死因子-α(TNF-α)、IL-1β 和干扰素(IFN)等;③激活巨噬细胞的细胞因子,如 IFN-γ、TNF、IL-5、IL-10 等;④对白细胞有趋化作用的细胞因子,如 IL-8、单核细胞趋化蛋白-1 等;⑤刺激造血的细胞因子,如 IL-3、IL-7 和集落刺激因子(CSF)等。以上诸多细胞因子中 TNF 和 IL-1 是介导炎症反应的两个重要细胞因子,它们可以促进内皮黏附分子的表达及其他细胞因子的分泌,促进肝脏合成各种急性期蛋白,促进骨髓向末梢血循环释放中性粒细胞,并可引起患者发热、嗜睡及心率加快等。

化学趋化因子(chemokines)是一类具有趋化作用的细胞因子,主要功能是刺激白细胞渗出及调控白细胞在淋巴结和其他组织中的分布。

(5) 活性氧:中性粒细胞和巨噬细胞受到病原微生物、免疫复合物、细胞因子或其他炎症因子刺激后,合成和释放活性氧,可杀死和降解吞噬的微生物及坏死细胞。活性氧的少量释放能使趋化因子、细胞因子、内皮细胞与白细胞间黏附分子的表达增加,促进炎症反应。但是,活性氧的大量释放可引起组织损伤。

(6) 白细胞溶酶体酶:中性粒细胞和单核细胞均含有多种溶酶体酶,如酸性水解酶、中性蛋白酶、溶菌酶等,作用广泛,其中一些可通过增加血管通透性和增强趋化作用促发炎症。但更主要的作用是破坏组织,如中性蛋白酶(弹力蛋白酶、胶原酶和组织蛋白酶)通过降解各种细胞外成分(如胶原纤维、基底膜、纤维素、弹力蛋白和软骨基质),在化脓性炎症的组织破坏中起重要作用。中性蛋白酶还能直接剪切 C3 和 C5 而产生血管活性介质 C3a 和 C5a。

(7) 神经肽:神经肽(如 P 物质)是小分子蛋白,存在于肺和胃肠道的神经纤维,能使血管扩张和血管通透性增加,还能传导疼痛,调节血压及免疫细胞和内分泌细胞的激活。

2. 血浆中的炎症介质　血浆中存在着三种相互关联的系统,即激肽、补体和凝血系统/纤维蛋白溶解系统。当血管内皮损伤处暴露的胶原、基底膜等激活Ⅻ因子后,可以启动与炎症有关的该三大系统。

(1) 激肽系统:被激活的Ⅻ因子,使前激肽原酶转变成激肽原酶,后者可使高分子量的激肽原裂解转化为缓激肽(bradykinin)。缓激肽是激肽系统激活的最终产物,能使细动脉扩张、血管通透性增加,还可引起血管以外的平滑肌收缩,并可引起疼痛。

(2) 补体系统:补体系统由 20 多种血浆蛋白质组成。补体在血浆中以非激活的形式存在,可通过经典途径(抗原-抗体复合物)、替代途径(病原微生物表面分子,例如内毒素或脂多糖)和凝集素途径激活。补体是机体抵抗病原微生物的重要因子,其中 C3 和 C5 的激活最重要,其裂解片段 C3a 和 C5a,能使肥大细胞释放组胺,引起血管扩张和血管通透性增加。C5a 还使中性粒细胞和单核细胞进一步释放炎症介质,且对中性粒细胞和单核细胞具有强烈的趋化作用,并促使中性粒细胞黏附于血管内皮。C3b 具有调理素作用,能增强吞噬细胞的吞噬功能。

(3) 凝血系统/纤维蛋白溶解系统:Ⅻ因子被激活后,启动激肽系统同时,还能启动凝血系统和纤维蛋白溶解系统。凝血过程中,凝血酶原转变为凝血酶,凝血酶可使纤维蛋白原形成纤维蛋白,并释放纤维蛋白多肽。凝血酶可以促进白细胞黏附和成纤维细胞增生,还可以剪切 C5 产生 C5a;纤维蛋白多肽可以提高血管通透性,并对白细胞有趋化作用。凝血因子Ⅹ形成凝血因子Ⅹa,能促进血管通透性增加及白细胞游出。

纤维蛋白溶解系统启动后,激活纤维蛋白溶酶(plasmin),可溶解纤维蛋白,形成纤维蛋白降解产物,具有提高血管通透性的作用;同时纤维蛋白溶酶还使 C3 降解产生 C3a。

主要炎性介质的作用见表 3-5-2。

表 3-5-2　主要炎性介质的作用及种类

功能	炎症介质种类
血管扩张	组胺、缓激肽、前列腺素、NO
血管通透性增高	组胺、5-羟色胺、缓激肽、C3a、C5a、白三烯 C_4、白三烯 D_4、白三烯 E_4、血小板激活因子、P 物质
趋化作用	肿瘤坏死因子、白细胞介素-1、C5a、白三烯 B_4、细菌产物、化学趋化因子(白细胞介素-8 等)
发热	前列腺素、白细胞介素-1、白细胞介素-6、肿瘤坏死因子
疼痛	前列腺素、缓激肽、P 物质
组织损伤	白细胞溶酶体酶、活性氧、NO

三、增生

致炎因子和炎症区内代谢产物的长期作用下,炎症局部的实质细胞和间质细胞可发生增生(proliferation)。通常在炎症后期和慢性炎症时,增生改变较明显。实质细胞的增生包括慢性鼻炎时鼻黏膜上皮细胞和腺体的增生,慢性肝炎中的肝细胞增生等。间质细胞的增生包括巨噬细胞、内皮细胞和成纤维细胞的增生,如溃疡时成纤维细胞和血管内皮细胞增生可形成炎性肉芽组织。实质细胞和间质细胞的增生是相应的生长因子刺激的结果。炎性增生是一种防御反应,具有限制炎症扩散和修复组织的作用。但过度的纤维组织增生,可使原有的组织遭受破坏,影响器官的功能,如慢性病毒性肝炎所致的肝硬化。

第三节　炎症的病理类型

任何炎症中都有变质、渗出、增生这三种基本病变,但依炎症的病因、发生部位、机体的免疫状态及病程的不同,往往以其中一种病变为主。因此,根据炎症的基本病变性质,将炎症分为变质性炎、渗出性炎和增生性炎。

一、变质性炎

以组织和细胞的变性、坏死为主要病变特征的炎症,渗出和增生改变相对较轻,多见于急性炎症。变质性炎常发生于肝、肾、心、脑等实质性器官,多见于某些重症感染、变态反应和中毒等,由于病变器官的实质细胞变性、坏死明显,常引起相应器官的功能障碍。例如急性重型病毒性肝炎,肝细胞广泛坏死,可出现严重的肝功能障碍;流行性乙型脑炎,以神经细胞广泛变性、坏死为主,造成严重的中枢神经系统功能障碍。

二、渗出性炎

以渗出为主要病变特征的炎症,多为急性炎症。由于致炎因子不同,以及病变部位的组织结构和功能特点、机体的反应性等的不同,炎症区渗出物的成分也不同。根据渗出物的主要成分和病变特点,渗出性炎可分为浆液性炎、纤维素性炎、化脓性炎和出血性炎。

(一)浆液性炎

浆液性炎(serous inflammation)以浆液渗出为特点,渗出的液体主要来自血浆,含有 3%~5% 的蛋白质(主要为白蛋白),同时混有少量中性粒细胞和纤维素及脱落的上皮细胞。浆液性炎常发生于黏膜、浆膜、滑膜、皮肤和疏松结缔组织等。黏膜的浆液性炎又称浆液性卡他性炎,卡他(catarrh)是渗出物沿黏膜表面向下流动(出)的意思,如感冒初期流出大量清鼻涕。浆膜的浆液性炎如渗出性结核性胸膜炎,可引起胸腔积液。滑膜的浆液性炎如风湿性关节炎,可引起关节腔积液。皮肤的浆液性渗出物积聚在表皮内和表皮下可形成水疱,例如Ⅱ度烧伤或擦伤时引起的皮肤水疱。浆液性渗出物弥漫浸润疏松结缔组织,局部可出现炎性水肿,如脚扭伤引起的局部炎性水肿。黏膜或浆膜的浆液性炎,上皮细胞和间皮细胞可发生变性、坏死和脱落。

浆液性炎一般较轻,渗出的浆液可由淋巴管和血管吸收消散,局部轻微的上皮组织损伤也易于修复。浆液性渗出物过多可产生不利影响,甚至导致严重后果。如喉头浆液性炎,造成的喉头水肿可引起窒息;胸膜和心包腔大量浆液渗出,可影响呼吸和心功能。

(二) 纤维素性炎

纤维素性炎(fibrinous inflammation)以纤维蛋白原渗出为主,继而形成纤维蛋白(即纤维素)。在 HE 切片中,纤维素呈红染、颗粒状或条索状、交织成网状,常混有中性粒细胞和坏死细胞碎片。纤维素性炎多由细菌毒素(如白喉杆菌、痢疾杆菌和肺炎球菌的毒素)或各种内源性和外源性毒素(如尿毒症的尿素和汞中毒)引起。此类致炎因子对血管壁的损伤较为严重,导致大量纤维蛋白原渗出。纤维素性炎易发生于黏膜、浆膜和肺组织。黏膜的纤维素性炎,常见于上呼吸道和肠道,渗出的纤维素、中性粒细胞和坏死黏膜组织及病原菌等形成一层灰白色膜状物,覆盖在黏膜表面称"伪膜",故又称伪膜性炎(pseudomembranous inflammation)。发生于气管黏膜的伪膜性炎(如气管白喉),由于伪膜与黏膜损伤部连接松散,容易脱落可引起窒息,称为浮膜性炎;发生于咽喉部黏膜处(如咽白喉),由于伪膜与深部组织结合较牢固不易脱落,称为固膜性炎(图 3-5-6)。发生于浆膜的纤维素性炎,如纤维素性心外膜炎,由于心脏的搏动,致心外膜处渗出的纤维素被牵拉成无数绒毛状,覆盖于心脏表面形成"绒毛心"(图 3-5-7)。发生于肺组织的纤维素性炎,例如大叶性肺炎,在肺泡腔内由大量纤维素和中性粒细胞的渗出引起肺实变。

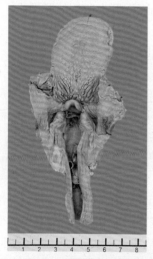

图 3-5-6　白喉
咽喉黏膜表面有假膜覆盖。

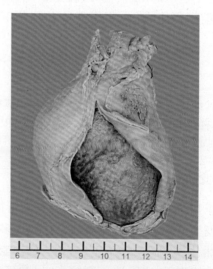

图 3-5-7　纤维素性心外膜炎(绒毛心)
心外膜表面附着的纤维素似绒毛状。

当渗出的纤维素较少时,可被中性粒细胞释放的纤维蛋白水解酶溶解吸收;若渗出的纤维素过多、中性粒细胞渗出过少,或组织内抗胰蛋白酶(抑制蛋白水解酶活性)含量过多时,纤维素则难以完全溶解吸收,而发生机化,例如发生在胸膜时引起胸膜增厚和粘连;发生在大叶性肺炎时形成肺肉质变;绒毛心时,由于心包壁层和脏层发生纤维素性粘连,导致心包腔闭锁,可严重影响器官的功能。

(三) 化脓性炎

化脓性炎(suppurative or purulent inflammation)以中性粒细胞渗出为主,并伴有不同程度的组织坏死和脓液形成为特点。化脓性炎多由化脓菌(如葡萄球菌、链球菌、脑膜炎双球菌、大肠埃希菌)感染所致,亦可由组织坏死继发感染产生。

病灶中的中性粒细胞容易变性、坏死,释放出蛋白水解酶,使坏死组织液化,形成灰黄色或黄绿色混浊的凝乳状液体,称为脓液(pus)。脓液形成的过程称为化脓,变性、坏死的中性粒细胞称为脓细胞。脓液中除含有脓细胞外,还含有细菌、坏死组织碎片和少量浆液。由葡萄球菌引起的脓液较为浓稠,由链球菌引起的脓液较为稀薄。依据病因和发生部位不同,把化脓性炎分为表面化脓和积脓、蜂窝织炎和脓肿等类型。

1. **表面化脓和积脓**　发生于黏膜和浆膜表面的化脓性炎称表面化脓。黏膜的化脓性炎又称脓性卡他性炎,此时中性粒细胞主要向黏膜或浆膜表面渗出,深部组织无明显炎性细胞浸润。如化脓性尿道炎和化脓性支气管炎,渗出的脓液可沿尿道、支气管排出体外。当化脓性炎发生于浆膜腔、胆囊、阑尾和输卵管时,脓液不能排除而积存于管腔内,称为积脓(empyema),如胸腔积脓、胆囊积脓等。

2. **蜂窝织炎(phlegmonous inflammation)**　蜂窝织炎是发生于疏松结缔组织的弥漫性化脓性炎,常见于皮肤、肌肉和阑尾。蜂窝织炎主要由溶血性链球菌引起,链球菌能分泌透明质酸酶降解疏松结缔组织中的透明质酸,分泌链激酶溶解纤维素。因此,细菌易于通过组织间隙和淋巴管扩散。表现为炎症病变组织内有大量中性粒细胞弥漫性浸润,与周围组织界限不清,局部组织一般不发生明显的坏死和溶解(图3-5-8)。

3. **脓肿(abscess)**　发生在器官或组织内的局限性化脓性炎症,主要特征为局部组织发生溶解坏死,形成充满脓液的腔。脓肿主要由金黄色葡萄球菌感染引起,其产生的毒素能使局部组织坏死,继而渗出的大量中性粒细胞崩解后释放蛋白溶解酶,使坏死组织液化,形成含有脓液的空腔。金黄色葡萄球菌还可产生凝血酶,使渗出的纤维蛋白原转变成纤维素,包裹病灶,因而病变较局限。此外,金黄色葡萄球菌具有层粘连蛋白受体,易黏附于血管壁,并通过血管壁进入血流被带到他处,形成迁徙性脓肿(图3-5-9)。

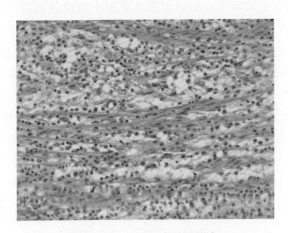

图3-5-8　蜂窝织炎性阑尾炎
阑尾肌层内大量中性粒细胞弥漫性浸润。

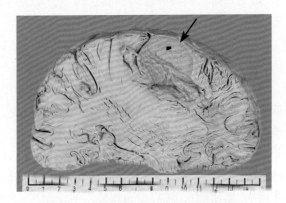

图3-5-9　脑脓肿(箭头所示为脑脓肿腔)

早期脓肿周围有充血、水肿和大量炎性细胞浸润。经过一段时间后,脓肿周围由大量增生的肉芽组织和纤维结缔组织包绕形成脓肿膜。脓肿膜具有吸收脓液,限制炎症扩散的作用。小脓肿可通过吸收自行消散,较大脓肿由于脓液过多,吸收困难,常需要切开排脓或穿刺抽脓。残存的脓腔常由肉芽组织增生修复,最后形成瘢痕。

脓肿多发生于皮肤和内脏。疖(furuncle)是毛囊、皮脂腺及其周围组织发生的脓肿。疖中心部分液化变软后,脓液便可破出。痈(carbuncle)是多个疖的融合,在皮下脂肪和筋膜组织中形成许多相互沟通的脓肿,病变范围较大且深,患者中毒症状常较明显,必须及时切开排脓。

发生在皮肤或黏膜的化脓性炎,由于局部皮肤或黏膜坏死脱落,可形成局部组织缺损,称为溃疡(ulcer)。深部脓肿向体表或自然管道穿破,只有一个开口,另一端为盲端的管道,称为窦道(sinus)。深部脓肿在一端穿破皮肤同时,另一端也可穿破自然管道或空腔脏器,在组织内形成两端相通的管道,称为瘘管(fistula)。例如肛门周围组织的脓肿,若只向局部皮肤穿破则形成肛旁窦道,若同时还向直肠管穿破,使皮肤和肠腔相通,则形成肛瘘。窦道或瘘管的管壁由肉芽组织增生形成,因管道中不断排出脓性渗出物,不易愈合。

（四）出血性炎

出血性炎（hemorrhagic inflammation）是一种伴以出血为特征的渗出性炎症。炎症病灶的血管损伤严重，渗出物中含有大量红细胞。主要由某些毒力很强的病原微生物引起，常见于流行性出血热、钩端螺旋体病和鼠疫等。

上述各型炎症可以单独发生，也可以两种类型并存，如浆液性纤维素性炎、纤维素性化脓性炎等。另外，在炎症的发展过程中，一种炎症类型可以转变成另一种炎症类型，如浆液性炎可以转变成纤维素性炎或化脓性炎。

三、增生性炎

以组织、细胞增生为主要病变特征的炎症，同时伴有不同程度的变质和渗出性变化。增生性炎一般呈慢性经过，多为慢性炎症。增生性炎包括非特异性增生性炎和特异性增生性炎（又称肉芽肿性炎）。

（一）非特异性增生性炎

非特异性增生性炎又称一般慢性炎症。主要形态特点是：①炎症灶内浸润的细胞主要是单核细胞、淋巴细胞和浆细胞；②有大量成纤维细胞和血管内皮细胞的增生，可伴有局部被覆上皮或腺上皮等实质细胞增生，以替代损伤组织。在慢性炎症中，大量纤维结缔组织的增生常伴有瘢痕形成，可造成管道性脏器的狭窄。

非特异性增生性炎的增生性病变在某些部位也可以表现为特殊的形态特征：①炎性息肉（inflammatory polyp），是在致炎因子的长期刺激下，局部黏膜上皮、腺上皮和间质组织增生形成突出于黏膜表面的肉芽肿块，根部带蒂。例如鼻息肉和肠息肉等。②炎性假瘤（inflammatory pseudotumor），由组织的炎性增生形成境界较清楚的瘤样病变，常发生于肺或其他脏器。炎性假瘤本质上是炎症，主要由肉芽组织、炎症细胞、增生的实质细胞和纤维结缔组织构成，影像学检查时，其形态与肿瘤相似，部分病例需要通过病理检查才能确诊。

单核巨噬细胞系统包括血液中的单核细胞和组织中的巨噬细胞，后者弥散分布于结缔组织或器官中，例如肝脏的库普弗细胞（Kupffer cell）、脾脏和淋巴结的窦组织细胞、肺泡的巨噬细胞、中枢神经系统的小胶质细胞等。炎症灶内的巨噬细胞主要来自血流，在急性炎症 24～48 小时后，血管中的单核细胞在黏附分子和化学趋化因子的作用下不断聚集到炎症灶，成为主要的炎症细胞。巨噬细胞可在局部增殖，同时在某些细胞因子（如巨噬细胞移动抑制因子）的作用下，可以停泊在炎症灶。巨噬细胞与单核细胞相比，其体积增大、生命期长、吞噬能力增强。

巨噬细胞在宿主防御和炎症反应中有重要作用：①吞噬、清除微生物和坏死组织；②启动组织修复，参与瘢痕形成和组织纤维化；③分泌炎症介质如 TNF、IL-1、化学趋化因子、二十烷类等，巨噬细胞是启动炎症反应、并使炎症蔓延的重要细胞；④为 T 细胞呈递抗原物质，并参与 T 细胞介导的细胞免疫反应。

淋巴细胞是慢性炎症中浸润的另一种细胞。淋巴细胞在趋化因子的介导下渗出到炎症病灶，接触到抗原后可被激活，发挥细胞和体液免疫作用。激活的淋巴细胞产生细胞因子 IFN-γ，可激活巨噬细胞。被激活的巨噬细胞又可产生细胞因子反过来激活淋巴细胞，使炎症反应周而复始，呈慢性经过。

肥大细胞在结缔组织中广泛分布，肥大细胞表面存在免疫球蛋白 IgE 的 Fc 受体，在对食物、昆虫叮咬、药物过敏反应及对寄生虫的炎症反应中起重要作用。此外，在 IgE 介导的炎症反应和寄生虫引起的炎症中，嗜酸性粒细胞的浸润也很明显。嗜酸性粒细胞在化学趋化因子 cotaxin 的作用下，聚集到炎症病灶处。其胞质内嗜酸性颗粒中含有的嗜碱性蛋白，对寄生虫有独特的毒性，能引起哺乳类上皮细胞的溶解，在免疫反应中损伤组织。

（二）肉芽肿性炎

肉芽肿性炎（granulomatous inflammation）是以炎症局部巨噬细胞及其衍生细胞增生为主，形成境界清楚的结节状病灶(即肉芽肿,granuloma)为特征的一种特殊类型的慢性炎症。肉芽肿直径一般在 0.5~2mm。巨噬细胞衍生的细胞包括上皮样细胞和多核巨细胞。不同致病因子引起的肉芽肿往往形态不同,常可根据肉芽肿形态特点作出病因诊断,例如根据典型的结核结节可诊断结核病。如果肉芽肿形态不典型,确定病因还需要辅以特殊检查,如抗酸染色、细菌培养、血清学检查及聚合酶链反应(PCR)等。

1. **肉芽肿性炎的常见类型**

(1)感染性肉芽肿:由生物病原体如结核分枝杆菌、麻风杆菌、伤寒杆菌、梅毒螺旋体、真菌和寄生虫感染等引起。常形成有特殊结构的结节状病灶,具有一定的诊断意义。例如结核分枝杆菌引起的结核结节,主要由大量的上皮样细胞、朗汉斯巨细胞及淋巴细胞组成;伤寒时形成伤寒肉芽肿(伤寒小结),主要由伤寒细胞聚集组成;风湿病时形成风湿小体,主要由风湿细胞及淋巴细胞等组成。

(2)异物性肉芽肿:由外科手术缝线、石棉、铍、滑石粉、隆乳术的填充物等引起的肉芽肿。病变以异物为中心,周围有大量巨噬细胞、异物巨细胞、成纤维细胞和淋巴细胞等,形成结节状病灶。

(3)原因不明的肉芽肿:如结节病肉芽肿,一种以非干酪样坏死性上皮细胞肉芽肿,影响肺和全身淋巴系统,具有明显的纤维化和玻璃样变性倾向。

2. **肉芽肿的主要细胞成分**　在肉芽肿形成过程中,聚集的巨噬细胞被细胞因子(主要为 IFN-γ)激活,可演化成具有诊断意义的上皮样细胞和多核巨噬细胞。

上皮样细胞体积较大,胞质丰富,呈淡粉色,细胞核呈圆形或长圆形,染色浅淡,核内可有 1~2 个小核仁。因这种细胞形态与上皮细胞相似,故称上皮样细胞(epithelioid cells)。

多核巨细胞体积很大,细胞核的形态与上皮样细胞相似,核数目可达几十个,甚至几百个,是由上皮样细胞融合而来。若细胞核排列于细胞周边呈马蹄形或环形,胞质丰富,是朗汉斯巨细胞(Langhans giant cell)的特点,若细胞核杂乱无章地分布于细胞内,是异物巨细胞的特点(图 3-5-10)。

3. **肉芽肿性炎病理变化举例**　以结核结节为例,典型的肉芽肿中央常为干酪样坏死,周围为大量的上皮样细胞呈放射状排列,其间散在数量不等的朗汉斯巨细胞,再向外为大量浸润的淋巴细胞、增生的成纤维细胞和胶原纤维共同构成(图 3-5-11)。

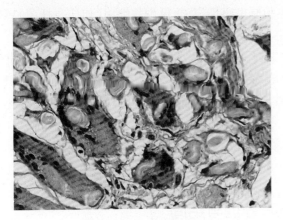

图 3-5-10　异物肉芽肿
主要由异物巨细胞组成。

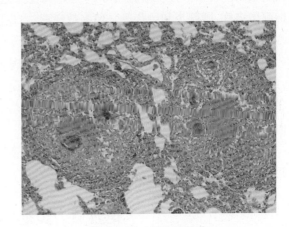

图 3-5-11　肺结核结节
结节境界清楚,中央有干酪样坏死,周围有上皮样细胞和朗汉斯巨细胞。

第四节　炎症的局部表现和全身反应

一、炎症的局部表现

炎症局部常表现为红、肿、热、痛和功能障碍,以体表的急性炎症最为明显。

1. **红**　炎症早期由于动脉性充血,局部血液内氧合血红蛋白含量多,组织呈鲜红色。后期血流缓慢、血流停滞,血液内还原血红蛋白增多,渐渐变成暗红色。

2. 肿　急性炎症时,由于充血和炎性渗出物的产生,炎症区明显肿胀;慢性炎症时,由于局部组织和细胞的增生也可以引起肿胀。

3. 热　体表的炎症局部温度较高于周围组织,是由于局部动脉性充血、血流加快,代谢增强及产热增多所致。

4. 痛　局部疼痛与多种因素有关,主要由前列腺素、5-羟色胺、缓激肽等炎性介质刺激所致。炎症局部组织肿胀、张力增高,压迫和牵拉神经末梢也引起疼痛。

5. 功能障碍　局部细胞变性坏死,代谢的异常,炎性渗出物引起的机械性阻塞、压迫和疼痛,均可引起炎症区或受累器官的功能障碍。疼痛也可影响肢体的活动功能。

二、炎症的全身反应

当炎症局部的病变比较严重,特别是病原微生物在体内蔓延扩散时,常出现明显的全身性反应。

1. 发热　由外源性和内源性致热原共同作用所致。细菌毒素、某些病毒等外源性致热原,可以刺激白细胞释放内源性致热原,如IL-1和TNF。内源性致热原作用于下丘脑的体温调节中枢,通过提高局部环氧合酶水平,促进花生四烯酸产生前列腺素E而引起发热。一定程度的发热,可增强机体代谢,使吞噬细胞的吞噬作用增强,促进抗体形成,有利于增强机体防御功能。但体温过高,会影响机体正常代谢过程,引起各系统尤其是神经系统的功能障碍,可引起严重后果,甚至危及生命。

2. 末梢血白细胞计数增多　炎症反应最常见表现,特别是细菌感染时,白细胞数可达$(15\,000 \sim 20\,000) \times 10^6/L$,若达到$(40\,000 \sim 100\,000) \times 10^6/L$,则称为类白血病反应。IL-1和TNF促使白细胞从骨髓储存库释放加快,导致末梢血中相对不成熟的杆状核中性粒细胞所占比例增加,即"核左移"现象。如果持续感染,还能促进集落刺激因子的产生,引起骨髓造血前体细胞的增殖。

末梢血中白细胞反应的种类与感染的病原体有关。多数细菌感染时中性粒细胞明显增多;寄生虫感染和过敏反应时嗜酸性粒细胞增多;一些病毒感染选择性地引起单核巨噬细胞或淋巴细胞比例增多,如单核细胞增多症、腮腺炎和风疹等。但多数病毒、立克次体和原虫感染,甚至极少数细菌(如伤寒杆菌)感染时,末梢血白细胞计数减少。

3. 单核巨噬细胞系统增生　炎症病灶内的病原微生物、组织崩解产物等可经淋巴管进入局部淋巴结,或经血流到达全身其他单核巨噬细胞系统,促使巨噬细胞增生,吞噬功能增强。脾脏、淋巴组织中的T、B细胞也可增生,能释放淋巴因子和抗体形成。临床上常见炎症灶局部淋巴结肿大,有时肝、脾也肿大。

4. 实质器官病变　炎症较严重时,心、肝、肾等实质器官出现不同程度的代谢障碍,造成组织损伤,可引起器官的功能障碍。

第五节　炎症的临床分型与结局

在炎症过程中,由于致炎因子的性质和数量、机体的抵抗力和反应性,以及防治的条件等诸多因素影响,炎症有不同的经过和结局。

一、炎症的临床分型

根据炎症持续时间(病程)的长短可分为超急性炎症、急性炎症、亚急性炎症和慢性炎症。

1. 超急性炎症(peracute inflammation)　超急性炎呈暴发性经过,整个病程数小时至数天,炎症反应剧烈,短期内引起组织和器官严重损伤,甚至导致机体死亡。局部常以变质和渗出性病变为主,多属于变态反应性损伤。如器官移植超急性排斥反应,在接通血管后数分钟即可引起移植器官或组织严重坏死。

2. **急性炎症(acute inflammation)** 急性炎症起病急,病程短,一般数天至一个月。通常以变质和渗出性病变为主,浸润的炎症细胞主要为中性粒细胞。急性炎症常伴有典型的局部表现,如红、肿、热、痛和功能障碍。全身反应主要表现为发热和末梢血白细胞计数升高,特别是感染性炎症疾病。

3. **慢性炎症(chronic inflammation)** 慢性炎症的病程长,持续数周或超过半年,其中炎症反应、组织损伤和修复反应连绵不断、反复发生,甚至长达数年。慢性炎症可由急性炎症迁延而来,也可单独发生。一般临床症状不明显,局部病灶多以增生性病变为主,组织的再生修复明显,变质和渗出性改变较轻,浸润的炎症细胞多为淋巴细胞、浆细胞和巨噬细胞等。慢性炎症也可转为急性炎症,称为慢性炎症急性发作。

4. **亚急性炎症(subacute inflammation)** 某些炎症的临床经过介于急性炎症与慢性炎症之间,称为亚急性炎症。多数由急性炎症转化而来,如亚急性重型肝炎,病程经过一到数月后,除有大片肝细胞坏死外,也有肝细胞再生结节形成。

二、炎症的结局

通过机体的防御反应及积极有效的治疗,大多数急性炎症能够痊愈,少数迁延为慢性炎症,极少数可蔓延扩散到全身。

(一) 痊愈

在炎症过程中病因清除后,若少量炎性渗出物和坏死组织可被溶解吸收,通过周围正常细胞的再生,可完全恢复原来组织的形态和功能,称为完全愈复。若组织坏死范围较大,渗出物不能完全吸收和排出,或周围的细胞和组织再生能力有限,则由肉芽组织增生修复,病变组织的形态结构和功能不能完全恢复正常,称为不完全愈复。

(二) 迁延为慢性炎症

在机体抵抗力低下或治疗不适当的情况下,致炎因子在机体内持续或反复作用,不断地损伤组织造成炎症迁延不愈,使急性炎症转变成慢性炎症,如急性阑尾炎转为慢性阑尾炎。

(三) 蔓延扩散

在机体抵抗力过低,或病原微生物毒力强、数量多的情况下,病原微生物可不断繁殖,并沿组织间隙或脉管系统向周围和全身组织器官扩散。

1. **局部蔓延** 炎症局部的病原微生物可通过组织间隙或自然管道向周围组织和器官扩散蔓延,如脓肿时,细菌在组织内局部蔓延并破坏周围组织,形成瘘管和窦道。

2. **淋巴管蔓延** 病原微生物可随炎性渗出液,或直接侵入淋巴管内随淋巴液进入局部的淋巴结,引起淋巴管炎和局部淋巴结炎。例如,足部感染时同侧腹股沟淋巴结可肿大,严重时感染灶和肿大淋巴结之间的皮肤可出现红线,即为淋巴管炎。病原微生物可进一步通过淋巴系统入血,引起血行蔓延。

3. **血行蔓延** 炎症灶中的病原微生物及其毒性产物,可直接侵入或通过淋巴液回流入血,引起血行播散。可以发生菌血症、毒血症、败血症和脓毒败血症。

(1) **菌血症(bacteremia)**:细菌由局部病灶入血,血液中可查到细菌,但全身无中毒症状,称为菌血症。如伤寒、大叶性肺炎等炎症早期,都有菌血症存在。在菌血症阶段,细菌可被肝、脾和骨髓的吞噬细胞清除。

(2) **毒血症(toxemia)**:细菌的毒素或毒性产物被吸收入血,而细菌本身不入血,称为毒血症。临床上出现高热和寒战等全身中毒症状,同时伴有心、肝、肾等实质细胞的变性或坏死,严重时可引起感染性休克。

(3) **败血症(septicemia)**:细菌入血后,大量生长繁殖并产生毒素,引起全身严重中毒症状,称为败血症。败血症除有毒血症的临床表现外,还常出现皮肤和黏膜的多发性出血斑点,以及脾脏和淋巴结肿大等。此时血培养可检测出病原菌。

（4）脓毒败血症（pyemia）：由化脓菌引起的败血症称脓毒败血症。除有败血症的表现外，血液中的化脓菌团可随血流到达身体各处，如肺、肝、肾等脏器，引起多发性小脓肿。这些脓肿是由细菌菌落栓塞于器官和组织的毛细血管而引起，故称之为栓塞性脓肿（embolic abscess）。

【学习小结】

炎症只发生于脊椎动物和人类，因具备血管系统，对各种致炎因子引起的损伤，发生以血管为中心的局部和全身防御反应。炎症的局部基本病理变化包括变质、渗出和增生，其中以血管为中心的渗出性变化是炎症的重要标志。血管反应导致血管内的液体和白细胞渗出进入损伤部位，局限和消灭损伤因子，清除和吸收坏死组织，并修复损伤。依据炎症的基本病变性质，炎症分为变质性炎、渗出性炎和增生性炎。渗出性炎还可以根据渗出物的主要成分，进一步分为浆液性炎、纤维素性炎、化脓性炎和出血性炎。依据炎症持续的时间分类，临床常见类型为急性和慢性炎症。急性炎症主要以渗出性病变为主，慢性炎症一般以增生性病变为主，并根据形态学特点可分为一般慢性炎症和肉芽肿性炎。临床上常有红、肿、热、痛、功能障碍等局部症状和发热、白细胞计数增多等全身反应。炎症的一系列过程，就是损伤、抗损伤和修复的连续过程。炎症是机体重要的防御反应，然而有时对机体也具有一定的危害。因此，在治疗炎症性疾病时，既要积极清除致炎因子减轻组织损伤，也要控制炎症对机体造成的不利影响。

【复习题】

1. 阐述炎症的基本病理变化。
2. 何为炎症介质？试述主要炎症介质的种类及主要作用。
3. 试述渗出液在局部炎症中的作用。
4. 试述蜂窝织炎和脓肿的异同点。
5. 何为肉芽肿？试述结核性肉芽肿的病变特点。

病案 3-5-1

患者，男性，26 岁。一个月前发现右背上部有枣大硬包，伴有压痛。近日感觉患处肿痛明显，右臂不敢活动。自行局部涂抹红霉素软膏，未见好转，遂来院就诊。查体：右背上处有 5cm×6cm 红肿区，明显隆起，表面有破溃，触之有波动感，压痛明显，局部表面温度增高。同侧腋窝未触及淋巴结肿大。体温 36.8℃，白细胞计数 8 800×10^6/L，中性粒细胞比例占 67%。诊断：右背部脓肿。医生建议手术切开，引流脓液。

问题：1. 本例诊断你是否同意，根据是什么？
2. 本例红、肿、热、痛和功能障碍等的临床表现产生机制是什么？

（李春梅）

第六章 肿 瘤

【学习目标】

一、掌握

1. 肿瘤的概念;肿瘤性增殖和非肿瘤性增殖的区别。

2. 肿瘤的一般形态和结构特点;肿瘤的分化及异型性。

3. 肿瘤的生长方式及转移途径。

4. 肿瘤对机体的影响。

5. 良性肿瘤和恶性肿瘤的区别。

6. 癌前病变、异型增生和原位癌的概念。

7. 肿瘤的命名原则及分类。

8. 癌与肉瘤的区别。

二、熟悉

1. 常见肿瘤的好发部位、形态特点及对机体的影响。

2. 肿瘤的分级和分期原则。

三、了解

1. 肿瘤发生发展的基本理论。

2. 肿瘤浸润和转移的机制。

3. 常见的致癌因素及其致癌特点。

4. 癌基因及其产物。

5. 肿瘤抑制基因及其产物。

肿瘤(tumor,neoplasm)严重威胁人类的生命健康,常以细胞在某部位异常增殖为特点,波及人类全身各个系统。肿瘤分类分型繁多,其生物学行为(biologic behavior)和临床表现较为复杂,但主要可分为良性和恶性两类。良性肿瘤(benign tumor)生长缓慢,侵袭性较小或无侵袭性,对人体健康威胁较轻。恶性肿瘤(malignant tumor)生长迅速,侵袭性强,同时还可以通过多种途径累及到人体其他部位,是当今社会最致命的健康杀手,我们常说的癌症(cancer)即指恶性肿瘤。

关于肿瘤的致死率与发病率,我国各部门统计资料存在差异,但总体趋势为恶性肿瘤发病趋于年轻化,发病率逐年上升,死亡率近些年有所下降。我国城市人口恶性肿瘤死因由高到低排序为:肺癌、肝癌、胃癌、食管癌、结直肠癌、胰腺癌、白血病、乳腺癌、脑肿瘤;农村人口恶性肿瘤死因由高到低排序依次为:肝癌、肺癌、胃癌、食管癌、结直肠癌、白血病、脑肿瘤、乳腺癌、胰腺癌。

肿瘤尤其是恶性肿瘤对人类的生理和心理健康都造成了严重的伤害,同时给患者带来了极大的经济负担,降低了人们的生活质量。故肿瘤的防治与诊断一直为医学领域的重要研究课题,肿瘤的发生发展机制和肿瘤的病理诊断也是病理学(pathology)和肿瘤学(oncology)的重要内容。随着医疗技术的发展和社会的进步,人们对肿瘤的认知也更加完善。本章将主要介绍肿瘤相关的基础病理知识及肿瘤发生发展的基本理论,这些知识为日后肿瘤的诊断与防治的重要基础。

第一节　肿瘤的概念

肿瘤(tumor,neoplasm)是指机体在各种致瘤因素(tumorigenic agent)的作用下,组织细胞在基因水平失去对其生长和增殖的正常调控,从而形成异常增生的新生物。肿瘤的形成过程称为肿瘤形成(neoplasia),常表现为局部异常肿块(mass)的形式。但也应注意部分肿瘤不一定形成局部肿块,如血液系统的恶性肿瘤。另一方面,某些形成了"肿块"的疾病也不一定是肿瘤。

导致肿瘤形成的这种细胞增殖称之为肿瘤性增殖(neoplastic proliferation),与之相对的概念为非肿瘤性增殖(non-neoplastic proliferation)。炎性肉芽组织中血管内皮和成纤维细胞等的增殖即为非肿瘤性增殖,它们一般不会对机体造成危害。而肿瘤性增殖常常伴随着机体的损伤。这两个概念的具体区别见表3-6-1。

表 3-6-1　肿瘤性增殖与非肿瘤性增殖的区别

特点	肿瘤性增殖	非肿瘤性增殖
克隆性	单克隆性	多克隆性
病因去除后	细胞持续增殖	细胞一般不再增殖
增殖组织的分化成熟程度	不同程度失去分化成熟的能力	分化成熟
与整个机体的协调性	失去控制,具有相对独立性	具有自限性,受机体调控
对机体的影响	对机体有害	机体生存所需的生理过程

第二节　肿瘤的形态

为了正确地诊断肿瘤,需要做各种相关的临床检查和实验室检查。其中,病理学检查(包括大体形态检查和组织切片的显微镜检查)占有重要地位,常常是肿瘤诊断过程中起决定性的一步。本节重点介绍肿瘤的大体形态和组织形态特点。

一、肿瘤的大体形态

大体观察时,应首先注意肿瘤的数目、大小、形状、颜色和质地等。这些信息有助于判断肿瘤的类型及良恶性质。

1. **数目**　一位肿瘤患者可以只有一个肿瘤(单发肿瘤),也可以同时或先后发生多个原发肿瘤(多发肿瘤)。有些类型的肿瘤,比如消化道的癌,单发的比较多。有些肿瘤则表现为多发性肿瘤,如一种具有特殊的基因变化的疾病——神经纤维瘤病,患者可有数十个甚至数百个神经纤维瘤。又如:先后在多处发生同一类型的肿瘤,例如子宫平滑肌瘤。因此,在对肿瘤患者进行体检或对手术切除标本进行检查时,应全面仔细,避免只注意到最明显的肿块而忽略多发性肿瘤的可能。

2. **大小**　肿瘤的体积差别很大。极小的肿瘤,例如甲状腺的微小癌、原位癌等肉眼观察很难查见,需在显微镜下才能观察到。很大的肿瘤,重量可达数千克甚至数十千克,如发生在卵巢的囊腺瘤。肿瘤的体积与很多因素有关,通常取决于肿瘤的性质、发生部位和生长时间的长短。一般而言,恶性肿瘤的体积愈大,发生转移的机会也愈大,因此,恶性肿瘤的体积是肿瘤分期(早期或者晚期)的一项重要指标。对于某些肿瘤类型(如胃肠间质肿瘤),体积也是预测肿瘤生物学行为的重要指标。发生部位若是在体表或大的体腔(如腹腔)内,肿瘤生长空间充裕,体积可以很大;发生在密闭的狭小腔道(如颅腔、椎管)内的肿瘤,生长受限,体积通常较小。

3. **形状**　肿瘤的形状可因其组织类型、发生部位、生长方式和良恶性质的不同而不同。医学上使用一些形象的术语来描述肿瘤的形状,如:长在皮肤、黏膜表面的肿瘤常向表面突出生长可呈乳头状(papilla-

ry)、绒毛状(villous)、息肉状(polypoid)、结节状(nodular)、分叶状(lobular)等。而恶性肿瘤除向表面突出生长呈上述各种形状外,同时还向深部组织生长、浸润,其表面易发生坏死而形成溃疡,故常分为:浸润性(infiltrating)、溃疡状(ulcerative)和囊状(cystic)等。图3-6-1展示了肿瘤的一些常见外观。

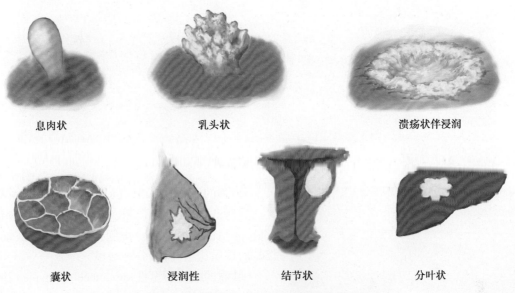

息肉状　　　　　　　乳头状　　　　　　　溃疡状伴浸润

囊状　　　　　　浸润性　　　　　　结节状　　　　　　分叶状

图 3-6-1　肿瘤的常见大体形态和生长方式示意图

4. **颜色**　肿瘤的颜色由组成肿瘤的组织、细胞及其产物的颜色决定。比如,纤维组织的肿瘤,切面多呈灰白色;脂肪瘤呈黄色;血管瘤常呈红色。肿瘤可以发生一些继发性改变,如变性、坏死、出血等,这些改变可使肿瘤原来的颜色发生变化。有些肿瘤产生色素,如黑色素瘤细胞产生黑色素,可使肿瘤呈黑褐色。

5. **质地**　肿瘤质地与其类型有关,例如,脂肪瘤质地较软;还与成分有关,如肿瘤细胞与间质的比例。纤维间质较少的肿瘤,如大肠的腺瘤,质地较软;伴有纤维增生反应的浸润性癌,质地较硬。

6. **与周围组织的关系**　良性肿瘤可形成包膜,与周围组织常常分界清楚。恶性肿瘤多数向周围组织中浸润性生长致界限不清,也可推挤周围组织形成假包膜。

二、肿瘤的组织形态

肿瘤的组织形态复杂多样,是组织病理学的重要内容,也是肿瘤组织病理诊断(histopathological diagnosis of tumor)的基础。肿瘤组织分为实质(parenchyma)和间质(stroma)两部分。肿瘤细胞构成肿瘤实质,多数肿瘤只有一种实质,少数可由两种或多种实质构成。如乳腺的纤维腺瘤,含有纤维组织和腺上皮两种实质;畸胎瘤含有多种不同的实质,其细胞形态、组成的结构或其产物是判断肿瘤的分化(differentiation)方向、进行肿瘤组织学分类(histological classification)的主要依据。肿瘤实质是影响肿瘤生物学行为的主要因素。肿瘤间质一般由结缔组织、血管和淋巴细胞等组成,起着支持和营养肿瘤实质、参与肿瘤免疫反应等作用。肿瘤间质构成的微环境对肿瘤细胞生长、分化和迁移具有重要影响。

三、肿瘤的分化与异型性

肿瘤的分化(differentiation)是指肿瘤组织从幼稚到成熟阶段的生长发育过程在形态和功能上与其起源的某种正常组织的相似之处;相似的程度称为肿瘤的分化程度(degree of differentiation)。例如,与脂肪组织相似的肿瘤,提示其向脂肪组织分化。肿瘤的组织形态和功能越是类似某种正常组织,说明其分化程度越高或分化好(well differentiated);与正常组织相似性越小,则分化程度越低或分化差(poorly differentiated)。分化极差,以致无法判断其分化方向的肿瘤称为未分化(undifferentiated)肿瘤。

肿瘤组织结构和细胞形态与相应的正常组织有不同程度的差异,称为肿瘤的异型性(atypia)(图3-6-2、图3-6-3)。

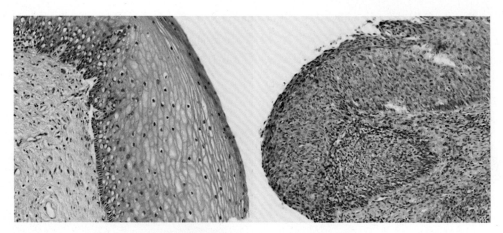

图 3-6-2 正常鳞状上皮和鳞状细胞原位癌的比较

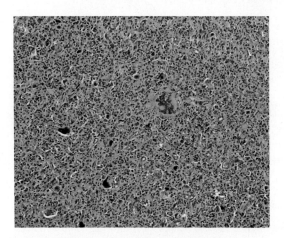

图 3-6-3 恶性肿瘤的细胞异型性

宫颈的正常鳞状上皮(图 3-6-2 左)和鳞状细胞原位癌(图 3-6-2 右)的比较。注意后者的结构异型性和细胞异型性均很显著。细胞排列极性紊乱,细胞核大、深染,核质比增高,核分裂增多。

肿瘤的结构异型性(architectural atypia):肿瘤细胞形成的组织结构,在空间排列方式上与相应正常组织的差异,称为肿瘤的结构异型性。如食管鳞状细胞原位癌中,鳞状上皮排列显著紊乱(图 3-6-2);胃腺癌中腺上皮形成不规则腺体或腺样结构;或由腺上皮发生的腺瘤,瘤细胞构成的腺腔大小、形状不甚规则,数目增多;子宫内膜腺癌中,腺体之间正常的内膜间质消失等。

肿瘤的细胞异型性(cellular atypia)(图 3-6-3):可有多种表现,包括肿瘤细胞和细胞核的多样性。①肿瘤细胞体积异常,有些表现为细胞体积增大,有些表现为原始的小细胞。②各个肿瘤细胞的大小和形态也会有不一致(多形性,pleomorphism),出现瘤巨细胞(tumor giant cell),即体积巨大的肿瘤细胞。③肿瘤细胞核的体积增大,胞核与细胞质的比例(核质比)增高。例如,上皮细胞的核质比正常时多为 1:4~1:6,恶性肿瘤细胞则可为 1:1。④核的大小、形状和染色差别较大(核的多形性),出现巨核、双核、多核或奇异形核。核内 DNA 常增多,核深染(hyperchromasia),染色质呈粗颗粒状,分布不均匀,常堆积在核膜下。⑤核仁明显,体积大,数目增多。⑥核分裂象(mitotic figure)增多,出现异常核分裂象(病理性核分裂象),如不对称核分裂、多极性核分裂等。图 3-6-3 中可看到高度恶性的肿瘤中显著的细胞异型性。肿瘤细胞大小及形态差异显著(多形性),细胞核大、深染,核质比增高,核分裂象多,可见瘤巨细胞及病理性核分裂。

异型性是肿瘤组织和细胞出现成熟障碍和分化障碍的表现,是区别良恶性肿瘤的重要指标。良性肿瘤的异型性较小,恶性肿瘤的异型性较大。良性肿瘤的细胞异型性可很小,但仍有不同程度结构异型性。恶性肿瘤的细胞异型性和结构异型性都比较明显。异型性越大,肿瘤组织和细胞成熟程度及分化程度越低,与相应正常组织的差异越大。很明显的异型性称为间变(anaplasia),具有间变特征的肿瘤,称为间变性肿瘤(anaplastic tumor),多为高度恶性的肿瘤。

第三节 肿瘤的命名与分类

肿瘤的命名(nomenclature)和分类(classification)是肿瘤病理诊断的重要内容,对于临床实践十分重要。医护人员必须了解肿瘤病理诊断名称的含义,正确地使用它们。在医护人员与患者的交流中,也需要适当地给患者解释这些诊断名称的含义,使他们对所患疾病有恰当的认识。

一、命名原则

人体肿瘤的种类繁多且命名复杂。一般根据其组织或细胞类型及生物学行为来命名。

（一）肿瘤命名的一般原则

1. 良性肿瘤命名　一般原则是在组织或细胞类型的名称后面加一个"瘤"字（英文为后缀-oma）。例如：来源于腺上皮的良性肿瘤，称为腺瘤（adenoma）；来源于纤维组织的称为纤维瘤（fibroma），而来源于平滑肌的良性肿瘤，称为平滑肌瘤（leiomyoma）。

2. 恶性肿瘤命名

（1）来源于上皮组织的恶性肿瘤统称为癌（carcinoma）。这些肿瘤表现出向某种上皮分化的特点。命名方式是在相应上皮名称后加一个"癌"字。例如，鳞状上皮的恶性肿瘤称为鳞状细胞癌（squamous cell carcinoma），腺上皮的恶性肿瘤称为腺癌（adenocarcinoma）。而有些癌具有多种上皮分化，例如，肺的"腺鳞癌"同时具有腺癌和鳞状细胞癌成分。未分化癌（undifferentiated carcinoma）是指形态或免疫表型可以确定是癌，但缺乏其特定上皮分化特征的癌。

（2）来源于间叶组织的恶性肿瘤统称为肉瘤（sarcoma）。这些肿瘤表现出向某种间叶组织分化的特点。间叶组织包括纤维组织、脂肪、肌肉、血管、淋巴管、骨和软骨组织等。命名方式是在间叶组织名称之后加"肉瘤"两字。例如：纤维肉瘤、脂肪肉瘤、骨肉瘤等。同理，未分化肉瘤（undifferentiated sarcoma）是指形态或免疫表型可以确定为肉瘤，但缺乏特定间叶组织分化特征的肉瘤。

（3）同时具有癌和肉瘤两种成分的恶性肿瘤，称为癌肉瘤（carcinosarcoma）。应当强调，在病理学上，癌是指上皮组织的恶性肿瘤。但日常生活中所谓的"癌症（cancer）"，泛指所有恶性肿瘤，包括癌和肉瘤。

（二）肿瘤命名的特殊情况

除上述一般命名方法以外，有时还结合肿瘤的形态特点命名，如形成乳头状及囊状结构的腺瘤，称为乳头状囊腺瘤；形成乳头状及囊状结构的腺癌，称为乳头状囊腺癌。

由于历史原因，有少数肿瘤的命名已经约定俗成，不完全依照上述原则命名。①有些肿瘤的形态类似发育过程中的某种幼稚细胞或组织，称为"母细胞瘤（blastoma）"，良性者如骨母细胞瘤（osteoblastoma）；恶性者如神经母细胞瘤（neuroblastoma）、髓母细胞瘤（medulloblastoma）和肾母细胞瘤（nephroblastoma）等。②白血病、精原细胞瘤等，虽称为"病"或"瘤"，实际上都是恶性肿瘤。③有些恶性肿瘤，由多种成分组成，或对其组织来源尚有争论者，则在肿瘤的名称之前冠以"恶性"二字，既不叫癌也不叫肉瘤，而直接称为"恶性……瘤"，如恶性黑色素瘤、恶性脑膜瘤、恶性神经鞘膜瘤等。④个别肿瘤以起初描述或研究该肿瘤的学者的名字命名，如尤因（Ewing）肉瘤，霍奇金（Hodgkin）淋巴瘤。⑤有些肿瘤以肿瘤细胞的形态命名，如透明细胞肉瘤。⑥神经纤维瘤病（neurofibromatosis）、脂肪瘤病（lipomatosis）、血管瘤病（angiomatosis）等名称中的"瘤病"，主要指肿瘤多发的状态。⑦畸胎瘤（teratoma）是性腺或胚胎剩件中的全能细胞发生的肿瘤，多发生于性腺，一般含有两个及以上胚层的多种成分，结构混乱，分为良性畸胎瘤和不成熟畸胎瘤两类。

二、分类

肿瘤的分类主要依据肿瘤的组织类型、细胞类型和生物学行为，包括各种肿瘤的临床病理特征及预后情况。常见肿瘤的简单分类见表3-6-2。由于肿瘤分类十分重要，世界卫生组织（World Health Organization，WHO）请各国专家对各系统肿瘤进行分类，并根据临床与基础研究的进展，不断予以修订，形成世界上广泛使用的WHO肿瘤分类。

肿瘤分类在医学实践包括病理学实际工作中有重要作用。不同类型的肿瘤具有不同的临床病理特点、治疗反应和预后。肿瘤的正确分类是拟定治疗计划、判断患者预后的重要依据。分类也是诊断和研究工作的基础。恰当的分类，有助于明确诊断标准，统一的诊断术语，不仅是临床病理诊断工作的前提，也是疾病统计、流行病学调查、病因和发病学研究，以及对不同机构的研究结果进行比较分析的基本要求。

表 3-6-2　常见肿瘤的分类

组织分类	良性肿瘤	恶性肿瘤
上皮组织		
鳞状细胞	鳞状细胞乳头状瘤	鳞状细胞癌
基底细胞		基底细胞癌
腺上皮细胞	腺瘤	腺癌
尿路上皮	尿路上皮乳头状瘤	尿路上皮癌
间叶组织		
纤维组织	纤维瘤	纤维肉瘤
脂肪	脂肪瘤	脂肪肉瘤
平滑肌	平滑肌瘤	平滑肌肉瘤
横纹肌	横纹肌瘤	横纹肌肉瘤
血管	血管瘤	血管肉瘤
淋巴管	淋巴管瘤	淋巴管肉瘤
骨和软骨	软骨瘤,骨软骨瘤	骨肉瘤,软骨肉瘤
淋巴造血组织		
淋巴细胞		淋巴瘤
造血细胞		白血病
神经组织和脑脊膜		
胶质细胞		弥漫性星形细胞瘤,胶质母细胞瘤
神经细胞	神经节细胞瘤	神经母细胞瘤,髓母细胞瘤
脑脊膜	脑膜瘤,脊膜瘤	恶性脑膜瘤,恶性脊膜瘤
神经鞘细胞	神经鞘瘤	恶性外周神经鞘膜瘤
其他肿瘤		
黑色素细胞		恶性黑色素瘤
胎盘滋养叶细胞	葡萄胎	绒毛膜上皮癌
生殖细胞		精原细胞瘤
		无性细胞瘤
		胚胎性癌
性腺或胚胎剩件中的全能细胞	成熟畸胎瘤	不成熟畸胎瘤

　　为了便于统计和分析,特别是计算机数据处理,需要对疾病进行编码。WHO 国际疾病分类(International Classification of Diseases,ICD)的肿瘤学部分(ICD-O)对每一种肿瘤性疾病进行编码,用一个四位数字组成的主码代表一个特定的肿瘤性疾病,例如,肝细胞肿瘤编码为 8170。同时,用一个斜线和一个附加的数码代表肿瘤的生物学行为,置于疾病主码之后。例如,肝细胞腺瘤的完整编码是 8170/0,肝细胞癌的完整编码为 8170/3。在这个编码系统中,/0 代表良性(benign)肿瘤,/1 代表交界性(borderline)或生物学行为未定(unspecified)或不确定(uncertain)的肿瘤,/2 代表原位癌(carcinoma in situ,CIS),包括某些部位的Ⅲ级上皮内瘤变(grade Ⅲ intraepithelial neoplasia),以及某些部位的非浸润性(noninvasive)肿瘤,/3 代表恶性(malignant)肿瘤。

　　确定肿瘤的类型,除了依靠其临床表现、影像学和形态学特点,还借助于检测肿瘤细胞表面或细胞内的一些特定的分子。例如,通过免疫组织化学方法检测肌肉组织肿瘤表达的结蛋白(desmin)、淋巴细胞等表面的 CD(cluster of differentiation)抗原、上皮细胞中的各种细胞角蛋白(cytokeratin,CK)、恶性黑色素瘤细胞表达的 HMB45(图 3-6-4)等,肿瘤细胞内的棕黄色颗粒为免疫组织化学染色的阳性反应产物,显示肿瘤细胞呈 HMB45 阳性。Ki-67 等标记可以用来检测肿瘤细胞的增殖活性(图 3-6-5),阳性反应的核呈棕黄色,显示大量肿瘤细胞 Ki-67 标记阳性,说明肿瘤增殖活性高,有助于评估其生物学行为和预后。

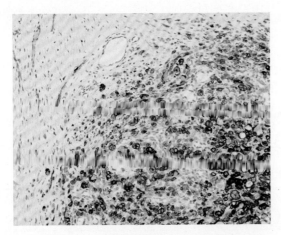

图 3-6-4　恶性黑色素瘤的 HMB45 染色

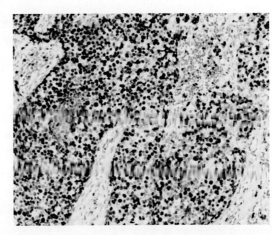

图 3-6-5　乳腺非特殊类型浸润性导管癌免疫组化染色显示 Ki-67 抗原表达情况

　　表 3-6-3 列举了肿瘤诊断中一些常用免疫标记(immunomarker),以及通常表达这些标记的细胞或肿瘤类型。必须注意,免疫标记大多没有绝对的特异性,通常需要使用一组(panel)标记,同时自身内部需要有良好的阳性对照和阴性对照,才有助于组织学诊断,否则容易导致不恰当的结论。表 3-6-4 举例说明了几类常见肿瘤的免疫标记情况。

表 3-6-3　肿瘤免疫组织化学染色常用标记物

标记	常见阳性表达细胞或肿瘤类型
AFP(甲胎蛋白)	胎肝组织,卵黄囊;肝细胞癌,卵黄囊瘤
CD3	T 细胞;T 细胞淋巴瘤
CD15(Leu-M1)	粒细胞;R-S 细胞(霍奇金淋巴瘤),一些腺癌
CD20	B 细胞;B 细胞淋巴瘤
CD30	R-S 细胞(霍奇金淋巴瘤),大细胞间变性淋巴瘤,胚胎癌
CD31	内皮细胞;血管肿瘤
CD34	内皮细胞;血管肿瘤,胃肠间质肿瘤,孤立性纤维性肿瘤
CD45(LCA,白细胞共同抗原)	白细胞;淋巴造血组织肿瘤
CD45RO(UCHL-1)	T 细胞;T 细胞淋巴瘤
CD68	巨噬细胞
CD79a	B 细胞;B 细胞淋巴瘤
CD99	原始神经外胚叶瘤(PNET),淋巴母细胞性淋巴瘤
calcitonin(降钙素)	甲状腺滤泡旁细胞;甲状腺髓样癌
chromogranin A(CgA,嗜铬粒蛋白 A)	神经内分泌细胞;神经内分泌肿瘤,垂体腺瘤
cytokeratin(细胞角蛋白)	上皮细胞,间皮细胞;癌,间皮瘤
desmin(结蛋白)	肌细胞;平滑肌瘤,平滑肌肉瘤,横纹肌肉瘤

标记	常见阳性表达细胞或肿瘤类型
EMA(上皮细胞膜抗原)	上皮细胞;癌,脑膜瘤
GFAP(胶质原纤维酸性蛋白)	胶质细胞;星形细胞瘤
HMB45	黑色素瘤,血管平滑肌脂肪瘤,血管周上皮样细胞(PEC)瘤
Ki-67	增殖期细胞(细胞增殖活性标记)
PLAP(胎盘碱性磷酸酶)	生殖细胞肿瘤
PSA(前列腺特异性抗原)	前列腺上皮细胞;前列腺腺癌
S-100	神经组织,脂肪组织,朗格汉斯细胞;神经鞘瘤,脂肪组织肿瘤,黑色素瘤
SMA(平滑肌肌动蛋白)	平滑肌细胞,肌成纤维细胞;平滑肌肿瘤,肌成纤维细胞肿瘤
synaptophysin(Syn,突触素)	神经元,神经内分泌细胞;神经元肿瘤,神经内分泌肿瘤

表 3-6-4　常见肿瘤的免疫组织化学标记

肿瘤	keratin (角蛋白)	EMA(上皮 细胞膜抗原)	HMB45	S-100	desmin 结蛋白	LCA(白细胞 共同抗原)
癌	+	+	−	−	−	−
肉瘤	−/+	−/+	−/+	−/+	−/+	−
淋巴瘤	−	−	−	−	−	+
黑色素瘤	−	−	+	+	−	−

第四节　肿瘤的生长和扩散

局部浸润(invasion)和转移(metastasis)是恶性肿瘤蔓延和播散的常见手段。本节介绍肿瘤生长和扩散的生物学特性。

一、肿瘤的生长

(一)肿瘤的生长方式

膨胀性生长、外生性生长及浸润性生长是肿瘤主要的生长方式(图 3-6-6)。

1. **膨胀性生长(expansile growth)**　多见于实质器官的良性肿瘤。肿瘤缓慢生长,随着体积逐渐增大,肿瘤推开并挤压(compression)周围组织和器官,形成与周围组织分界清楚(well-circumscribed),并可在肿瘤周围形成有完整纤维性被膜(capsule)的肿物。有被膜的(encapsulated)肿瘤触诊时常常可以推动。由于分界清楚不侵犯破坏周围组织,膨胀性生长的肿瘤很容易被手术摘除,且不易复发。

2. **外生性生长(exophytic growth)**　是良、恶性肿瘤都可有的生长方式。发生于体表、体腔(如胸腔、腹腔),或管道器官(如消化道、泌尿生殖道)腔面的肿瘤,常向表面突出生长,形成乳头状、息肉状、蕈状或菜花状的肿物。良性肿瘤可呈单纯外生性生长,而恶性肿瘤往往外生性生长的同时其基底部也呈浸润性生长,且生长较为迅速,肿瘤中心的供血相对不足,很容易发生细胞坏死,坏死组织脱落后形成底部高低不平、边缘隆起的溃疡(恶性溃疡)。

3. **浸润性生长(invasive growth)**　常见于恶性肿瘤。肿瘤细胞入侵并破坏周围组织间隙、淋巴管或血管等的现象叫作浸润(invasion)。

肿瘤组织像树根插入泥土样侵入并破坏周围组织,形成与邻近正常组织无明显界限的树根状或蟹足状的肿物,称为浸润性生长,是区别良、恶性肿瘤的重要依据。浸润性生长的肿瘤常无被膜或破坏原来被

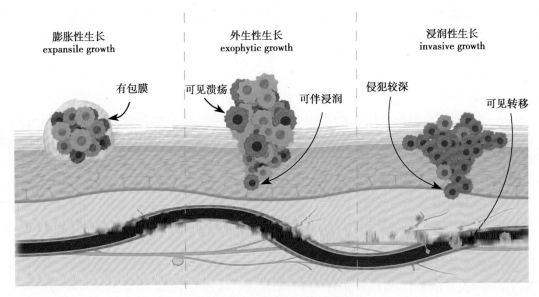

膨胀性生长
expansile growth

外生性生长
exophytic growth

浸润性生长
invasive growth

有包膜

可见溃疡

可伴浸润

侵犯较深

可见转移

图 3-6-6　肿瘤的生长方式模式图

膜,触诊时,肿瘤活动度小,位置较固定。浸润的发生使得切除肿瘤的手术难度加大,医生往往要扩大切除范围以保证浸润组织被切除,并且往往需要快速冰冻技术的辅助以判断手术切缘是否有残余浸润组织。由于浸润的特点及浸润性生长的肿瘤多为恶性,这类手术都有一定的术后复发风险。

(二) 肿瘤的生长特点

细胞分裂繁殖为两个子代细胞所需的时间为肿瘤细胞的倍增时间(doubling time)。不同于生长速度,多数恶性肿瘤细胞的倍增时间相较于正常细胞并无明显缩短,恶性肿瘤的迅速生长可能不归功于倍增时间的缩短。生长分数(growth fraction)指处于增殖状态的细胞(S 期+G_2 期)在肿瘤细胞群体中所占的比例。处于增殖状态的细胞,不断分裂繁殖。细胞周期(cell cycle)是完成每一次分裂繁殖过程的计量单位,细胞一次分裂增殖由 G_1、S、G_2 和 M 四个期组成(图 3-6-7)。G_1 期中,细胞为即将到来的 DNA 复制做准备;S 期中,细胞进行 DNA 的复制;DNA 的复制完成后,细胞进入 G_2 期,也就是下一个准备期,为细胞分裂做准备;最后,细胞在 M 期进行分裂,一个完整的细胞周期就完成了。

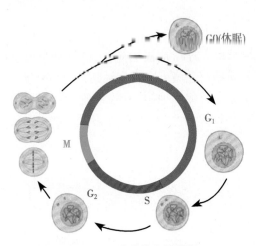

图 3-6-7　肿瘤的生长周期

恶性肿瘤经过生长分数高的初期后,部分肿瘤细胞会选择进入休眠期,即 G_0 期。在临床前期的模型中,进入此期的肿瘤细胞仍有分散、传播的特性,但不会表现出明显的转移倾向。部分肿瘤会蛰伏在转移处处,有的则会潜伏在骨髓中,将其作为下一步侵袭行动的据点。肿瘤的休眠对肿瘤细胞意义重大。自身的免疫系统会清除那些强烈表达肿瘤抗原的活跃细胞,而休眠细胞的表达没有活跃细胞强烈,因此有机会在免疫反应中留存,形成免疫逃逸,这也为肿瘤抗免疫疗法的现象提供了论据。对抗肿瘤休眠,可以先采用手术或放射疗法去除肿瘤,潜伏的肿瘤细胞会被唤醒,进入活跃状态,此时抗原强烈表达,可以进一步实施免疫治疗与化学疗法。

肿瘤的生长速度(rate of growth)受到很多因素的影响,如肿瘤细胞的生成和死亡的比例,肿瘤细胞的倍增时间、生长分数等。一般来讲,恶性肿瘤,特别是分化差的恶性肿瘤可在短期内形成明显的肿块,生长速度明显快于良性肿瘤;良性肿瘤生长的时间可达数年甚至数十年,速度较慢。

肿瘤细胞的生成和死亡的比例,可能在很大程度上决定肿瘤是否能持续生长、能以多快的速度生长,是影响肿瘤生长速度的一个重要因素。肿瘤生长过程中,由于营养供应和机体抗肿瘤反应等因素的影响,有一些肿瘤细胞会死亡,并且常常以凋亡的形式发生。对肿瘤细胞死亡的促进和对肿瘤细胞增殖的抑制是肿瘤治疗的两个重要方面。

(三) 肿瘤血管生成

肿瘤的生长需要新生血管提供养分。通常来说,肿瘤直径达到 1~2mm 后,没有新生血管的滋养是无法继续生长的。但是,肿瘤细胞本身及炎细胞(主要是巨噬细胞)能产生血管生成因子(angiogenesis factor),如血管内皮细胞生长因子(vascular endothelial growth factor,VEGF),诱导新生血管的生成,这就是肿瘤诱导血管生成(angiogenesis)的能力。血管生成因子与血管内皮细胞和成纤维细胞表面的血管生成因子受体结合后,可促进血管内皮细胞分裂和毛细血管出芽生长。近年研究还显示,肿瘤细胞本身可形成类似血管并具有基底膜的小管状结构,这些小管状结构可以与血管交通,从而获得营养,构成名为"血管生成拟态(vasculogenic mimicry)"的不依赖于血管生成的肿瘤微循环和微环境成分。抑制肿瘤血管生成或"血管生成拟态",是抗肿瘤研究的重要课题。

(四) 肿瘤的演进和异质性

肿瘤的演进(progression)指恶性肿瘤生长过程中侵袭性增加的现象。肿瘤的演进可表现为浸润周围组织、发生远处转移及单纯的生长速度加快。肿瘤异质性(heterogeneity)是指单克隆来源的肿瘤细胞在生长过程中,经过许多代分裂繁殖产生的子代细胞,可出现不同的基因分型或大分子产物的改变,形成在侵袭能力、生长速度、对抗癌药物的敏感性等方面都有所不同的亚克隆过程。肿瘤是单克隆性增殖的恶性转化(malignant transformation)的细胞,但在生长过程中获得了更大的异质性,这与肿瘤的演进息息相关,也意味着肿瘤细胞不再是由单一类型的细胞组成的群体,而是具有各自异质性的"亚克隆"群体。在获得这种异质性的肿瘤演进过程中,具有生长优势和较强侵袭力的细胞逐渐占据优势。

近年来对白血病、乳腺癌、胶质瘤等肿瘤的研究显示,在庞大的肿瘤细胞群体中,少数具有启动(initiate)和维持(sustain)肿瘤生长、保持自我更新(self-renewal)能力的细胞在肿瘤生长中扮演着重要角色。这些细胞称为癌症干细胞(cancer stem cell)、肿瘤干细胞(tumor stem cell)或肿瘤启动细胞(tumor initiating cell,TIC)。对肿瘤干细胞的进一步研究对于认识肿瘤发生、肿瘤生长及其治疗有重要意义。

二、肿瘤扩散

随着肿瘤的生长,恶性肿瘤还可通过多种途径转移到身体其他部位并形成新的转移灶,这一过程称为肿瘤的扩散,是恶性肿瘤最重要的生物学特点。

(一) 局部浸润和直接蔓延

随着恶性肿瘤不断长大,肿瘤细胞常常沿着组织间隙或神经束衣连续地浸润生长,破坏邻近器官组织,这种现象称为直接蔓延(direct spreading)(图 3-6-8)。例如,晚期宫颈癌可直接蔓延到直肠和膀胱。

肿瘤的克隆性增殖、肿瘤细胞演进与异质性的关系:一个发生了转化的细胞(肿瘤细胞)克隆性增殖,并衍生出众多亚克隆;侵袭性更强、更能逃避宿主反应的亚克隆得以存活与繁衍,演进为侵袭性更强的异质性肿瘤。

(二) 转移

肿瘤转移(metastasis),即恶性肿瘤细胞从原发部位侵入血管、淋巴管或体腔,迁徙到其他部位,定植生长并形成同样类型的肿瘤的过程。原发灶的旧肿瘤称为原发肿瘤(primary tumor),而转移形成的新肿瘤称为继发肿瘤(secondary tumor)或转移性肿瘤(metastatic tumor,metastasis)。

转移是恶性肿瘤的特性之一,但并非恶性肿瘤的决定性指标。例如,皮肤的基底细胞癌,多在局部造成破坏,但很少发生转移。

恶性肿瘤通过以下几种途径转移(图 3-6-8):

(1) 淋巴管转移(lymphatic metastasis):肿瘤细胞可以通过淋巴管,侵入局部淋巴结(区域淋巴结),并形成癌巢。上皮源性恶性肿瘤(癌)最常见的转移方式是淋巴管转移。随着新癌巢中肿瘤细胞的生长,癌细胞可能侵袭并冲破淋巴结的被膜,并直接蔓延周围淋巴结,形成淋巴结团。如,乳腺外上象限发生的癌

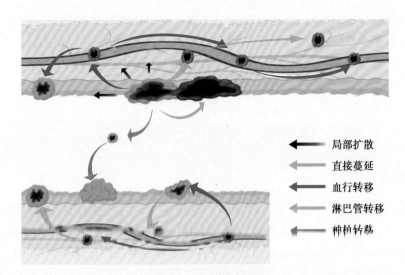

图中图例：
局部扩散
直接蔓延
血行转移
淋巴管转移
种植转移

图 3-6-8 肿瘤的转移方式

常首先转移至同侧的腋窝淋巴结,肿瘤细胞先聚集于边缘窦,以后累及整个淋巴结,使淋巴结肿大,质地变硬。同样的,肿瘤也可以通过淋巴网络完成对下一个淋巴结的转移。转移至胸导管的癌细胞可进入血液系统,从而引起继发的血行转移。

评价淋巴结的转移时,前哨淋巴结(sentinel lymph nodes)起着举足轻重的作用。所谓前哨淋巴结,就是原发肿瘤区域淋巴结群中接受淋巴引流的第一个或第一组淋巴结。前哨淋巴结有着几乎最高的转移风险,所以当前哨淋巴结未受累时,其他淋巴结出现转移癌的概率很低。目前的研究成果甚至表示肿瘤细胞对前哨淋巴结的占领对癌症进一步的播散必不可少。前哨淋巴结也是决定手术后续术式的重要指标之一,例如前哨淋巴结阴性的乳腺癌患者可不行腋窝淋巴结清扫术,以减少肢体淋巴水肿等并发症。但有时肿瘤可以越过引流淋巴结发生跳跃式转移(skip metastasis)或逆行转移(retrograde metastasis),这一点值得注意。

(2) 血行转移(hematogenous metastasis):瘤细胞侵入血液循环系统到达远处组织器官,并定植生长,形成转移瘤。静脉系统管壁薄弱,血压较动脉低,更容易遭到癌细胞的入侵,所以癌细胞多经静脉入血,少数亦可经淋巴管间接入血。侵入体循环静脉的癌细胞可经右心进入肺循环,在肺内形成转移灶,例如骨肉瘤的肺转移。相反,原发性肺肿瘤或肺内转移瘤的癌细胞可经肺静脉、左心进入体循环,可发生全身转移。脑、骨、肾及肾上腺等处是肺肿瘤的常见转移部位。侵入门脉系统的癌细胞可发生肝转移,例如胃肠道癌的肝转移。此外,侵入胸、腰、骨盆静脉的肿瘤细胞可经吻合支进入椎旁静脉丛,从而形成脑、脊椎和盆骨转移,例如前列腺癌可通过这一途径转移到脊椎,进而转移到脑,要注意此种情况可不伴有肺的转移。

转移性肿瘤的形态学特点是边界清楚,散在分布,常为多个,且多接近于器官的表面。位于器官表面的转移性肿瘤,由于癌结节中央出血、坏死而下陷,会形成所谓"癌脐"。血行转移最常受累的脏器是肺和肝,因此,肺及肝的影像学检查,是临床上判断有无血行转移,以及确定患者的临床分期和治疗方案时重要指标。

(3) 种植性转移(seeding, transcoelomic metastasis):体腔内的器官表面的瘤细胞可以脱落,以种植的方式转移到器官表面并形成转移灶,这种转移方式称为种植性转移。种植性转移常发生于胸腹腔等体腔内器官的恶性肿瘤。例如,胃肠道黏液癌侵及浆膜后,可种植到大网膜、腹膜、盆腔器官如卵巢等处。卵巢的胃肠道黏液癌转移灶表现为双侧卵巢肿大,镜下见富于黏液的印戒细胞癌弥漫浸润,这种特殊类型的卵巢转移性肿瘤称为 Krukenberg 瘤。要注意通过淋巴管和血行转移也可形成 Krukenberg 瘤,不一定都是种植性转移。

浆膜腔的种植性转移常伴有浆膜腔积液。由于浆膜下淋巴管或毛细血管被瘤栓堵塞,毛细血管通透性增加,血液漏出,以及肿瘤细胞破坏血管引起出血,所以积液可为血性。体腔积液中可含有不等量的肿瘤细胞,体腔积液的细胞学检查是诊断恶性肿瘤的重要方法。

肿瘤转移的影响因素十分复杂。恶性肿瘤甚至表现出对特定转移灶的偏好,例如结肠癌十分容易形成肝转移和肺转移,但很少见肠转移,几乎见不到肾转移,但这些结肠癌很少见的转移灶却是其他癌症的常见转移灶,这种偏好的形成机制众说纷纭,微环境的差异、生长因子的差异乃至不同器官对生长因子反应的差异都有其相关的支持论据。肿瘤偏好性的探明尚需进一步的研究。

第五节 肿瘤的分级和分期

一、肿瘤的分级

恶性肿瘤的"级"或"分级"(grade)是评价肿瘤分化程度、异型性、核分裂象等的综合指标,其中三级分级法使用最广。三级分级法中,Ⅰ级为分化良好,恶性程度低的高分化(well differentiated);Ⅱ级则为中度恶性的中分化(moderately differentiated);Ⅲ级为恶性程度最高的低分化(poorly differentiated)。另外,某些肿瘤可以采用较为简便的二级分级法,即低级别(分化较好)和高级别(分化较差)。在应用分级法时,应注意分化等级与评定等级的区别,同时应当注意,恶性肿瘤分级中的Ⅰ、Ⅱ、Ⅲ等,和国际疾病分类 ICD-O 中的生物学行为代码(0、1、2、3)不是对等的概念。

二、肿瘤的分期

肿瘤的"分期"(stage)是指恶性肿瘤的生长范围和播散程度。对肿瘤进行分期时,需要考虑原发肿瘤的大小、浸润深度、浸润范围、邻近器官受累情况、局部和远处淋巴结转移情况、远处转移等因素。

肿瘤分期的多种方案中,TNM 分期(TNM classification)是国际上采用最广泛的。TNM 分期主体为"T(tumor)""N(node)""M(metastasis)"三部分,评价方式为"$T_xN_yM_z$",xyz 为分别表示所处等级的整数,如"$T_1N_1M_0$"。T 反映肿瘤原发灶的侵袭程度,T_x 表示肿瘤信息缺失,Tis 代表原位癌,Tmi 代表肿瘤最大径不足 1mm,随着侵袭程度和肿瘤体积增加可有 $T_1 \sim T_4$ 的分期,不同的肿瘤评价标准不同;N 体现区域淋巴结(regional lymph node)的受累及程度,N_x 代表淋巴结信息缺失,淋巴结未受累时,用 N_0 表示,随着淋巴结受累程度和范围的增加,依次用 N_1、N_2、N_3 表示,要注意此处需考虑一些特殊解剖结构的淋巴结转移,并非单纯的数量累加;M 反映远处转移情况,一般只有无转移 M_0 和有转移 M_1 两种指标。通过 T、N、M 三个指标的组合,可以体现肿瘤的大致情况。TNM 分期需另外考虑一些非解剖学的因素上的补充,此处不加赘述(图 3-6-9)。

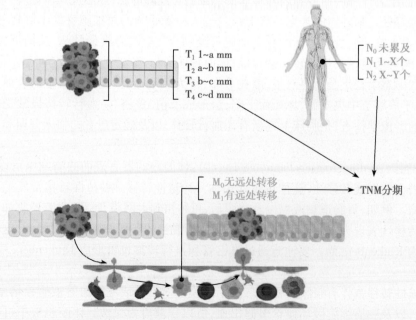

T_1 1~a mm
T_2 a~b mm
T_3 b~c mm
T_4 c~d mm

N_0 未累及
N_1 1~X个
N_2 X~Y个

M_0 无远处转移
M_1 有远处转移

TNM分期

图 3-6-9 TNM 分期系统

表 3-6-5 以乳腺癌为例，按照美国癌症联合会（American Joint Committee on Cancer，AJCC）编撰的《AJCC 癌症分期手册》的最新分期标准，说明 TNM 分期的方法。

表 3-6-5 乳腺癌的分期方式

分期	T	N	M
0	Tis	N_0	M_0
I A	T_1	N_0	M_0
I B	T_0	N_{1mi}	M_0
	T_1	N_{1mi}	M_0
II A	T_0	N_1	M_0
	T_1	N_1	M_0
	T_2	N_0	M_0
II B	T_2	N_1	M_0
	T_3	N_0	M_0
III A	T_0	N_2	M_0
	T_1	N_2	M_0
	T_2	N_2	M_0
	T_3	N_1	M_0
	T_3	N_2	M_0
III B	T_4	N_0	M_0
	T_4	N_1	M_0
	T_4	N_2	M_0
III C	任何 T	N_3	M_0
IV	任何 T	任何 N	M_1

如今 TNM 分期并不是简单地只用例如 T_1、T_2 来粗略地进行描述，在分期之下还有亚分期，通常用英文字母表示，比如 T_{1a}、T_{1b} 等。通过亚分期，可以更加详细地对癌症情况进行描述，例如在乳腺肿瘤的分期中，T_1 可以用来表示最大径不超过 20mm 的肿瘤，而 T_{1a} 可以表示最大径 1~5mm 的肿瘤，T_{1b} 表示最大径 5~10mm 的肿瘤，T_{1c} 则可以表示最大径 10~20mm 的肿瘤。

一般来说，T、N 和 M 的指数越高，病情的严重程度及预后就越差，但并不绝对。不同的癌症有着不同的特性，有时候更高的 TNM 指数并不意味着预后情况一定更糟。例如 N_{1c} 的结肠癌对患者带来的负担不比 N_{1a} 和 N_{1b} 更差。

在 TNM 分期中还存在着不同的分类，可以更好地体现患者分期标准的差异性，通过分类前缀可以得知患者是在何种环境或何种诊疗阶段下进行评级的。常用的分类前缀有以下几种：

c（clinical）：临床分期，该分类下的分期是建立在患者尚未接受治疗的情况下，通常是参考病史、物理检查及影像学检查得出的。p（pathological）：病理分期，此分类基于临床分期，以手术结果及病理学报告作为补充，适用于经历了手术但未进行进一步放化疗及其他系统治疗的患者。yc：新辅助治疗后临床分期；yp：新辅助治疗后病理分期，分别适用于经历新辅助治疗的临床分期及病理分期的情况。r（recurrence or retreatment）：复发或复治瘤分期，用于描述复发或再次治疗时的分期。a（autopsy）：尸检分期，基于尸检报告。要注意，不同前缀的分期评定方式不同，评定标准上存在差异，不可混淆。

要注意的是,TNM 分期只可用于描述"T、N、M"的综合指标及有意义的相关疾病的征兆。单独以"T""N"或"M"来描述肿瘤是不正确的。例如,发现一枚最大径 9mm 的乳腺肿瘤,未见淋巴结转移及远处转移,应描述为"$T_1N_0M_0$",而不可以图方便只描述为"T_1乳腺肿瘤"。

肿瘤的分级和分期是制订治疗方案和估计预后的重要指标。医学上,常常使用"5 年生存率"(5-year survival rate)、"10 年生存率"(10-year survival rate)等统计指标来衡量肿瘤的恶性行为和对治疗的反应,这些指标与肿瘤的分级和分期有密切关系。

第六节　肿瘤对机体的影响

良性肿瘤不发生转移,分化较成熟,通常生长缓慢,局部生长,无侵袭性,对机体的影响以局部压迫和梗阻为主。局部症状的出现或严重程度与肿瘤的发生部位及继发改变密切相关。发生于体表的良性肿瘤除少数局部症状外,一般对机体功能无明显影响;但有些部位的良性肿瘤会产生较为严重的影响,如突入肠腔的平滑肌瘤,也可引起严重的肠梗阻或肠套叠;椎管内的良性肿瘤,可压迫脊髓,影响四肢的肌力及感觉功能。良性肿瘤的继发性改变也可对机体带来程度不同的影响。如子宫黏膜下肌瘤常伴有子宫内膜浅表糜烂或溃疡,可引起出血、感染、月经量增多及经期不规律。具有内分泌功能的良性肿瘤可分泌过多激素而引起症状,如发生在肾上腺的醛固酮瘤及嗜铬细胞瘤,分别可以分泌醛固酮及儿茶酚胺影响血压。

恶性肿瘤可以发生转移,分化不成熟,生长迅速,浸润并破坏器官的结构和功能,对机体的影响严重且治疗效果尚不理想,生活质量严重下降。恶性肿瘤除可引起局部压迫和阻塞症状外,还易并发溃疡、穿孔、出血、贫血等。肿瘤累及局部神经,可引起顽固性疼痛。肿瘤产物或合并感染可引起发热。内分泌系统的恶性肿瘤,包括弥散神经内分泌系统(diffuse neuroendocrine system,DNES)的恶性肿瘤,如类癌和神经内分泌癌等,可产生生物胺或多肽激素,引起内分泌紊乱。晚期恶性肿瘤患者,往往发生癌症性恶病质(cancer cachexia),表现为机体严重消瘦、肌肉萎缩、贫血、无力、厌食和全身衰弱等。癌症性恶病质的发生可能主要是肿瘤组织本身或机体反应产生的细胞因子等作用的结果。早期诊断和早期实施营养和代谢支持,可能会抵消癌症恶病质,并有助于防止体重降低和肌肉减少,从而改善患者的预后。

异位内分泌综合征:是指非内分泌腺的肿瘤,也可分泌某些肽类或胺类激素或激素样化学物质,在临床上引起相应的内分泌症状。有时由于肿瘤产生的异源激素的生物学活性低,不足以引起临床症状。此类肿瘤多为恶性,以癌居多,如结肠癌、肺癌、胃癌、肝癌等。异位激素的产生,可能与肿瘤细胞的基因表达异常有关。较为常见的如促肾上腺皮质激素(ACTH)、降钙素(calcitonin),生长激素(GH)、甲状旁腺素(PTH)等。

异位内分泌综合征属于副肿瘤综合征(paraneoplastic syndrome)。广义的副肿瘤综合征,是指不能用肿瘤的直接蔓延或远处转移加以解释的一些病变和临床表现,是由肿瘤的产物(如异位激素)或异常免疫反应(如交叉免疫)等原因间接引起,可表现为内分泌、神经、消化、造血、骨关节、肾脏及皮肤等系统的异常。需要区分的是,内分泌腺的肿瘤(如垂体腺瘤)产生原内分泌腺固有的激素(如生长激素)导致的病变或临床表现,不属于副肿瘤综合征。

异位激素所引起的症状,可以发生在原发肿瘤症状之前、同时或之后,使诊断困难。若症状发生在原发肿瘤症状之前,此时如果医护人员能够考虑到副肿瘤综合征,并进一步搜寻,可能及时发现肿瘤。另外,已确诊的肿瘤患者出现此类症状时,应考虑到副肿瘤综合征的可能,避免将之误认为是肿瘤转移所致。

第七节　良性肿瘤与恶性肿瘤的区别

根据肿瘤生物学行为将其划分为良性肿瘤与恶性肿瘤。良性肿瘤的生长具有局限性,通常局部手术切除可以达到根治的目的;而恶性肿瘤可以侵犯和破坏邻近的结构,并扩散到远处(转移)导致死亡,治疗措施复杂多样,但多数恶性肿瘤治疗效果尚不理想。若将恶性肿瘤误诊为良性肿瘤,可能延误治疗,或者治疗不彻底。相反,如把良性肿瘤误诊为恶性肿瘤,可能导致过度治疗(overtreatment)。因此,区别良性肿瘤与恶性肿瘤,具有重要意义。良性肿瘤与恶性肿瘤的主要区别归纳于表3-6-6。

表3-6-6　良性肿瘤与恶性肿瘤的区别

区别点	良性肿瘤	恶性肿瘤
分化程度	分化好,异型性小	不同程度分化障碍或未分化,异型性大
核分裂象	无或少,不见病理性核分裂象	多,可见病理性核分裂象
生长速度	缓慢	较快
生长方式	膨胀性或外生性生长	浸润性或外生性生长
继发改变	少见	常见,如出血、坏死、溃疡形成等
转移	不转移	可转移
复发	不复发或很少复发	易复发
对机体的影响	较小,主要为局部压迫或阻塞	较大,破坏原发部位和转移部位的组织;坏死,出血,合并感染;恶病质

某些特殊的肿瘤组织形态和生物学行为介于良、恶性肿瘤之间,称为交界性肿瘤(borderline tumor),不能将其划分为良性肿瘤或恶性肿瘤,而需要根据其形态特点评估其复发转移的风险度(低、中、高)。卵巢的浆黏液性肿瘤及乳腺的叶状肿瘤等,都存在交界性肿瘤。有些交界性肿瘤有发展为恶性的倾向;有些其恶性潜能(malignant potential)目前尚难以确定,有待通过长时间研究进一步了解其生物学行为。

瘤样病变(tumor-like lesions)或假肿瘤性病变(pseudoneoplastic lesions)指本身不是真性肿瘤,但其临床表现或组织形态类似肿瘤的病变。一些瘤样病变甚至容易被误认为是恶性肿瘤,因此,认识这一类病变并在鉴别诊断时予以充分考虑,是十分重要的。

值得强调的是,肿瘤的良、恶性,是指其生物学行为的良、恶性。病理学通过观察肿瘤的组织形态来判断其良恶性,从而评估其生物学行为和预后,对于部分恶性肿瘤,可以在免疫组织化学染色判读后,指导临床治疗。然而,必须认识到,影响肿瘤的生物学行为的因素很多、非常复杂,病理学家观察到的只是其中某些方面(肿瘤的形态学、免疫标记等),仍有许多因素(特别是分子水平的改变)目前我们尚未完全知晓,虽然病理学诊断被称为"金标准",但仍有其局限性。组织学诊断不可避免地会遇到组织样本是否具有代表性等技术问题。所以,这种预后估计并不能保证是完全精确的。

第八节　常见肿瘤举例

本节主要介绍几种不同分类的常见肿瘤的临床病理特征。

一、上皮组织肿瘤

(一)上皮组织良性肿瘤

上皮组织包括被覆上皮和腺上皮,上皮组织肿瘤常见。

1. 乳头状瘤(papilloma)　常发生于鳞状上皮及尿路上皮。大体观为突出于体表或突向体腔的乳头状、菜花状或绒毛状的突起,基底部常以细蒂与正常组织相连。镜下可见鳞状上皮或尿路上皮呈乳头状增生,其中心为血管结缔组织。

2. 腺瘤(adenoma)　是胃肠道、乳腺、甲状腺等器官的腺上皮发生的良性肿瘤。黏膜的腺瘤多呈息肉样;器官的腺瘤多呈结节状,均与周围正常组织界限清楚,多数有包膜。腺瘤中的腺体可与正常腺体一样具有分泌功能。

腺瘤根据其组成成分及形态结构特点可分为管状腺瘤、绒毛状腺瘤、纤维腺瘤、囊腺瘤及多形性腺瘤等。

（1）管状腺瘤（tubular adenoma）与绒毛状腺瘤（villous adenoma）：多见于胃肠道黏膜。大体多为息肉样、球形或扁平状微隆起，宽基底或细蒂连接于黏膜表面。镜下，黏膜腺体绒毛状、管状增生，伴有轻度异型（图3-6-10）。

（2）纤维腺瘤（fibroadenoma）：是乳腺最常见的良性肿瘤，常见于年轻女性。大体常为单发圆形或卵圆形结节，界限清楚，切面灰白、质韧，常可见裂隙，部分为分叶状结构。镜下，间质及腺体增生，增生的间质挤压腺管呈裂隙状（图3-6-11）。

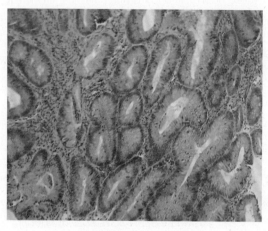

图 3-6-10　结肠管状腺瘤

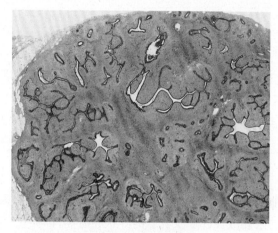

图 3-6-11　纤维腺瘤

（3）囊腺瘤（cystadenoma）：常发生于卵巢，由于腺体分泌物蓄积，腺腔逐渐扩大并相互融合，形成肉眼可见的大小不等的囊腔。根据腺上皮形态及分泌功能的不同，常分为浆液性囊腺瘤和黏液性囊腺瘤。

（4）多形性腺瘤（pleomorphic adenoma）：是由上皮、黏液样、软骨样成分构成的形态上具有多形性的肿瘤。腮腺、腭腺最常见。肿瘤无痛性缓慢生长，大体观球形、结节状，多数包膜完整，切面灰白、质中等硬，有时可见出血及囊性区，有时呈胶冻样、半透明。镜下可见肿瘤由立方样腺上皮及梭形肌上皮成分、黏液样组织及软骨样组织构成，可见骨化及钙化。

（二）上皮组织恶性肿瘤

上皮组织发生的恶性肿瘤统称为癌。大体观，发生于皮肤、黏膜者常呈息肉样、菜花样或溃疡状；发生于器官内者常为不规则结节样，界限均不清，切面多为灰白色、质地硬韧。镜下，癌细胞异型性明显，呈实性巢状、梁状、条索状或腺管状排列，穿插在间质中呈浸润性生长。癌早期多经淋巴管转移，中晚期可经血液转移到远隔器官。

1. 鳞状细胞癌（squamous cell carcinoma）　简称鳞癌，常发生于皮肤、口唇黏膜、食管、宫颈、阴道及阴茎等鳞状上皮被覆的部位。鳞癌大体观常为明显的溃疡或菜花状，少数为硬结。切面灰白色、实性，界限不清，可出血坏死及液化。镜下，异常增殖的鳞状细胞突破基底膜向结缔组织浸润性生长，癌巢中央可出现层状角化物，称为角化珠（keratin pearl）或癌珠，细胞间可见细胞间桥。根据肿瘤细胞的角化程度及异型程度可分为高分化鳞状细胞癌、中分化鳞状细胞癌及低分化鳞状细胞癌（图3-6-12）。

2. 腺癌（adenocarcinoma）　是腺上皮的恶性肿瘤，常见于乳腺、肺、胃肠道及女性生殖系统。腺癌大体形态较为多样（图3-6-13）。镜下，癌细胞形成大小不

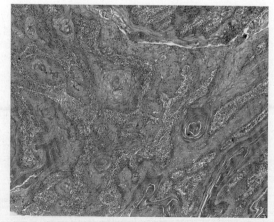

图 3-6-12　鳞状细胞癌
阴茎浸润性高分化鳞状细胞癌。癌组织内可见角化珠。

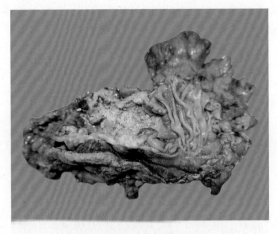

图 3-6-10 直肠腺癌(大体)

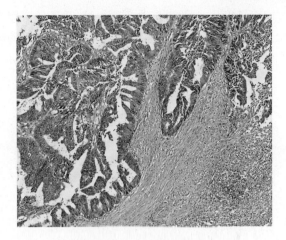

图 3-6-14 直肠腺癌(镜下)

节、形态不一的腺样或管样结构,瘤细胞复层排列,缺乏极性,可见病理性核分裂(图 3-6-14)。按照腺体组织学形态可分为:乳头状腺癌、管状腺癌及黏液腺癌等。

3. **基底细胞癌**(basal cell carcinoma) 起源于皮肤基底层或毛囊外毛根鞘的多潜能细胞。好发于老年人的皮肤曝光部位,尤其是颜面部。大体多为边缘珍珠样隆起的圆形丘疹或结节,表面可有角化或伴有小而浅表的糜烂、溃疡。镜下可见癌细胞团位于真皮内,可与表皮相连,癌细胞小、胞质少,细胞边界不清,无细胞间桥,周边细胞呈栅栏状排列,常无角质囊肿。

4. **浸润性尿路上皮癌**(infiltrating urothelial carcinoma) 是指浸润至基底膜以下的尿路上皮肿瘤,旧称移行细胞癌。常见于输尿管及膀胱。大体观肿瘤呈乳头状、息肉样或溃疡状,孤立性或多灶性。镜下可见癌细胞排列紊乱、极性消失,可见乳头状或巢状结构,癌细胞异型明显,核分裂象较多,可有病理性核分裂(图 3-6-15)。

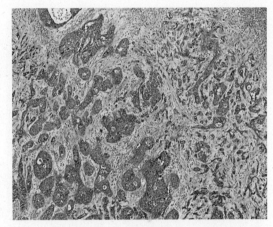

图 3-6-15 浸润性尿路上皮癌

二、间叶组织肿瘤

间叶组织肿瘤的种类很多,包括脂肪组织、血管和淋巴管、平滑肌、纤维组织、软骨及骨组织等。间叶组织肿瘤中,良性的比较常见,恶性肿瘤(肉瘤)不常见。

(一)间叶组织良性肿瘤

1. **脂肪瘤**(lipoma) 是成人最常见的软组织肿瘤。常发生于浅表皮下或深部软组织内。大体为圆形、包膜完整的无痛性肿物,切面淡黄色、油腻状,质软。镜下,肿瘤由成熟的脂肪细胞构成,由纤维组织分隔成大小不规则的小叶,瘤细胞大小略显不一(图 3-6-16)。

2. **平滑肌瘤**(leiomyoma) 是女性生殖系统最常见的间叶肿瘤。常于体检时通过超声发现子宫肿物而就诊。根据其发生部位可分为浆膜下肌瘤、肌壁间肌瘤及黏膜下肌瘤。可单发或多发。大体呈界限清楚的灰白色结节,切面质地韧,典型者可见编织状结构(图 3-6-17)。镜下肿瘤细胞呈梭形,胞质丰富红染,呈束状或交织状排列,可伴有多种变性(图 3-6-18)。

3. **血管瘤**(hemangioma) 非常常见,有多种病理类型。毛细血管瘤(capillary hemangioma)是主要由毛细血管型血管组成的血管瘤,是婴幼儿最常见的血管瘤,好发于头面部。大体观为隆起于皮肤的红色病变,界清,无包膜。镜下可见增生的成熟毛细血管呈分叶状或结节状排列。海绵状血管瘤(cavernous hemangioma)是由扩张的薄壁大血管组成的血管瘤,累及内脏者多见于肝脏。大体观多为边界不清的结节状,切面海绵状或蜂窝状,含大量血液,受压后可缩小。镜下病变由扩张的薄壁大血管构成,管腔大而不规则,大小不一,腔内充满血液,管壁被覆一层扁平的内皮细胞(图 3-6-19)。

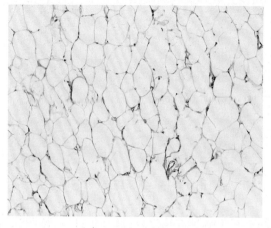

图 3-6-16　脂肪瘤

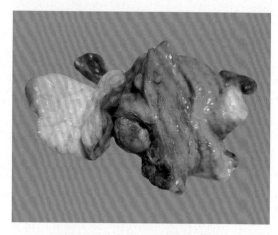

图 3-6-17　子宫平滑肌瘤(大体)

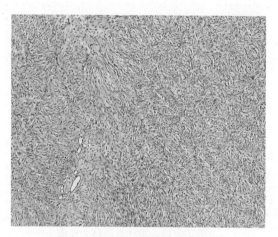

图 3-6-18　子宫平滑肌瘤(镜下)

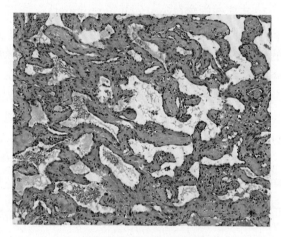

图 3-6-19　海绵状血管瘤

(二)间叶组织恶性肿瘤

恶性间叶组织肿瘤统称肉瘤,较癌少见。

癌与肉瘤的鉴别见表 3-6-7。

表 3-6-7　癌与肉瘤的鉴别

鉴别点	癌	肉瘤
组织分化	上皮组织	间叶组织
发病率	较高,约为肉瘤的 9 倍。多见于40 岁以上成人	较低。有些类型主要发生在年轻人和儿童,有些类型主要见于中老年人
大体特点	质较硬、色灰白	质软、色灰红、鱼肉状
镜下特点	多形成癌巢,实质与间质分界清楚,纤维组织常有增生	肉瘤细胞多弥漫分布,实质与间质分界不清,间质内血管丰富,纤维组织少
网状纤维	见于癌巢周围,癌细胞间多无网状纤维	肉瘤细胞间多有网状纤维
转移	多经淋巴管转移	多经血行转移

1. 纤维肉瘤(fibrosarcoma)　是由成纤维细胞及产生的数量不等的胶原构成的恶性肿瘤,男性好发,多见于四肢、躯干、头颈的深部软组织。根据发病年龄的不同,分为成人型(>5 岁)及婴幼儿型(0~5 岁),

后者预后好于前者。大体观肿瘤界限相对清楚,切面灰白色或褐色,鱼肉状,常有出血及坏死。镜下肿瘤内梭形细胞呈连绵束状结构,或出现特征性的人字形/羽毛状/鱼骨样排列,局灶亦可见席纹状排列(图3-6-20)。

2. **脂肪肉瘤**(liposarcoma)　常发生于深部软组织及腹膜后等部位。多见于成人。大体观呈结节状或分叶状,部分可为黏液样或鱼肉样。瘤细胞形态多种多样,以出现脂肪母细胞为特点,胞质内可见大小不等的脂质空泡,可挤压细胞核,形成压迹。有高分化脂肪肉瘤、黏液样/圆细胞脂肪肉瘤、多形性脂肪肉瘤、去分化脂肪肉瘤等类型。

3. **骨肉瘤**(osteosarcoma)　又称成骨肉瘤,是间叶组织发生的具有直接形成骨质或骨样组织(类骨)能

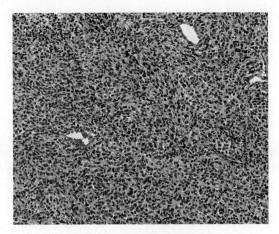

图3-6-20　成人型纤维肉瘤
肿瘤内梭形细胞呈连绵束状结构,细胞异型明显。

力的恶性肿瘤,其发病率位于恶性骨肿瘤的首位。多见于青少年,常发生于四肢长骨干骺端,尤其是股骨下段和胫骨上段。骨肉瘤的临床病理表现复杂多样,有多种临床病理分型方法。按其形成骨质数量及对原有骨质的破坏情况,可分为成骨性、溶骨性和混合性三大类。基于肿瘤细胞和组织分化方向,可分为骨母细胞型、软骨母细胞型、成纤维细胞型和混合细胞型等,目前以世界卫生组织(WHO)的分类方法最常用,且与临床治疗及预后有较密切关系。肿瘤常发生于骨髓腔,向一侧或周围发展,可穿破骨皮质,将骨膜掀起,向周围软组织生长,形成半球形或近梭形肿块,切面呈斑驳状或多彩状外观,肿瘤上下两端的骨皮质和掀起的骨外膜之间形成三角形隆起,是由骨外膜产生的新生骨,构成X线检查所见的Codman三角;由于骨膜被掀起,在骨外膜和骨皮质之间,可形成与骨表面垂直的放射状反应性新生骨小梁,在X线检查时表现为"日光放线征"。这些影像学表现是骨肉瘤的特点。

三、淋巴造血组织肿瘤

淋巴瘤(lymphoma)可原发于淋巴结及结外淋巴组织,是人类较为常见的恶性肿瘤,占所有恶性的肿瘤的3%~4%。可分为两大类,霍奇金淋巴瘤(Hodgkin lymphoma,HL)和非霍奇金淋巴瘤(non-Hodgkin lymphoma,NHL)。大多数淋巴瘤是B细胞源性。具体的分类及病理特征请参看WHO淋巴造血组织肿瘤分类(2021)。

四、神经组织肿瘤

(一)神经组织良性肿瘤

1. **脑膜瘤**(meningiomas)　大部分脑膜瘤为WHO Ⅰ级,有些亚型相当于WHO Ⅱ级和Ⅲ级。颅内脑膜瘤大部分发生在大脑凸面,脊髓脑膜瘤好发于胸段。脑膜上皮细胞型脑膜瘤较常见,肿瘤细胞很像正常蛛网膜细胞,合体状,细胞之间边界不清,核卵圆形,染色质细,漩涡状结构和砂粒体少见。纤维型(成纤维细胞型)脑膜瘤也较常见,成纤维细胞样的梭形细胞平行或束状交叉排列在富于胶原和网状纤维的基质内,漩涡状结构、砂粒体和核内假包涵体结构不常见。过渡型(混合型)脑膜瘤常见,具有脑膜皮细胞型和纤维型脑膜瘤间的过渡特点。瘤细胞排列成分叶状或束状结构,局部可见典型脑膜皮细胞特点。漩涡状结构丰富,砂粒体也多见,尤其在细胞漩涡中心。

2. **神经鞘瘤**(neurilemoma)　又称施万细胞瘤(schwannoma),是起源于胚胎期神经嵴来源的神经膜细胞或施万细胞的良性肿瘤,包膜完整,相当于WHO Ⅰ级。典型的神经鞘瘤有两种组织构象:致密的束状型(Antoni A型)和疏松的网状型(Antoni B型)。前者瘤细胞核密集,核排列成与细胞长轴垂直的栅栏状结构,称为Verocay小体,细胞突和基底膜红染;后者结构表现为疏松网状背景,细胞成分少,肿瘤细胞核小,卵圆形。

(二)神经组织恶性肿瘤

1. **胶质母细胞瘤**(glioblastoma)　相当于WHO Ⅳ级,是恶性程度最高的星形细胞瘤,主要累及成人,

好发于大脑半球。胶质母细胞瘤肿瘤性星形细胞分化差,常呈多形性,细胞密度高,有明显的核异型和活跃的核分裂活性。明显的微血管增生和/或坏死是诊断的基本要点。多核巨细胞是胶质母细胞瘤的标志,但它既不是必要的特征也与临床进展无关。

2. 髓母细胞瘤(medulloblastoma) 相当于 WHO Ⅳ 级,是发生于小脑的恶性侵袭性胚胎性肿瘤,好发于儿童,易通过中枢神经系统播散。在 CT 和 MRI 上,髓母细胞瘤为高密度信号影,增强后均匀强化。肿瘤由高密度细胞构成,瘤细胞核圆到卵圆形或雪茄烟样,染色质多,胞质不明显。在<40%的病例可见到神经母细胞菊形团,常伴有明显的核多形性和高核分裂活性。髓母细胞瘤最常向神经元分化,免疫组化 Syn 呈阳性反应。

五、其他肿瘤

(一) 恶性黑色素瘤

恶性黑色素瘤(malignant melanoma)是来源于黑色素细胞的高度恶性肿瘤。常表现为色素不均匀的黑斑、斑片、溃疡、结节、肿瘤等。亚洲人好发于四肢末端,白种人好发于躯干和四肢。镜下可见表皮全层单个或成巢的异型性黑色素细胞,以梭形细胞和上皮样细胞为主,肿瘤细胞沿水平和垂直方向扩展,深达真皮和皮下脂肪组织,瘤细胞异型明显,可见病理性核分裂(图3-6-21)。抗 S-100 蛋白、抗 HMB-45 及 Melan-A 阳性。

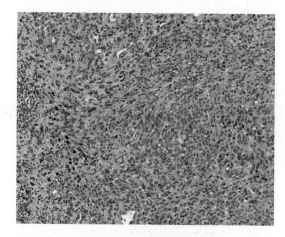

图 3-6-21 恶性黑色素瘤

(二) 精原细胞瘤

精原细胞瘤(seminoma)是最常见的睾丸恶性肿瘤,常见于 35~45 岁的患者。大体观,肿瘤通常灰白质硬,界限清楚,略呈分叶状,大小不等。镜下由形态一致的生殖细胞组成,瘤细胞多呈巢状、条索状或岛屿状排列,瘤细胞质透明,含有丰富的糖原,核大且规则,有一个或多个核仁,细胞胞界清楚,伴有明显的淋巴细胞浸润及肉芽肿性的间质反应,坏死和出血常见(图3-6-22)。PLAP、CD117、D2-40 阳性。

(三) 性腺或胚胎剩件中的全能细胞肿瘤

1. 囊性成熟畸胎瘤(mature cystic teratomas) 是最常见的卵巢肿瘤,约占所有卵巢肿瘤的1/4。好发于生育期女性,多无症状,可伴有腹痛、腹胀和阴道流血。大体观,肿瘤圆形、卵圆形,囊性,囊内外壁光滑,囊内容大量毛发及脂样物,可见牙齿或骨质,内壁附头节(由脂肪组织、牙齿和骨骼构成的突向囊内的结节)。可见来源于两胚层或三胚层的成熟性组织(图3-6-23)。

2. 未成熟性畸胎瘤(immature teratoma) 多发生于儿童和青少年。大体观,肿瘤圆形、椭圆形,多

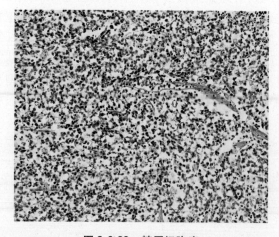

图 3-6-22 精原细胞瘤

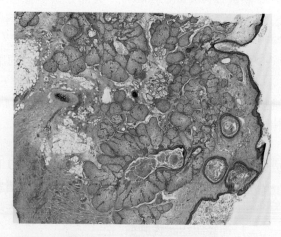

图 3-6-23 囊性成熟性畸胎瘤

为单侧,切面多彩状,囊实性,以实性区为主,常见出血及坏死。镜下可见各个胚层的未成熟和成熟组织,但诊断依据为是否存在神经外胚层菊形团或原始神经管。

第九节 癌前疾病(或病变)、异型增生和原位癌

某些疾病(或病变)虽然本身不具有恶性病变的特征,但有可能发展成为恶性肿瘤,患者发生相应恶性肿瘤的危险性大大增加。这些具有癌变潜在可能性的良性病变(或疾病),若长期不治疗,则有可能转变为癌,称为癌前病变(precancerous lesion)或癌前疾病(precancerous disease)。但是癌前疾病或病变并不是必然发展成癌。

病变从癌前状态进展到癌通常需要很长时间。在上皮组织中,可以观察到病变首先表现为非典型增生(atypical hyperplasia)或异型增生(dysplasia),进而发展为上皮内局限的原位癌(carcinoma in situ,CIS),最终进展为浸润性癌。

一、癌前疾病(或病变)

癌前疾病(或病变)可以分为获得性的(acquired)和遗传性的(inherited)。由于存在一些染色体和基因异常,遗传性肿瘤综合征(inherited cancer syndrome)的患者发生某些肿瘤的机会增加(见本章第十节)。后天获得的癌前疾病(或病变)则可能与某些生活习惯、感染或一些慢性炎症性疾病相关。以下是一些常见的获得性癌前疾病(或病变)。

1. **大肠腺瘤(adenoma of large intestines)** 管状腺瘤、绒毛管状腺瘤为常见的病变类型,其中绒毛管状腺瘤发生癌变的可能性更大。家族性腺瘤性息肉病(familial adenomatous polyposis,FAP)几乎均发生癌变。

2. **乳腺导管上皮不典型增生(atypical ductal hyperplasia,ADH)** 40岁左右女性多见,发生浸润性乳腺癌的概率增加。

3. **慢性胃炎与肠上皮化生** 胃黏膜的肠上皮化生与胃癌的发生相关。幽门螺杆菌感染引起的胃慢性炎与胃腺癌及胃的黏膜相关淋巴组织发生的B细胞淋巴瘤相关。

4. **溃疡性结肠炎(ulcerative colitis)** 是一种免疫介导的肠道复发性炎症,有终身复发倾向。病程>20年的患者发生结肠癌的风险较正常人高10~15倍。

5. **皮肤慢性溃疡(chronic ulcer)** 长期慢性刺激下,皮肤鳞状上皮出现增生和非典型增生,进而发展为鳞状细胞癌。

6. **黏膜白斑(leukoplakia)** 大体上表现为境界清楚的灰白色斑块,常见于外阴、阴茎和口腔。鳞状上皮组织学表现多种多样,可出现异型性。刺激长期存在时可进展为鳞状细胞癌。

二、异型增生和原位癌

非典型增生(atypical hyperplasia)这一术语曾经在文献中用来描述细胞增生并出现异型性,多用于发生在上皮的病变,包括被覆上皮(如鳞状上皮和尿路上皮)和腺上皮(如乳腺导管上皮、宫内膜腺上皮)。由于非典型增生既可见于肿瘤性病变,也可见于修复、炎症等情况(所谓反应性非典型增生),近年来,学术界倾向使用异型增生(dysplasia)这一术语来描述与肿瘤形成相关的非典型增生。异型增生上皮具有细胞和结构异型性,有一部分会进展成为癌变,但当致病因素去除时,某些未累及上皮全层的异型增生可能会逆转消退。

原位癌(carcinoma in situ,CIS)一词通常用于上皮的病变,指异型增生的细胞在形态和生物学特性上与癌细胞相同,累及上皮的全层,但没有突破基底膜向下浸润(图3-6-24),有

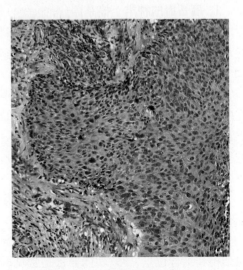

图3-6-24 宫颈原位癌(镜下)

时也称为上皮内癌(intraepithelial carcinoma)。原位癌常见于鳞状上皮或尿路上皮等被覆的部位,如宫颈、食管、皮肤、膀胱等处。如能及时发现和治疗原位癌,可防止其发展为浸润性癌。

目前,上皮的异型增生、原位癌较多使用上皮内瘤变(intraepithelial neoplasia)这一术语,且多采用两级分类法。如胃肠道黏膜的低级别上皮内瘤变(轻度异型增生和中度异型增生)、高级别上皮内瘤变(重度异型增生和原位癌)。新近分类将不同级别的宫颈上皮内瘤变(cervical intraepithelial neoplasia,CIN)重新命名为宫颈低级别鳞状上皮内病变(low-grade squamous intraepithelial lesion,LSIL)和高级别鳞状上皮内病变(high-grade squamous intraepithelial lesion,HSIL)。

第十节　肿瘤的病因学和发病学

近几十年来,分子细胞生物学飞速发展,通过对肿瘤发生的病因和发病机制进行大量研究,人们发现肿瘤形成是一个十分复杂的过程,是细胞生长与增殖的调控发生严重紊乱的结果。目前,肿瘤发生的分子机制尚未完全阐明,相关研究正不断深入。下面着重介绍肿瘤分子生物学研究的主流认识。

一、细胞生长与增殖的调控

正常细胞的生长与增殖通常依赖于生长因子(growth factor)等外源性信号。这些信号与相应受体(receptor)结合,引发细胞内特定分子(信号转导分子,transducers)有序的相互作用,最终产生特定的效应(如细胞分裂)。外源性信号和这些相互作用的有序的分子,构成特定的信号通路(signaling pathway)。生长因子可通过这样的细胞信号转导(cellular signal transduction)过程,导致一些转录因子(transcription factors)的激活。这些转录因子促进特定基因的转录,包括调节细胞周期的基因。

细胞周期的进行依靠细胞周期蛋白(cyclin)和细胞周期蛋白依赖性激酶(cyclin-dependent kinase,CDK)复合物的推动。周期蛋白的量呈细胞周期依赖性升降,在细胞周期的不同时期出现不同类型的周期蛋白。CDK与相应的周期蛋白形成复合物并活化,然后使一些蛋白磷酸化,从而促进细胞周期的发展。

二、肿瘤发生与发展的分子机制

大量研究表明,肿瘤发生具有复杂的分子基础。涉及原癌基因、肿瘤抑制基因、代谢重编程、抵抗凋亡、细胞永生化、血管生成、浸润和转移能力获得、免疫逃避、基因组不稳定性、肿瘤微环境、表观遗传调控和非编码 RNA 功能异常等。环境致癌因素和遗传因素通过上述途径改变细胞的生物学特性,导致肿瘤形成。以下简要介绍这些重要的分子机制。

(一) 癌基因活化

1. 癌基因的种类　癌基因(oncogene)是在研究肿瘤病毒致瘤机制的过程中认识到的。一些反转录病毒能引起动物肿瘤或在体外实验中能使细胞发生恶性转化,在研究这些病毒与肿瘤的关系过程中发现,反转录病毒基因组中含有某些 RNA 序列,是病毒致瘤或者导致细胞恶性转化所必需的,称为病毒癌基因(viral oncogene)。

后来,在正常细胞基因组中发现与病毒癌基因十分相似的 DNA 序列,称为原癌基因(proto-oncogene)。这些基因正常时并不导致肿瘤,它们编码的产物是对促进细胞生长增殖十分重要的蛋白质,如生长因子、生长因子受体、信号转导蛋白和转录因子等。当原癌基因发生某些异常时,能使细胞发生恶性转化,则称这些基因为细胞癌基因(cellular oncogene),如 *c-ras*、*c-myc* 等。其编码的肿瘤蛋白/癌蛋白(oncoprotein)可持续刺激细胞自主生长。

2. 癌基因活化的机制　原癌基因转化成细胞癌基因的过程,称为原癌基因的激活。常见的激活方式有:

(1) 点突变(point mutation):发生点突变引起编码的蛋白质的氨基酸序列改变,从而影响蛋白质的空间结构和结合位点,导致功能异常是常见的基因突变方式。Ras 家族基因的点突变是人类肿瘤中很常见的显性基因异常,人类肿瘤中约 10% ~ 15% 有 Ras 家族基因的突变,在胰腺癌和胆管癌高达 90% 以上,在结肠癌、宫内膜癌和甲状腺癌达50%,在肺腺癌和髓性白血病中也达30%。

（2）基因扩增(gene amplification)：特定基因过度复制（与基因组中其他基因的复制不成比例），其拷贝数增加，导致特定的基因产物过量表达(overexpression)。例如,乳腺癌及一些卵巢癌、肺腺癌、胃癌和唾液腺腺癌中有HER2基因的扩增。

（3）染色体重排(chromosomal rearrangements)：包括染色体转位(translocation)和倒转(inversion)。原癌基因所在的染色体发生染色体重排,可以导致原癌基因的激活。主要有两种方式:①原癌基因可因染色体转位被置于很强的启动子控制之下,转录增加,过度表达。以 c-myc 在 Burkitt 淋巴瘤中的激活为例,位于8号染色体上的 c-myc 转位到14号染色体上编码免疫球蛋白重链的位点,导致 c-myc 基因过度表达。②由于转位产生具有致癌能力的融合基因或嵌合基因,编码融合蛋白,导致细胞恶性转化。以慢性粒细胞白血病中经典的"费城染色体"为例:9号染色体上的原癌基因 abl 转位至22号染色体的位点,导致 Abl 蛋白的氨基端被 Bcr 蛋白序列取代,形成一个功能异常的 Bcr/Abl 融合蛋白,导致肿瘤细胞增殖。

除以上机制外还有一些其他机制可导致癌基因的表达与功能异常,例如染色体数目异常,表观遗传性的改变,肿瘤细胞的自分泌等。表3-6-8列出了一些常见的癌基因及其产物、激活机制和相关的人类肿瘤。

表3-6-8　癌基因的举例

分类	原癌基因	活化机制	相关人类肿瘤
生长因子			
PDGF-β 链	PDGFB	过度表达	星形细胞瘤、骨肉瘤
FGF	FGF3	扩增	胃癌、膀胱癌、乳腺癌、黑色素瘤
HGF	HGF	过度表达	肝细胞癌、甲状腺癌
生长因子受体			
EGF 受体家族	ERBB1	突变	肺癌
	ERBB2	扩增	乳腺癌、卵巢癌、肺癌和胃癌
FMS 样酪氨酸激酶 3	FLT3	点突变	白血病
促神经因子受体	RET	点突变	多发性内分泌腺瘤病(MEN)2A 和 2B、家族性甲状腺髓样癌
PDGF 受体	PDGFRB	过度表达、易位	胶质瘤、白血病
KIT 受体	KIT	点突变	胃肠间质肿瘤、精原细胞瘤、白血病
ALK 受体	ALK	转位、融合基因、点突变	肺腺癌、一些淋巴瘤、神经母细胞瘤
信号转导蛋白			
G 蛋白	K-RAS	点突变	结肠、肺、胰腺肿瘤
	H-RAS	点突变	膀胱和肾肿瘤
	N-RAS	点突变	黑色素瘤、造血系统肿瘤
非受体型酪氨酸激酶	ABL	转位	慢性髓细胞性白血病、急性淋巴细胞白血病
Ras 信号转导蛋白/激酶	BRAF	点突变	黑色素瘤、白血病、结肠癌等
转录因子			
	c-myc	转位	Burkitt 淋巴瘤
	N-myc	扩增	神经母细胞瘤、小细胞肺癌
	L-myc	扩增	小细胞肺癌
细胞周期调节蛋白			
cyclin D	CCND1	转位	套细胞淋巴瘤、多发性骨髓瘤
		扩增	乳腺癌、食管癌
周期素依赖激酶 4	CDK4	扩增或点突变	胶质母细胞瘤、黑色素瘤、肉瘤

（二）肿瘤抑制基因功能丧失

与原癌基因编码的蛋白质促进细胞生长相反,在正常情况下,肿瘤抑制基因(tumor suppressor gene)的产物能抑制细胞生长。各种肿瘤抑制基因产物形成一个网络,监测任何具有遗传毒性的刺激,并控制细胞的生长。目前了解最多的肿瘤抑制基因是 RB 基因和 p53 基因,它们的产物都是以转录调节因子的方式调节核转录和细胞周期的核蛋白。近年研究还显示,一些肿瘤抑制基因的功能障碍,不是因为基因结构的改变,而是由于基因的启动子过甲基化(hypermethylation)导致其表达障碍。表 3-6-9 列举了重要的肿瘤抑制基因和与之相关的人类肿瘤。以下简介几个典型的肿瘤抑制基因。

表 3-6-9　重要的肿瘤抑制基因和相关人类肿瘤

基因	功能	相关的体细胞肿瘤	与遗传型突变相关的肿瘤
APC	抑制 Wnt 信号转导	胃癌、结肠癌、胰腺癌、黑色素瘤	家族性腺瘤性息肉病、结肠癌
RB	调节细胞周期	视网膜母细胞瘤、骨肉瘤、乳腺癌、结肠癌、肺癌	家族性视网膜母细胞瘤、骨肉瘤
p53	调节细胞周期和转录;DNA 损伤所致的凋亡	大多数人类肿瘤	Li-Fraumeni 综合征、多发性癌和肉瘤
WT-1	转录调控	肾母细胞瘤	家族性肾母细胞瘤
P16	周期素依赖激酶抑制物(CKI)	胰腺癌、食管癌、黑色素瘤、乳腺癌	家族性恶性黑色素瘤
NF-1	间接抑制 Ras	神经母细胞瘤	Ⅰ型神经纤维瘤病、恶性外周神经鞘膜瘤
BRCA-1	DNA 修复		女性家族性乳腺癌和卵巢癌
BRCA-2	DNA 修复		男性和女性乳腺癌
VHL	调节低氧诱导因子(HIF)	肾细胞癌	遗传性肾细胞癌、小脑血管母细胞瘤

1. RB 基因(RB gene)　是在对视网膜母细胞瘤的研究中发现的。视网膜母细胞瘤可分为家族性和散发性两种。家族性视网膜母细胞瘤患儿年龄小,双侧发病较多;散发性视网膜母细胞瘤发病概率比家族性者小得多,且发病较晚,多为单侧。Knudson(1974)提出"两次打击假说"(two hit hypothesis)来解释这种现象。这个假说的含义是,存在某种基因,当这个基因的两个拷贝(等位基因)都被灭活后才能发生肿瘤。家族性视网膜母细胞瘤患儿所有体细胞都已经继承了一个有缺陷的基因拷贝,只要另一个正常的基因拷贝再发生灭活即可形成肿瘤。散发性视网膜母细胞瘤患者则需要两个正常的等位基因都通过体细胞突变失活才能发病,所以概率小得多。后来的研究肯定了这一假说,并确定了 RB 基因的丢失或者突变失活在视网膜母细胞瘤发生中的作用。RB 基因定位在染色体 13q14,其纯合型丢失见于所有视网膜母细胞瘤。将正常的 RB 基因导入视网膜母细胞瘤细胞中,可以逆转它们的肿瘤表型。这些研究结果使 RB 基因成为人们认识到的第一个肿瘤抑制基因。后来的研究发现,RB 基因的丢失或失活不但见于视网膜母细胞瘤,也见于膀胱癌、肺癌、乳腺癌、骨肉瘤等。某些 DNA 病毒产物,如人乳头瘤病毒(HPV)产生的 E7,也是通过与 RB 蛋白结合并抑制其活性而导致肿瘤发生的。E7 与 RB 蛋白结合,释放 E2F 转录因子,持续促进细胞增殖,与宫颈癌的发生密切相关。

2. p53 基因(p53 gene)　是得到了广泛研究的肿瘤抑制基因,定位于染色体 17pl3.1。p53 基因具有特异的转录激活作用。在 DNA 损伤时(如细胞受到电离辐射后),细胞的主要反应之一便是 P53 蛋白的增加。通过诱导 ATM(ataxia-telangiectasia mutated)和 ATR(ataxia-telangiectasia and Rad3 related)家族蛋白激酶活化,使 P53 蛋白磷酸化,成为转录活化因子,诱导 $p21^{WAF1/clpl}$ 转录。$P21^{WAF1/clpl}$ 是一个重要的 CKI,其作用使细胞停滞在 G_1 期(G_1 arrest),阻止 DNA 合成;同时 p53 诱导 DNA 修复基因 GADD45 的转录,促进 DNA 损伤的修复。如果 G_1 停滞不能实现,则 p53 诱导细胞老化或凋亡,防止损伤的 DNA 传递给子代细胞。p53 缺失或突变的细胞发生 DNA 损伤后,不能通过 p53 的介导停滞在 G_1 期进行 DNA 修复,细胞继续增殖,DNA 的异常传递给子代细胞。这些异常的积累,可能最终导致细胞发生肿瘤性转化(图 3-6-25)。

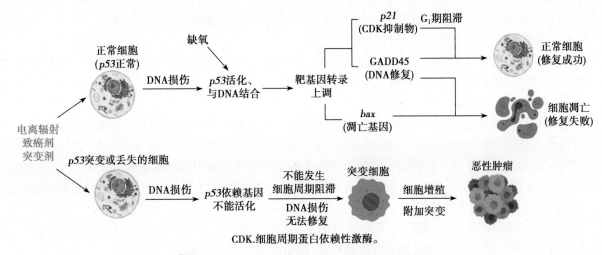

CDK.细胞周期蛋白依赖性激酶。

图 3-6-25 p53 功能及其突变在肿瘤形成中的作用

人类肿瘤 50% 以上有 *p53* 基因的突变。在肿瘤发生过程中，*p53* 可以通过多种方式被灭活：①突变，这是最为常见的方式。一般是一个等位基因的错义突变，另一个等位基因最终丢失。②与 DNA 肿瘤病毒的一些蛋白如 HPV 的 E6、SV40 的大 T 抗原等结合。③与癌蛋白 Mdm2 结合。④P53 蛋白被阻不能进入核内发挥作用。*p53* 基因在不同的肿瘤中有不同的突变点，但是，有几个位点是相当常见的，称为突变"热点"（hot spot）。例如，Arg248、Arg249、Arg175、Arg273 都是常见的突变热点。

3. *NF1* 基因（*NF1* gene）　位于 17 号染色体上，编码 neurofibromin 蛋白，其突变失活导致 I 型神经纤维瘤病（neurofibromatosis type I）。上文已介绍以 Ras 为代表的"小 GTP 结合蛋白"，在生长因子活化其受体后，结合 GTP 而激活，并活化导致细胞增生的 MAPK 通路。Ras 具有 GTPase 活性，可以水解结合在自身上的 GTP 为 GDP，恢复至无活性状态。这一 GTPase 活性受 GTPase 激活蛋白（GAP）的控制。neurofibromin 正是这样一个 GAP。显然，*NF1* 的失活将导致 Ras 的 GTPase 活性不能正常发挥，其效果是 Ras 处于高活性状态。

4. 肿瘤抑制基因 *APC* 的失活是大肠癌发生过程中较早的一步。APC 蛋白的功能与 Wnt 信号转导通路有关。正常的 APC 参与 β-catenin 的降解，阻止 β-catenin 进入细胞核参与 *c-myc* 的激活。

5. 肿瘤抑制基因 *INK4A* 编码的蛋白就是 CKI 中的 P16^{INK4A}，它抑制 CDK4/cyclin D 或 CDK6/cyclin D 的活性，阻止 G_1 期向 S 期转变。显然，INK4A 活性丧失的效果类似 *RB* 基因功能的丧失。

6. 肿瘤抑制基因 *VHL* 的突变是 VHL 综合征（von Hippel-Lindau syndrome）相关的透明细胞肾细胞癌的重要分子病理变化。散发性肾透明细胞癌也存在 *VHL* 基因突变。VHL 蛋白促进低氧诱导因子 1α（hypoxia inducible factor-1α，HIF-1α）的降解。HIF 是一个转录因子，具有调节细胞增殖、肿瘤血管生成、代谢等重要功能。

（三）代谢重编程

在氧供充分的情况下，肿瘤细胞仍然保持高水平的葡萄糖摄取，通过糖酵解途径生成乳酸。这种异常的代谢模式即有氧糖酵解（aerobic glycolysis）或称瓦伯效应（Warburg effect）。与正常细胞不同，肿瘤细胞通过调整包括糖代谢在内的整个细胞代谢网络，改变营养物质在不同代谢途径中的流向和流量，精妙地平衡能量供应与生物大分子合成，促进细胞快速增殖。证据显示，肿瘤细胞代谢网络的重编程与癌基因激活多个信号通路（如生长因子受体/酪氨酸受体激酶、PI3K/Akt 通路），以及 Myc 所致促进无氧糖酵解基因活化等多重机制有关。

（四）凋亡调节基因功能紊乱

肿瘤生长取决于细胞增殖与细胞死亡的比例。除了原癌基因和肿瘤抑制基因的作用，调节细胞凋亡的基因在肿瘤发生上也起着重要作用。细胞凋亡受复杂的分子机制调控，通过促凋亡分子（如死亡受体家族成员、caspase 家族蛋白酶、线粒体促凋亡蛋白、Bcl-2 家族中的促凋亡分子 Bax 等）和抗凋亡分子（如 Bcl-2 家族中的抗凋亡分子 Bcl-xL、凋亡抑制蛋白 IAP 家族成员 survivin、XIAP 等）之间复杂的相互作用实现。

当凋亡调节基因功能紊乱,凋亡途径发生障碍时可导致凋亡抵抗,促进肿瘤形成。

(五) 无限增殖能力/细胞永生化

肿瘤细胞获得无限增殖的能力、细胞永生化(immortality),与控制细胞老化的基因失常、端粒酶再激活、癌症干细胞(或称肿瘤干细胞)自我更新相关基因活化等相关。

(六) 持续的血管生成

肿瘤诱导新生血管生成是肿瘤持续生长的重要基础(参见本章第四节)。肿瘤细胞和间质细胞产生释放的血管生成因子和抗血管生成因子共同调控肿瘤的血管生成。血管生成因子增多和/或抗血管生成因子缺失导致的失衡促进新生血管生长。肿瘤细胞本身及肿瘤微环境中的巨噬细胞等炎细胞产生的血管生成因子,与血管生成因子受体结合,促进新生血管生长。抗肿瘤血管生成是现代肿瘤治疗的重要途径。

(七) 浸润和转移能力的获得

肿瘤浸润和转移的分子机制复杂,恶性肿瘤细胞从原发灶游出,突破基底膜,穿过间质,再穿过基底膜,进入血管或淋巴管,迁徙至远处器官并重新生长,需要经历一系列步骤,机制复杂。

以癌为例,肿瘤浸润和转移可以大致归纳为以下步骤(参见本章第四节):

1. 癌细胞彼此分离(detachment)　正常上皮细胞表面有各种细胞黏附分子(cell adhesion molecules, CAMs),它们之间的相互作用,有助于使细胞黏附在一起,阻止细胞移动。癌细胞表面黏附分子减少,使细胞更易彼此分离。

2. 癌细胞与基底膜的黏着(attachment)增加　正常上皮细胞与基底膜的附着是通过上皮细胞基底面的一些分子介导的,如层粘连蛋白(laminin, LN)受体。癌细胞表达更多的 LN 受体,并分布于癌细胞的整个表面,使癌细胞与基底膜的黏着增加。

3. 细胞外基质的降解(degradation)　癌细胞分泌或诱导间质细胞产生蛋白酶(如基质金属蛋白酶、IV型胶原酶等),溶解细胞外基质成分(如IV型胶原),使基底膜局部形成缺损,有助于癌细胞通过。组织金属蛋白酶抑制物(tissue inhibitors of metalloproteinases, TIMPs)基因的产物有抑制肿瘤转移的作用,可视为转移抑制基因。

4. 癌细胞迁移(migration)　癌细胞借细胞内的肌动蛋白细胞骨架系统阿米巴样运动通过基底膜缺损处移出。癌细胞穿过基底膜后,进一步溶解间质结缔组织,在间质中移动。到达血管壁时,又以相似的方式穿过血管的基底膜进入血管。

进入血管内的恶性肿瘤细胞,并非都能够迁徙至其他器官形成转移灶。单个肿瘤细胞大多数被自然杀伤细胞(NK cell)消灭。但是,和血小板凝集成团的肿瘤细胞则会形成不易消灭的肿瘤细胞栓,与血管内皮细胞黏附,然后穿过血管内皮和基底膜,形成新的转移灶。在肿瘤演进过程中,高侵袭性的瘤细胞亚克隆容易形成广泛的血行播散。如黏附分子 CD44 的高表达可能与某些肿瘤的血行播散有关。转移抑制基因 nm23(nm 为 non-metastasis 的缩写)表达水平降低与某些肿瘤(如乳腺癌)的侵袭和转移能力有关。

肿瘤血行播散的部位和器官分布受原发肿瘤部位和血液循环途径的影响。但是,某些肿瘤表现出对某些器官的亲和性(tropism)。例如,肺癌易转移到肾上腺和脑;甲状腺癌、肾癌和前列腺癌易转移到骨;乳腺癌常转移到肺、肝、骨、卵巢和肾上腺等。这些现象可能与以下因素有关:①这些器官的血管内皮细胞上的配体,能与进入血液循环的癌细胞表面的黏附分子特异性结合;②这些器官释放吸引某些癌细胞的趋化物质;③这是负选择的结果,即某些组织或器官的环境不适合肿瘤的生长,如组织中的酶抑制物不利于转移灶形成,而另一些组织和器官没有这种抑制物,于是表现出肿瘤对后面这些器官的"亲和性"。

(八) 逃避机体免疫系统的监视

发生肿瘤性转化的细胞可以引起机体的免疫反应。然而,在肿瘤中存在免疫逃避和肿瘤细胞诱导的免疫机制,使机体不能通过免疫机制清除肿瘤细胞。肿瘤抗原可分为肿瘤特异性抗原(tumor-specific antigen)和肿瘤相关抗原(tumor-associated antigen)。肿瘤特异性抗原是肿瘤细胞独有的抗原,不存在于正常细胞。同一种致癌物诱发的同样组织类型的肿瘤,在不同个体中具有不同的特异性抗原。肿瘤相关抗原既存在于肿瘤细胞也存在于某些正常细胞。有些抗原在胎儿组织中表达量大,在分化成熟组织中不表达或表达量很小,但在癌变组织中重新激活表达或表达增加,这种抗原称为肿瘤胎儿抗原(oncofetal antigen)。例如,甲胎蛋白可见于胎肝细胞和肝细胞癌中。肿瘤分化抗原是正常细胞和肿瘤细胞都具有的与某个方向的分化有关的抗原。例如,前列腺特异抗原(prostate specific antigen,PSA)既见于正常前列腺上皮也见于前列腺癌细胞。肿瘤相关抗原有助于相关肿瘤的诊断和病情监测,甚至成为肿瘤分子治疗的靶点(如针对 CD20 抗原的人源化单克隆抗体用于 B 细胞淋巴瘤的免疫治疗),或用于开发肿瘤预防性疫苗(如抗 HPV 疫苗)。

机体的抗肿瘤免疫反应主要是细胞免疫,其效应细胞有细胞毒性 T 细胞(cytotoxic T lymphocyte,CTL)、自然杀伤细胞(natural killer cell,NK 细胞)和巨噬细胞等。激活的 CTL(CD8+)通过细胞表面的 T 细胞受体识别与 MHC 分子组成复合物的肿瘤特异性抗原,释放一些酶以杀伤肿瘤细胞。NK 细胞激活后可溶解多种肿瘤细胞。T 细胞产生的干扰素可激活巨噬细胞,后者产生肿瘤坏死因子(TNF-α),参与杀伤肿瘤细胞。免疫功能低下者,如先天性免疫缺陷病患者和接受免疫抑制治疗的患者,恶性肿瘤的发病率明显增加。这一现象提示,正常机体存在免疫监视(immunosurveillance)机制,可以清除发生了肿瘤性转化的细胞,起到抗肿瘤的作用。

(九) 基因组不稳定性

环境中许多因素(如电离辐射、紫外线、烷化剂、氧化剂等)可以引起 DNA 损伤(DNA damage)。除了外源因素,DNA 还可以因为复制过程中出现的错误及碱基的自发改变而出现异常。DNA 的轻微损害可通过 DNA 修复机制予以修复,这对维持基因组稳定性很重要。切除修复(excision repair)是主要的 DNA 损伤修复方式,广泛存在于各种生物体中。切除修复有两种类型:核苷酸切除修复(nucleotide excision repair,NER)和碱基切除修复(base excision repair,BER)。复制过程中如果出现碱基错配,却没有被 DNA 多聚酶的校对功能清除,则由错配修复(mismatch repair)机制修复。当 DNA 修复机制出现异常时,这些 DNA 损伤保留下来,并可能在肿瘤发生中起作用。如遗传性非息肉病性结肠癌综合征患者的发病与微卫星不稳定性、DNA 错配修复缺陷有关;刺激遗传性 DNA 修复基因异常者,如着色性干皮病(xeroderma pigmentosum,XP)患者,不能修复紫外线导致的 DNA 损伤,其皮肤癌的发生率极高,且发病年龄小。

(十) 肿瘤微环境

肿瘤可诱发机体产生慢性炎症反应。炎症细胞与肿瘤间质中的成纤维细胞、内皮细胞和细胞外基质等共同构成肿瘤微环境。肿瘤微环境具有的促瘤效应包括:释放各种刺激肿瘤细胞增殖的生长因子;释放蛋白酶降解黏附分子,溶解生长屏障;促血管生成以增加肿瘤细胞的养供;通过上皮间质转化等机制促进浸润和转移;形成免疫抑制微环境,躲避免疫摧毁。

(十一) 表观遗传调控与肿瘤

除了经典的 DNA 碱基序列改变所致的遗传变化(如上文讨论的癌基因突变或扩增、肿瘤抑制基因的突变或缺失),还有一些遗传变化不是由 DNA 碱基序列改变引起的,称为表观遗传学(epigenetics)改变,包括 DNA 甲基化、组蛋白修饰等。

DNA 甲基化是调控基因表达的重要机制。肿瘤中常发生一些关键基因启动子区 CpG 岛甲基化异常,包括肿瘤抑制基因的过甲基化(hypermethylation)和癌基因的低甲基化(hypomethylation)。前者导致肿瘤抑制基因(如 RB、VHL)表达下降,后者导致癌基因过表达。基因组中非编码区域有富含 CpG 的重复序列,正常时处于高甲基化状态,对维持染色体稳定性很重要;肿瘤中这些区域出现低甲基化,DNA 分子稳定性降低,易于发生重组,导致缺失、转位等改变,也与肿瘤发生发展密切相关。组蛋白维护染色质结构,参与基因表达调控。组蛋白的甲基化、乙酰基化等共价修饰,是影响 DNA 复制、转录及 DNA 损伤修复的重要因素。组蛋白修饰的异常,也是肿瘤发生的重要环节。

近年来发现,真核细胞内具有许多非编码 RNA(non-coding RNA),具有调节编码蛋白质的信使 RNA 或调控基因转录的功能,例如微小 RNA 表达异常,导致癌基因的过表达,或肿瘤抑制基因表达降低。非编码 RNA 在基因表达调控方面的功能,属于广义的表观遗传改变,是生物医学研究领域近年的重要进展,对于深入揭示肿瘤发生的分子机制具有重要意义。

(十二) 肿瘤发生是一个多步骤的过程

流行病学、分子遗传学及化学致癌的动物模型等多方面的研究均显示,肿瘤的发生是一个多步骤的过程(multi-step process)。细胞的完全恶性转化,一般需要多个基因的改变,如数个癌基因的激活,或肿瘤抑制基因的失活,以及其他基因变化。肿瘤发生的这一多步骤过程,在结肠直肠癌(colorectal cancer)中得到了详细的研究。从肠上皮增生到癌的发展过程中,发生多个步骤的癌基因突变和肿瘤抑制基因失活(图3-6-26)。

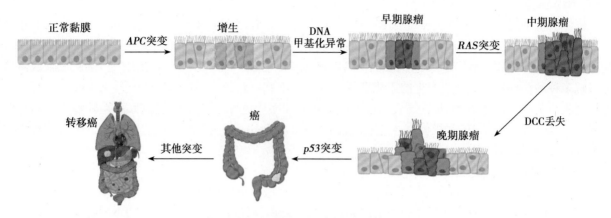

图 3-6-26 结肠直肠癌的多步骤发生模式

上文介绍的肿瘤发生的分子机制,可简要归纳如下:致瘤因素引起基因改变,包括原癌基因激活、肿瘤抑制基因灭活、凋亡调节基因和 DNA 修复基因功能紊乱、端粒酶激活、表观遗传及非编码 RNA 异常,使细胞出现多克隆性增殖;在进一步基因损伤基础上,发展为克隆性增殖;通过演进,形成具有不同生物学特性的亚克隆,获得浸润和转移能力。

三、环境致瘤因素

环境致瘤因素通过影响上述分子途径导致肿瘤发生。有些致瘤因素比较明确,有些则尚难肯定。确定致瘤因素并不容易,需要结合临床观察、流行病学资料和实验研究等多方面的结果。

可以导致恶性肿瘤发生的物质统称为致癌物(carcinogen)。致癌物起启动(initiation)作用(也称作激发作用),引起癌症发生过程的始发变化。某些本身无致癌性的物质,可以增加致癌物的致癌性,这些物质叫作促癌物(promoter)。促癌物起促发(promotion)作用。恶性肿瘤的发生常常要经过启动和促发这两个阶段。下面介绍一些常见的环境致瘤因素。

(一) 化学物质

对动物有肯定或可疑致癌作用的化学物质很多,其中有些可能和人类肿瘤有关。需在体内(主要是在肝脏)代谢活化后才致癌的化学物质,称为间接致癌物。少数不需在体内进行代谢转化即可致癌,称为直接致癌物。化学致癌物多数是致突变剂(mutagen),具有亲电子基团,能与大分子(如 DNA)的亲核基团共价结合,导致其结构改变(如 DNA 突变)。化学致癌物通常引起癌症发生过程中的始发变化,主要的化学致癌物质有以下几类:

1. 间接化学致癌物

(1) 多环芳烃:致癌性特别强的有 3,4-苯并芘、1,2,5,6-双苯并蒽等。3,4-苯并芘是煤焦油的主要致癌成分,存在于工厂排出的煤烟和烟草点燃后的烟雾中,与近年来肺癌发生率升高密切相关。此外,烟熏和烧烤的肉类食品中也含有多环芳烃,这可能和胃癌的发生有一定关系。

(2) 致癌的芳香胺类:如乙萘胺、联苯胺等,与印染和橡胶工业从业者的膀胱癌发生率较高有关。氨基偶氮染料,如过去食品工业中使用的奶油黄(二甲基氨基偶氮苯)和猩红,可引起实验性大白鼠肝细胞癌。

(3) 亚硝胺类物质:在实验动物中可诱发各器官的肿瘤,可能引起人胃肠道癌等。肉类食品的保存剂与着色剂可含有亚硝酸盐。我国河南省林县的食管癌发病率很高,与当地食物中的亚硝胺含量高有关。

(4) 真菌毒素:黄曲霉菌广泛存在于霉变食品中。霉变的花生、玉米及谷类含量最多。黄曲霉毒素

（aflatoxin）有多种,其中黄曲霉毒 B1（aflatoxin B1）致癌性最强。这种毒素可诱发肝细胞癌。乙型肝炎病毒（HBV）感染与黄曲霉毒素 B1 的协同作用可能是我国肝癌高发地区的重要致肝癌因素。

2. 直接化学致癌物　直接化学致癌物较少,主要是烷化剂和酰化剂。一般为弱致癌剂,致癌时间长。有些烷化剂用于临床,如环磷酰胺。由于它们可能诱发恶性肿瘤（如粒细胞性白血病）,应谨慎使用。此外,一些金属元素、非金属元素和有机化合物对人类也具有致癌作用。

（二） 物理因素

已证实的物理性致癌因素主要是紫外线照射及电离辐射。

紫外线（UV）可引起皮肤鳞状细胞癌、基底细胞癌和恶性黑色素瘤。UV 可使 DNA 中相邻的两个嘧啶形成二聚体,造成 DNA 分子复制错误。

电离辐射（ionizing radiation）包括 X 射线、γ 射线及粒子形式的辐射如 β 粒子等,可使染色体发生断裂、转位和点突变,长期接触可引起各种癌症。放射工作者如长期接触射线而又缺乏有效防护措施,皮肤癌和白血病的发生率会较一般人高。

（三） 生物因素

生物致癌因素主要是病毒,导致肿瘤形成的病毒称为肿瘤病毒（tumor virus）,分为 DNA 肿瘤病毒和 RNA 肿瘤病毒两大类。近年研究显示,幽门螺杆菌（Helicobacter pylori）与胃的一些肿瘤有关。

1. DNA 肿瘤病毒　有许多 DNA 病毒可引起动物肿瘤。与人类肿瘤相关的 DNA 病毒主要有以下几种:

人乳头瘤病毒（HPV）有多种类型,其中,HPV-6、HPV-11 与生殖道和喉等部位的乳头状瘤有关;HPV-16、HPV-18 与宫颈等部位的癌有关。Epstein-Barr 病毒（EBV）与伯基特（Burkitt）淋巴瘤和鼻咽癌等肿瘤有关。EB 病毒主要感染人类口咽部上皮细胞和 B 细胞。鼻咽癌在我国南方和东南亚多见,肿瘤细胞中存在 EBV 基因组。乙型肝炎病毒（HBV）感染者发生肝细胞癌的概率是未感染者的 200 倍。

2. RNA 肿瘤病毒　RNA 肿瘤病毒是反转录病毒（retrovirus）,可分为急性转化病毒和慢性转化病毒。如主要发生于日本和加勒比海地区的"成人 T 细胞白血病/淋巴瘤"（ATL）,与人类 T 细胞白血病/淋巴瘤病毒 1（human T-cell leukemia/lymphoma virus,HTLV-1）有关。

3. 细菌　幽门螺杆菌是慢性胃炎和胃溃疡的重要病原因素。幽门螺杆菌感染与胃的黏膜相关淋巴组织（mucosa-associated lymphoid tissue,MALT）发生的 MALT 淋巴瘤（MALT lymphoma）密切相关。幽门螺杆菌胃炎与一些胃腺癌的发生也有关系。

四、肿瘤与遗传

人多数肿瘤为散发性（sporadic）,主要与环境致瘤因素及一些获得性易感状态（acquired predisposing conditions）有关。遗传性或家族性肿瘤综合征（inherited/familial cancer syndromes）患者则具有特定的染色体和基因异常,这些异常使他们比一般人群患某些肿瘤的机会显著增加,以下简要介绍一些主要的遗传性或家族性肿瘤综合征。

（一） 常染色体显性遗传的遗传性肿瘤综合征

一些癌前疾病（如家族性腺瘤性息肉病、神经纤维瘤病等）以常染色体显性遗传方式出现,它们本身不是恶性肿瘤,但恶变率极高。家族性视网膜母细胞瘤患者从亲代遗传了一个异常的 *RB* 等位基因,当另一个 *RB* 等位基因发生突变、丢失等异常时,发生视网膜母细胞瘤。

（二） 常染色体隐性遗传的遗传性肿瘤综合征

如着色性干皮病（XP）,患者受紫外线照射后易患皮肤癌。Bloom 综合征（先天性毛细血管扩张性红斑及生长发育障碍）患者易发生白血病等恶性肿瘤。毛细血管扩张性共济失调症患者多发生急性白血病和淋巴瘤。以上三种遗传综合征均与 DNA 修复基因异常有关。Li-Fraumeni 综合征患者 *p53* 基因异常,易发生肉瘤、白血病和乳腺癌等。

（三） 肿瘤的家族聚集倾向

一些肿瘤有家族聚集倾向,如乳腺癌、胃肠癌等,可能与多因素遗传有关。

【学习小结】

　　肿瘤是一种机体的细胞异常增殖形成的新生组织,其生长与人体正常组织不协调,并在引起其异常生长变化的刺激消失后以同样的方式持续存在。一般来说肿瘤是不可逆的,它们的生长在很大程度上是自主调控的。恶性肿瘤通常被称为癌症,可表现出不同程度的分化障碍。无论是良性肿瘤还是恶性肿瘤,都有两个基本成分:①肿瘤实质,由肿瘤细胞组成;②肿瘤间质,支持肿瘤生长的结缔组织和血管等。肿瘤的实质决定其生物学行为,间质携带血液供应,对肿瘤的生长至关重要。

　　良性肿瘤不会穿透(侵入)相邻的组织,也不会扩散(转移)到远处的部位。而恶性肿瘤(癌)具有侵入邻近组织并转移到远处部位的特点。良性肿瘤命名时前缀为起源的细胞或组织,后缀为瘤。而恶性肿瘤的命名基本上遵循良性肿瘤,后缀为癌或肉瘤。肿瘤的分类主要依据肿瘤的组织类型、细胞类型和生物学行为,包括各种肿瘤的临床病理特征及预后情况。恶性肿瘤的分级是评价肿瘤分化程度、异型性、核分裂象等的综合指标,评定肿瘤的生长范围和播散程度则可以通过分期的概念来实现。

　　肿瘤细胞不受调控地生长是由在致癌过程中控制细胞生长、分化和凋亡或维持基因组完整性的基因异常导致的。目前,肿瘤发生的分子机制尚未完全阐明,相关研究还在不断深入。

【复习题】

1. 什么是肿瘤?肿瘤性增殖和非肿瘤性增殖如何区分?
2. 肿瘤的常见生长方式有哪些?
3. 肿瘤命名的一般原则是什么?
4. 恶性肿瘤有哪些转移途径?
5. 如何区分良恶性肿瘤?主要从哪几个方面进行判断?
6. 非典型增生、异型增生与原位癌有何区别?

病案 3-6-1

　　患者,女性,53岁。因体检时超声提示左乳实性占位来医院就诊。医生查体发现左乳内下象限皮肤略凹陷(酒窝征),局部可触及约2cm大小肿块,质硬,边界不清,活动度差,左腋下可触及肿大淋巴结1枚,长径约1cm。

问题:1. 患者乳腺肿块,你考虑为何种诊断?
　　　2. 良恶性肿瘤如何鉴别?

(孟宏学)

第七章　免疫性疾病

免疫(immunity)是指机体免疫系统识别"自己"和"非己",对自身成分产生天然免疫耐受,对非己异物产生免疫应答并清除,维持机体生理平衡和稳定的能力。免疫系统由免疫器官和组织、免疫细胞和免疫活性分子组成,其最基本的功能是"识别自我、排斥异己"。免疫应答过高、过低,或对自身组织发生免疫反应,均可能引起组织损伤,导致疾病发生。

第一节　免疫系统的组成与功能

一、免疫系统的组成

免疫系统(immune system)执行免疫应答和行使免疫功能,由免疫器官、免疫细胞和免疫分子组成。

(一) 免疫器官

免疫器官包括中枢免疫器官和外周免疫器官。人和哺乳动物的中枢免疫器官包括骨髓和胸腺,是免疫细胞发生、分化、发育及成熟的场所。骨髓是各类血细胞和免疫细胞发生及成熟的场所,胸腺是 T 细胞分化、发育、成熟的场所。外周免疫器官包括脾、淋巴结及黏膜相关淋巴组织等,是成熟淋巴细胞定居、增殖和产生免疫应答的场所。

(二) 免疫细胞

免疫细胞分为固有免疫的组成细胞和适应性免疫应答细胞。前者主要包括吞噬细胞、树突状细胞、自然杀伤细胞(NK 细胞)和粒细胞等,参与非特异性免疫应答。后者包括 T 细胞和 B 细胞,参与特异性免疫应答。

1. **T 淋巴细胞(T lymphocyte)**　简称 T 细胞,来源于骨髓,在胸腺发育成熟并转移到外周淋巴器官或淋巴组织。在未接受抗原刺激前,保持相对静息状态,称初始 T 细胞,接受抗原刺激后可活化,大部分分化为效应 T 细胞,能迅速清除抗原,其寿命只有 1 周左右;少部分分化为记忆性 T 细胞,其寿命可长达数年,甚至终身,当再次遇到相同抗原后,可迅速活化、增殖,分化为效应细胞,执行更快、更强、更有效的再次免疫应答。T细胞根据其免疫效应功能可分为三个亚群:

①辅助性T细胞:简称Th细胞,表达CD4膜分子,能分泌多种细胞因子,以辅助其他淋巴细胞发挥免疫效应。②细胞毒性T细胞:简称Tc细胞,表达CD8膜分子,具有直接、连续、特异性免疫杀伤效应。能直接杀伤外来的异体细胞、体内的肿瘤细胞和病毒感染细胞等。③调节性T细胞:简称Tr细胞,表达CD4、CD25膜分子和核转录因子Foxp3,在免疫应答的负调节及自身免疫耐受中发挥重要的作用。

由于效应T细胞可直接杀伤靶细胞,故T细胞介导的免疫应答也称细胞免疫应答(cellular immunity response)。

2. B淋巴细胞(B lymphocyte) 简称B细胞,在骨髓发育成熟的初始B细胞迁移定居于外周淋巴器官的淋巴小结内,在那里接受特异性抗原的刺激,进一步分化成熟,大部分成为效应B细胞,即浆细胞,分泌抗体,抗体与相应抗原结合后,发挥中和毒素、中和病毒、阻止病原体黏附细胞的作用,加速巨噬细胞对抗原的吞噬和清除;小部分成为记忆性B细胞,其作用同记忆性T细胞。B细胞根据是否表达CD5分子可分为两个亚群:

①B1细胞:占B细胞总数的5%~10%,表达CD5,主要分泌IgM,其活化不需要T细胞参与,构成黏膜B细胞的50%,但不形成记忆性B细胞。主要对常见微生物和碳水化合物类抗原产生应答,在抗感染时发挥作用。②B2细胞:占B细胞的绝大多数,表达CD40,主要分泌IgG,其活化需要T细胞参与,主要对蛋白质类抗原产生应答,促进记忆性B细胞和浆细胞产生,是体液免疫应答的主要细胞。

由于B细胞以分泌抗体进入体液而发挥免疫效应作用,故B细胞介导的免疫应答称为特异性体液免疫应答(humoral immunity response)。

(三) 免疫分子

免疫分子是指免疫细胞或其他细胞产生或分泌的,参与机体免疫应答的各种相关分子,包括抗体、补体、细胞因子、黏附分子、主要组织相容性复合体(MHC)、CD分子、抗原识别受体等。

二、免疫系统的功能

大多数情况下,免疫系统所执行的免疫功能可维持机体内环境的稳定与平衡,是对机体有利的免疫保护性反应,但在一定条件下,会产生病理性的免疫损害。免疫系统有三大功能(表3-7-1)。

表3-7-1 免疫系统的功能

功能	生理性反应(有利)	病理性反应(有害)
免疫防御	清除病原体和其他有害物质	超敏反应,免疫缺陷病
免疫监视	清除突变或畸变的细胞	肿瘤、持续性病毒感染
免疫稳定	清除损伤及衰老的细胞	自身免疫性疾病

1. 免疫防御(immune defense) 是机体防止病原体入侵及清除已入侵的病原体和其他有害物质的作用,即发挥抗感染免疫作用。当免疫防御反应过强或持续时间过长时,在清除病原体的同时也会导致机体组织损伤或功能异常而引发超敏反应;当防御反应低下或缺如时,可发生免疫缺陷病。

2. 免疫监视(immune surveillance) 是机体免疫系统及时识别、清除体内突变细胞(包括肿瘤细胞)和病毒感染细胞的一种生理性保护作用。若此功能发生障碍,可导致肿瘤发生和持续性病毒感染。

3. 免疫稳定(immune homeostasis) 通过自身免疫耐受和免疫调节来达到内环境稳定的一种生理功能。正常情况下,免疫系统及时清除体内衰老、损伤或凋亡细胞,并对自身组织细胞不产生免疫应答,处于免疫耐受状态。若此功能失调,可导致自身免疫性疾病和过敏性疾病的发生。

三、免疫应答的类型及特点

免疫应答(immune response)是指机体免疫系统通过识别"自己"和"非己",对入侵的病原体或其他抗原性异物进行有效清除的整个过程。可分为固有免疫和适应性免疫两大类。

（一）固有免疫

固有免疫（innate immunity）是机体在长期种系发育和进化中逐渐形成的一种天然防御功能，是机体防御病原体入侵的第一道防线，又称先天性免疫或非特异性免疫（non-specific immunity）。经遗传获得，与生俱来，对各种入侵的病原体或其他抗原性异物可迅速应答，产生非特异性免疫效应。固有免疫的组成有三部分：

1. **组织屏障**　主要包括皮肤黏膜屏障、血脑屏障和胎盘屏障。人体皮肤能阻止大多数细菌和病毒进入体内，汗液、唾液、泪液中都有破坏细菌细胞壁的蛋白酶。与外部相通的消化道和呼吸道也具有应对入侵病原体的防御机制。

2. **固有免疫细胞**　主要包括巨噬细胞、树突状细胞、自然杀伤细胞、B1 细胞、γδT 细胞等。当外来的病原体一旦越过外表的物理化学屏障进入机体后，这些细胞便起到破坏及清除外来物的作用。此外，他们还可以通过表面的模式识别受体识别"自己"和"非己"，增强细胞的吞噬杀伤能力，启动固有免疫应答。

3. **固有免疫分子**　常见的有：补体成分、溶菌酶、防御素、抗微生物肽等，这些物质可以非特异性杀伤细菌、中和病毒。

（二）适应性免疫

适应性免疫（acquired immunity）是机体免疫系统受到病原体等抗原性异物刺激后产生的，对某一特定病原体具有高度特异性的免疫反应，并将其清除体外的防御功能。又称获得性免疫或特异性免疫（specific immunity）。当同一病原体再次进入机体刺激免疫系统之后，能够产生快速、更强烈的免疫应答，从而能有效预防该病原体所致疾病的发生。适应性免疫具有特异性、记忆性、多样性三个主要特征。

执行适应性免疫功能的细胞是 T、B 细胞，其细胞表面具有特异性抗原识别受体，这些细胞识别抗原后，在协同刺激分子的参与下，通过细胞活化、增殖、分化，产生效应细胞、效应分子和记忆细胞，最后由效应细胞和效应分子清除抗原。

第二节　超敏反应

超敏反应（hypersensitivity）是指机体受到内外源性抗原刺激后，出现的以生理功能紊乱和/或组织细胞损伤为主的异常适应性免疫应答，也称变态反应（allergy）。凡能引起超敏反应的物质称为变应原（allergens）。按超敏反应发生机制和临床特点分为Ⅰ型、Ⅱ型、Ⅲ型、Ⅳ型超敏反应。

一、Ⅰ型超敏反应

Ⅰ型超敏反应又称过敏反应（anaphylaxis）或速发型超敏反应（immediate hypersensitivity）。本型反应中抗原（致敏原）进入机体后与附着在肥大细胞和嗜碱性粒细胞上的 IgE 分子结合，并触发细胞释放生物活性物质，引起平滑肌收缩、血管通透性增加、浆液分泌增加等临床表现及病理变化。其主要特点是：发生快，消退也快；由 IgE 介导，肥大细胞、嗜碱性粒细胞、嗜酸性粒细胞等效应细胞释放生物活性介质引起局部或全身反应；主要引起机体生理功能的紊乱，较少发生组织细胞损伤；具有明显个体差异和遗传倾向。受某些抗原（致敏原）刺激后易产生 IgE 抗体引发过敏反应的个体称为特应性个体或过敏体质。

（一）致敏原

致敏原是指能够刺激机体产生 IgE 抗体，诱发Ⅰ型超敏反应的抗原物质，也称为变应原（allergen）。致敏原种类繁多，常见的有：

1. **吸入性致敏原**　如花粉、真菌菌丝及孢子、昆虫毒液、螨类、动物皮毛等。

2. **食入性致敏原**　如牛奶、蛋、鱼虾、蟹贝等异种蛋白质或肽类。

3. **药物或化学性致敏原**　如青霉素、磺胺、普鲁卡因、有机碘、汞剂等，多为半抗原，进入机体与某种蛋白质结合后获得免疫原性，这一类是引起过敏性休克的主要原因。

（二）Ⅰ型超敏反应性疾病

1. 全身过敏反应

（1）药物过敏性休克：青霉素过敏最常见，头孢霉素、链霉素、普鲁卡因等也可引起过敏性休克，重者可发生死亡。为防止过敏性休克发生，无论以往是否使用过青霉素，注射前必须做皮肤过敏实验。

（2）血清过敏性休克：临床应用动物免疫血清进行治疗或紧急预防时，有些患者可因曾经注射过相同血清制剂已被致敏而发生过敏性休克，重者可在短时间内死亡。所以临床用破伤风抗毒素和白喉抗毒素时，必须做皮肤过敏实验。

2. 局部过敏反应

（1）呼吸道过敏反应：因吸入花粉、尘螨、真菌、毛屑等致敏原或呼吸道病原微生物感染引起，临床主要包括支气管哮喘和过敏性鼻炎。

（2）消化道过敏反应：少数人进食鱼、虾、奶、蟹、蛋等异种蛋白质可发生过敏性胃肠炎，出现恶心、呕吐、腹痛和腹泻等症状，严重者也可发生过敏性休克。

（3）皮肤过敏反应：可由药物、食物、羽毛、花粉、肠道寄生虫或冷热刺激等引起，临床主要包括荨麻疹和特应性皮炎。

二、Ⅱ型超敏反应

Ⅱ型超敏反应又称细胞毒型（cytotoxic type）或细胞溶解型（cytolytic type）超敏反应。其发生机制是靶细胞表面的抗原与相应 IgG 或 IgM 类抗体结合，在补体、吞噬细胞和 NK 细胞参与下，引起的以细胞溶解或组织损伤为主的病理性免疫反应，发作较快。靶细胞表面的抗原包括：

①细胞表面固有的抗原：如 ABO 血型抗原和 Rh 抗原。②改变的分子成为自身抗原：各种理化因素（如温度、辐射、化学制剂）影响某些自身分子发生构象或结构改变，成为自身抗原。③交叉反应性抗原：外源性抗原与正常组织细胞之间具有共同抗原，如乙型溶血性链球菌细胞壁成分与心脏瓣膜、关节处结缔组织之间的共同抗原。④吸附在组织细胞上的外来抗原或半抗原：某些化学制剂可作为半抗原进入机体，体内的细胞或血清中某些成分（如血细胞碎片、变性 DNA 等）作为半抗原，二者构成完全抗原。携带上述抗原的细胞可成为在Ⅱ型超敏反应中被攻击杀伤的靶细胞。

（一）补体介导的细胞毒作用

特异性抗体（IgM 或 IgG）与细胞表面的抗原相结合，固定并激活补体，直接引起细胞膜的损害与溶解，或通过抗体的 Fc 片段及 C3b 对巨噬细胞相应受体的亲和结合，由巨噬细胞所介导，引起细胞（如血细胞）和组织（如肾小球基底膜）损伤。临床常见疾病包括：

1. 输血反应　多发生于 ABO 血型不符合的输血，引起溶血反应。

2. 新生儿溶血症　血型为 Rh 阴性的母亲因输血、流产或分娩等原因接受 Rh 阳性的红细胞刺激后，可产生 Rh 抗体，当母体再次妊娠且胎儿血型是 Rh 阳性时，可引起流产、死胎或新生儿溶血症。

3. 自身免疫性溶血性贫血　服用甲基多巴类药物或流感病毒、EB 病毒感染后，可使红细胞表面成分改变，刺激机体产生红细胞自身抗体，与自身改变的红细胞特异性结合，引起自身免疫性溶血性贫血。

4. 肺出血-肾炎综合征（Goodpasture syndrome）　是病毒、药物等损伤基底膜，诱导针对肺泡和肾小球基底膜的 IgG 类自身抗体的产生，与基底膜发生交叉反应，引起肺出血和新月体性肾小球肾炎。

（二）抗体依赖性细胞介导的细胞毒作用

在本反应中，靶细胞被低浓度的 IgG 抗体包绕，IgG 的 Fc 片段可与一些具有 Fc 受体的细胞（NK 细胞、中性粒细胞、嗜酸性粒细胞、单核细胞）相接触而引起靶细胞溶解，后者需要消耗能量但不涉及吞噬反应或补体的固定。主要与寄生虫或肿瘤细胞的消灭及移植排斥有关。

（三）抗体介导的细胞功能异常

患者体内存在抗某种受体的自身抗体，抗体与靶细胞表面的特异性受体结合从而导致靶细胞功能异常。由于不结合补体，因而不破坏靶细胞，亦无炎症反应。

临床常见疾病有：

1. **毒性弥漫性甲状腺肿**　又称 Graves 病,患者体内产生针对促甲状腺激素(TSH)受体的 IgG 类自身抗体,该抗体能高亲和力结合 TSH 受体,刺激甲状腺细胞持续分泌大量甲状腺素,引起甲状腺功能亢进。

2. **重症肌无力**　是由于患者体内存在抗乙酰胆碱受体(AchR)的自身抗体,此抗体可与骨骼肌运动终板突触后膜的 AchR 结合,削弱神经肌冲动的传导而导致肌肉无力。

三、Ⅲ型超敏反应

Ⅲ型超敏反应又称免疫复合物型(immune complex type)或血管炎型超敏反应。其发生机制是游离抗原与相应抗体结合形成中等大小的可溶性免疫复合物(immune complex,IC),若 IC 不能被及时清除,可在局部或全身多处毛细血管基底膜发生沉积,通过激活补体,并在血小板、中性粒细胞等效应细胞参与下,引起以充血水肿,局部坏死和中性粒细胞浸润为主要特征的血管炎症反应和组织损伤。引起Ⅲ型超敏反应的抗原分为两大类:

①自身抗原:自身异常的分子,如系统性红斑狼疮患者的核抗原、类风湿关节炎患者的变性 IgG、肿瘤细胞释放或脱落的抗原等;②外源性抗原:如动物血清、药物、微生物和寄生虫等。

临床常见的疾病有:

(一)局部性免疫复合物病

1. **Arthus 反应**　是急性免疫复合物性血管炎所致的局部组织坏死,常发生在皮肤。1903 年 Arthus 发现用马血清经皮下免疫家兔数周后,再次重复注射相同血清,可在注射局部出现红肿,注射 5~6 次后,局部可出现缺血性坏死,反应可自行消退或痊愈,此现象称为 Arthus 反应。

2. **类 Arthus 反应**　糖尿病患者局部反复注射胰岛素后可刺激机体产生相应 IgG 类抗体,若再次注射胰岛素,其注射局部出现红肿、出血和坏死等类似 Arthus 反应的炎症反应。长期吸入抗原性粉尘、真菌孢子等,再次吸入相同抗原后也能在肺泡间形成免疫复合物,引起过敏性肺泡炎。

(二)全身性免疫复合物病

1. **血清病**　常在初次大量注射抗毒素(异种动物血清)后 1~2 周发生,表现为发热、皮疹、淋巴结肿大、关节肿痛和一过性蛋白尿等,具有自限性。

2. **链球菌感染后肾小球肾炎**　80%以上的链球菌感染后肾小球肾炎属于Ⅲ型超敏反应。发生于 A 族溶血性链球菌感染后 2~3 周,此时体内产生的抗链球菌抗体与链球菌可溶性抗原结合形成循环免疫复合物,沉积在肾小球基底膜上,引起肾小球肾炎。也可由其他病原微生物如葡萄球菌、肺炎球菌、乙型肝炎病毒或疟原虫感染后发生。

3. **系统性红斑狼疮**　患者体内可检出多种自身抗体,其发病主要是体内持续出现 DNA-抗 DNA 复合物,通过血流反复沉积于小血管壁,激活补体,造成组织细胞损伤,表现为肾小球肾炎、关节炎、皮肤红斑和脉管炎等。

四、Ⅳ型超敏反应

Ⅳ型超敏反应又称迟发型超敏反应(delayed hypersensitivity)。其主要特点是:①表现为以单核细胞浸润和细胞变性坏死为特征的局部炎症;②属于 T 细胞介导的细胞免疫应答,无抗体成分参与;③反应发生较慢,通常在再次接触抗原后 48~72 小时发生。引起Ⅳ型超敏反应的抗原主要是胞内寄生菌、病毒、真菌、寄生虫、组织抗原和某些化学物质。外来抗原进入机体后,经抗原呈递细胞处理并提呈给 T 细胞,刺激 T 细胞活化和分化,成为针对该特异性抗原的效应 T 细胞,主要是 $CD4^+Th1$ 细胞和 $CD8^+Tc$ 细胞。Ⅳ型超敏反应性疾病如下:

1. **感染性超敏反应**　感染性超敏反应多发生于胞内寄生物感染,特别是结核分枝杆菌、病毒、真菌、寄生虫感染。如局部有难以降解的抗原刺激持续存在,则在单核细胞浸润的基础上,数周后出现类上皮细胞结节,形成典型的肉芽肿(granuloma),如结核病的结核结节、梅毒的树胶肿、血吸虫病的假结核结节等。

2. **接触性皮炎**　某些小分子半抗原物质,如药物(磺胺和青霉素)、染料、油漆、升汞、碘、农药和塑料等,此类物质与皮肤长期接触,可发生超敏反应引起局部红肿、皮疹和水疱,严重者可出现剥脱性皮炎。

3. 器官移植排斥反应　器官移植排斥反应也属于本型超敏反应。

第三节　自身免疫病

自身免疫病(autoimmune disease,AID)是指由机体自身产生的抗体或致敏淋巴细胞的作用导致自身组织、细胞损伤和/或多器官功能障碍的原发性免疫性疾病。这种免疫损伤有些是抗体(自身抗体)介导的,有些是自身反应性 T 细胞介导。自身免疫性疾病目前有 40 多种,占人类疾病总和的 15%,几乎涉及人体所有的组织器官。值得指出的是,自身抗体的存在并不等同于自身免疫病,自身抗体可存在于无自身免疫病的正常人,特别是老年人。此外,受损或抗原性发生变化的组织(如心肌梗死后)可激发抗心肌的自身抗体产生,但此抗体无致病作用,是一种继发性自身免疫应答。因此,要确定自身免疫病的存在需要根据:①有自身免疫应答的存在;②排除继发性自身免疫应答的可能;③排除其他病因的存在。

一、自身免疫病的发病机制

免疫耐受(immune tolerance)是指机体对某种特定的抗原不产生免疫应答,自身耐受(self-tolerance)是指机体对自身组织抗原不产生免疫应答。自身免疫耐受性的丧失是自身免疫病发生的根本机制。其确切的原因尚未完全阐明,可能与下列因素有关:

(一)免疫耐受的丧失和隐蔽抗原的暴露

导致自身免疫耐受丧失的情况包括:①T 细胞"免疫不应答"功能丧失;②活化诱导的细胞死亡功能丧失;③调节性 T 细胞(Tr)与辅助性 T 细胞(Th)细胞功能失衡;④共同抗原诱发交叉反应;⑤隐蔽抗原释放。

(二)遗传因素

遗传因素与自身免疫病的易感性密切相关:①一些自身免疫病如系统性红斑狼疮、自身免疫性溶血性贫血、自身免疫性甲状腺炎等均具有家族史。②有些自身免疫病与人类白细胞抗原(HLA)相关,特定 HLA 基因型阳性的个体,患自身免疫病的危险性大于该基因型阴性的个体:如系统性红斑狼疮与 DR2、DR3,胰岛素依赖型糖尿病(即 1 型糖尿病)与 DR3、DR4 有关。③自身免疫病相关基因,如 *HLA-B27* 与强直性脊柱炎,临床可通过检查某些 HLA 的型别辅助诊断某些自身免疫病。

(三)感染、组织损伤和其他因素

细菌、支原体和病毒等微生物感染,可通过如下方式导致自身免疫病的发生:①微生物引起机体自身抗原表位改变,或微生物抗原与机体组织抗原结合形成复合抗原,回避了 Th 细胞的耐受。②某些病毒(如 EB 病毒)或细菌产物非特异性激活多克隆 B 细胞,产生自身抗体。③导致 Tr 细胞功能丧失。④存在自身抗原:药物、创伤、物理(如紫外线)等可致自身抗原的改变和释放,诱发自身免疫病。

综上所述,诱导自身免疫病发生的因素及其机制十分复杂,每种自身免疫病的发生涉及多种因素综合作用,患同一种自身免疫病的不同个体,其发病机制可能也各不相同,即使同一患者,在疾病发展的不同阶段,起关键作用的致病机制也可能存在差异。

二、自身免疫病的特征

1. 大多数自身免疫病的病因不明,与遗传、感染、药物或环境有关。患者以女性多见,发病率随年龄增长而升高。

2. 患者体内可检出高水平的自身抗体和/或自身反应性效应 T 细胞,可造成组织、器官的免疫损伤或功能障碍。

3. 动物实验中可复制出与自身免疫病相似的动物模型,表明疾病可通过患者血清或淋巴细胞被动转移。

4. 疾病反复发作,慢性迁延,有重叠性,可出现多种自身免疫病的特征。

5. 转归与自身免疫反应的强度和活动的持续性密切相关,免疫抑制剂治疗有一定效果。

三、自身免疫病的类型

(一) 根据发病原因分类

可分为原发性和继发性自身免疫病两类。

1. 原发性自身免疫病　无明显的诱因,呈慢性迁延过程,病程进展不可逆,预后不良,如系统性红斑狼疮、类风湿关节炎、胰岛素依赖性糖尿病等。

2. 继发性自身免疫病　有明显诱因,去除病因后病情可发生逆转,甚至完全恢复,如药物引起的血细胞减少症、柯萨奇病毒引起的心肌炎等。

(二) 根据病变发布的范围分类

可分为器官或细胞特异性和系统性两种类型(表3-7-2)。

1. 器官或细胞特异性自身免疫病　是指靶抗原定位于机体某一特定器官或细胞,病变常局限于特定器官,如桥本甲状腺炎、重症肌无力、特发性血小板减少性紫癜等。

2. 系统性自身免疫病　是指病变涉及多种器官和组织,其常见的抗原为细胞核、线粒体等,故能引起多器官组织损伤的自身免疫病。因其病变主要出现在多种器官的结缔组织或血管内,又称为"胶原血管病"或"结缔组织病"。如系统性红斑狼疮、系统性硬化、结节性多动脉炎、干燥综合征等。

表 3-7-2　自身免疫病的类型及常见疾病

类型	举例
单器官/细胞受累	慢性淋巴细胞性甲状腺炎(桥本甲状腺炎)、自身免疫性溶血性贫血、恶性贫血伴自身免疫性萎缩性胃炎、自身免疫性脑脊膜炎、自身免疫性睾丸炎、肺出血肾炎综合征(Goodpasture综合征)、自身免疫性血小板减少症、胰岛素依赖型(1型)糖尿病、重症肌无力、弥漫性毒性甲状腺肿(Graves病)、原发性胆汁性肝硬化、自身免疫性肝炎、溃疡性结肠炎、膜性肾小球肾炎
多器官/系统性受累	系统性红斑狼疮、类风湿关节炎、口眼干燥综合征、炎性肌病、系统性硬化、结节性多动脉炎、IgG4相关性疾病

四、常见的系统性自身免疫病

(一) 系统性红斑狼疮

系统性红斑狼疮(systemic lupus erythematosus,SLE)是一种累及全身多系统、多器官,由抗核抗体为主的多种自身抗体引起的全身性自身免疫病。多发生于年轻女性,男女之比约为1:10。临床表现复杂多样,主要表现为发热及皮肤、肾、关节、心、肝及浆膜等损害,病程迁延反复,预后不良。

1. 病因和发病机制　病因和发病机制不明。免疫耐受的终止和破坏导致大量自身抗体产生是本病发生的根本原因。抗核抗体是最重要的自身抗体,可分为四大类:①抗 DNA 抗体;②抗组蛋白抗体;③抗 RNA-非组蛋白抗体;④抗核仁抗原抗体。临床常用间接免疫荧光法检测患者血清中抗核抗体,以抗双链 DNA 和抗核糖核蛋白(Smith 抗原)抗体具有相对特异性,阳性率分别为40%～70%和15%～30%。此外,许多患者血清中还存在抗血细胞(包括红细胞、血小板和淋巴细胞)的自身抗体。发病机制的研究目前主要集中在遗传因素、免疫功能失调和环境因素等方面。

2. 组织损伤机制　SLE 的组织损伤与自身抗体的存在有关,多数内脏病变为免疫复合物所介导(Ⅲ型超敏反应),主要是 DNA-抗 DNA 复合物所致的血管和肾小球病变;其次为特异性抗红细胞、粒细胞、血小板自身抗体,经Ⅱ型超敏反应导致相应血细胞的损伤和溶解,引起全血细胞减少。抗核抗体能攻击变性或胞膜受损的细胞,一旦它与细胞核接触,即可导致细胞核肿胀,呈均质一片,并被挤出胞体,形成狼疮小体(苏木精小体),为诊断 SLE 的特征性依据。狼疮小体对中性粒细胞和巨噬细胞有趋化作用,在补体存在时可促进细胞的吞噬作用。吞噬了狼疮小体的白细胞称为狼疮细胞,可在外周血和骨髓中找到,阳性率为40%～70%。

3. **病理变化** SLE的病变多样,急性坏死性小动脉炎、细动脉炎是基本病变。活动期病变以纤维素样坏死为主,慢性期则表现为血管壁纤维性增厚伴管腔狭窄,血管周围淋巴细胞浸润伴水肿及基质增生。SLE的病变除狼疮细胞外,并无更多特异性改变。

(1) 皮肤:约80%的SLE患者有不同程度的皮肤损害,50%表现为鼻梁及面颊部蝶形红斑,亦可累及躯干和四肢。镜下,表皮常见萎缩、角化过度、毛囊角质栓形成、基底细胞液化等病变。表皮与真皮交界处水肿,基底膜、小动脉壁和真皮的胶原纤维可发生纤维素样坏死,血管周围淋巴细胞浸润。免疫荧光显示表皮与真皮交界处有IgG、IgM及补体C3沉积,形成颗粒或团块状的荧光带即"狼疮带"对本病有诊断意义。

(2) 肾:60%的SLE患者出现以狼疮性肾炎为主要表现的肾损害。原发性肾小球肾炎的各种类型在狼疮性肾炎时均可出现,WHO将狼疮性肾炎分五型:Ⅰ型,少见,光镜、免疫荧光及电镜下都较正常;Ⅱ型,系膜增生性(占10%~15%);Ⅲ型,局灶增生性(占10%~15%);Ⅳ型,弥漫增生性(占40%~50%);Ⅴ型,膜性(占10%~20%),晚期可发展为硬化性肾小球肾炎。其中弥漫增生性狼疮性肾炎最常见,肾小球系膜细胞及内皮细胞增生,基质大量增多,使肾小球血管襻呈分叶状,部分边缘的毛细血管管壁显著嗜伊红增强增厚,形成特征性的环状(白金耳结构),是SLE急性期的特征性病变,个别的毛细血管腔内有均质的微血栓(图3-7-1)。免疫荧光染色IgG、IgA、IgM、C3、C1q、C4等多项指标均为阳性(满堂亮),线状荧光分布在肾小球系膜区和毛细血管壁,常形成花环状表现(图3-7-2)。电镜显示肾小球系膜区及内皮下大量电子致密物沉积(免疫复合物沉积),细胞大量增生(图3-7-3)。肾衰竭是SLE患者的主要死亡原因。

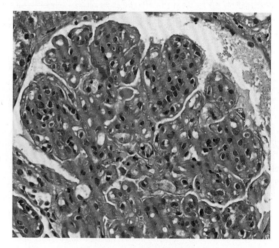

图3-7-1 狼疮性肾炎
系膜细胞及内皮细胞增生、典型"白金耳样"改变,肾小球血管襻呈分叶状(张志刚供图)。

(3) 心:约50%的SLE患者有心脏受累,可出现心包炎、心肌炎和心内膜炎,以心瓣膜非细菌性疣赘性心内膜炎最为典型,赘生物常累及二尖瓣或三尖瓣,单个或多个,长径1~4mm,可累及瓣膜正面和背面。

(4) 关节:约95%的SLE病例有不同程度关节受累。关节疼痛是SLE最早出现的关节症状。典型病变为滑膜炎,表现为滑膜充血水肿,单核细胞、淋巴细胞浸润,滑膜细胞下结缔组织内可见灶状纤维素样坏

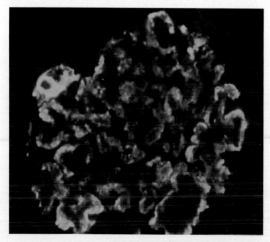

图3-7-2 狼疮性肾炎免疫荧光图
免疫荧光染色IgG沉积(张志刚供图)。

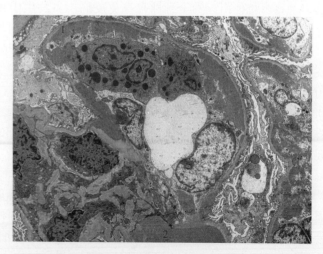

图3-7-3 狼疮性肾炎电镜图
肾小球内皮下(1)系膜区(2)大量电子致密物(免疫复合物)沉积(张志刚供图)。

死,严重者可出现关节变形、僵硬。

（5）其他:脾最突出的变化为脾中央动脉增厚及血管周围纤维化,形成洋葱皮样结构。SLE还可导致肺纤维化和肝汇管区非特异性炎症。

（二）类风湿关节炎

类风湿关节炎(rheumatoid arthritis,RA)是以多发性和对称性增生性滑膜炎为主要表现的慢性全身性自身免疫病。由于炎症的加剧和缓解反复交替进行,常引起关节软骨和关节囊的破坏,最终导致关节强直和畸形。发病年龄多在25~55岁,也可见于儿童。女性多见,为男性的3~5倍,有遗传倾向。绝大多数患者血浆中有类风湿因子(rheumatoid factor,RF)及其免疫复合物存在。

1. 病因和发病机制　尚不清楚,可能与遗传、免疫及感染因素有关。细胞免疫在RA中发挥主要作用。体液免疫也参与本病发生,近80%的患者血清及关节滑膜液中存在IgG分子Fc片段的自身抗体,即类风湿因子,类风湿因子的出现及滴度高低与疾病的严重程度一致,是临床诊断及预后判断的重要指标。

2. 病理变化　RA的主要病变为关节病变,全身多种器官组织可被累及。

（1）关节病变:为全身关节的慢性滑膜炎。多见于手足小关节,其次肘、腕、膝、踝、髋等大关节及脊柱等也可受累,呈多发性和对称性损伤。表现为:①滑膜细胞增生肥大,表面可形成绒毛状突起;②滑膜下结缔组织大量淋巴细胞、巨噬细胞和浆细胞等炎细胞浸润,有时可形成淋巴滤泡;③大量新生血管形成;④关节滑膜表面大量纤维素及中性粒细胞渗出;⑤破骨细胞功能活跃伴骨质破坏,滑膜组织可向骨内长入。大量增生的血管、滑膜细胞及炎性细胞和纤维素覆盖于关节软骨表面形成血管翳(pannus)。随着血管翳逐渐向心性伸展和覆盖整个关节软骨表面,致使关节软骨严重破坏,最终血管翳充满整个关节腔,发生纤维化和钙化,引起永久性关节强直、畸形。

（2）关节以外的病变:RA是一种全身性疾病,多种器官组织可受累。类风湿小结(rheumatoid nodules)对本病具有一定特征性,1/4患者出现于皮下,也可见于肺、脾、心包、大动脉和心瓣膜。镜下,小结中央为大片纤维素样坏死物,周围有呈栅栏状或放射状排列的上皮样细胞,外围为肉芽组织。可见急性坏死性动脉炎,累及浆膜可致纤维素性胸膜炎或心包炎,累及肺组织可致进行性肺间质纤维化,累及眼可致葡萄膜炎或角膜结膜炎。

第四节　免疫缺陷病

免疫缺陷病(immune deficiency diseases)是一组因免疫系统发育不全或遭受损害引起的免疫功能缺陷而导致的疾病。分为两种类型:原发性免疫缺陷病(先天性免疫缺陷病)和继发性免疫缺陷病(获得性免疫缺陷病)。

免疫缺陷病的临床表现因其性质不同而异。体液免疫缺陷患者产生抗体能力低下,易反复发生细菌感染。患者淋巴组织内无生发中心,也无浆细胞。血清免疫球蛋白定量测定有助于这类疾病诊断。细胞免疫缺陷患者更容易发生病毒、真菌、胞内寄生菌(如结核分枝杆菌等)及某些原虫感染。患者的淋巴结、脾及扁桃体等淋巴样组织发育不良或萎缩,功能低下,迟发型超敏反应微弱或缺如。免疫缺陷患者除出现难以控制的机会性感染外,自身免疫病及恶性肿瘤的发病率也明显增高。

一、原发性免疫缺陷病

原发性免疫缺陷病(primary immune deficiency diseases,PIDD)是一组因免疫器官、组织、细胞或免疫分子缺陷,导致机体免疫功能不全而引发的疾病。临床少见,与遗传有关,常发生于婴幼儿,反复出现感染并严重威胁生命。可分为三类:

①体液免疫缺陷为主:如原发性丙种球蛋白缺乏症和孤立性IgA缺乏症。②细胞免疫缺陷为主:如DiGeorge综合征和Nezelof综合征。③联合免疫缺陷:如重症联合免疫缺陷病、Wiskott-Aldrich综合征及毛细血管扩张性共济失调症。此外,补体缺陷、吞噬细胞功能缺陷等非特异性免疫缺陷也属于此类疾病。

二、继发性免疫缺陷病

继发性免疫缺陷病又称获得性免疫缺陷病(acquired immune deficiency diseases, AIDD)是指出生后由非遗传因素所致免疫功能障碍而引起的疾病。比 PIDD 更为常见。人类免疫缺陷病毒(human immunodeficiency virus, HIV)感染导致免疫功能缺陷；许多疾病可伴发继发性免疫缺陷病，包括感染(风疹、麻疹、巨细胞病毒感染、结核病等)、恶性肿瘤(霍奇金淋巴瘤、白血病、骨髓瘤等)、自身免疫病(系统性红斑狼疮、类风湿关节炎等)、免疫球蛋白合成不足(营养不良)、免疫球蛋白丢失(肾病综合征)、淋巴细胞丧失(药物、抗肿瘤放射/化学治疗和系统感染等)和免疫抑制剂治疗及衰老等。

继发性免疫缺陷病无特征性表现，可因机会性感染引起严重后果。本节仅介绍获得性免疫缺陷综合征(acquired immunodeficiency syndrome, AIDS)，即艾滋病。

艾滋病是由 HIV 感染引起的机体细胞免疫功能严重缺陷的传染病。其特征为严重免疫抑制，导致机会性感染、继发性肿瘤及神经系统症状。临床表现为发热、乏力、体重下降、全身淋巴结肿大及神经系统症状。本病 1981 年由美国疾病预防控制中心首先报道，目前已遍布全球，感染人数不断上升，发病率日益增长且死亡率极高，给许多国家社会和经济带来危害。进入 20 世纪 90 年代后，我国感染率急剧上升。

(一) 病因及发病机制

艾滋病(AIDS)由 HIV 感染引起，HIV 为单链 RNA 病毒，属反转录病毒科，慢病毒亚科。HIV 分 HIV-1 和 HIV-2 两个亚型，世界各地的 AIDS 主要由 HIV-1 引起，我国已有两种病毒类型及其 8 种亚型存在。

HIV 感染，导致机体严重免疫缺陷，构成 AIDS 发病的中心环节。HIV 是嗜 T 细胞和嗜神经细胞的病毒，对辅助性 T 细胞(CD4)有明显抑制作用，此外，巨噬细胞和单核细胞系统也是具有 CD4 受体的细胞群，也是其靶细胞。HIV 由皮肤破口或黏膜进入人体血液，能选择性侵犯 CD4$^+$T 细胞，进入细胞后，病毒 RNA 链经反转录酶的作用合成反义链 DNA，被运送至细胞核，与宿主基因组整合，整合后的环状病毒 DNA 称前病毒(provirus)，此时病毒处于潜伏状态。经过数月或数年的临床潜伏期，前病毒可被某些因子激活(如 TNF、IL-6 等)，开始不断复制，在细胞内装配成新病毒并以芽生方式释放入血(图 3-7-4)，入血病毒可再次侵犯其他靶细胞。病毒复制可导致受感染的 CD4$^+$T 细胞大量破坏、溶解、功能受损，细胞免疫缺陷。CD4$^+$T 细胞的消减可致：①淋巴因子产生减少；②CD8$^+$T 细胞的细胞毒活性下降；③巨噬细胞溶解、杀灭胞内寄生菌、原虫的功能减弱；④NK 细胞功能降低；⑤B 细胞在特异性抗原刺激下不产生正常的抗体反应，而原因不明的激活和分化引起高丙种球蛋白血症；⑥作用于骨髓中造血干细胞，影响造血细胞的分化。由于其他免疫细胞均不同程度受损，因而促进并发各种严重的机会性感染和肿瘤。

HIV 感染单核巨噬细胞和淋巴结的滤泡树突状细胞，不会造成细胞迅速死亡，反而成为 HIV 的储存场所，在病毒扩散中起重要作用。神经系统也是 HIV 感染的靶组织，HIV 对神经细胞有亲和力，能侵犯神经系统，引起脑组织破坏或继发机会性感染而致神经系统病变。

(二) 传染源和传播途径

AIDS 患者和无症状病毒携带者是该病的传染源。传染性最强的是临床无症状而血清 HIV 抗体阳性的感染者。HIV 主要存在于宿主的血液、精液、子宫、阴道分泌物和乳汁中，接触这些体液均有获得感染的可能。人群对 HIV 普遍易感。

AIDS 主要传播途径包括：

1. 性接触传播　异性、同性和双性的性接触是

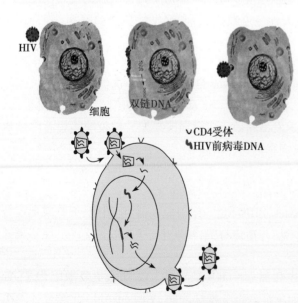

图 3-7-4　HIV 感染 CD4 细胞模式图

HIV

细胞

双链DNA

ˇCD4受体

HIV前病毒DNA

AIDS 传播的最常见方式,全球 HIV 感染约 75% 是通过性接触传播。

2. **血液传播**　包括使用被病毒污染的针头做静脉注射、含有病毒血液和血制品的应用。共用针具静脉吸毒占绝大多数。

3. **母婴传播**　母体病毒经胎盘感染胎儿或通过哺乳、黏膜接触等方式感染婴儿。主要发生在孕期和分娩过程中,占儿童感染的大多数。

4. **医务人员职业性传播**　少见。

（三）病理变化

AIDS 病理变化主要包括全身淋巴组织的变化、继发性感染和恶性肿瘤三大类。

1. **淋巴组织的变化**　早期淋巴结肿大,淋巴滤泡明显增生,生发中心活跃,髓质内较多浆细胞。HIV 颗粒位于生发中心内,主要集中于滤泡树突状细胞,也可于巨噬细胞及 CD4$^+$T 细胞内。随后滤泡外层淋巴细胞减少或消失,小血管增生,生发中心被零落分割,副皮质区的 CD4$^+$T 细胞进行性减少,代之以浆细胞浸润。晚期淋巴结呈现一片荒芜,淋巴细胞几乎消失殆尽,仅残留少许巨噬细胞和浆细胞。脾、胸腺也表现为淋巴细胞减少。

2. **继发性感染**　多发机会性感染是本病的一大特点,感染范围广泛,可累及各器官,其中以中枢神经系统、肺、消化道受累最常见,病原体多为混合性,有原虫、真菌、病毒和细菌等。由于严重的免疫缺陷,感染所致的炎症反应往往轻而不典型。如肺部结核菌感染,很少形成典型的肉芽肿性病变,而病灶中的结核分枝杆菌却很多。70%~80% 的患者可经历一次或多次肺孢子虫感染,在 AIDS 因机会感染而死亡的病例中,约一半死于肺孢子虫感染,因而对诊断本病有一定参考价值。

约 70% 的病例有中枢神经系统受累,有弓形虫或新型隐球菌感染所致的脑炎或脑膜炎,巨细胞病毒和乳头状瘤空泡病毒感染引起的进行性多灶性白质脑病等。此外,HIV 也可直接引起脑膜炎、亚急性脑病和痴呆等。

3. **恶性肿瘤**　AIDS 的另一显著特点是易患恶性肿瘤。30% 的患者可发生 Kaposi 肉瘤,是一种具有局部侵袭性的内皮细胞恶性肿瘤,肉眼观皮肤出现紫色、深棕色或红蓝色斑丘疹、斑块和结节,直径很小至数厘米。黏膜、软组织、淋巴结和内脏器官病变为大小不等的出血性结节,镜下可见由有轻度异型性的梭形细胞束和含红细胞

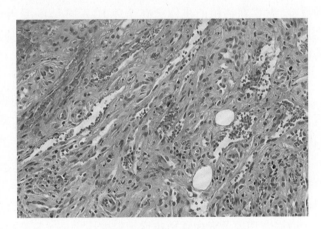

图 3-7-5　Kaposi 肉瘤

的裂隙状血管构成(图 3-7-5)。其他常见肿瘤有非霍奇金淋巴瘤等。

（四）临床病理联系

本病的潜伏期长,进展缓慢,HIV 感染经数月至 10 年或更长时间才发展为 AIDS。

按病程分为三阶段:

1. **早期或称急性期**　感染 HIV 3~6 周,可表现出咽痛、发热、肌肉酸痛等非特异性症状。病毒在体内复制,但患者尚有较好的免疫能力,2~3 周症状自行缓解。

2. **中期或称慢性期（无症状期）**　机体免疫功能与病毒之间处于相互抗衡阶段,一些病例此期可长达数年或不再进入末期,一般持续 6~8 年。此期病毒复制持续处于低水平,患者可无明显症状或出现明显的全身淋巴结肿大,常伴发热、乏力、皮疹等。

3. **后期或称危险期（发病期）**　机体免疫功能全面崩溃,患者有持续发热、乏力、消瘦、腹泻,并出现神经系统症状,明显的机会性感染及恶性肿瘤,血中淋巴细胞明显减少,CD4$^+$T 细胞减少尤为显著,CD4$^+$T 细胞数目减少到 $2×10^5$/ml。细胞免疫反应丧失。绝大多数 HIV 感染最终都会发展为 AIDS,但存在 1% 的感染者,其 CD8$^+$T 细胞和 CD4$^+$T 细胞数量较多,虽有持续病毒血症,但 10~15 年不会发病。

此病尚无行之有效的治疗方法,大量开展预防,对防止 AIDS 流行至关重要。

第五节 移植排斥反应

机体某种细胞、组织或器官因各种原因导致不可逆的结构及功能损伤时,将相应健康细胞、组织或器官植入机体,以恢复其结构及功能的过程,称为移植(transplantation)。根据供体来源不同,移植可分为自体移植、同种异体移植及异体移植。移植的关键问题是排斥反应(transplant rejection)。根据排斥反应发生机制分为两种:①宿主抗移植物反应(host versus graft reaction,HVGR),即移植排斥反应,主要是指受者机体免疫系统产生的针对移植物的特异性免疫,一般见于实体器官移植。②移植物抗宿主反应(graft versus host reaction,GVHR),主要发生在骨髓移植或其他免疫细胞移植。

一、移植排斥反应机制

移植排斥反应十分复杂,其机制尚未完全清楚。供体、受体之间的人类白细胞抗原(HLA)的差异程度决定了排斥反应的轻重。

移植排斥的理论有:

(一)单项移植排斥理论

在免疫功能正常的个体,接受异体移植物后,如果不经过任何免疫抑制处理,将立即发生宿主免疫系统对移植物的排斥反应,即宿主抗移植物反应,导致移植物被排斥。T细胞介导的迟发型超敏反应与细胞毒作用对移植物的排斥发挥重要作用,抗体也能介导排斥反应,其表现形式有两种:一是超急性排斥反应,发生在移植前机体已有循环HLA抗体的受者,引起血管壁炎症、血栓形成及组织坏死;二是在原来未致敏的个体中,随着T细胞介导的排斥反应的形成,可同时有抗HLA抗体的产生,造成移植物损害。

(二)双向移植排斥理论

在临床器官移植的条件下,即受者由于终身使用免疫抑制药物,移植排斥的方式和特点与自然状态不同,主要观点有两个:一是随着器官移植后血流的流通,移植物中的过路细胞(主要是各种具有免疫功能的细胞)发生细胞迁移,进入受体全身各组织,而受体的白细胞可进入移植物内。在强有力的免疫抑制情况下,宿主往往不能清除过路细胞,因此,在实体器官移植和骨髓移植中,可同时发生宿主抗移植物反应和移植物抗宿主反应,两者并存。二是在持续免疫抑制剂作用下,这种相互免疫应答可因诱导各种免疫调节机制而逐渐减弱,最终达到一种无反应状态,形成供、受者白细胞共存的微嵌合现象。

微嵌合现象及双向移植排斥理论被认为是器官移植排斥反应产生的主要机制。

二、实体器官移植排斥反应

实体器官移植排斥反应分三类:超急性排斥反应、急性排斥反应和慢性排斥反应。不同组织器官的移植病变基本相似,实体器官移植排斥反应的三种类型比较见表3-7-3。

表3-7-3 实体器官移植排斥反应三种类型的比较

项目	超急性排斥反应	急性排斥反应(最常见)	慢性排斥反应
时间	术后数分钟至数小时	80%~90%发生于术后一个月内	发生于术后几个月至一年后
发生机制	属于Ⅲ型超敏反应。受者体内已存在供体特异性人类白细胞抗原(HLA)抗体,或供、受体ABO血型不合,预存抗体与移植物血管内皮表面的相应抗原结合,激活补体系统和凝血系统引起	主要是Ⅳ型超敏反应所致。$CD8^+$细胞毒性T细胞的细胞毒作用是主要机制,$CD4^+$T细胞/巨噬细胞也导致间质细胞损害。细胞型排斥反应以细胞介导为主;血管型排斥反应以抗体介导为主	以体液免疫为主。急性排斥反应所致的细胞坏死的延续和结果;$CD4^+$T细胞/巨噬细胞介导的慢性炎症;抗体或效应细胞介导反复多次内皮细胞损伤

项目	超急性排斥反应	急性排斥反应（最常见）	慢性排斥反应
病理变化	广泛的小动脉炎、血栓形成，移植物发生不可逆缺血、变性和坏死	急性间质炎和亚急性血管炎。间质 $CD4^+T$ 细胞和 $CD8^+T$ 细胞为主的单个核细胞浸润或血管内膜增厚导致管腔狭窄或闭塞	间质纤维化。血管内膜纤维化、硬化致管腔严重狭窄
防治	术前 ABO 血型及 HLA 组织配型可筛除不合适的供体器官，本型已极少发生	及早适当的免疫抑制剂治疗	药物治疗效果不佳。是移植物不能长期存活的主要原因

三、骨髓移植排斥反应

骨髓移植目前已应用于造血系统肿瘤、再生障碍性贫血、免疫缺陷病和某些非造血系统肿瘤等疾病。骨髓移植面临的两个主要问题是移植物抗宿主病（GVHD）和移植排斥反应。

（一）移植物抗宿主病

可发生于具有免疫活性细胞或其前体细胞的骨髓，植入由于原发性疾病或因为采用药物、放射性照射而导致免疫功能缺陷的受者体内。当其接受骨髓移植后，来自供者骨髓的免疫活性细胞可识别受者组织并产生免疫应答，使 $CD4^+T$ 细胞和 $CD8^+T$ 细胞活化，导致受者组织损伤。

GVHD 分急性、慢性两种。急性 GVHD 在移植后 3 个月内发生，可引起肝、皮肤和肠道上皮细胞坏死。慢性 GVHD 可以是急性 GVHD 的延续或在移植 3 个月后自然发生。GVHD 为致死性并发症，虽在移植前通过 HLA 配型可降低排斥反应的强度，但不能彻底根除。

（二）移植排斥反应

同种异体骨髓移植的排斥反应由宿主的 T 细胞和 NK 细胞介导。T 细胞介导的排斥反应机制与实体器官的排斥反应机制相似，而供体骨髓细胞因不能与表达于 NK 细胞表面的宿主自身 HLA-Ⅰ 分子特异性的抑制性受体结合，而被 NK 细胞直接破坏。

【学习小结】

免疫性疾病是一大类与免疫性损伤密切相关的疾病。免疫系统由免疫组织和器官、免疫细胞和免疫活性分子组成。由内外源性抗原刺激机体后，出现以生理功能紊乱和/或组织损伤为主的异常免疫反应称为超敏反应（变态反应），分 4 型：Ⅰ型，即速发型；Ⅱ型，即细胞毒型或细胞溶解型；Ⅲ型，即免疫复合物型或血管炎型；Ⅳ型，即迟发型。由机体自身产生的抗体或致敏淋巴细胞的作用导致自身组织和器官功能障碍的原发性免疫性疾病称为自身免疫病，分为单器官或细胞特异性自身免疫病和多器官或系统性自身免疫病两种，系统性红斑狼疮和类风湿关节炎均为系统性自身免疫病。免疫缺陷病是一组因免疫系统发育不全或遭受损害引起免疫功能缺陷而导致的疾病，分原发性和继发性免疫缺陷病两种类型。获得性免疫缺陷综合征（艾滋病，AIDS）是由 HIV 感染引起的机体细胞免疫功能严重缺陷的传染病，其特征为严重免疫抑制，导致机会性感染、继发性肿瘤及神经系统症状。现代免疫学已不再局限于抗感染免疫，在免疫预防、免疫诊断和免疫治疗领域同样发挥重要作用。

【复习题】

1. 什么是自身免疫病？主要的自身免疫病有哪些？
2. 试述系统性红斑狼疮和类风湿关节炎的病理特征。
3. AIDS 的传播途径有哪些？AIDS 的病理变化是什么？
4. 实体器官移植排斥反应中超急性、急性和慢性排斥反应有何不同？

病案 3-7-1

　　患者,男性,28 岁。半年前无明显诱因出现持续低热(38℃左右),伴全身不适、乏力、厌食和口腔反复溃疡,曾到医院就诊,X 线胸片检查及血、尿、大便常规均未见异常。对症治疗未见好转。半年体重下降约9kg。自述注射海洛因 3 年。查体:体温 37.8℃,脉搏 88 次/min,血压 122/70mmHg,左侧颈部和腋窝各触及一枚 2cm×2cm 的淋巴结,活动,无压痛。腹软,肝肋下 3cm。实验室检查:血红蛋白 120g/L,白细胞计数 3.5×10⁹/L,中性粒细胞百分比 72%,淋巴细胞百分比 13%,单核细胞百分比 15%,血小板计数 78×10⁹/L;梅毒特异性抗体(TPHA)阴性,血清 HIV-1 抗体初筛及复查均为阳性。诊断为 HIV 感染艾滋病期。

　　问题: 1. 本病中哪些指标可作为 HIV 感染的诊断依据?
　　　　　2. AIDS 的传播途径有哪些? 如何做好预防工作?

（阮永华）

第八章 临床病理讨论案例

【学习目标】

一、掌握
临床病理讨论会的概念及意义
二、熟悉
1. 案例中疾病的诊断及诊断依据涉及的医学基础知识。
2. 综合运用基础知识解决临床问题,通过病案中的临床表现和实验室检查来推导患者体内病理过程,作出病理诊断,确定主要疾病、合并症及其他伴同疾病,分析死亡原因及机制,分析疾病发生发展过程及疾病间的相互关系。

第一节 临床病理讨论会

临床病理讨论会(clinical pathological conference,CPC),CPC 始创于 20 世纪初的美国哈佛大学医学院,其形式为由临床医师和病理医师共同参加,对疑难病或有学术价值的尸检病例的临床表现及其病理检查结果进行综合分析、讨论。CPC 是临床与病理相联系,培养和提高临床医师和学生的科学思维和临床分析能力的行之有效的方法。临床和病理医生共同对临床死亡病例的尸检结果与生前诊断及治疗过程进行对比分析,其目的在于汲取诊治教训,提高诊治水平,促进医学诊疗科研及教育事业的发展。目前,CPC 已经成为世界各国医疗机构经常开展的一项学术性活动。CPC 涉及基础医学和临床医学的多门学科,在学生中开展 CPC,要求学生多向联系所学理论知识,并融会贯通,以团队合作的方式分析病案,学以致用解决临床实际问题,有利于学生"早临床、多临床、反复临床",为以后临床课程的学习、实践打下坚实的理论基础。

外科病理讨论会(surgical pathological conference,SPC)是外科病理学的一小组成部分,是了术科室的临床医生与病理医生对疑难、复杂的活检病理进行的小型 CPC。这种讨论会在更深的层次上探讨对患者的诊断、治疗、预后等问题。通过 SPC,临床与病理医生共同讨论分析,可使一些疑难病例明确诊断,为进一步治疗提供更准确的依据。

目前临床多学科诊疗模式(multi-disciplinary treatment,MDT)发展迅速,MDT 模式通常指针对某一种或某一系统疾病,由多个学科专家形成相对固定的专家组,在综合各学科意见的基础上为患者制订出最佳的治疗方案的诊疗模式。

MDT 模式最早于 20 世纪 60 年代在美国由梅奥诊所提出,20 世纪 90 年代后迅速发展,首先是集中在肿瘤诊疗领域,随后在各个治疗领域得到全面发展。MDT 模式最大程度发挥大型综合性医院各专科优势,通过多学科会诊,针对具体患者制订个性化治疗方案,提高诊疗效率和患者的满意度,有效避免了误诊,更好地推动了疑难病患者的精准诊疗,是现代国际医疗领域广为推崇的领先诊疗模式。

第二节 临床病理讨论病例

临床病理讨论会选择的病例通常是临床诊断不清、死因不明、术中或术后死亡的病例,以及复杂、疑难、罕见的病例。本节提供的病例是从尸体解剖档案中选出并经过删减和整理的,这些病例将结合本书不同的章节组织讨论。在讨论前,同学们务必复习有关的理论,参阅相关参考书,分析每个病例的临床症状、体征、相关检查结果,尤其是临床诊断同尸检结果不一致的原因,以及治疗方案和治疗过程的成功与失误,认真思考和分析主要疾病和次要疾病及死因诊断,厘清思路,提出分析意见及撰写发言提纲,通过讨论培养独立思考和分析、解决问题的能力,透过现象看本质的能力及科学思维的能力,为养成正确的临床思维方法打下良好的基础。

一、病例一

(一)病史介绍

患者,女性,29岁。足月第一胎,头位。于上午10时因出现有规律宫缩而入院。因宫缩弱,静脉滴注催产素催产。下午2时自然破水,产程进展慢,因胎心变慢行产钳助产。胎儿娩出后10分钟胎盘自然娩出,子宫收缩不良,阴道流血不止,血液不凝,患者自感头昏、胸闷。经宫缩剂、清宫术及纱布填塞均未能止血,出血量达3 000ml,经输血及其他抢救无效,于下午5时40分死亡。

(二)尸解所见

1. 肉眼观察 口唇、指甲、口腔黏膜、睑结膜及全身皮肤苍白,贫血貌。肝、脾淤血。肝、脾被膜及胃黏膜点状出血。子宫大小15cm×21cm×5.5cm,质软。胎盘附着面在宫体后下部分,为低置胎盘,附着面子宫内膜、肌层坏死及小血肿形成。

2. 组织学观察

(1)肺:双肺淤血水肿。多部位细小动脉及毛细血管内可见红染多边形结构及丝状物(图3-8-1),经特殊染色证实为鳞状上皮及黏液。少数细小动脉及毛细血管内可见棕黄色颗粒状胎粪及毳毛。

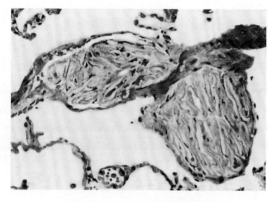

图3-8-1 肺细小动脉栓塞

(2)子宫、胎盘附着面内膜、平滑肌出血坏死。

(3)肺、心肌、肾、脑实质毛细血管内透明血栓形成。

(4)心肌、肾实质小灶性坏死。

(5)胃、小肠、结肠、食管黏膜下出血。

(三)思考题

1. 肺细小动脉及毛细血管内所见鳞状上皮、黏液、胎粪及毳毛来自何处?它们是如何到达肺血管内的?

2. 肺、心肌、肾、脑实质毛细血管内微血栓形成与患者子宫大出血、消化道黏膜出血及血液不凝有何关系?

3. 微血栓形成与心肌、肾脏的小灶性坏死有何关系?

(四)病例中涉及的理论知识

在回答以上问题时请先复习与以下概念有关的章节:栓塞和栓子的概念,栓子的分类,栓子的运行途径,栓子的危害,血栓,血栓的分类。

二、病例二

(一)病史简介

患者,女性,48岁。患者五年前因胆石症行胆管取石术,两年后又行胆囊切除术,术后置"T"形引流管,有泥沙样结石流出。术后带管出院。此后右上腹反复疼痛发作。此次因进食油腻食物病情加重入院治疗。患者发热,体温波动、寒战、右上腹剧痛。查体:巩膜及全身皮肤中度黄染,右上腹压痛及反跳痛。右上腹置"T"形引流管,引流尚畅通,每日约200ml,为轻度混浊之胆汁。未见血液及结石。血常规:白细胞总数21×10⁹/L,中性粒细胞百分比86%。超声检查:右侧第五肋间、腋前线交界处有液平面反射,提示为肝脓肿。入院后采用抗感染及支持疗法,病情无缓解,入院第12天出现休克,血压下降,第13天死亡。

（二）尸解所见

1. **肉眼观察** 巩膜及全身皮肤黄染，右上腹手术瘢痕、腹壁切口置橡皮引流管，腹腔内胆囊已切除，胆总管内置"T"形引流管。引流管被纤维结缔组织包裹。胆总管、胰腺、十二指肠、大网膜、小网膜广泛纤维粘连。肝重 1 500g，切面见大小不等多个脓肿形成，胆管断面见泥沙样黄绿色结石阻塞。双肺表面弥漫性点状出血，肺切面见多个小灶出血性梗死灶。右肺右下外侧脏壁层胸膜粘连。

2. **组织学观察**

（1）肝脓肿形成，脓肿中心肝细胞坏死，大量脓细胞聚积。脓肿周围肝细胞水样变性。小静脉内可见细菌栓子。部分肝静脉分支内可见黄绿色胆砂石栓子及血栓形成。

（2）肺出血性梗死形成，间质弥漫性中性粒细胞浸润。肺小动静脉分枝及毛细血管内可见胆砂石栓子及血栓，部分静脉内可见细菌栓子及脓栓，局部见异物肉芽肿形成。

（3）心肌间质水肿，中性粒细胞浸润，部分心肌玻璃样变性及凝固性坏死。

（4）脾出血性梗死，脾高度淤血，中性粒细胞浸润（注：脾多为贫血性梗死，但在一定条件下也可发生出血性梗死）。

（5）肾间质水肿，大量中性粒细胞浸润，肾小管上皮细胞水样变性。

（6）胰腺间质水肿、充血、大量中性粒细胞浸润。

（三）思考题

1. 本病例属于炎症的哪一类型？有哪些全身反应和局部表现？

2. 本病例的原发灶在何处？它是如何播散的？

3. 阐述肺内多个小灶性出血性梗死是如何发生的。

（四）病例中涉及的理论知识

1. **组织损伤与修复**

（1）多个实质脏器变性：心肌细胞玻璃样变性、肾小管细胞和肝细胞水样变性。

（2）坏死：心肌、肝细胞、肺实质、脾。

（3）病理性色素沉着：全身黄染。

2. **血液循环障碍**

（1）淤血：全身脏器淤血。

（2）出血：肺、肾上腺、胃黏膜、输尿管。

（3）血栓形成：肺内胆砂石性血栓形成（胆砂石性血栓：肝内泥沙样结石在一定的条件下进入肺循环形成胆砂石性栓子，而胆砂石性栓子又作为诱发因素及核心因素导致血栓形成，胆砂石包埋在血栓之中）。

（4）栓子：细菌性栓子、脓栓、胆砂石性栓子。

（5）栓塞与梗死：肺与脾出血性梗死。

（6）水肿：心肌间质水肿。

3. **炎症**

（1）肝脓肿。

（2）败血症与脓毒血症。

（3）肺内异物性肉芽肿（胆砂石栓子引起）。

（4）炎症粘连：腹腔广泛纤维粘连，胸腔纤维粘连。

（5）炎症的播散。

三、病例三

（一）**病史简介**

患者，男性，50岁，工人。患高血压已二十多年，常觉头晕头痛，血压波动在（200~250）/（100~110）mmHg之间。医生嘱其积极治疗并适当休息，但其未按医嘱用药。近两年来，感觉劳累后胸闷、气短，体力减退。一年来每于工作后出现呼吸困难，不能平卧，咳嗽、吐泡沫样痰等症状，并发现尿少、双下肢水肿。半年来感觉双下肢发凉、发麻、行动时腿痛明显,休息后好转,上述症状逐渐加重。近几天来右脚剧痛,足背动脉搏动消失。皮肤逐渐变黑。完全不能活动,做右小腿截肢术。最后患者因心功能不全抢救无效死亡。

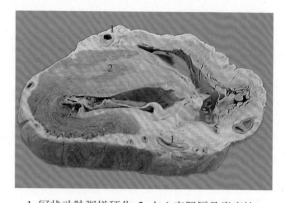

1.冠状动脉粥样硬化;2.左心室肥厚及瘢痕灶。

图3-8-2　冠心病

（二）尸解所见

1. 心脏肥大,左心室壁片状灰白色瘢痕灶(图3-8-2)。

2. 主动脉及冠状动脉硬化。

3. 肝淤血及脂肪变性。

4. 肾淤血、肾小管上皮细胞水样变性。

5. 脾淤血及脾细动脉透明变性(玻璃样变性)。

6. 右足胫前动脉内血栓形成。

7. 右足坏疽。

（三）思考题

1. 心脏产生病变的原因是什么?

2. 患者近一年来发生呼吸困难、吐泡沫样痰、尿少、双下肢水肿,如何解释?

3. 肝脏脂肪变性和肾小管上皮细胞水样变性的原因是什么?

4. 右足胫前动脉内为什么有血栓形成?

5. 为什么右足发生坏疽?该坏疽可能属于哪一类型?

（四）病例中涉及的理论知识

1. 高血压及高血压病　高血压(high blood pressure)是指体循环动脉血压持续升高,成人收缩压≥140mmHg 和/或舒张压≥90mmHg。高血压可分为原发性高血压(高血压病)和继发性高血压(症状性高血压)。高血压病(hypertensive disease)是一种原因不明的,以体循环动脉压升高为主要表现的独立性全身性疾病,又可分为缓进型高血压(也称良性高血压,占95%)和急进型高血压(也称恶性高血压,占5%)。良性高血压病程长,进展缓慢,可长达十余年或数十年,多发生于中老年人,其基本病变是全身细动脉玻璃样变性和小动脉纤维硬化。病变发展分三期:

①功能紊乱期:全身细小动脉间歇性痉挛收缩、血压波动性升高,因动脉无器质性病变,痉挛缓解后血压可恢复正常。②动脉病变期:全身细动脉玻璃样变性和小动脉纤维硬化,血管壁增厚变硬,管腔狭窄,血压明显升高,失去波动性。③内脏病变期:心脏病变称高血压心脏病,主要为左心室向心性肥大,晚期失代偿出现心力衰竭。肾脏病变为原发性颗粒固缩肾,晚期出现肾功能障碍。脑病变主要表现为:脑水肿或高血压脑病、脑软化和脑出血。视网膜病变分4级:Ⅰ级为视网膜小动脉轻度狭窄和硬化,动脉变细;Ⅱ级为动静脉交叉处压迫现象;Ⅲ级为视网膜血管周围水肿、渗出和出血;Ⅳ级为视神经盘水肿,患者视物模糊。

恶性高血压病程短,起病急,病变进展迅速,多发生于青少年,其基本病变是坏死性细动脉炎和增生性小动脉硬化。可发生高血压脑病,较早出现肾衰竭。

2. 冠心病及心肌梗死　冠心病(coronary artery heart disease,CHD)是指冠状动脉狭窄所致心肌缺血引起的缺血性心脏病。冠状动脉粥样硬化是冠心病最常见的原因。主要临床表现为:心绞痛、心肌梗死和心肌纤维化。心肌梗死(myocardial infarction,MI)是由冠状动脉供血中断引起的急性持续性缺血缺氧从而导致的较大范围的心肌坏死。约50%发生在左冠状动脉前降支供血区的左心室前壁、心尖部及室间隔前2/3;约25%发生在右冠状动脉供血区的左心室后壁、室间隔后1/3 及右心室大部;此外,可见于左冠状动脉旋支供血区的左心室侧壁。心肌梗死的两个主要类型是心内膜下心肌梗死(梗死仅累及心室壁内层1/3 的心肌)和透壁性心肌梗死(梗死累及心室壁全层)。心肌梗死的并发症有:①乳头肌功能失调;②心律失常;③心力衰竭;④心源性休克;⑤室壁瘤;⑥心脏破裂;⑦附壁血栓;⑧急性心包炎。

患者高血压心脏病伴冠状动脉中度至重度粥样硬化,引起心肌持续性和反复加重的缺血缺氧,心肌纤维组织增生及心肌梗死瘢痕修复,导致心室壁片状灰白色瘢痕灶,患者出现进行性充血性心力衰竭。

3. 坏疽及患者坏疽的类型　请参考本篇第四章局部血液循环障碍。

4. 心力衰竭(heart failure) 在各种致病因素的作用下,心脏的收缩和/或舒张功能发生障碍,使心输出量绝对或相对不足,不能充分满足机体代谢需要的病理过程或综合征称为心力衰竭。心功能不全(cardiac insufficiency)包括心脏泵血功能受损后的完全代偿阶段直至失代偿的全过程。心力衰竭一般是指心功能不全的晚期,即失代偿阶段,此时,心输出量减少,肺循环和体循环淤血,患者表现出明显的症状和体征。心功能不全和心力衰竭在本质上是相同的,但在程度上有所区别。心力衰竭呈慢性经过时,由于心输出量和静脉回流量不相适应,导致钠、水潴留和血容量增多,使静脉淤血及组织间液增多,出现明显组织水肿,心腔通常扩大,称为充血性心力衰竭(congestive heart failure)。心力衰竭的根本问题是心脏泵血功能下降。引起心脏泵血功能下降的原因主要包括心肌收缩和/或舒张功能障碍、心脏负荷长期过重和心室充盈受限。

四、病例四

(一) 病史简介

患者,男性,33 岁。因心慌、胸闷四月,咳嗽、气急、不规则发热 20 天入院。

患者于 3 个月前因头昏、乏力、心慌、胸闷近一个月而首次入院,经治疗后好转出院,但出院后仍间隙有心慌、胸闷,不能参加劳动。此次于入院前 20 天开始不规则发热(体温 38℃左右)。心慌、胸闷加剧,且有咳嗽、气急,甚至夜间不能平卧。近日来症状加重,间或痰中带血,尿量减少,下肢水肿,腹胀、食欲缺乏。

既往无特殊病史,风湿病史不清。

查体:体温 38℃、脉搏 124 次/min,呼吸 31 次/min,血压 140/90mmHg,慢性病容,贫血貌,呼吸急促,半卧位。颈静脉怒张,心尖区可触及双期震颤,心界向左下扩大,心律 124 次/min,心尖部可闻舒张期雷鸣样杂音及收缩期Ⅲ~Ⅳ级吹风样杂音,向腋下及背部传导。主动脉瓣区可闻及Ⅲ~Ⅳ级收缩期杂音和舒张期杂音,向右侧颈部传导。腹部柔软,无明显压痛,肝于右肋下 2cm、剑突下 3cm 可触及,质中等,表面光滑,有触痛,肝-颈静脉回流征阳性。腹部有移动性浊音。双下肢轻度凹陷性水肿。

实验室检查:外周血白细胞计数 $12×10^9/L$,中性粒细胞百分比 80%、淋巴细胞百分比 20%,血培养查出草绿色链球菌。

X 线检查:两肺纹理增粗,心界向两侧扩大。

住院经过:入院后用强心剂、利尿剂控制心力衰竭,大剂量抗生素控制感染,症状有所缓解。后患者心尖部杂音音调突然改变,继而出现昏迷,右侧偏瘫,经抢救无效死亡。

(二) 尸解所见

1. 风湿性心脏病,二尖瓣狭窄、关闭不全,主动脉瓣狭窄、关闭不全,左、右心室扩张。
2. 慢性肺淤血、慢性肝淤血、腹水形成。
3. 左侧大脑液化性坏死病灶形成。

(三) 思考题

1. 风湿病的基本病变是什么?请结合本病例说明此患者出现二尖瓣狭窄及关闭不全、主动脉瓣狭窄及关闭不全的机制。
2. 患者左、右心室扩张的发生机制。
3. 患者左心功能不全的临床表现有哪些?试述其发生机制。
4. 患者右心功能不全的临床表现有哪些?试述其发生机制。
5. 患者发热、白细胞计数增高、血培养查出草绿色链球菌说明什么问题?心尖杂音音调突然改变的原因是什么?
6. 请分析导致患者死亡的直接原因。

(四) 病例中涉及的理论知识

1. 风湿病(rheumatism) 是一种与 A 组乙型溶血性链球菌感染有关的变态反应性疾病。病变主要累及全身结缔组织及血管,形成特征性风湿性肉芽肿(Aschoff 小体)。因急性期有发热、血液中抗链球菌溶血素抗体 O 滴度升高等,也称风湿热。风湿病好发年龄为 5~15 岁,病变可呈急性或慢性反复发作,患者常在 20~40 岁出现心脏瓣膜病。

（1）风湿病的基本病变:风湿病主要病变发生于结缔组织的胶原纤维,全身各器官均可受累,但以心脏、血管和浆膜等处的病变最为明显。风湿病的特征性病理变化为风湿小体,即 Aschoff 小体,对诊断风湿病有意义。病程在 4~6 个月,分三期:

①变质渗出期:表现为结缔组织基质的黏液样变性和胶原纤维的纤维素样坏死,浆液纤维素渗出及少量淋巴细胞、单核细胞浸润,病变持续 1 个月。②增生期或肉芽肿期:形成特征性肉芽肿性病变,称为风湿小体或 Aschoff 小体,由聚集于纤维素坏死灶内的成群风湿细胞及少量淋巴细胞及浆细胞构成。风湿细胞（Aschoff cell）由增生的巨噬细胞吞噬纤维素样坏死物后转变而来,在心肌间质内该细胞多位于小血管旁,风湿细胞体积大,圆形,胞质丰富,略嗜碱性,核大,单核或多核,圆形或椭圆形,核膜清晰,染色质集中于中央,核的横切面似枭眼状,纵切面呈毛虫状。此期病变持续 2~3 个月。③纤维化期或硬化期:Aschoff 小体逐渐纤维化,最后形成梭形瘢痕。由于风湿病变持续反复进展,纤维化的瘢痕不断形成,破坏受累器官组织结构,影响其功能。

（2）风湿病引起的器官病变:①风湿性心脏病,表现为风湿性心内膜炎、风湿性心肌炎和风湿性心外膜炎,若病变累及心脏全层,则称风湿性全心炎。②风湿性关节炎,病变主要累及膝、踝、肩、腕、肘等大关节,关节局部出现红、肿、热、痛和功能障碍,呈游走性、反复发作,且一般不留后遗症。③皮肤病变,皮肤出现环形红斑和皮下结节,具有诊断价值。④风湿性动脉炎,大、小动脉均受累。⑤风湿性脑病,主要为脑的风湿性动脉炎和皮质下脑炎,当锥体外系受累时,患儿肢体不自主运动,称风湿性舞蹈症。

2. 心瓣膜病（valvular vitium of the heart）　是指心瓣膜受各种原因损伤后或先天性发育异常所造成的器质性病变,表现为瓣膜口狭窄和/或关闭不全,最后导致心功能不全,引起全身血液循环障碍。瓣膜的狭窄和关闭不全可单独存在,当一个瓣膜兼有狭窄和关闭不全两种病变时,称瓣膜双病变。当两个或两个以上的瓣膜合并受累时,称联合瓣膜病。最常见为风湿病引起的二尖瓣狭窄合并主动脉瓣关闭不全,其次为感染性心内膜炎引起。不同的病变类型,均可引起心脏的血流动力学改变,最后出现心功能不全,发生全身血液循环障碍。常见心瓣膜病特点见表 3-8-1。

表 3-8-1　常见心瓣膜病的特点

特点	二尖瓣狭窄	二尖瓣关闭不全	主动脉瓣狭窄	主动脉瓣关闭不全
病因	多由风湿性心内膜炎引起,少数为感染性心内膜炎	多由风湿性心内膜炎引起,也可由亚急性感染性心内膜炎引起	多为风湿性主动脉炎,少数由先天性发育异常、动脉粥样硬化的瓣膜钙化引起	多为风湿性主动脉炎,也可由亚急性感染性心内膜炎、主动脉粥样硬化、梅毒性主动脉炎引起
早期心脏改变	左心房肥大	左心房心室肥大	左心室肥大	左心室肥大
听诊	心尖区舒张期隆隆样杂音	心尖区全收缩期吹风样杂音	主动脉瓣区收缩期粗糙、喷射性杂音	主动脉瓣区舒张期吹风样杂音
临床表现	①左心衰竭（呼吸困难、发绀、咳嗽、咳带血的泡沫痰）;②右心衰竭（颈静脉怒张、肝淤血肿大、下肢水肿及浆膜腔积液）	出现左心衰竭肺淤血;继而出现右心衰竭和体循环淤血表现	①心绞痛、脉压减少;②先后出现左右心衰竭的表现	①颈动脉搏动、水冲脉、血管枪击音及毛细血管搏动征;②先后出现左右心衰竭的表现
X 线检查	梨形心	球形心	靴形心	靴形心

3. 感染性心内膜炎（infective endocarditis,IE）　是指由病原微生物直接侵犯心内膜而引起的炎症性疾病,常见的类型有急性感染性（或细菌性）心内膜炎和亚急性感染性（或细菌性）心内膜炎两种。急性、亚急性感染性心内膜炎和风湿性心内膜炎的比较见表 3-8-2。

表 3-8-2　急性、亚急性感染性心内膜炎和风湿性心内膜炎的比较

特点	急性感染性心内膜炎	亚急性感染性心内膜炎	风湿性心内膜炎
病因	致病力强的金黄色葡萄球菌	致病力弱的草绿色链球菌	A组乙型溶血性链球菌感染有关的变态反应性疾病
病变基础	常累及正常的心瓣膜	常累及已有病变的心瓣膜	常累及正常的心瓣膜
常见部位	二尖瓣和主动脉瓣	二尖瓣和主动脉瓣	二尖瓣
病变性质	化脓性炎	化脓性炎与非化脓性炎	肉芽肿性炎
赘生物部位	瓣膜表面	瓣膜上	瓣膜闭锁缘上
赘生物特点	巨大、灰黄色或浅绿色,质地松软	大小不一、息肉状或菜花状,污秽灰黄色,干燥,质松脆	细小、灰白色、半透明,疣状,呈串珠样单行排列
赘生物脱落	极易脱落	易脱落	不易脱落,易机化
赘生物组成	脓性渗出物、血栓、坏死组织和大量细菌菌落	血小板、纤维素、坏死组织、细菌菌落和中性粒细胞组成,溃疡底部可见肉芽组织	血小板和纤维素构成的白色血栓
受累瓣膜	可形成溃疡、破裂穿孔	可形成溃疡、变形导致慢性心瓣膜病	瓣膜无溃疡、增厚形成,慢性心瓣膜病(狭窄和/或关闭不全)

4. 心力衰竭分类

（1）按发病的部位分：①左心衰竭,主要由于左心室受损或负荷过重,导致左心室泵血功能下降。临床主要表现为在心输出量下降的基础上,出现肺淤血和肺水肿。多见于冠心病、高血压病、主动脉瓣狭窄或关闭不全、二尖瓣关闭不全等。②右心衰竭,主要由于右心室受损或负荷过重,导致右心室泵血功能下降,不能将体循环回流的血液充分排至肺循环,右心室压力增加,临床主要表现为体静脉淤血。主要见于肺源性心脏病、三尖瓣闭锁不全、肺动脉瓣狭窄等,也常继发于左心衰竭。③全心衰竭,是临床上常见的一类心力衰竭。如果病变同时累及左右心室,此时两心室泵血功能均受损,即全心衰竭,见于心肌炎、心肌病或严重贫血等。全心衰竭也可以继发于一侧心力衰竭,如左心衰竭导致肺循环淤血、肺循环阻力增加,最终合并发生右心衰竭。

（2）按心力衰竭起病及病程发展速度分类：①急性心力衰竭,起病急骤,心输出量在短时间内急剧减少,机体来不及充分发挥代偿功能,动脉血压进行性降低,常伴有心源性休克。常见于急性心肌梗死、严重心肌炎,也可由慢性心力衰竭演变而来。②慢性心力衰竭,临床常见,起病缓慢,病程较长,多经过较长的代偿期后发生,心输出量逐渐下降,并有水、钠潴留及静脉淤血、水肿,常表现为充血性心力衰竭。常见于高血压心脏病、风湿性心脏病和肺源性心脏病等。

五、病例五

（一）病史简介

患者,男性,31岁,磨石粉工人。住车间旁宿舍内,工作四年后X线检查发现有二期硅肺,随即停止工作,离厂回乡休养。自发现硅肺后,每三个月进行X线检查一次,见结节状阴影逐渐增多,变大和加深。两年后,结节状阴影布满全肺,结节呈圆形,直径大约3mm,两肺下部之肺野透明度增加,两侧肺门阴影扩大。近来患者自觉前上胸部显著刺痛,伴轻度咳嗽,活动时呼吸短促,指甲略发绀、有杵状指现象。X线检查见结节状阴影合并的现象更为显著,最后死于呼吸衰竭。

（二）尸解主要诊断

1. Ⅲ期硅肺(图 3-8-3)

2. 肺心病

（三）思考题

1. 为什么停止磨石粉的工作以后,硅肺病变还继续发展和加重？

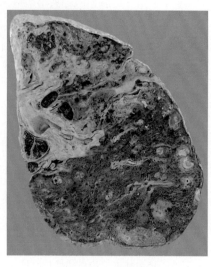

图 3-8-3 Ⅲ期硅肺

2. X线检查所见之肺部结节阴影、两侧肺门阴影扩大、两肺下部之肺野透明度增加等表现怎样用硅肺的大体病变解释？

3. 怎样用病理知识解释临床上出现的胸部刺痛、咳嗽、指甲发绀及杵状指等症状体征？

4. 硅肺的基本病变——硅结节的镜下和肉眼病变特点有哪些？

（四）病例中涉及的理论知识

1. **肺硅沉着病（silicosis）** 简称硅肺（曾称矽肺），是由长期吸入含游离二氧化硅（SiO_2）粉尘所引起的，以肺部硅结节与弥漫性纤维化为主的疾病。硅肺是我国目前发病人数最多，危害较严重的职业病，长期从事开矿、采石、坑道作业及在玻璃厂、磨石厂、陶瓷厂等生产作业的工人容易患本病。病因是吸入空气中游离二氧化硅（SiO_2）粉尘，硅尘颗粒<5μm者可被吸入肺泡，其中以1~2μm者致病性最强。当吸入肺组织的硅尘被巨噬细胞吞入后，SiO_2与水聚合形成硅酸，一种强的成氢键化合物，其羟基与溶酶体膜上的磷脂或脂蛋白上的氢原子形成氢键，使溶酶体膜通透性升高或破裂，被激活的巨噬细胞形成的氧自由基也可直接损伤细胞质膜。溶酶体破裂后释放多种溶酶体酶导致巨噬细胞崩解自溶，同时释放出硅尘，游离的硅尘又可被其他巨噬细胞再吞噬。崩解和已被激活的巨噬细胞释放多种细胞因子和炎症介质，导致肺纤维化。反复吸入并沉积在肺内的硅尘，特别是巨噬细胞破裂再释放出的硅尘使肺部病变不断发展和加重，即便是患者在脱离硅尘作业环境后，硅肺病变还会继续发展和加重。

硅肺的基本病变是硅结节形成和肺组织的弥漫性纤维化。典型的硅结节是硅肺的诊断依据。肉眼：结节圆形或椭圆形，3~5mm，境界清楚，灰白色，质坚实，触之有砂粒感。镜下：中央见内膜增厚、受压变扁的小血管，周围由同心圆状或旋涡状排列的、玻璃样变性的胶原纤维构成；结节内及边缘有硅尘颗粒或硅尘细胞。

硅肺的分期及病变特点见表3-8-3。硅肺的并发症：硅肺结核病（最常见）、肺心病、肺部感染、阻塞性肺气肿、自发性气胸。

表 3-8-3 硅肺的分期及病变特点

特点	Ⅰ期硅肺	Ⅱ期硅肺	Ⅲ期硅肺
肺门淋巴结	肿大	肿大	肿大，可见蛋壳样钙化
肺内病变	硅结节量少而小（1~3mm），多位于中下肺叶近肺门处	硅结节数量增多，密集于中下肺叶，范围<1/3全肺，直径<1cm	硅肺团块和硅肺空洞形成 病灶周围出现肺气肿和肺不张，沉浮试验（+），肺可直立不倒
胸膜	硅结节形成，但无增厚	增厚	显著增厚，合并肺心病
X线表现	肺门阴影增大，肺野少量类圆形小阴影	肺野分布较广的直径<1cm阴影	肺门淋巴结肿大，密度高，可见蛋壳样钙化

2. **慢性肺源性心脏病（chronic cor pulmonale）** 简称肺心病，是因慢性肺疾病、肺血管及胸廓的病变引起肺循环阻力增加，肺动脉压力升高而导致以右心室壁肥厚、心腔扩张，甚或发生右心衰竭的心脏病。其病变特点：

①肺部病变：除原有的慢性支气管炎、肺气肿、肺间质纤维化等病变外，肺心病时肺内主要的病变是肺小动脉的变硬、管壁增厚及管腔狭窄。②心脏病变：右心室因肺动脉高压而发生代偿性肥厚，心腔扩张。通常以肺动脉瓣下2cm处右心室肌壁厚度超过5mm（正常3~4mm）作为病理诊断肺心病的形态标准。患者逐渐出现呼吸困难、气急、发绀等呼吸功能不全和心悸、心率加快、全身淤血、肝脾大及下肢水肿等右心

衰竭的临床表现。

3. 呼吸与呼吸衰竭(respiratory failure)　人的呼吸主要包括内呼吸与外呼吸,其中外呼吸是空气与血液之间气体交换过程,即体内血液二氧化碳外排至空气,空气氧气则进入血液,通常将此气体交换模式称为"呼吸"(即外呼吸),其中调控环节主要包括呼吸中枢、支配呼吸肌的神经、呼吸肌、胸廓、胸膜、气道和肺等部分。在各种临床致病因素作用下,外呼吸过程某些部分或调控环节出现障碍,干扰气体交换过程,使机体出现一系列功能、代谢变化的临床综合征,称为呼吸功能不全。呼吸功能不全发展到严重阶段就是呼吸衰竭,其严格定义是静息状态下动脉氧分压(PaO_2)降低($<8kPa$,$60mmHg$),伴或不伴有动脉二氧化碳分压($PaCO_2$)升高($>6.6kPa$,$50mmHg$)。

六、病例六

(一)病史简介

患者,男性,50岁,医务人员。下肢水肿,腹胀一周入院。12年前偶然发现丙氨酸转氨酶(ALT)波动于10~58U/L,HBsAg阳性,经用中西药"保肝"治疗好转。尔后ALT常有波动性升高,但自觉症状不明显,仅偶有乏力、食欲缺乏、腹胀等。一周前因路途劳累,感觉乏力,尿色深黄,继之出现双下肢水肿、腹胀、恶心、右上腹痛等症状而入院。

查体:体温36℃,脉搏92次/min,呼吸20次/min,血压100/76mmHg,发育正常,营养中等,面色灰黄,巩膜黄染,肝掌。心脏及两肺(-)。腹部膨隆,可见腹壁静脉显露、曲张。肝在右肋缘下3cm可扪及,明显触痛,表面欠平滑,缘锐,质偏硬,脾于左肋缘下2cm可触及,腹部移动性浊音(+),双下肢凹陷性水肿。

实验室检查:白细胞计数$3.75×10^9$/L,血红蛋白115g/L,血小板计数$110×10^9$/L,尿胆红素(++),尿常规无明显异常。ALT 34~56U/L,白/球蛋白(A/G)=1.8/2.9。

X线胸片发现双肺野多个结节状阴影。

入院后经中西药治疗效果不明显,且出现意识模糊,血氨增高。于入院第10天突然大量呕血,继之昏迷,经抢救无效死亡。

(二)尸解所见

1. 肝脏质硬,表面弥散颗粒样结节,于右叶见一鸡蛋大小的结节状肿块凸起。镜下见假小叶形成,肝癌细胞巢。

2. 两肺切面有多个大小不等之类圆形、与周围分界清楚的散在灰白色结节。镜下见为转移性肝癌组织。

3. 脾大,重250g(正常约150g)。

4. 食管下段黏膜下静脉曲张并可见破口。

5. 胃腔及消化道内充满血性内容物,呈深咖啡色。

6. 腹水约2 000ml,黄绿色。

(三)思考题

1. 试述该病例病变的发生发展及因果关系。

2. 肝炎的基本病变是什么? 各型肝炎分型的主要病理学依据为何?

3. 试述死者生前出现的各种临床症状和体征的病理机制,结合本病例的切片观察,死者主要疾病是什么? 导致死亡的直接原因是什么?

(四)病例中涉及的理论知识

1. 传染病(infection disease)　是由各种病原微生物经一定的传播途径进入易感机体所引起的具有传染性的一类疾病,在一定条件下可引起局部或广泛流行。传染病在人群中发生或流行必须具备传染源、传播途径和易感人群三个基本环节。病原微生物通过一定的传播途径和方式侵入机体,并往往定位于一定的部位,引起炎症性病变。有的传染病已经被消灭如天花,有些接近消灭如麻风、脊髓灰质炎等。但同时又有许多已被控制的传染病有死灰复燃的趋势,如梅毒、淋病、结核病等,而且又出现一些传染病如艾滋病、埃博拉出血热、禽流感、严重急性呼吸道综合征(severe acute respiratory syndrome,SARS)、军团病、莱姆病等,目前全世界流行的新型冠状病毒肺炎(简称新冠肺炎,COVID-19)也是一种近年来新发现的传染病,主要通过呼吸道飞沫传播和接触传播,人群普遍易感。需要全社会共同努力,根据传染病流行过程的三个基本环节,采取综合措施,主要包括管理传染源,切断传播途径和保护易感人群,防止传染病继续传播。

2. **病毒性肝炎(viral hepatitis)**　是由肝炎病毒引起的以肝细胞变性坏死为主要病变的传染病。肝炎病毒是引起病毒性肝炎的病原体。已证实引起病毒性肝炎的病毒有甲、乙、丙、丁、戊、庚六型。乙型肝炎病毒(HBV)是环状双链 DNA 病毒,在 HBV 基因组内主要有 S、C、P 与 X 基因。X 基因编码的 X 蛋白在肝癌发生中起重要作用。HBV 有一个糖蛋白外壳称乙型肝炎表面抗原(HBsAg),在感染的肝细胞表面可大量分泌,使机体免疫系统,尤其是 CD8$^+$T 细胞识别并杀伤感染细胞,导致肝细胞坏死或凋亡。HBV 主要通过输血、注射、密切接触和母婴传播。患者和病毒携带者是传染源。5%～10%可以转变为慢性肝炎。病毒性肝炎的基本病变都以肝细胞变性、坏死为主,同时伴不同程度的炎细胞浸润、肝细胞再生和间质纤维组织增生。病毒性肝炎分为普通型和重型两大类,普通型肝炎可分为急性和慢性,重型肝炎可分为急性和亚急性。

3. **肝硬化(liver cirrhosis)**　是由多种原因导致肝细胞弥漫性变性、坏死,继而出现纤维组织增生及肝细胞结节状再生,这三种改变反复交错进行,使肝小叶结构被破坏,肝内血液循环发生改建,肝变形、变硬而形成。肝硬化是一种常见的慢性肝病。分为门脉性肝硬化、坏死后性肝硬化、胆汁性肝硬化、淤血性肝硬化、寄生虫性肝硬化和色素性肝硬化等。门脉性肝硬化(portal cirrhosis)是最常见的肝硬化类型,相当于国际形态分类中的小结节性肝硬化。病毒性肝炎是我国肝硬化发生的主要原因,主要是乙型和丙型病毒性肝炎。假小叶是肝硬化的重要形态学标志,指由广泛增生的纤维组织分割包绕肝小叶及肝细胞再生结节,形成大小不等、圆形或类圆形的肝细胞团。假小叶内肝细胞索排列紊乱,肝细胞可有变性、坏死及再生现象,假小叶内中央静脉偏位、缺如或两个以上,有时汇管区也被包绕在内。肝硬化早期可无明显症状,晚期则出现不同程度的门静脉高压和肝功能障碍。①门静脉高压主要临床表现有:慢性淤血性脾大;胃肠道淤血、水肿;腹水及侧支循环形成(食管下段静脉丛曲张、直肠静脉丛曲张、脐周及腹壁静脉曲张)。②肝功能不全主要临床表现有:血浆白蛋白降低、白/球蛋白比值下降或倒置;黄疸;出血倾向;对雌激素等的灭活作用减弱;肝性脑病。肝硬化病变如持续进展,晚期则预后不良,最终可因食管静脉曲张破裂大出血、肝性脑病、合并严重感染等而死亡。部分肝硬化患者可合并肝癌。

4. **原发性肝癌(primary carcinoma of liver)**　是由肝细胞或肝内胆管上皮细胞发生的恶性肿瘤,是我国常见的恶性肿瘤之一。目前认为 HBV 感染是肝癌发生的重要因素,HCV 感染也被认为与肝癌发生有关。原发性肝癌合并肝硬化者占 50%～90%,据统计,一般需经 7 年左右肝硬化可发展为肝癌。真菌及其毒素、黄曲霉菌、青霉菌等都可以引起实验性肝癌。早期肝癌亦称小肝癌,是指单个癌结节最大直径<3cm 或两个癌结节合计最大直径<3cm 的原发性肝癌。晚期肝癌分三型:巨块型、多结节型(最常见)和弥漫型。镜下有三种组织学类型:肝细胞癌(最多见)、胆管细胞癌及混合细胞型肝癌。原发性肝癌首先在肝内直接蔓延,可沿门静脉分支播散,导致门静脉高压。肝外转移主要通过淋巴管转移至肝门淋巴结、上腹部淋巴结和腹膜后淋巴结。晚期可通过肝静脉转移至肺、脑及骨等处。癌细胞还可从肝表面脱落,至腹膜及卵巢表面形成种植性转移。

5. **肝功能及肝脏功能不全**　肝是人体最大的代谢器官,并接受来自门静脉和肝动脉的双重血液供应,具有调节营养物质的代谢、分泌、合成、生物转化(解毒与火活)及免疫调控等重要的生理功能。

各种肝损伤因素致肝细胞(包括肝实质细胞和库普弗细胞)发生严重破坏,使肝脏的代谢、分泌、合成、解毒与免疫功能发生严重障碍,机体出现黄疸、低蛋白血症、出血、继发性感染、肾功能障碍、脑病等一系列临床综合征,称之为肝功能不全(hepatic insufficiency)。肝功能不全的晚期称为肝衰竭(hepatic failure),以肝肾综合征和肝性脑病为主要特征。肝性脑病(hepatic encephalopathy,HE),也称肝性昏迷(hepatic coma),是指排除其他已知脑疾病前提下,继发于肝功能紊乱的一系列严重的神经精神综合征。其主要特征是可逆性人格改变、智力减弱、意识障碍、不可逆性昏迷甚至死亡。肝性昏迷是肝性脑病的最后阶段,也是肝衰竭的终末表现。

七、病例七

（一）病史简介

患者,女性,26岁,3年前出现右腰部疼痛伴尿频、尿急、尿痛、排尿困难,症状时重时轻。10天前在田间劳动,突感右腰部疼痛伴畏寒、排尿困难,送县医院治疗,2天前开始无尿,急转送入院。

查体:体温38℃,脉搏160次/min,呼吸34次/min,血压120/80mmHg,患者意识朦胧,反应迟钝,双肺可闻湿啰音,腹部膨隆、鼓肠、腹水征(+),双肾可触及,双肾区明显压痛,叩击痛。

实验室检查:白细胞计数$28.2×10^9$/L,中性粒细胞百分比84%。尿蛋白(++++)、尿脓细胞(++++)。

入院后立即按急性肾衰竭抢救,抗感染治疗,给氧。入院后3小时抢救无效死亡。

（二）尸解所见

1. 双肾明显增大,左肾400g、右肾600g(正常120~140g),肾包膜纤维增厚,与周围组织脏器粘连,肾包膜下多个脓肿形成,切面见肾盂扩张积脓,鹿角形肾盂结石形成。

2. 双侧输尿管和膀胱积脓。

3. 急性尿毒症

（1）牙龈、胃黏膜出血。

（2）双肺水肿。

（3）纤维素性胸膜炎,胸腔积液(左侧400ml,右侧280ml)。

（4）急性心包炎、血性心包积液(均80ml)。

（5）腹腔血性腹水(约1 000ml)。

组织学检查见图3-8-4。

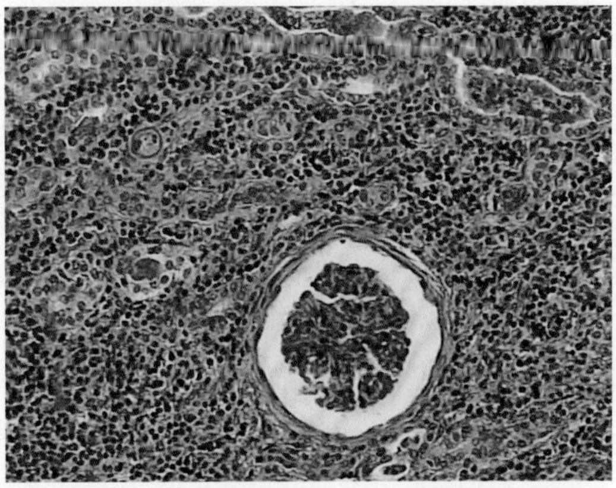

（三）思考题

1. 此病例的病理诊断是什么? 尸解所见膀胱、输尿管、肾脏及其他脏器病变有何联系?

2. 以病理改变解释为何出现蛋白尿、脓尿、少尿、无尿。

图3-8-4　慢性肾盂肾炎急性发作

（四）病例中涉及的理论知识

1. **肾盂肾炎**(pyelonephritis)　是累及肾盂、肾间质和肾小管的化脓性炎症,是肾脏最常见的疾病之一,以女性居多。引起肾盂肾炎的细菌以大肠埃希菌最为常见,其次为副大肠埃希菌、变形杆菌、产气荚膜梭菌、肠球菌、葡萄球菌等,少数为铜绿假单胞菌,偶见真菌感染。急性肾盂肾炎多为单一细菌感染,慢性肾盂肾炎多为两种以上细菌的混合感染。

（1）肾盂肾炎的感染途径主要有两条:①上行性感染,最常见,占2/3。病原菌自尿道或膀胱经输尿管及周围的淋巴管上行至肾盂、肾盏和肾间质。病原菌多为大肠埃希菌,可累及单侧或双侧肾脏。是女性感染的主要途径。②血源性(下行性)感染,病原菌由身体某处的感染灶入血,随血流到达肾脏引起肾盂肾炎。病原菌多为金黄色葡萄球菌,常累及双侧肾脏。

（2）肾盂肾炎的诱因:①尿路阻塞,泌尿道结石、瘢痕性狭窄、前列腺肥大、妊娠子宫或肿瘤压迫等。②尿道黏膜损伤,医源性因素如膀胱镜检查、导尿术、泌尿道手术等。长期留置导尿管是诱发本病的重要因素。③尿液反流,当膀胱三角区发育不良或输尿管畸形、下尿道梗阻时,尿液可反流引起感染。

（3）肾盂肾炎可分为急性和慢性两类:①急性肾盂肾炎是肾盂和肾间质的急性化脓性炎症,肾间质形成多数小脓肿、肾盂表面化脓。并发症有肾盂积脓、肾周围脓肿和急性坏死性肾乳头炎。临床患者出现发热、寒战,血中白细胞数增多等全身表现;腰痛及肾区叩痛;尿频、尿急和尿痛等尿道刺激症状;脓尿、细菌尿、蛋白尿、管型尿,也可出现血尿。出现白细胞管型尿具有临床诊断意义。大多数病例可痊愈。如尿路阻塞不能缓解或伴糖尿病,则预后不佳或转为慢性。②慢性肾盂肾炎的病变特征为肾间质炎症和瘢痕形成,镜下见部分肾小球囊壁增厚纤维化,晚期玻璃样变和硬化。肾小管萎缩消失,部分似甲状腺滤泡样改变。小血管内膜增厚、管腔狭窄。肾盂黏膜慢性炎性细胞浸润和纤维组织增生。急性发作时出现大量中性粒细胞浸润,可有小脓肿形成。临床表现为多尿、夜尿、低钠血症、低钾血症和代谢性酸中毒,高血压。病变晚期,肾单位大量破坏,导致慢性肾衰竭。肾盂X线造影可见肾盂、肾盏因瘢痕收缩而变形,有助于临床诊断。

2. **肾功能与肾衰竭(renal failure)**　肾脏是人体重要的泌尿器官,通过泌尿完成诸多生理功能:排泄出体内代谢产物、废物、药物和毒物;调节水、电解质和酸碱平衡,维持血压,从而维持内环境稳定,对正常生命活动十分重要。同时肾脏还是重要的内分泌器官,能够产生肾素、促红细胞生成素、1,25-二羟基维生素 D_3、前列腺素和激肽等活性物质,并灭活某些激素如甲状旁腺激素和促胃液素等,因此,在心血管活动的调节、造血和骨代谢中起重要作用。

当各种致病因素损害到肾脏的功能,就会出现一系列肾泌尿及内分泌功能障碍的表现:多种代谢产物、废物、药物和毒物在体内蓄积,水、电解质和酸碱平衡紊乱,以及高血压、贫血、肾性骨营养不良、出血等临床表现,这一病理过程称肾衰竭。肾功能不全(renal insufficiency)包括肾功能降低但未出现临床表现的代偿阶段直到出现明显临床表现失代偿的整个过程;而肾衰竭指肾功能不全的晚期失代偿阶段,出现了明显的临床表现。两者只是程度上有差别,而实质上并无区别,经常通用。肾衰竭按照病程时长和发病急缓分为急性和慢性肾衰竭两类。急性肾衰竭若迁延不愈可转变为慢性肾衰竭,两者发展到晚期阶段会经历共同的过程——尿毒症(uremia)。

八、病例八

(一)病史简介

患者,男性,62岁。3年前开始咳嗽伴咳痰,数月后频咳加剧,出现一次大咯血后症状日渐加重,反复出现畏寒、发热及胸痛,本次发病咳嗽加剧,痰量增加,精神不振,体质虚弱,腹痛、腹泻或便秘交替出现,声音嘶哑、吞咽困难,下肢水肿。既往有一孙女患结核性脑膜炎死亡,患者一直是死者的护理人。

查体:体温38℃,慢性病容,消瘦苍白、贫血貌,两肺布满湿啰音,腹壁压痛,触之无块状物。

X线胸片示大小不等的透亮区及结节状阴影。痰液检出抗酸杆菌。

入院后经积极抗结核治疗无效而死亡。

(二)尸解所见

1. 全身皮肤苍白、消瘦,双肺与胸壁广泛粘连,胸腔、腹腔内均有大量积液,喉头黏膜表面粗糙,声带纤维增生、变厚。

2. **肺脏**　双肺胸膜增厚,右上肺见一个鸡蛋大的厚壁空洞,各肺叶见散在大小不一的灰黄色干酪样坏死灶,肺上部病变较肺下部为重(图3-8-5)。镜下见结核结节及干酪样坏死区,支气管肺炎。

3. **肠**　肠下段见多处带状溃疡,镜下见结核结节及干酪样坏死。

4. 其他脏器未见明显改变。

(三)思考题

1. 该病作何病理诊断?有哪些依据?

2. 各种病变相互之间有何关系?

3. 解释主要的临床症状。

4. 针对这样的病变应如何做好防治工作?

(四)病例中涉及的理论知识

1. **结核病(tuberculosis)**　是一种由结核分枝杆菌感染引起的慢性肉芽肿性炎为特征的慢性传染病。典型病变常表现为结核结节形成并伴有不同程度的干酪样坏死。全身各组织、器官均可发生,但以肺结核最为多见。WHO已将结核病作为重点控制的传染病之一。结核病主要经呼吸道传播,空洞性肺结核患者是主要传染源,健康人吸入带菌微滴即可造成感染,也可因食入带菌的食物,包括含菌牛奶等经消化道感染,少数经皮肤伤口感染。免疫反应与变态反

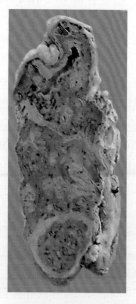

图3-8-5　慢性纤维空洞性肺结核

应(Ⅳ型)贯穿于结核病始终,两者的彼此消长取决于结核分枝杆菌的数量、毒力的大小及机体抵抗力等因素(表3-8-4)。

表3-8-4 结核病的基本病变与机体免疫状态的关系

病理变化	机体状态		结核分枝杆菌		病变特征
	免疫力	变态反应	菌量	毒力	
渗出为主	低	较强	多	强	浆液或浆液纤维素性炎
增生为主	较强	较弱	少	较低	结核结节
坏死为主	低	强	多	强	干酪样坏死

(1) 结核病的基本病变为炎症,常呈慢性经过,其病变类型有:

1) 以渗出为主的病变:多发生在结核性炎症的早期或恶化进展期,表现为浆液性或浆液纤维素性炎,好发于肺、浆膜、滑膜、脑膜等处。可完全吸收而不留痕迹,亦可转化为增生性病变或坏死性病变。

2) 以增生为主的病变:形成具有诊断价值的结核结节(tubercle),也称结核性肉芽肿。典型的结核结节中央可发生干酪样坏死,外有上皮样细胞(epithelioid cell)、朗汉斯巨细胞(Langhans giant cell)围绕,最外层是致敏的T细胞和成纤维细胞,聚集成结节状,是结核病特征性病变。单个结核结节非常小,直径约0.1mm,融合结节为灰白色、粟粒大小、境界清楚的病灶。

3) 以坏死为主的病变:以渗出为主或以增生为主的病变均可继发干酪样坏死。干酪样坏死镜下显示为红染无结构的颗粒状物。肉眼多呈淡黄色、均匀细腻,质地较实,状似奶酪,故称干酪样坏死。干酪样坏死对结核病的病理诊断具有一定的意义。

上述渗出、坏死和增生三种病变往往同时存在而以某一种病变为主,并且三种病变可以互相转化。

(2) 结核病的发展和结局取决于机体抵抗力和结核分枝杆菌致病力之间的矛盾关系。在机体抵抗力增强时,结核分枝杆菌被抑制、杀灭,病变转向愈合;反之,则转向恶化。

其转归有:

1) 吸收消散:为渗出性病变的主要愈合方式,渗出物经淋巴管吸收而使病灶缩小或消散。

2) 纤维化、钙化:较大的结核性肉芽肿病灶、未被完全吸收的渗出性病变及较小的干酪样坏死灶等均可通过机化、纤维化而愈合;较大的干酪样坏死灶难以全部纤维化,则在病灶周围发生纤维性包裹,继而中央的干酪样坏死物逐渐干燥,并钙化。

转向恶化的是:

3) 浸润进展:疾病恶化时,病灶周围出现渗出性病变,范围不断扩大,并继发干酪样坏死。X线检查,原病灶周围出现絮状阴影,边缘模糊,临床上称为浸润进展期。

4) 溶解播散:当病变恶化时,干酪样坏死物可发生液化,液化的坏死物可通过自然管道(如支气管、输尿管等)排出,致局部形成空洞;另一方面含有大量结核分枝杆菌的排出物可通过自然管道播散到其他部位,形成新的结核病灶。X线检查可见病灶阴影密度深浅不一,出现透亮区及大小不等的新的播散灶阴影,临床上称为溶解播散期。此外,液化灶内的结核分枝杆菌还可通过淋巴管和血行播散到全身,引起多处结核病灶。

2. 肺结核 结核分枝杆菌大多通过呼吸道播散,因此结核病中以肺结核最为常见,占全身各器官结核病的90%左右。分为原发性和继发性肺结核两大类。

(1) 原发性肺结核(primary pulmonary tuberculosis):是指机体第一次感染结核分枝杆菌所引起的肺结核。多见于儿童,也可见于未感染过结核分枝杆菌的青少年和成人。病理特征是形成原发复合征(primary complex):肺内原发病灶(圆形或椭圆形实变灶,直径1~1.5cm,色灰黄)、结核性淋巴管炎和肺门淋巴结结核三者合称原发复合征,为原发性肺结核的特征性病变,X线胸片上呈哑铃状阴影。原发性肺结核临床症状和体征多不明显。其转归有:①愈合,绝大多数自然痊愈,病灶可完全吸收或纤维化,较大的坏死灶则纤维包裹或钙化。②恶化,少数患儿由于营养不良或同时患有其他疾病(如百日咳、麻疹、肺炎等)使机体免疫力低下，病情可恶化，表现为局部病灶扩大并通过淋巴管、血行或支气管播散。此时临床上出现较明显的中毒症状如发热、盗汗、食欲减退、消瘦等。

淋巴管播散：肺门淋巴结的结核分枝杆菌，可沿淋巴管蔓延到气管、支气管及颈、纵隔等淋巴结，也可逆流至腹膜后及肠系膜淋巴结。肿大淋巴结互相粘连成肿块，严重者干酪样坏死灶液化，并穿破局部皮肤，形成经久不愈的窦道。

血行播散：可引起两型结核病。①全身粟粒性结核：当机体免疫力很差，短期内大量结核分枝杆菌侵入肺静脉及其分支，可出现急性全身粟粒性结核，其病理特点是全身多器官如肺、肝、肾、脾和脑膜、腹膜等密布大小一致、灰白色、粟粒大小的结核病灶。由于同时有结核性败血症，所以患者病情危重，有明显的中毒症状，如高热、寒战、烦躁、衰竭、神志不清等。②肺粟粒性结核：有时结核病变播散仅局限于肺内，是由于淋巴结中的干酪样坏死灶液化后破入附近的静脉系统（如无名静脉、颈内静脉等），结核分枝杆菌则由右心经肺动脉播散至两肺，其播散病灶的形态与全身粟粒性结核相同。

支气管播散：原发复合征病灶的干酪样坏死扩大和液化后可侵入附近支气管，结核分枝杆菌经支气管播散于肺内，可形成大叶性或小叶性的干酪性肺炎。支气管播散在原发性肺结核较少见。

（2）继发性肺结核（secondary pulmonary tuberculosis）：是指机体再次感染结核分枝杆菌所引起的肺结核。多见于成年人，其感染分为内源性再感染和外源性感染，一般以内源性再感染为主，当机体抵抗力降低时，体内原有病灶中的结核分枝杆菌再次活化而引起新的结核病变。其病变特点：①病变多开始于肺尖，因机体直立位时该处动脉压低，局部缺血，抵抗力较低，结核分枝杆菌易于在该处繁殖而发病；②由于患者免疫力较强，病变往往以增生为主，形成结核性肉芽肿；③病变在肺内主要通过支气管播散；④病程较长，随着机体免疫力和变态反应的消长，病情时好时坏；⑤病变复杂多样，增生、渗出、坏死交织及新旧病变混杂。

继发性肺结核类型：①局灶型肺结核，为早期相对静止的病变。位于肺尖，大小为0.5~1cm，境界清楚，有纤维包裹。患者多无自觉症状。②浸润型肺结核，是最常见的类型，病变多位于肺尖或锁骨下区，最初以渗出为主，病灶中央有不同程度的干酪样坏死。X线片显示病变处有边缘模糊的云絮状阴影。干酪样坏死可侵蚀邻近的支气管并排出，在局部形成急性空洞，属活动性结核病，患者常有低热、乏力、盗汗、咳嗽和咯血等症状。③慢性纤维空洞性肺结核，多由浸润型肺结核急性空洞经久不愈发展而来，为成人慢性肺结核常见的类型。有两个明显特征：一是厚壁空洞形成；二是空洞内的干酪样坏死液化物不断通过支气管在肺内播散，形成新旧不一、大小不等、病变类型不同的病灶（病灶越往下越新鲜），广泛破坏肺组织，最终使肺组织发生纤维化。由于慢性空洞长期与支气管相通，不断排菌，故此型患者是结核病重要的传染源。患者可因自身咳出含菌痰液发生喉结核，咽下含菌痰液可引起肠结核。严重的慢性纤维空洞性肺结核由于肺组织大量破坏，纤维组织广泛增生，后期由于肺动脉高压而引起肺源性心脏病。④干酪性肺炎，较少见，整个肺叶或肺叶大部肿大实变，切面呈黄色干酪样，常可见急性空洞。按病变范围可分为小叶性和大叶性干酪性肺炎。本型病情危重，中毒症状明显，病死率高，有"百日痨"或"奔马痨"之称。⑤结核球，又称结核瘤（tuberculoma），是直径2~5cm、有纤维包裹的孤立的境界清楚的干酪样坏死灶。是相对静止的病灶，常无临床症状，X线片上有时与肺癌难以鉴别。⑥结核性胸膜炎（tuberculous pleuritis），是结核分枝杆菌累及胸膜所致，多见于儿童或青年人。按病变性质可分为干性和湿性两种，湿性结核性胸膜炎渗出物主要为浆液，并有少量纤维素，形成胸腔积液。干性结核性胸膜炎又称增生性结核性胸膜炎，多为胸膜下结核病灶直接蔓延到胸膜所致。病变以增生为主，很少有胸腔积液，较局限，常位于肺尖或肺内病灶邻近的胸膜。

原发性肺结核与继发性肺结核在许多方面有不同的特征，区别见表3-8-5。

3. 肺外器官结核病　除消化道及皮肤结核可源于直接感染外，其余多为原发性肺结核经血行或淋巴管播散所致，以淋巴结、骨、关节、肾、肾上腺、脑膜、生殖系统器官为常见。

（1）肠结核：分原发性和继发性两种。原发性者很少见，常发生于小儿。可形成与肺原发复合征相似的肠原发复合征（肠的原发性结核性溃疡、结核性淋巴管炎和肠系膜淋巴结结核）。继发性肠结核多为活动性空洞性肺结核，因反复咽下含结核分枝杆菌的痰液所引起。病变大多（约85%）发生在回盲部，其他肠段少见。依其病变特点不同分为溃疡型和增生型两种类型，溃疡型较多见，典型的肠结核溃疡多呈环形,其长轴与肠腔的长轴垂直。溃疡愈合后由于瘢痕形成和纤维收缩而致肠腔狭窄。临床上表现有腹痛、腹泻与便秘交替及营养不良等。增生型较少见,以肠壁大量结核性肉芽组织形成和纤维组织增生为其病变特征。肠壁高度肥厚、肠腔狭窄。黏膜面可有浅溃疡或息肉形成。临床表现为慢性不完全低位肠梗阻,右下腹可触及肿块,故需与肠癌相鉴别。

表 3-8-5　原发性和继发性肺结核比较

特点	原发性肺结核	继发性肺结核
结核分枝杆菌感染	初次	再次
好发人群	儿童	成人
对结核分枝杆菌的免疫力或过敏性	先无,病程中发生	有
病理特征	原发复合征	病变多样,新旧病变并存,常局限于肺尖部
起始病灶	上叶下部,下叶上部近胸膜处	肺尖部
病变性质	以渗出和坏死为主	以增生和坏死为主
主要播散途径	多为淋巴管或血行	多为支气管
病程	短,大多自愈	长,波动性,需治疗

(2)结核性脑膜炎:多见于儿童,成人较少。由原发性肺结核经血行播散而来,常为全身粟粒性结核的一部分。在成人,除肺结核血行播散外,也见于肺外结核病(泌尿生殖道、骨关节结核)血行播散至脑膜而发病。部分病例也可为脑实质结核的干酪样坏死液化、破溃至脑膜而形成。

(3)结核性腹膜炎:多见于青少年。多由腹腔内结核病灶(尤其是溃疡型肠结核、肠系膜淋巴结结核或结核性输卵管炎)直接蔓延所致,而由腹膜外结核病灶经血行播散至腹膜者少见。分干性和湿性两型。共同的特点为腹膜上密布无数灰黄色或灰白色结核结节。湿性结核性腹膜炎以大量结核性渗出引起腹水为特征,腹水呈草黄色或血性。干性结核性腹膜炎可因大量纤维素性渗出物机化而引起腹腔脏器的广泛粘连,有时因肠管粘连可出现肠梗阻症状,腹部触诊时常可扪及具有柔韧感的肿块。

(4)其他:如泌尿系统结核、生殖系统结核(是男女不育的重要原因之一)、骨关节结核和淋巴结结核。结核性脓肿,由于这种"脓肿"实际上是干酪样坏死,局部并无红、痛、热,故称为"冷脓肿"。

九、病例九

(一)病史简介

患者,女性,40岁,因阴道不规则流血及白带有腥臭味9个月就诊入院。两年前患者体检时 HPV-16 阳性,宫颈 TCT 报告为 ASC-Ⅱ(宫颈有不典型鳞状上皮,不排除高度鳞状上皮内病变),医生建议做宫颈活检,但因发现妊娠未去医院进一步检查。入院前9个月顺产二胎后一直阴道不规则流血,白带多,且有腥臭味,伴下腹部疼痛,排便时疼痛更明显。人逐渐消瘦,乏力。

体检:体温38℃,消瘦苍白、贫血貌。宫颈凹凸不平、变硬,表面坏死和浅表溃疡形成,阴道穹隆消失,双附件(-)。

X线胸片:两肺有大小不等多个圆球形阴影。

宫颈活检:宫颈低分化鳞状细胞癌。

入院后通过放疗、化疗及生物治疗的综合治疗,对症治疗减轻疼痛,但病情进行性恶化,于入院后5个月全身衰竭而死亡。

(二)尸解所见

1. 恶病质。右足及小腿凹陷性水肿。

2. **肺和肝**　双肺及肝表面和切面均见大小不等,边界清楚之灰白色结节。镜下:结节为低分化鳞状细胞癌。

3. **肾** 左右肾盂膨大成囊状,切开内有液体流出,肾实质变薄,厚1.3cm,双侧输尿管增粗,横径1.2cm,积液。

4. 宫颈全部为癌组织取代,向下侵及阴道穹隆,向前侵及膀胱后壁,致双侧输尿管受压,右侧更甚,向后侵及直肠,子宫、直肠、膀胱及输尿管紧密粘连成团。左侧髂内、髂外淋巴结及腹主动脉旁淋巴结肿大变硬。

(三) 思考题

1. 该病可能的病理诊断是什么?有哪些依据?

2. 患者疾病的发生发展过程及病变的相互关系是什么?

3. 解释患者主要的临床症状和体征。

4. 针对本病应如何做好防治工作?

(四) 病例中涉及的理论知识

1. **宫颈鳞状上皮内病变(squamous intraepithelial lesion,SIL)** 指宫颈上皮异型增生至原位癌这一系列癌前病变的连续过程。分为低级别鳞状上皮内病变(LSIL)和高级别鳞状上皮内病变(HSIL)。以往SIL也称为宫颈上皮内瘤变(cervical intraepithelial neoplasia,CIN),是指宫颈上皮被不同程度异型细胞所取代,表现为细胞大小、形态不一,核增大深染,核质比例增大,核分裂增多,细胞极性紊乱。病变由基底层逐渐向表层发展,分为3级。CIN I级,异型细胞局限于上皮层的下1/3;II级,异型细胞占上皮层的下1/3~2/3,极性稍乱;III级,异型细胞超过上皮全层的下2/3,但还未累及上皮全层,核异型性大,上皮细胞极性消失。异型增生的细胞从基底层逐渐向表层发展,若上皮全层皆为异型细胞所替代而尚未穿破基底膜者,则为原位癌(carcinoma in situ)。异型增生的细胞还可由上皮表面沿基底膜通过宫颈腺管开口进入宫颈腺体内,取代部分或全部腺上皮,但仍未突破腺体的基底膜,称为原位癌累及腺体,仍然属于原位癌的范畴。CIN I级可查见低危型HPV感染;而CIN II级和CIN III级多数可查见高危型HPV感染。CIN I级相当于新分类中的LSIL,CIN II级、III级相当于HSIL(图3-8-6),CIN III级包含原位癌。患者多无自觉症状,肉

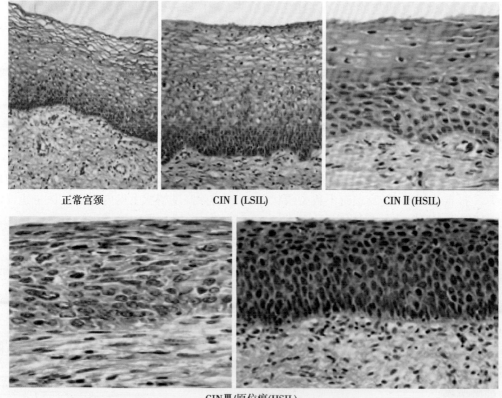

正常宫颈　　　　　CIN I (LSIL)　　　　　CIN II (HSIL)

CIN III/原位癌(HSIL)

CIN.宫颈上皮内瘤变;LSIL.低级别鳞状上皮内病变;HSIL.高级别鳞状上皮内病变。

图3-8-6　宫颈上皮内瘤变

眼观无特殊改变。宫颈鳞状上皮和柱状上皮交界处是发病的高危部位。对可疑部位可用碘液实验或醋酸涂抹鉴别,正常宫颈上皮对碘着色,而 CIN 病变处对碘不着色;醋酸涂抹时 CIN 病变呈白色斑片状。脱落细胞学有助于 CIN 的筛查,确诊则依靠宫颈活检。

2. 宫颈癌的发生发展　宫颈正常鳞状上皮+高危型 HPV 感染→慢性宫颈炎→CIN→宫颈浸润癌。约一半的 CIN Ⅰ可自然消退,10% 的 CIN Ⅰ需经 10 年以上由 CIN Ⅱ转变为 CIN Ⅲ,仅有不到 2% 的 CIN Ⅰ最终发展为浸润癌,而 CIN Ⅲ在 10 年内发展为浸润癌的概率则高达 20%。

3. 宫颈癌(cervical carcinoma)　是宫颈上皮发生的恶性肿瘤,是女性生殖系统最常见的恶性肿瘤,40~60 岁多见。一般认为与早婚、早育、多产、性生活紊乱、宫颈撕裂伤,配偶的包皮垢及雌激素刺激等多种因素有关。经性传播的 HPV(16、18、31、33、58 型)感染是宫颈癌的主要因素,约 85% 的宫颈癌及 CIN Ⅲ病例中发现 HPV-16 和 HPV-18 型的 DNA 序列,其编码的 E6、E7 蛋白能促抑癌基因 *p53* 和 *RB* 失活及细胞周期素 E 激活,导致宫颈上皮恶性转化。目前,针对 HPV 的预防性疫苗对尚未感染 HPV 的女性在预防宫□癌、癌前病变方面均具有长期的有效性。□宫颈癌□眼观□宫颈肥大□上皮糜烂□生癌□可眼观,据为糜烂型、外生菜花型、内生浸润型和溃疡型四型。镜下,主要有鳞状细胞癌和腺癌两型。

(1) 宫颈鳞癌:最常见,约占 90%。病理类型有:①原位癌和原位癌累及腺体:因基底膜完整,不发生转移。②早期浸润癌:癌细胞突破基底膜向间质内浸润,但浸润深度不超过基底膜下 5mm 且浸润宽度不超过 7mm 者。肉眼检查见不到明显病变或仅见糜烂而易被漏诊,只有在显微镜下才能确诊。③浸润癌:指癌组织浸润深度已超过基底膜下 5mm 或浸润宽度超过 7mm 者。按分化程度可分为两型:角化型鳞癌和非角化型鳞癌。

(2) 宫颈腺癌:少见,约占 10%。镜下可表现为乳头状腺癌、黏液腺癌、管状腺癌。宫颈腺癌对放射线治疗和化疗均不敏感,易早期发生转移。预后较鳞癌差。

4. 宫颈癌的扩散

(1) 直接蔓延:癌组织向下侵犯阴道,向上破坏整段宫颈,向两侧可侵及宫颈旁及盆壁组织,可侵犯或压迫输尿管引起尿路感染或肾盂积水。晚期癌组织向前蔓延到膀胱,向后蔓延到直肠,可引起膀胱阴道瘘或直肠阴道瘘。最终因广泛癌性粘连导致整个子宫与骨盆固定,形成所谓的"冰冻骨盆"。

(2) 淋巴管转移:是最常见和最重要的转移途径,先至子宫旁淋巴结,后依次至闭孔、髂内、髂外、髂总、腹股沟及骶前淋巴结,晚期可转移至锁骨上淋巴结。

(3) 血行转移:较少见。多见于晚期癌患者。最常见的转移部位是肺、骨、肝、脑等处。

5. 宫颈癌的临床表现

(1) 早期常有白带增多,与宫颈糜烂不易区别。

(2) 不规则阴道流血及接触性出血。

(3) 白带增多,有特殊腥臭味。因癌组织坏死继发感染,同时由于癌组织刺激宫颈腺体分泌亢进,使白带增多,有特殊腥臭味。

(4) 晚期因癌组织浸润盆腔神经,可出现下腹部及腰骶部疼痛。

(5) 当癌组织侵及膀胱及直肠时,可引起尿路阻塞,子宫膀胱瘘或子宫直肠瘘。

十、病例十

(一) 病史简介

患者,男,34 岁。近两年来四肢肢端逐渐粗大,面部变形。近一年全身衰弱,入院前一周出现头痛、视觉障碍及顽固性呕吐。入院后,病情恶化,视力丧失,颅内压升高症状更为明显。行脑脊液引流减压后,病情曾一度缓解,其后病情再度恶化,最终死于中枢性循环呼吸衰竭。

(二) 尸解所见

1. 四肢肢端肥大,下颌骨肥大,脊柱向左、右弯曲变形,呈 S 形畸形。

2. 脑膜充血,脑实质水肿,轻度小脑扁桃体疝形成。

3. 蝶鞍见灰黄色肿块,3.2cm×2.5cm×1.5cm(正常垂体 0.5cm×0.9cm×1.5cm),重 4.4g(正常垂体

0.5~0.9g），肿物破坏垂体，侵犯视神经及中脑、脑桥。镜下为垂体嗜酸性细胞腺瘤。

4. 恶病质表现　全身消瘦贫血，心肌萎缩，肝脂肪变性。

（三）思考题

1. 请分析患者视力障碍、脑水肿及小脑扁桃体疝产生的机制。

2. 患者的肢端肥大症是如何产生的？

（四）病例中涉及的理论知识

1. 垂体　垂体位于蝶鞍垂体窝内，由神经垂体（神经部和漏斗部）和腺垂体（远侧部、中间部及结节部）两部分组成，腺垂体的远侧部又称垂体前叶，神经部和中间部合称垂体后叶。垂体后叶分泌抗利尿激素（ADH），若 ADH 缺乏或减少可引起尿崩症。垂体前叶主要由嗜酸性细胞（分泌生长激素及催乳素）、嗜碱性细胞（分泌促甲状腺素、促卵泡激素、促黄体素及促肾上腺皮质激素）和嫌色细胞组成。垂体前叶功能亢进一般由前叶的功能性肿瘤引起，最常见的如性早熟、垂体性巨人症及肢端肥大症、高催乳素血症及垂体性库欣综合征。垂体前叶功能低下主要是肿瘤、血液循环、手术、外伤等使前叶激素分泌减少，常见的如 Sheehan 综合征、Simmond 综合征和垂体性侏儒症。

2. 垂体腺瘤（pituitary adenoma）　是来源于垂体前叶上皮细胞的良性肿瘤，是鞍内最常见的肿瘤，占颅内肿瘤的 10%~20%，发病年龄多在 30~60 岁之间。垂体腺瘤中功能性腺瘤占 65%。

（1）主要临床表现：①分泌某种过多的激素，表现相应的功能亢进；②肿瘤浸润、破坏、压迫垂体，使激素分泌障碍，表现为功能低下；③肿瘤压迫视神经表现为视野缺损、视力下降或失明等。

（2）分类：按肿瘤大小分为微腺瘤（<10mm）、大腺瘤（≥10mm）和巨大腺瘤（≥40mm）。按激素分泌类型分为催乳素腺瘤、生长激素腺瘤、促肾上腺皮质激素腺瘤、促性腺激素腺瘤、促甲状腺素腺瘤、多种激素腺瘤和无功能性腺瘤 7 种。按病理常规染色分为嗜酸性、嗜碱性、嫌色性和混合性细胞腺瘤。

嗜酸性细胞腺瘤为垂体腺瘤的一种，是来自垂体前叶嗜酸性细胞的良性肿瘤。由于其位置的特殊性，可在局部产生明显的压迫症状，同时该肿瘤细胞又可产生其功能产物——生长激素，从而导致全身生长失调，若在青春期前发生，骨骺未闭合，人体和骨骼、器官和组织按比例过度生长，身材异常高大，称为垂体性巨人症。如果在青春期后发生，骨骺已闭合，表现为头颅骨增厚，面容特异、鼻大唇厚，眉弓突出，下颚前突，四肢手足宽而粗厚，手指和足趾粗钝，称为肢端肥大症。

3. 中枢神经系统疾病常见并发症　最常见且重要的并发症是颅内压升高及脑疝形成、脑水肿和脑积水。以上并发症常合并发生，互为因果，后果严重，可导致死亡。

（1）脑疝（herniation）：颅内压升高引起脑组织移位和脑室变形，部分脑组织可嵌入颅内的自然分隔或颅骨孔道，从而导致脑疝形成。常见类型为大脑镰下疝（扣带回疝）、小脑天幕疝（海马沟回疝）、枕骨大孔疝（小脑扁桃体疝）。小脑扁桃体疝由于延髓受压，生命中枢及网状结构受损，严重时可致呼吸、循环衰竭而猝死。颅内压升高时，若腰椎穿刺放出脑脊液过多、过快，可诱发或加重小脑扁桃体疝的形成。

（2）脑水肿（brain edema）：是指脑组织内液体蓄积过多而引起脑体积增大的一种病理状态，是颅内压升高的重要原因之一。肉眼观，脑体积增加，重量增加，脑回宽而扁平，脑沟浅而窄，白质水肿明显，脑室缩小，严重者常伴脑疝形成。脑水肿有细胞源性和血管源性两种：①血管源性脑水肿，最常见，发生原因主要是脑肿瘤、出血、外伤或炎症等引起血管壁通透性增加。镜下可见脑组织疏松，细胞和血管周围间隙（V-R 间隙）变大，白质变化明显。②细胞毒性脑水肿，发生原因是缺血或中毒引起细胞损伤，细胞膜 Na^+、K^+-ATP 酶失活，细胞内水钠潴留所致。镜下可见神经元和神经胶质细胞体积增大，胞质淡染，细胞外间隙减小。在许多疾病过程中，两种类型的脑水肿常合并存在，尤其在缺血性脑病时更为显著。

（3）颅内压升高（increased intracranial pressure）：侧卧位时脑脊液压力持续超过 2kPa（正常为 0.6~1.8kPa）时，即为颅内压升高。主要原因是颅内占位性病变和脑积水。常见的颅内占位性病变为脑出血和颅内血肿、脑梗死、肿瘤和炎症等。颅内压升高失代偿后可进一步发展为血管运动麻痹，甚至死亡。患者可出现头痛、呕吐、视神经乳头水肿等症状，也可伴发脑疝形成。

脑积水（hydrocephalus）是脑室系统内脑脊液含量异常增多伴脑室持续性扩张状态。严重脑积水时脑室高度扩张，脑组织压迫性萎缩。

【学习小结】

十个经典病例加强了病理与临床的联系,以案例为先导,根据案例信息引出相关问题,将解剖学、组织学、病理学与病理生理学等基础知识与临床知识融会贯通,在分析、归纳、总结、鉴别的基础上全面进行病例分析讨论,独立作出病理诊断和死亡原因的推定,同时复习案例涉及的相关理论知识。本章注重实践,贴近临床,强化问题导入推理,强化病理临床联系,强化知识总结归纳,全面提高"教"与"学"两方面的积极性,有利于学生发现问题、解决问题的能力及临床诊治思维能力的培养。

（阮永华）

推荐阅读资料

［1］ 丁文龙.系统解剖学.9版.北京:人民卫生出版社,2018.

［2］ 崔慧先,黄文华.系统解剖学.北京:人民卫生出版社,2020.

［3］ 申国明.正常人体解剖学.2版.北京:人民卫生出版社,2016.

［4］ 付升旗,游言文,汪永锋.系统解剖学.北京:中国医药科技出版社,2017.

［5］ 李继承,曾园山.组织学与胚胎学.9版.北京:人民卫生出版社,2018.

［6］ 邹仲之,李继承.组织学与胚胎学.8版.北京:人民卫生出版社,2013.

［7］ 石玉秀.组织学与胚胎学.3版.北京:高等教育出版社,2018.

［8］ 谢小薰,孔力.组织学与胚胎学.2版.北京:高等教育出版社,2019.

［9］ 唐军民,张雷.组织学与胚胎学.4版.北京:北京大学医学出版社,2018.

［10］ 步宏,李一雷.病理学.9版.北京:人民卫生出版社,2018.

［11］ 王恩华,李庆昌.病理学.4版.北京:高等教育出版社,2021.

［12］ 刘彤华.诊断病理学.4版.北京:人民卫生出版社,2018.

［13］ 阮永华,赵卫星.病理学.4版.北京:人民卫生出版社,2018.

［14］ 黄玉芳,刘春英.病理学.10版.北京:中国中医药出版社,2016.

［15］ 步宏.病理学与病理生理学.4版.北京:人民卫生出版社,2017.

［16］ 宝福凯,曾常茜,邹强.医学免疫学.北京:科学出版社,2021.

［17］ MESCHER A L. Junqueira's basic histology. 14th. New York:McGraw-Hill Education,2016.

［18］ KUMAR V,ABBAS A K,ASTER J C. Robbinsbasic pathology. 10th ed. Philadelphia:Elsevier,2017.

中英文名词对照索引

D

E